神经内科

疾病诊疗思维与康复治疗

SHENJING NEIKE JIBING ZHENLIAO SIWEI YU KANGFU ZHILIAO

主编　　童　宁　许海东　戚　鹏
　　　　赵瑞颜　韩喜梅　李　文

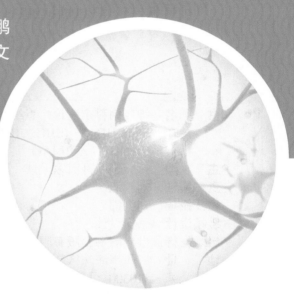

中国出版集团有限公司

世界图书出版公司
广州·上海·西安·北京

图书在版编目（CIP）数据

神经内科疾病诊疗思维与康复治疗 / 童宁等主编 . —广州：世界图书出版广东有限公司，2023.9
ISBN 978-7-5232-0832-8

Ⅰ . ①神… Ⅱ . ①童… Ⅲ . ①神经系统疾病—诊疗 ②神经系统疾病—康复 Ⅳ . ①R741

中国国家版本馆CIP数据核字（2023）第185695号

书　　名	神经内科疾病诊疗思维与康复治疗 SHENJING NEIKE JIBING ZHENLIAO SIWEI YU KANGFU ZHILIAO
主　　编	童　宁　许海东　戚　鹏　赵瑞颜　韩喜梅　李　文
责任编辑	刘　旭
责任技编	刘上锦
装帧设计	书窗设计
出版发行	世界图书出版有限公司　世界图书出版广东有限公司
地　　址	广州市海珠区新港西路大江冲25号
邮　　编	510300
电　　话	（020）84460408
网　　址	http://www.gdst.com.cn/
邮　　箱	wpc_gdst@163.com
经　　销	新华书店
印　　刷	广东虎彩云印刷有限公司
开　　本	787 mm × 1 092 mm　1/16
印　　张	21.5
字　　数	485千字
版　　次	2023年9月第1版　2023年9月第1次印刷
国际书号	ISBN 978-7-5232-0832-8
定　　价	88.00元

编　委　会

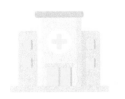

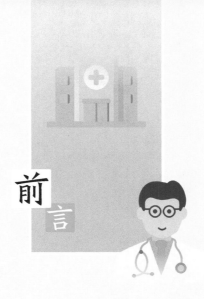

前言

神经内科是神经科学的一部分。神经系统包括中枢神经系统和周围神经系统统，是统帅和协调全身各系统器官的重要部门。近年来，虽然人们对神经系统疾病的认识不断提升，但是神经系统疾病病因繁多，发病机制复杂，病情表现多样，而且常留下各种后遗症，给患者带来痛苦，给家庭带来沉重的负担。神经系统疾病治疗依然是一个复杂的系统工程。如何降低病死率和致残率，使神经系统疾病患者能够自理生活和重返社会，是医务界普遍关注的热点。鉴于此，我们特编写了此书。

本书基本反映了神经内科领域中的最新进展，并汇集了编者们的宝贵临床经验，因而具有较强的实用性；同时，还广泛吸收国外现代神经内科学理论的最新进展，具有一定的先进性。本书紧扣临床，简明实用，内容丰富，资料新颖，既适用于临床相关科室的医护人员，也适合医药院校的学生参考阅读。

在本书编写过程中，虽力求做到写作方式和文笔风格一致，但由于不同作者的临床经验及写作风格有所差异，书中若有疏漏，希望广大同仁不吝赐教，使我们得以改进和提高。

编　者

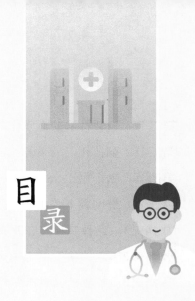

目录

第一章 神经系统疾病诊断技术 001

第一节 脑脊液检查 ··· 001

第二节 脑电图检查 ··· 008

第三节 肌电图 ··· 021

第四节 诱发电位 ··· 027

第五节 经颅多普勒超声检查 ································· 031

第六节 数字减影脑血管造影 ································· 039

第七节 放射性核素显像检查 ································· 043

第二章 神经系统疾病治疗方法 051

第一节 溶栓治疗 ··· 051

第二节 血浆交换疗法 ·· 055

第三节 大剂量静脉滴注免疫球蛋白疗法 ·············· 058

第四节 神经封闭疗法 ·· 061

第五节 脑出血颅内血肿抽吸引流术 ······················ 066

第六节 基因治疗与干细胞移植治疗 ····················· 070

第三章 脑血管疾病 072

第一节 脑血管疾病的分类 ···································· 072

第二节 短暂性脑缺血发作 ·· 077

第三节 脑梗死 ·· 082

第四节 脑出血 ·· 102

第五节 蛛网膜下腔出血 ·· 108

病例1 急性脑梗死合并亚急性脑出血 ································ 116

病例2 急性脑干梗死 ·· 118

病例3 短暂性脑缺血发作（TIA） ···································· 120

病例4 急性脑梗死脑桥 ·· 122

第四章 脊髓疾病 125

第一节 急性横贯性脊髓炎 ·· 125

第二节 脊髓空洞症 ·· 132

第三节 脊髓亚急性联合变性 ·· 136

第四节 放射性脊髓病 ·· 139

病例 脊髓硬膜外肿瘤 ·· 140

第五章 周围神经疾病 143

第一节 概述 ·· 143

第二节 脑神经疾病 ·· 144

第三节 脊神经疾病 ·· 152

病例1 脊髓延髓性肌萎缩症（肯尼迪病） ···························· 169

病例2 Isaacs综合征（获得性神经性肌强直） ························ 177

第六章 中枢神经系统感染性疾病 182

第一节 病毒感染性疾病 ·· 182

第二节 细菌感染性疾病 ·· 188

第三节 新型隐球菌脑膜炎 ·· 195

第四节 自身免疫性脑炎 ·· 197

病例 单纯疱疹病毒性脑膜脑炎继发抗NMDA受体脑炎 ················ 199

第七章　中枢神经系统脱髓鞘疾病　206

第一节　多发性硬化 ··· 206

第二节　视神经脊髓炎 ·· 217

第三节　急性播散性脑脊髓炎 ·· 223

第四节　弥漫性硬化和同心圆性硬化 ·· 226

病例1　多发性硬化 ··· 228

病例2　急性播散性脑脊髓炎 ··· 235

病例3　炎性脱髓鞘病 ·· 237

第八章　发作性疾病　240

第一节　癫痫 ··· 240

第二节　头痛 ··· 252

第三节　发作性睡病 ··· 261

病例1　隐藏在癫痫背后的抗GAD65抗体相关自身免疫性脑炎 ··········· 263

病例2　紧张型头痛 ··· 269

病例3　慢性偏头痛 ··· 276

病例4　持续性头痛 ··· 287

病例5　家族性皮质肌阵挛性震颤伴癫痫 ······································ 295

第九章　运动障碍性疾病　301

第一节　概述 ··· 301

第二节　帕金森病 ··· 304

第三节　肌张力障碍 ··· 326

病例　成人型脊髓肌萎缩症 ·· 331

参考文献 ·· 334

第一章

神经系统疾病诊断技术

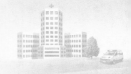

第一节 脑脊液检查

脑脊液（cerebro-spinal fluid，CSF）是存在于脑室和蛛网膜下腔内的一种无色透明液体，对脑和脊髓具有保护、支持和营养等多种功能。脑脊液的性状和压力受多种因素的影响，若中枢神经系统任何部位发生器质性病变，如感染、炎症、出血、缺血、外伤、肿瘤、阻塞、水肿等，将使脑脊液的性状和成分发生改变，CSF检查可为临床诊治提供有价值的参考指标。

一、脑脊液的采集

脑脊液可通过腰池、小脑延髓池、前囟及脑室穿刺术进行采集，临床上以腰椎穿刺及小脑延髓池穿刺为常用采集方法。

（一）腰椎穿刺（腰穿）

1 适应证

（1）中枢神经系统感染性病变，包括各种原因引起的脑膜炎和脑炎。

（2）临床怀疑蛛网膜下腔出血，脑出血破入脑室，尤其是头颅CT（computed tomography，计算机断层扫描）无明显征象，不能与脑膜炎鉴别时。

（3）有剧烈头痛、昏迷、抽搐或瘫痪等症状和体征而原因不明者。

（4）中枢神经系统血管炎、脱髓鞘疾病及颅内转移瘤的诊断和鉴别诊断。

（5）脑膜肿瘤的诊断。

（6）脊髓病变和多发性神经根病变的诊断及鉴别诊断。

（7）脊髓造影和鞘内药物治疗等。

（8）怀疑颅内压异常。

2 禁忌证

（1）有明显颅内压升高症状及体征时，须做眼底检查，必要时做CT或MRI（magnetic resonance imaging，磁共振成像）检查。如有明显视盘水肿或有脑疝先兆者，禁忌穿刺，否则易引起脑疝危及生命。

（2）如存在凝血功能障碍时应先纠正再进行穿刺。

（3）有开放性颅脑损伤或有脑脊液漏者以及有脊髓压迫症状时禁做腰穿，否则会加重病情。

（4）穿刺部位有化脓性感染灶。

（5）患者处于休克、衰竭或濒危状态亦不宜行腰椎穿刺。

3 方法

术前应了解病史，向患者及家属说明检查的必要性和可能出现的不良反应，以获得理解与合作，防止意外及纠纷。

（1）体位：一般取侧卧位（气脑取坐位）。头前屈、背靠床缘，双腿屈曲以手抱膝，使腰椎后突、椎间隙增大便于穿刺。

（2）皮肤准备：按常规消毒、铺洞巾，以无菌操作施术。

（3）选穿刺点：常选腰椎第3~4间隙（双髂嵴最高点连线与背中线交点为腰4棘突），必要时可选其上下各一间隙，并在其皮下以1%的利多卡因或普鲁卡因做局部浸润麻醉。

（4）穿刺：穿刺针进入皮下，以针尖斜面与躯干纵轴平行，并取垂直脊背略向头倾斜方向由浅而深缓慢进入，当过黄韧带、硬脊膜时有落空感抽出针芯，见CSF流出即穿刺成功。一般成人穿刺深4~6 cm，儿童2~4 cm。若无CSF，滴出，可捻转针头，调整方向或更换间隙按上述步骤再行穿刺。

（5）测压：穿刺成功后，立即接上测压装置测初压，并视需要行动力学检查。

（6）放液：测压及动力学检测后，视需要缓慢放出CSF送检常规、生化及其他特种检查。

（7）拔针：放液后再测终压，插入针芯，再拔出针管，局部覆以消毒纱布并固定之。

（8）术后嘱患者平卧（去枕头）6~24小时，并随时观察和处理。

（二）小脑延髓池穿刺

1 适应证

（1）基本同腰穿适应证，因局部原因不宜行腰穿或腰穿失败者。

（2）做气脑或下行性脊髓腔造影者。

（3）需比较小脑池与腰池间脑脊液差异者。

2 禁忌证

（1）局部有感染、外伤畸形者。

（2）疑颅脊部占位病变者。

（3）疑枕骨大孔疝者。

（4）检查不能合作者。

3 方法

（1）术前准备：同腰穿，但需剃光枕部毛发。

（2）体位：坐位或侧卧位，头前屈，侧卧时应垫高到与脊柱达同一水平。

（3）选点：双乳突尖连线与枕外隆凸正中垂直线之交点，相当于颈2棘突上缘之凹陷处。

（4）穿刺：①间接法：右手持针，左手拇指固定于颈2棘突上，由其上凹陷处进针，以外耳道眉间连线为方向，向上向前缓慢刺入。当针尖接触枕大孔后缘，稍退出略向下再缓慢刺入2~5 mm。如有落空感，即为进入小脑延髓池，取出针芯，可见CSF滴出或行抽出脑脊液留用。如穿刺失败，可依上法调整方向再行穿刺，一般穿刺深度为颈围1/10＋1 cm。②直接法：于枕大孔后下缘与第一颈椎间直接穿刺缓慢深入，当有落空感即停止进针，拔出针芯见脑脊液流出，如不见滴出可小心再刺入2 mm或捻转针头。

（5）术毕平卧24小时。

二、压力与动力学检查及其临床意义

（一）压力测定

① 初压

腰穿成功后在未留CSF前，将测压装置接穿刺针，嘱患者放松，可见压力表上升，至其停止上升或见轻微波动，读数并记录，此时的压力称初压。

② 终压

放出脑脊液后，重按上法测出之压力称终压。

③ 临床意义

（1）正常压力：腰穿侧卧位的压力一般为80~180 mmH$_2$O，＞200 mmH$_2$O为高颅压，＜60 mmH$_2$O为低颅压。观测初压时应注意脑脊液液面有无呼吸性搏动（随呼吸产生10~20 mmH$_2$O的液面搏动）和脉搏性搏动（随脉搏产生2~4 mmH$_2$O的液面搏动）。前者消失时，提示椎管内有梗阻或有枕大孔疝，临床上应引起重视。

（2）阿亚拉指数：正常值为5.5~6.5；＜5为蛛网膜下腔容积变小，见于椎管阻塞及颅内占位性病变；＞7为蛛网膜下腔容积变大，常见于脑积水、脑萎缩、浆液性脑膜炎等。

（二）动力学检查

① 适应证

（1）疑脊髓腔狭窄、脊髓压迫者，可测定阻塞程度。

（2）疑横窦、乙状窦栓塞，可两侧分别压试了解有无阻塞。

② 禁忌证

（1）具有高颅压者。

（2）因局部原因不能施术者。

③ 方法

（1）压颈试验（queckenstedt test）：①手试法：穿刺针与测压表接好后，用手压迫颈静脉（左右对比或双侧同压）10秒，并同时观察时间与压力上升至最高值为止，放手解压后再观察其压力恢复与时间的关系。以压力数值为纵坐标、时间为横坐标，绘制压力变化曲线。②脉压带法：用脉压带绕颈测初压，再分别以20、40、60 mmHg顺序分别加压以替代手法，同时以每5~10秒观察记录脑脊液压力上升直至不再上升为止，再放压至0并同时观察记录脑脊液压力下降速度与时间，同样绘压力曲线图。

（2）压腹试验（stookey test）：以拳头或手掌用力压迫患者腹部观察CSF压力上升速度与时间；放手去压后，再观察其压力下降速度与时间。

④ 临床意义

（1）通畅：①压颈10~15秒后，CSF压力迅速上升至最高点，去压15秒左右又迅速降到原来水平。②压腹后CSF压力上升不及压颈时高，于放压后并迅即降到原水平。

（2）部分阻塞：①压颈时，CSF压力上升及停压时压力下降速度均缓慢，或上升快而下降慢或不能降至原来水平。②压腹时，压力上升或停止压腹时压力下降均快，提示颈、上胸段有部分阻塞；如压腹时CSF压力上升慢或不上升，提示下胸段或腰段可能阻塞。

（3）完全阻塞：压颈时CSF压力不升，压腹时其压力升高快，提示脊髓腔完全阻塞。Tobey-Ayer试验：分别压左右侧颈静脉，如一侧呈正常压力反应，另一侧无脑脊液压力变化，称阳性征，提示本侧横窦或颈静脉阻塞。

⑤ 注意事项

（1）严格掌握适应证和禁忌证，嘱患者合作。

（2）加压前应确定穿刺针位置及测压管是否正常，否则应进行调整。

（3）疑颈段脊髓腔受阻，尚可行屈颈、仰颈姿势测试。

（4）结果正常，应反复再试，以求准确。

三、实验室检查及其临床意义

（一）常规检查

① 色泽

正常脑脊液为无色透明、清亮液体。红色脑脊液常见于蛛网膜下腔出血、脑出血、硬膜下血肿等。脑脊液前后均匀红染，离心后上清液黄色或淡黄色，潜血试验阳性。腰椎穿刺时观察到流出的脑脊液先红后转无色，为穿刺损伤性出血，两者应注意鉴别；黄色脑脊液多见于脑脊液中变性血红蛋白、胆红素或蛋白量异常增高；乳白色脑脊液多见于化脓性脑膜炎；微绿色脑脊液见于绿脓假单胞菌性脑膜炎、甲型链球菌性脑膜炎；褐色或黑色脑脊液见于中枢神经系统的黑色素瘤、黑色素肉瘤等。

病毒性脑膜炎乙型脑炎，神经梅毒等疾病的脑脊液可呈透明外观或微混。脑脊液中白细胞如超过 $200 \times 10^{6}/L$ 时可变为混浊；蛋白质含量增加或含有大量细菌、真菌等也可使其混浊；结核性脑膜炎常呈毛玻璃样混浊；而化脓性脑膜炎常呈明显浑浊或有凝块。

② 细胞计数、分类

正常脑脊液白细胞总数（total leucocyte count）成人为（0~10）×10^6/L，儿童为（0~15）×10^6/L，新生儿为（0~30）×10^6/L，无红细胞。白细胞分类（white cell differential count）：大多数为淋巴细胞，少数为单核细胞。淋巴细胞：单核细胞约为7：3，偶见中性粒细胞、嗜酸粒细胞。

临床意义：

（1）中枢神经系统感染：化脓性脑膜炎脑脊液细胞学检查分为三期。①渗出期（发病3天内），细胞计数可达2000×10^6/L或更多，以中性粒细胞反应为主，数量可占白细胞计数的90%以上，且以杆状核细胞多见。各类细菌性脑膜炎急性期的脑脊液细胞学改变并无特异性，此期间细胞数很多，常可在细胞内或细胞外检出致病菌。②增殖期（发病3天后）以单核吞噬细胞反应为主，此期细胞数迅速下降，粒细胞下降的同时，激活淋巴细胞，单核或单核样细胞明显增多，后者多发展成吞噬细胞，并对细菌具有很强的吞噬作用。③修复期（发病10天后）以淋巴反应为主，脑脊液细胞总数接近正常，中性粒细胞完全消失，细胞正常化的标志为不活跃的小淋巴细胞和单核细胞增多，当二者的比例正常、所有病理细胞完全消失和白细胞计数正常时提示修复完全。增殖期可出现炎症的复发或进入慢性期，前者脑脊液细胞学特点为中性粒细胞的再次增多，后者为单核细胞及激活单核细胞，淋巴细胞及激活淋巴细胞，中性粒细胞数量大致相等。

病毒性脑膜炎大部分呈淋巴样细胞反应，即使有中性粒细胞出现，在短期内也完全消失，而且激活淋巴细胞持续时间一般不超过2周。

结核性脑膜炎时期脑脊液细胞数可增加，但超过500×10^6/L者较为罕见，在发病初期以中性粒细胞增多为主，但很快下降。持续的混合性细胞学反应是结核性脑膜炎的特点，即在脑脊液细胞分类中既含有相当比例的中性粒细胞，也会有一定比例的激活单核细胞淋巴细胞、激活淋巴细胞和浆细胞，这种以中性粒细胞占相当数量的多种细胞的组合，特别是激活淋巴细胞的存在，对结核性脑膜炎的早期诊断是有帮助的，且这种混合细胞反应一般持续时间较长，短时期内常无明显变化。经过适当治疗病情好转后，脑脊液中中性粒细胞、激活淋巴细胞消失，而代之以正常的淋巴细胞和单核细胞。慢性期可呈持续混合细胞反应，且以淋巴细胞反应为主。

（2）中枢神经系统肿瘤：脑脊液细胞数可正常或稍高，以淋巴细胞为主。脑脊液找到白血病细胞是白血病脑膜转移的证据。脑脊液中查到肿瘤细胞是确诊脑膜癌病的主要方法，其敏感性为70%~90%，特异性为100%。

（3）脑血管病：脑脊液细胞学检查有助于鉴别脑出血或腰穿损伤性出血。前者在早期病后数小时可见红细胞和中性粒细胞明显增多，2~3天内达高峰，在脑脊液中可发现吞噬细胞（出血后数小时至第3天可出现含有红细胞的吞噬细胞，5天后可见含铁血黄素的吞噬细胞）。如为穿刺损伤性出血，则不会有上述反应。

（4）脑寄生虫病：不仅脑脊液细胞数升高，而且可见嗜酸粒细胞增多，约占白细胞的60%或更高，且浆细胞增多。如将脑脊液离心沉淀物在显微镜下检查可发现血吸虫卵、阿米巴原虫、弓形体、旋毛虫的幼虫等，甚至还可找到细粒棘球绦虫的头节或头钩。

（二）生化检查

1 蛋白质定量

正常成人腰池的蛋白质为200~400 mg/L，脑池蛋白质为100~250 mg/L，脑室内的蛋白质为50~150 mg/L。

蛋白质含量增加一般指腰穿脑脊液中蛋白质含量高于450 mg/L，见于：①颅内感染，如化脓性脑膜炎，流行性脑脊髓膜炎，此时蛋白质显著增加；结核性脑膜炎，此时蛋白质含量中度增加；病毒性脑炎，此时蛋白质轻度增加。②颅内出血性疾病（蛛网膜下腔出血、脑出血等）。③颅内肿瘤。④椎管内梗阻。⑤神经梅毒、多发性硬化。⑥吉兰-巴雷综合征等。

蛋白质含量降低指腰穿脑脊液中蛋白质含量低于150 mg/L，见于：①大量脑脊液丢失；②良性颅内压增高症；③脑脊液漏等。

2 蛋白电泳检测

参考值范围为：①前清蛋白：0.02~0.07。②清蛋白：0.56~0.76。③α_1-球蛋白：0.02~0.07。④α_2-球蛋白：0.04~0.12。⑤β-球蛋白：0.08~0.18。⑥γ-球蛋白：0.03~0.12。

前清蛋白增高常见于舞蹈症、帕金森病、手足徐动症等中枢神经系统变性疾病；前白蛋白减少常见于脑膜炎。清蛋白增高常见于脑血管病，如脑梗死、脑出血等，以及椎管阻塞、脑肿瘤；白蛋白减少见于脑外伤急性期。α_1-球蛋白增高常见于脑膜炎、脑脊髓灰质炎等；α_2-球蛋白增高常见于脑肿瘤转移癌、胶质瘤等；β-球蛋白增高常见于某些退行性变，如帕金森病、外伤后偏瘫等；γ-球蛋白增高常见于多发性硬化。

电泳技术分析脑脊液标本中相关成分，在某些中枢神经系统疾病患者的样本中，能够迅速发现多条独特的、局限于球蛋白的寡克隆区带（oligoclonal band，OB）；脑脊液IgG寡克隆带（OCB）是IgG鞘内合成的重要定性指标，对判定IgG鞘内合成具有重要价值。临床上CSF中出现OCB主要见于多发性硬化（MS）、神经性梅毒、亚急性硬化性全脑炎、脑膜脑炎等疾病。由于CSF中蛋白组分均来自血清，因此必须同时检测血清作为对照，以区别由血清透过血-脑脊液屏障进入鞘内的IgG与鞘内自身合成的IgG。

3 葡萄糖测定

正常成人脑脊液糖含量为2.5~4.5 mmol/L，儿童为2.8~4.5 mmol/L。脑脊液中葡萄糖和血糖有密切关系，脑脊液葡萄糖约为血糖的60%，也可以在30%~90%范围内变化，这是由于血浆葡萄糖达到平衡需1~2小时。脑脊液中葡萄糖含量取决于血液葡萄糖浓度、血-脑屏障的通透性、脑脊液中葡萄糖的酶解程度、携带运转系统的功能等。脑脊液中葡萄糖含量降低较升高更为常见，更具有临床意义。当中枢神经系统受细菌或真菌感染时，这些病原体或被破坏的细胞都能释放出葡萄糖分解酶使葡萄糖消耗，而使脑脊液中葡萄糖降低，尤以化脓性脑膜炎早期降低最为明显。结核性、隐球菌性脑膜炎的脑脊液中葡萄糖降低多发生在中晚期，且葡萄糖含量越低，预后越差。病毒性脑炎时脑脊液中葡萄糖含量多为正常。

④ 氯化物测定

正常脑脊液氯化物含量较血中高，为120~130 mmol/L，脑脊液中氯化物也随血浆氯化物的改变而变化。当脑脊液中蛋白质增多时，为维持脑脊液渗透压平衡，氯化物含量降低，多见于细菌性脑膜炎，尤其以结核性脑膜炎最为明显，可降至102 mmol/L以下。在低氯血症如呕吐、腹泻、脱水时，脑脊液氯化物含量也会降低，而病毒性脑炎时无显著变化。脑脊液氯化物含量升高可见于尿毒症患者。

⑤ 酶学检测

正常人由于血-脑屏障完整，脑脊液内酶浓度比血清内酶浓度低。当颅脑损伤、颅内肿瘤或脑缺氧时，血-脑屏障破坏，细胞膜通透性也有改变，使脑脊液内酶量增加，且不受蛋白总量、糖含量及细胞数的影响，脑脊液内酶量主要与脑细胞坏死程度和细胞膜的损害程度有关。

乳酸脱氢酶（lactate dehydrogenase，LDH），正常成人的参考值是3~40 U/L，活性增高常见于细菌性脑膜炎、脑血管病、脑肿瘤及脱髓鞘病等有脑组织坏死时。病毒性脑膜炎多在正常水平，这对鉴别细菌性脑膜炎与病毒性脑膜炎有一定意义。

天门冬氨酸氨基转移酶（aspartate amino transferase，AST），正常成人的参考值是5~20 U/L，活性增高常见于脑梗死、脑萎缩、急性颅脑损伤、中毒性脑病及中枢神经系统转移癌等。

肌酸激酶（creatine kinase，CK），正常成人的参考值是（0.94±0.25）U/L，活性增高常见于化脓性脑膜炎、结核性脑膜炎、进行性脑积水、继发性癫痫、多发性硬化症、蛛网膜下腔出血、慢性硬膜下水肿脑供血不足及脑肿瘤等。

溶菌酶（lysozyme）活性增高多见于化脓性脑膜炎、脑瘤、血-脑屏障破坏。结核性脑膜炎时增高明显，并且增高程度与病情轻重呈正相关。

⑥ 免疫学检查

IgG的正常参考值为10~40 mg/L，增高见于亚急性硬化性全脑炎、多发性硬化、急性化脓性脑膜炎、结核性脑膜炎、病毒性脑膜炎、神经梅毒等。约70%的多发性硬化脑脊液IgG指数增高，表明中枢神经鞘内源性IgG合成增多，但并非特异。如果IgG增高、脑脊液IgG指数正常，多为血-脑屏障通透性增高所致。

IgA的正常参考值为0~6 mg/L，增高见于脑血管病、化脓性脑膜炎结核性脑膜炎神经梅毒等。

IgM的正常参考值为0~13 mg/L，增高见于中枢神经系统急性感染性疾病、脑肿瘤及多发性硬化。

第二节　脑电图检查

（一）脑电图的概念及基本成分

脑电图（electroencephalogram）是脑组织生物电活动通过脑电图仪放大（约放大100万倍）记录下来的曲线，由不同的脑波活动组成。脑波与其他任何波如光波、电波一样有频率、波幅、位相和波形四个基本成分。

1 频率

一个波从它离开基线到返回基线，或者从一个波底到下一个波底所需要的时间为周期，通常用毫秒（ms）来表示；每秒出现的周期数称为频率，以次／秒（c/s）或赫兹（Hz）来表示。频率及周期的测量标准为：①选择基线稳定的部分进行测量。②凡波的下降支未回到基线但等于或大于上升支的2/3为一个波。③当前波波底过深，后波下降支虽不及上升支的2/3，但下降支已回到基线者，后波应算为一个波。脑电图中的单个电位差称"波"，数个相同的波连续出现称为活动，同一频率的脑波重复出现持续达1秒钟以上者称为节律。不过在脑电图实际工作习惯中仍有将波、活动、节律统称为波者。

脑波按照频率可分为以下几种：①α波：频率8~13 c/s即8~13 Hz。②β波：频率超过13 c/s，通常为14~30 c/s。③θ波：频率4 c/s至不足8 c/s，通常为4~7 c/s。④δ波：频率不足4 c/s或周期超过250 ms。⑤β波因频率高于α波又称快波，θ波及δ波频率低于α波统称慢波。

2 波幅

波幅又名振幅或电压，代表脑部电位活动的大小，系指波峰到波谷垂直高度，用微伏（μV）表示。测量方法如下：①当波的上升点与下降点均在同一水平线上时，波顶到波底的垂直距离为波幅。②波的上升起点与下降支终点不在同一基线上时，从波峰向基线作一垂直线，此线与波之起点和终点连线相交，其交点至波峰的距离为波幅。③复合波（系指2个以上的波所构成的脑波）的波幅为波的最高处到波谷间的垂直线高度。根据上述方法测得波幅高度的毫米数后，换算成微伏表示。

换算公式如下：

波幅（μV）＝所测波幅高度标准电压高度 × 标准电压微伏数

大多数脑电图室采用标准电压，5 mm相当于50 μV，因此：波幅＝所测波幅高度毫米数5 mm × 50 μV

临床上把25 μV以下的波幅称为低波幅，25~75 μV称为中波幅，75~150 μV称为高波幅，超过150 μV称为极高波幅。

3 相位

一个波由基线偏转可产生位相。向基线一侧偏转的称为单相波，其中，向上偏转称负相波，向下偏转称正相波。一个波由基线先向一侧偏转而后向另一侧偏转称双相波。一个波由基线反复向两侧偏转多次称多相波。两个导程的描记中其波幅间的时间关系可产生位相差，如两个导程的波幅同时由基线向上或向下偏转而位相差等于0°时，称同位相或同步，反之产生位相差称不同位相或不同步。如两个导程的波同时向基线相反的方向偏转，位相差等于180°时，称位相倒转。

④ 波形

波形就是波的形状，它与波的频率、波幅和位相诸因素密切相关。这些因素的不同组合构成不同的波形，如正弦波、类正弦波、半弧状波、锯状波、复合波与多形波等。

（二）脑电图常见的生理和病理波

① α波

频率8~13 c/s，波形呈正弦波，波幅10~100 μV。由头皮电极所导者偏低，针电极波幅偏高，成人100 μV，儿童有时可达150 μV。α波在枕部波幅最高，其次为顶、额部，最低处在颞部。α波在安静及闭目时出现最多，波幅亦最高，在精神活动如心算、思考问题时受抑制，睁眼则消失。α波是正常成人脑电图的基本节律，全脑均可出现，主要在枕部，其次为顶部，而颞部最少。α波波幅出现周期由小到大，又由大到小的调幅现象，呈纺锤形或梭形，每一调幅现象持续1~10秒，两个调幅之间有低波幅β波相间，称沉静期，时间在2秒以内。

② β波

频率14~30 Hz，波幅5~30 μV，平均20 μV左右，多呈不规律出现，主要分布于额区和中央区，其次为颞区，在枕部出现于沉静期，与α节律共同构成调幅现象。约6%的正常成人以β波为基本节律。β波在精神活动、情绪紧张和睁眼时增多，当肢体运动或受触觉刺激，可使对侧半球β波产生抑制。

③ θ波

频率4~7 Hz（或周期125~250毫秒），波幅10~40 μV，正常成年人在额颞区可见少数低波幅θ波。

④ δ波

频率0.5~3 Hz（或周期超过250毫秒），正常成年人仅有少数散在低幅δ波，主要见于额区。慢波（θ波及δ波）增多见于下列两种情况：

（1）正常情况：婴儿、儿童的清醒期以及各种年龄的睡眠期。

（2）病理状态：有两种表现。①局限性慢波增多，见于癫痫部分性发作、脑肿瘤、脑脓肿、脑外伤性血肿、伴有脑软化的血管病等。②弥漫性慢波增多，出现于感染、中毒、低血糖、颅内压增高、脑部弥漫性病变。

⑤ 顶尖波

此波又称驼峰波，频率3~8 Hz，波幅100~300 μV的双相或三相锐波，两侧同步对称，单个出现或连续出现，主要见于顶区及中央区，此波常见于刚入睡时。

⑥ 后头部孤立性慢波

频率3~4 Hz，波幅50~150 μV，一般不超过200 μV，波形呈三角形，多为负波，主要分布于一侧或两侧枕区。此波若与前面的α波连在一起，易被误认为尖－慢复合波。后头部孤立波多见于儿童及青年，成年人较少出现。此波在睁眼时减少，过度换气时增多，睡眠时消失。

⑦ 纺锤波

此波又称睡梭σ（Sigma）波，频率12~14 Hz，波幅20~100 μV，此波见于正常人中睡期，最先出现于中央、顶区及枕区，继之向前额及前颞区扩散。

⑧ K复合波

此波是由顶尖波与σ节律组成的复合波，系在浅睡或中度睡眠期被突然的声音刺激所诱发。

⑨ 棘波

这是一种病理波，周期为20~80毫秒，波的上升支及下降支均极陡峭，形状如棘，故名棘波。波幅多在100 μV以上，若波幅在50 μV以下者称为小棘波。棘波是大脑皮质神经细胞受刺激，过度兴奋的表现，见于癫痫，包括症状性和原发性癫痫。

⑩ 尖波

尖波又称锐波，其波形与棘波相似，但下降支缓慢，周期较长，通常为80~200毫秒，波幅在100 μV以上。尖波出现的临床意义与棘波大致相同。

⑪ 棘－慢复合波

系由棘波和慢波组合而成，即在棘波之后跟随一个200~500毫秒的慢波，或在慢波的上升支重叠有棘波。慢波波幅通常在100~200 μV。棘－慢复合波的周期包括棘波和慢波所占时间之和，波幅按最高处计算。一般认为，棘波代表皮质的兴奋，慢波代表皮质或皮质下的抑制过程。棘－慢复合波见于癫痫。

⑫ 尖－慢复合波

系由一个尖波和一个慢波组成的复合波，慢波周期在500~1000毫秒。尖－慢复合波亦见于癫痫。

⑬ 高幅失律

为不规则的高波幅慢波，中间杂以棘波和尖波，一般不形成典型的棘－慢和尖－慢复合波，见于婴儿痉挛症。

⑭ 爆发性抑制活动

系指在平坦活动的背景上，突然出现高波幅慢波，可合并尖波，是大脑皮质下广泛损害的表现，见于脑炎极期或麻醉过深者。

⑮ 平坦活动

又称电沉默现象，为各种频率电活动均有严重程度的抑制，见于大脑严重损害及极度昏迷患者。

16 懒波

是指在某一区域或一侧半球的α波、β波、睡眠梭形波的减弱或消失，减弱或消失的部位多为器质性病变的部位。

（三）脑电图的描记方法

1 电极位置

常用电极位置有19个，即左前额FP_1、右前额FP_2、左额F_3、右额F_4、左中央C_3、右中央C_4、左顶P_3、右顶P_4、左枕O_1、右枕O_2、左前颞F_7、右前颞F_8、左中颞T_3、右中颞T_4、左后颞T_5、右后颞T_6、头顶正中C_z、左耳垂A_1、右耳垂A_2。放置部位的测量方法可参考国际脑电图学会建议的10~20系统放置法。

2 导联方法

（1）单极导联：描记时，一个电极为作用电极，放在需要检查部位的头皮上与另一参考电极（即想象中的零电位）相连。常用参考电极部位是耳垂。单极导联就是把上述头皮电极分别与耳垂电极相连记录脑电图。

（2）双极导联：是把头皮上两个作用电极相连在一起记录两电极间的相对电位差。

单极导联的特点：①记录下来的电位差接近绝对值，故波幅较恒定。②对皮质下病变较易发现，但定位不够准确，易受干扰，产生伪差。双极导联的特点：①较易发现皮质局灶性病变，定位较准确。②受干扰较小，伪差较少，但对深部位病变不够敏感。因此，单极与双极导联各有优缺点，可互相弥补。常用双极导联方法有三种：

内外联：①FP_1–T_3，②FP_2–T_4，③T_3–O_1，④T_4–O_2，⑤FP_1–C_3，⑥FP_2–C_4，⑦C_3–O_1，⑧C_4–O_2。

外侧联：①FP_1–F_7，②FP_2–F_8，③F_7–T_3，④F_8–T_4，⑤T_3–T_5，⑥T_4–T_6，⑦T_5–O_1，⑧T_6–O_2。

内侧联：①FP_1–F_3，②FP_2–F_4，③F_3–C_3，④F_4–C_4，⑤C_3–P_3，⑥C_4–P_4，⑦P_3–O_1，⑧P_4–O_2。

3 诱发试验

常用的有两种方法。

（1）睁闭眼试验：是在描记过程中嘱受检查者睁眼3~5秒后，再闭眼10~15秒，反复3次。正常情况下，睁眼时α节律减弱或消失，减弱称为部分抑制，消失称为完全抑制。睁闭眼试验通常在单极导联进行，因单极导联枕部α波明显，便于观察。

（2）过度换气：嘱受检查者以每分钟20~25次的速度深呼吸，持续3分钟，使体内二氧化碳排出量增加，血中碱度相对增高，引起脑毛细血管收缩，神经细胞相对缺氧，以及γ–酪氨酸水平降低，脑抑制作用减弱。在正常情况下，大多数成年人逐渐出现α波增多，波幅增高，部分正常人在深呼吸1分钟后出现较多θ波活动，深呼吸停止后半分钟内消失，α波逐渐恢复正常。

4 描记程序

（1）定标：定标电压一般常以50 μV等于0.5 cm为标准，描记10秒。

（2）试笔：将各导程均通联至一对电极，描记同一部位的脑波，观察其波形、波幅是否一致。

（3）单极导联：常包括两侧额、中央、顶、枕和颞10个部位，记录2~4分钟，并在单极导联中做睁闭眼试验。

（4）双极导联：每个导联方法记录1~2分钟。

（5）过度换气试验：受检查者在安静、闭目情况下做完上述描记后，可选择单极导联或双极导联进行过度换气试验，并在过度换气停止后至少再记录2分钟。

（6）记录：整个记录时间一般不少于20分钟，描记结束后在每份脑电图的封面上除记录受检查者的姓名、年龄、性别、诊断、记录日期、住院或门诊号、脑电图编号外，还要写明定标电压及走纸速度（通常用3 cm/s的送纸速度）。

（四）正常脑电图

1 成人正常脑电图

80%的正常成人脑电图以α波为基本节律，α波在枕区最多，波幅亦最高，两侧枕部波幅差不超过20%，频率多为10~12 Hz，频率波动不超过1.5 Hz。睁眼及精神活动时α波受抑制。β波主要分布于额及中央区，波幅在30 μV以下。θ波仅散在见于颞区，波幅低。此外，部分正常人以β波为基本节律，频率多为16~25 Hz，波幅20~30 μV，分布于全头。还有一部分正常人表现为低波幅脑电图，全图均为低波幅，α波及β波相对较少，而θ波较多。

2 儿童正常脑电图

正常儿童脑电图有5个特点。

（1）6个月以前以δ波活动占优势，6个月以后虽有δ波活动，但以θ波活动占优势，波幅一般为20~50 μV；1~3岁，δ波逐渐减少，θ波增多，波幅为30~60 μV，后头部出现α波；4岁以前θ波较α波明显；5~6岁，α波与θ波的数量大致相等；7岁以后α波占优势。

（2）儿童的α波波幅较高，可达150 μV，较易出现两侧波幅不对称。

（3）睁闭眼试验：α波节律抑制现象随年龄增加而增高。

（4）过度换气试验：深呼吸1分钟后可出现高波幅δ波活动。

（5）睡眠脑电图：睡眠脑电图随睡眠过程而变化，睡眠过程有很多分类方法，最简单和实用的方法是把睡眠分为四期：①思睡期：α波减少，波幅降低，出现一些低波幅β波活动和θ波活动。②浅睡期：α波逐渐消失，出现很多低波幅4~7 Hz θ波活动和顶尖波。③中睡期：出现睡梭和一些δ波，声音刺激可诱发K复合波。④深睡期：高波幅δ活动占优势，频率1~2 Hz。

3 药物对脑电图的影响

（1）催眠药：巴比妥类、水合氯醛等药物一般治疗量出现很多快活动β波，剂量加大引起入睡则出现慢活动，同睡眠脑电图表现。

（2）弱安定药：甲丙氨酯（眠尔通）、氯氮（利眠宁）、地西泮等药，一般治疗剂量出现很多快活动，并能抑制癫痫小发作引起的异常波形。

（3）强安定药（如氯丙嗪、利血平）和抗抑郁药（如丙米嗪），一般治疗量可出现大量慢活动，长期大量服用，可有癫痫样放电。

（4）抗癫痫药：苯妥英钠通过促使正常脑细胞内的钠离子排出到细胞外，稳定细胞膜电位，使癫痫病灶放电不向四周扩散，控制临床发作，但它不能抑制癫痫病灶的高频放电，因此，对脑电图上的癫痫灶放电无影响。其他抗癫痫药可使脑电图背景节律产生改变。

（五）异常脑电图

1 异常脑电图的范围

（1）基本脑波在分布部位、两侧对称性和反应性等方面的异常。

（2）基本波的频率比同龄者增快或减慢。

（3）脑波波幅比正常人增高或减低。

（4）慢波增多。

（5）出现病理波。

2 异常脑电图的表现形式

（1）阵发性异常：指突然出现一串异常脑波，这种脑波与背景脑波有显著区别，并突然消失。

（2）持续性异常。

（3）对称性异常：指对称部位的异常脑波基本相同。

（4）非对称性异常。

（5）广泛性异常：①普遍性异常，即两侧各部位都有异常波，呈对称性。②弥漫性异常，即各部位有异常波，但两侧不对称。

（6）局限性异常：异常波局限于某一区、某一叶或一侧半球。

（7）诱发异常：指在闭目安静下描记的脑电图为正常，经诱发试验描记出异常脑电图者。如过度换气出现以下情况属异常：①深呼吸半分钟内出现高波幅θ波活动或δ波活动；②深呼吸停止后半分钟仍有明显θ波及δ波活动；③出现病理波；④在诱发中出现阵发性节律异常，尤其是高波幅δ节律；⑤两侧半球出现不对称的反应；⑥出现癫痫发作。

3 广泛异常脑电图的分级

（1）界限性异常：又称边缘性脑电图，指脑电图改变偏离正常界限、尚未达到轻度异常者。

（2）轻度异常：①θ波活动增多，额、颞、顶部指数超过20%，波幅超过50 μV或100 μV；②δ波活动增多，散在出现，指数超过10%；③成人过度换气时出现中至高波幅θ

活动；④α波波形不规则，调节差（频率波动范围超过2 Hz），调幅不佳，两侧波幅差超过30%，枕部超过50%，α波泛化（全脑各区均为α波）、前移（额部α波波幅比枕部高），生理反应不明显或不对称；⑤各区出现高波幅β波活动。

（3）中度异常：①θ波活动占优势；②中波幅δ波活动成串或持续出现；③自发或诱发出现病理波，如尖波、棘波、尖-慢、棘-慢复合波；④过度换气时出现高波幅δ波活动。

（4）重度异常：①δ波活动占优势；②自发或诱发出现尖节律、棘节律或复合波节律；③高度失律；④出现爆发性抑制活动或平坦活动。

（六）脑电图报告所包括的内容

1　基本节律

指脑电图中的优势频率脑波，正常成年人是以枕区α节律为代表，在儿童或病理情况下可以是慢活动，报告内容应包括基本节律脑波幅、波形、分布、调节及调幅。

2　快波

β波的频率、波幅及分布。

3　慢波

包括θ波和δ波的频率、波幅、出现方式和部位。

4　病理波

说明出现的部位、数量、方式和波幅。

5　睁闭眼试验的反应。

6　过度换气试验的反应。

7　结论

根据上述各项内容最后写出脑电图所见的结论，如正常脑电图，广泛轻度、中度、重度异常脑电图。

二、神经系统疾病的脑电图改变

（一）癫痫脑电图改变

1　全身强直-阵挛性发作

（1）发作期的脑电图表现可分为4个期。①抽搐前期：突然广泛的低电压去同步化。②强直期：10~20 Hz的低波幅快节律，以额部及中央区最明显，其波幅逐渐增高，频率逐渐减慢。③阵挛期：此期阵发性棘波与阵发性慢波相间出现，继之棘波逐渐减少；随着抽搐停止，棘波亦消失。④发作后期：先表现为数秒的低电压或等电位波形，继之波幅逐渐增高，频率增快，转变为θ活动，意识清醒时，恢复到发作前的脑电图。

（2）间歇期的脑电图：多为非特异性的活动增多及阵发性波幅增高，以额部明显，部分患者出现散在或阵发性短程尖波、棘波、尖-慢复合波、棘-慢复合波。

（3）持续状态的脑电图：抽搐时如上述的放电性改变，两次发作之间呈高波幅δ波或仅有θ波增多。

②　失神发作

（1）发作期的脑电图：表现为两侧对称性同步的高波幅3 Hz棘-慢复合波节律性爆发，其频率先快后慢，棘波成分的波幅可高可低，多为单发，有时多发，可位于慢波前或慢波后，亦可重叠在慢波的上升支或下降支上，慢波成分波幅可高达200 μV以上，以额部及中央区最明显。

（2）间歇期的脑电图：大多数患者可出现散发或持续短中程棘-慢复合波发放，过度换气及睡眠常可诱发。持续状态的脑电图：持续或十分频繁出现3 Hz的棘-慢节律，额部明显。

③　部分运动性发作

发作期的脑电图改变为局限性棘波、尖波、尖-慢复合波，由于病灶部位不同，这些病理波的表现亦有差异：大脑深部病灶出现的棘波与浅部病灶相比，其周期较长，呈尖波样，电极远离病灶的棘波与邻近病灶的棘波相比，其周期亦较长；深部病灶在出现病理波时，其背景脑电图多为正常，而浅部病灶出现病理波时，背景脑电图多为异常。杰克逊（Jackson）发作：脑电图表现为局灶性病理波（尖波、棘波、尖-慢复合波、棘-慢复合波）按解剖部位，逐渐或迅速扩至两侧大脑半球。持续状态的脑电图表现为局限性、持续性放电，如棘波、尖波、棘-慢波、δ波和θ波的发放。间歇期的脑电图表现为局限性痫性放电，呈散在性出现，若病灶较小或位于深部，脑电图亦可无异常改变，诱发试验常可诱发出异常脑电图。

④　复杂部分性发作

发作期的脑电图有多种表现，多数患者发作时为一侧或双侧颞区或额、颞区出现阵发性高波幅4~7 Hz θ节律，继之频率变慢，出现2 Hz δ波，在慢活动间偶有棘波或尖波。少数患者发作时脑电图为两侧广泛出现阵发性4~20 Hz的快波节律，或表现低波幅快活动，或平坦活动。亦有少数患者因病灶较小，部位较深，距离头皮电极较远，故发作时脑电图无明显改变。间歇期的脑电图主要表现为一侧或两侧颞部，尤其颞叶前部出现散在负性棘波、尖波，这些脑波在睡眠时的出现率可高达90%，在清醒时其阳性率仅为30%，有的患者在间歇期，额、颞部亦可出现尖-慢复合波、棘慢复合波或爆发性慢波。

⑤　肌阵挛发作

脑电图表现为不规则多棘波或多棘-慢复合波，以中央区最为显著，并常出现于睡眠时，亦可由过度换气或突然的声、光刺激所诱发。

⑥　婴儿痉挛症

脑电图的异常改变为具有特征性的高幅失律，即高波幅不规则的慢活动，尖波和棘波混合在一起，一般不形成典型的尖-慢复合波和棘-慢复合波，这些异常脑电图出现的部位不固定，呈游走性，亦可为阵发性或弥漫性出现，在清醒期和睡眠期记录到的异常脑电图无差别。

⑦ 热性惊厥

热性惊厥又称热性痉挛、高热抽搐，常发生于5岁以前儿童，呈全身性抽搐并与发热有关，体温多在38.5℃以上。热性惊厥在发作期的脑电图改变与全身强直-阵挛性发作相似，为消除发热和惊厥后改变对脑电图的影响，应在热退1~2周以后进行脑电图描记，异常波出现率为6%左右，且异常率与热性惊厥复发次数及发病年龄之间有一定关系。发作次数越多，发病年龄越大，脑电图异常率越高。

发作间歇期的脑电图有3种表现：正常；基本节律异常；发作性3 Hz的棘-慢复合波。此外，在临床发作后的1周内有1/3患者出现脑电图慢波化，而且以枕部改变最明显。

（二）脑血管疾病脑电图改变

① 原发性高血压

原发性高血压患者在无并发症的情况下脑电图多为正常，若高血压变动明显者常出现α波频率不稳定，混有较多的θ波活动和β波活动，高血压脑病患者，脑电图主要改变为前头部出现高波幅慢活动。

② 脑动脉硬化

轻症者一般无异常改变，脑动脉硬化明显时可出现α波异常；主要改变为α波的分布呈广泛化，频率变慢，呈8 Hz节律，波幅变高，波幅变动小，缺乏调幅现象。有的患者则表现为脑波波幅降低，过度换气时α波活化。严重脑动脉硬化脑电图的另一种改变是出现局限性或弥漫性慢活动，尤其是双额，中央区常有散在性θ波或δ波。动脉硬化性痴呆患者的脑电图为α波节律减少或消失，出现弥漫性θ波活动甚至δ波活动。

③ 短暂性脑缺血发作

颈动脉系统短暂缺血发作时，脑电图的主要改变为病侧额区、顶区出现α波慢化，缺血严重者可出现慢活动。椎基底动脉系统缺血发作时，脑电图多为正常，若大脑后动脉缺血，则在同侧或双侧枕颞区出现慢活动。短暂脑缺血发作间歇期，脑电图多为正常，若有慢性脑供血不足，可出现α波慢化或出现慢活动。过度换气，在一侧颞区或两侧顶枕区出现慢波。

④ 脑血栓形成

（1）颈内动脉血栓形成：一侧部分阻塞，病侧常有α波节律变慢和波幅降低，额区、中央颞区可见低波幅多形性δ波，过度换气上述改变明显。一侧完全阻塞时，通常在病侧额、中央、颞区出现δ波和θ波相混合的局限性脑波异常，背景脑电图亦有弥漫性低波幅、不规则θ波活动。

（2）大脑中动脉血栓形成：主干发生急性阻塞，病侧出现慢活动，以颞区，中央区最明显。若发生慢性阻塞则表现为病侧α波节律变慢，波幅降低，有时亦可增高。大脑中动脉外侧支梗死出现一侧或两侧颞区有阵发性慢活动。大脑中动脉内囊支阻塞时，脑电图可正常或仅有轻度异常改变。

（3）大脑前动脉血栓形成：大脑前动脉阻塞额区可出现阵发性δ波活动。当水平段阻塞时，病侧额顶区脑电图受抑制，由于大脑前动脉胼周支循环完全丧失，顶枕区亦可出现δ波活动。

（4）大脑后动脉血栓形成：脑电图表现为病侧枕区α波受抑制，并出现多形性δ波活动，颞区有尖波，有时由于大脑后动脉急性梗死使脉络后动脉缺血而出现弥漫性慢活动。

（5）椎基底动脉血栓形成：大多数患者表现为低波幅脑电图，若供血不足影响到大脑后动脉，则出现一侧或两侧颞区有慢活动，部分患者枕区亦可见慢活动，这些慢活动在过度转颈时加重。当椎－基底动脉系统阻塞使脑桥下端受损时，可出现去同步化低波幅快活动或正常脑电图；当脑桥上端、中脑或间脑受损，由于累及脑干网状结构上行投射系统，出现两侧阵发性δ波活动或θ波活动，有时以一侧明显。

（6）多发性动脉血栓形成：脑电图改变亦与梗死部位、病灶大小有关，一侧大脑前动脉和大脑中动脉发生大块梗死时，病灶侧脑电图的基本活动受抑制，额区、中央区缺乏快波，中央区、颞区出现慢波。大脑中动脉和大脑后动脉同时发生梗死时，枕、颞区背景活动减弱，病灶侧颞区出现慢波。

（7）脑栓塞：早期由于脑水肿和意识障碍，脑电图出现全头部弥漫性慢活动，病灶侧较明显；病情好转，脑水肿减轻后，才出现局限性异常脑波，持续时间较长。

（8）钩端螺旋体脑动脉炎：脑电图改变主要为一侧或两侧α波减少，频率减慢，调节、调幅差，慢活动增多，并可出现不定位的阵发性高波幅δ波活动。

（9）颅内静脉窦血栓形成：①上矢状窦血栓形成，表现为两侧α波活动减弱和出现慢活动，以顶颞区明显。②乙状窦、横窦血栓形成，表现两侧弥漫性慢波，以病灶侧顶枕部明显。

5 脑出血

（1）基底核出血：急性期有意识障碍者，表现为两侧弥漫性慢活动，以病灶侧明显，尤其是额区和颞区。无意识障碍者，则在发病初期，脑电图就以局限性慢活动为主要表现。

（2）脑叶出血：若出血位靠近皮质，脑电图的主要改变为局限性高波幅慢波，多为局限性θ波，混有较多的α波及少数δ波，有时亦可表现为局限性δ波；深部出血则为局限性慢波。

（3）中脑出血：若患者处于昏迷时，脑电图常表现为两侧阵发性同步高波幅慢活动，这种慢活动在颞部常呈左右交替出现。亦可表现为两侧广泛性高波幅δ波活动和θ波。

（4）脑桥和延髓出血：脑电图有四种改变。

①α昏迷：患者昏迷但脑波为8~10 Hz α波，其机制可能是脑干到皮质的网状结构上行投射系统部分受损，其功能虽可以维持脑电图呈α波型表现，但不能维持意识的清醒状态。

②β昏迷：即患者意识不清，脑电图呈低波幅β波，这是由于损害延髓内抑制上行投射系统的结构。

③纺锤波昏迷：即意识不清，脑电图出现纺锤波，因低位脑干网状结构受损所致。

④出血病灶小，患者无意识障碍，则脑电图仅有轻度异常改变。

（5）小脑出血：若无意识障碍，脑电图多为正常，部分患者显示α波节律变慢，或同侧枕、颞出现慢活动。若小脑出血压迫脑干，则可出现两侧低波幅快活动或弥漫性慢活动。

（6）蛛网膜下腔出血：脑电图改变与意识障碍及脑受破坏程度有关，有意识障碍时出现广泛性慢波；脑局部受损，如形成血肿或梗死者，出现局限性慢活动。

（三）中枢神经系统感染性疾病脑电图改变

1 急性脑炎

（1）急性期：根据病期不同，脑电图改变可分3个阶段。①α波消失期：出现于疾病早期，主要表现为α波逐渐减少，频率变慢，最后由6~7 Hz θ波所代替。②θ波期：4~7 Hz θ波先出现于顶、中央区，以后扩散到其他各区。③δ波期：主要表现为多形性高波幅δ波，先出现于额部，以后扩散到顶、中央区，最后呈广泛性δ波。急性期有癫痫发作者，脑电图常出现阵发性或连续性棘波、棘-慢复合波。轻型脑炎其脑电图改变经θ波期或δ波期后，在发病数日、数周内，随着病情好转，慢波消失。重型脑炎则进入极期。

（2）极期：在广泛性慢波的基础上出现平坦波，或为爆发性抑制电活动，可伴有尖波。

（3）恢复期：δ波减少，θ波增多，最后出现α波。

（4）后遗症期：大多数患者经治疗完全恢复，部分患者遗留癫痫发作及肢体运动障碍，前者在脑电图可见尖波、棘波、尖-慢复合波及棘-慢复合波，后者在脑电图上出现广泛性或局限性慢波。

2 单纯疱疹病毒性脑炎

脑电图改变包括两个方面。①非特异性改变：表现为广泛性慢活动。②特异性改变：α波消失，周期性出现异常脑波，常在低波幅慢波上重叠周期性尖波，或表现为高波幅慢波发放，每1~5秒发放一次，这种周期性异常脑波常呈局限性出现，以额、颞区为多见，有时则在后头部，多在发病后2~15天出现，以后不管病情有无改善，均可自行消失，这一点是与亚急性硬化性全脑炎不同之处。

3 亚急性硬化性全脑炎

脑电图的特征性改变为出现周期性异常脑波，临床上称为亚急性硬化性全脑炎复合波（SSPE complex）。SSPE复合波的特点为周期性高波幅慢波，呈双相或多相，在负性慢波之后为正性慢波，两侧同步阵发性出现，波幅100~600 μV，持续0.5~2秒，间隔期4~60秒，多数为5~20秒。随着病程的进展，波幅逐渐降低，不同病期及不同部位的波形可有差异。SSPE复合波在前头部最明显，亦可见于后头部，自疾病的Ⅰ~Ⅳ期均可见此复合波，但以

Ⅱ期最明显，Ⅲ期减少，Ⅳ期逐渐消失，Ⅰ期的背景脑电图基本正常，或仅有轻度异常，以后逐渐出现棘波和其他异常脑波，Ⅳ期的基本节律完全解体，出现不规则低平波。

④ 脑膜炎

（1）病毒性脑膜炎：脑电图改变较轻，主要为后头部出现散在性高波幅θ波。

（2）化脓性脑膜炎：脑电图在急性期的改变主要为弥漫性慢活动，尤其以后头部最明显。若并发脑脓肿，则出现局限性δ波，遗留癫痫发作者，脑电图出现尖波、棘波、尖-慢复合波和棘-慢复合波。

（3）结核性脑膜炎：脑电图表现为广泛性θ波或δ波，以后头部明显。

⑤ 脑病的脑电图改变

脑病系指由多种病因，如感染、中毒、代谢、缺氧等引起的大脑弥漫性损害，常见的脑病有以下几种：

（1）感染性脑病：脑电图的改变有两种类型。①大多数患者表现为广泛高波幅或低波幅θ波活动或δ波活动，少数有肢体瘫痪者，可有明显局限性慢活动。②在慢活动的基础上出现尖波、棘波、尖-慢复合波和棘-慢复合波，这类患者常伴有癫痫发作。恢复期脑电图大多数恢复正常，少数可遗留弥漫性或局限性慢活动及痫性放电。

（2）缺氧性脑病：轻症主要表现为α波频率变慢，波形不规则；重症患者，α波消失，脑波主要为θ波活动或δ波活动；伴有癫痫发作者，出现尖波、棘波、尖-慢复合波和棘慢复合波；极严重患者，脑电图表现为平坦活动。

（3）肝性脑病：脑电图改变与意识障碍程度密切相关，可分为5期。

①α波节律期：此期α波节律可以正常或变慢，不规则，频率为7.5~8 Hz，患者可无意识改变或仅有轻度障碍。

②θ波期：脑电图以4~7 Hz θ波为基本节律，混有少数α波活动与θ波活动，患者多有意识模糊。

③三相波期：脑电图在θ波活动或δ波活动背景上出现三相波，典型的三相波是两个负相波中间夹有一个高波幅（50~100 μV）正相波，频率2~7 Hz，各相周期为第3相＞第2相＞第1相。此期患者常处于浅昏迷。

④δ波期：表现为δ波活动占优势，呈现广泛性不规则高波幅δ波，混有少数θ波活动或α波活动，此期患者常处于浅昏迷。

⑤平坦波期：δ波活动频率变慢，波幅逐渐降低，成为平坦活动。此期患者处于极度深昏迷的濒死状态。

（4）肾性脑病：脑电图的主要改变有3个方面。①α波基本节律变慢，呈8 Hz慢化波，混有θ波和δ波。②出现广泛或阵发性慢波。③可伴有尖波、棘波、尖-慢复合波和棘-慢复合波。

（5）肺性脑病：脑电图改变与其他脑病相似，主要为广泛性慢波。早期基本节律正常，但有较多低波幅θ波；继之α波慢化，并混有较多θ波和δ波；最后全头部出现广泛性θ波或δ波，额部尤为明显。

（6）药物中毒性脑病：脑电图轻者出现α波节律变慢，重者出现广泛性θ波活动或δ波活动，伴有癫痫发作者，上述脑波的基础上出现尖波、棘波、尖-慢复合波和棘-慢复合波。

（四）神经系统其他疾病脑电图改变

1 偏头痛

发作期绝大多数脑电图正常，少数在盲点对侧的枕区出现局限性慢活动或出现广泛性α波节律变慢和阵发性慢活动。间歇期脑电图绝大多数正常，少数患者可有两侧α波节律不对称及出现局限性慢活动。

2 晕厥

发作期出现广泛性高波幅不规则δ波；间歇期脑电图多为正常。

3 阿-斯综合征（Adams-Stokes syndrome）

发病当时出现广泛性20~30 Hz快波，继之变为广泛性高波幅δ波，并经θ波恢复到原来的α波节律脑电图。心跳停止超过30秒者，脑电图恢复缓慢或不完全，心跳恢复后仍有心功能不全和循环障碍者，脑电图常出现α波变慢和θ波增多。

4 昏迷

昏迷的脑电图除出现α波型、β波型、纺锤波型和发作波型（如棘节律、棘-慢节律、三相波等）外，最常表现为广泛θ波活动或δ波活动的慢波型，昏迷愈深，慢波频率愈慢，波幅亦愈低，深度昏迷的脑电图常由δ波活动逐渐转变为平坦活动。脑电图可以反映昏迷的深度及脑损伤程度，对判断预后有一定价值。

5 去大脑皮质状态

大多数患者表现为广泛性慢活动，严重者显示平坦活动；当两侧大脑半球受损的严重程度不同时，两侧脑电活动不对称，表现一侧为慢活动，另一侧为平坦活动。

6 脑死亡

临床判定必须同时具备三项基本条件，即不可逆性深昏迷、脑干反射全部消失及自主呼吸停止（呼吸诱发试验证实无自主呼吸）。脑电图表现为脑电活动消失，即呈平坦直线型，而这种脑电图改变应在下列描记条件下获得：

（1）脑电图仪器噪音不超过2 μV。

（2）电极头皮间电阻：0.1~10 kΩ，两侧各电极的阻抗基本匹配。

（3）连续记录时间至少30分钟，且完整保存。

（4）成人应按国际10~20系统安放电极，只安放8个记录电极，双耳垂为参考电极，并同步记录心电信号。

（5）采用参考导联和各种双极导联组合记录和分析，每一导联的两电极之间应间隔10 cm。

（6）适当调节记录参数：高频率波75 Hz，时间常数0.3秒，灵敏度2 μV/mm。

（7）描记中分别以疼痛刺激双上肢，亮光分别照射两侧瞳孔，观察脑电图有无变化。

（8）12小时在同等条件下重复一次。

第三节 肌电图

肌电图（electromyography，EMG）是记录神经和肌肉的生物电活动以判定神经、肌肉功能的一种检查方法。检查时常用表面电极、同心针电极。肌电图没有固定的检查程序可依，应视各病例的具体情况而定。即必须在全面神经系统检查的基础上，根据临床所见及其评价，拟定肌电图检查的内容及范围。

一、普通肌电图

普通肌电图也就是同心针电极肌电图，记录、分析以下四个时段肌纤维的电活动：①针电极插入肌纤维瞬间；②针电极插入后，肌肉松弛时；③轻度用力收缩时；④最大用力收缩时。

（一）正常肌电图

1 插入电活动

当插入或移动针电极时，所见的时限1~3毫秒，振幅100 μV左右的小电位爆发。一旦停止移动针电极，插入电活动也迅速消失。插入电活动的增加或延长难以定量，所以在肌电图报告中往往不加以描述。但在肌肉缺血性病变、重度肌萎缩时插入电活动不出现。

2 终板电位

健康肌肉松弛时，记录到的仅是一条直线，称为电静息。但若针电极插入终板区，可记录到终板噪声或终板电位。终板噪声以基线的不规则变化为特点，扬声器发出海啸样音响；此时，再移动电极，即可出现单个的终板电位。终板电位呈单相或双相，时限1~5毫秒，振幅可达250 μV，其特征是基线向负相偏转（借此与纤颤电位相鉴别）。

3 运动单位电位

轻度用力收缩时记录单个运动单位电位。健康肌肉的运动单位电位呈双相或三相，大于四相的电位称为多相电位（占3%）。电位平均时限3~12毫秒，振幅100~2000 μV，最高不超过5000 μV。

4 最大用力收缩干扰型

当肌肉最大用力收缩时，大量的运动单位参与活动，使每个运动单位电位相互重叠、不能分辨，呈现完全干扰型；若受检查者配合欠佳，肌电图上有些部分电位密集干扰，有些部分电位稀疏，则称之为部分干扰型。

（二）病理性肌电图

1 纤颤电位

纤颤电位多呈双相，起始为正相，后为负相，时限1~2毫秒，振幅100~300 μV，频率2~30次/秒，肌音为尖而高调的嗒嗒声。

2 正锋电位（正锐波）

正锋电位为一正相尖形主峰向下的双相波，形似"V"形，时限10~100毫秒，多为15毫秒，振幅差异很大，一般为50~200 μV，频率4~10次/秒，肌音呈遥远的雷鸣样音。凡下运动神经元变性和损伤，因肌纤维失神经支配易产生纤颤电位和（或）正锋电位。但需注意，这些电位在周围神经病损后2~3周才会出现。而且这两种病理性自发电位的放电频率随体温下降而降低，因此当肌肉温度低于正常体温时，常常记录不到纤颤电位及正锋电位。

3 束颤电位

肌电图检出的束颤电位其形态与运动单位电位相似，其放电完全没有节律且频率变化无常。因此，检查时必须特别注意使受检肌肉处于完全松弛状态。束颤电位必须与纤颤电位同时出现才具有病理性意义。

4 多相波增多

五相以上的电位超过记录运动单位电位总数的12%时，称多相波增多。

5 新生电位

周围神经损伤的恢复期出现的低振幅（50~500 μV）、短时限（3~5毫秒）的短棘多相波，持续时间短，易疲劳消失。

6 巨大电位

振幅超过5000 μV时限宽达20~30毫秒，多相。

7 肌营养不良电位

是一种特殊类型的多相电位，特点为振幅低（可达300~1000 μV）、时限短（一般2~3毫秒以下）、频率高，呈短棘多相。

8 病理性电静息

肌肉最大用力收缩时无运动单位电位。

9 单纯型

肌肉最大用力收缩时，肌电波形稀疏，可清晰地分出单个运动单位电位。

二、神经电图

（一）运动神经传导速度（MCV）

在神经通路的两个或两个以上的点上，以超强电量进行刺激，从该神经支配的某块肌肉上记录复合电位（M波），再按下列公式计算出传导速度，见表1-1。

表1-1 运动神经传导速度

神经		记录肌肉	CV/(m/s)	$\bar{x} \pm s$/(m/s)	末梢潜伏期/ms
正中神经（肘-腕）		大鱼际肌	45.2~72.1	59.5 ± 5.7	3.7 ± 0.4
尺神经（肘-腕）		小鱼际肌	46.5~72.6	59.2 ± 5.8	2.9 ± 0.5
桡神经	（腋-肘）	肱桡肌	60.0~80	70.0 ± 4.9	2.5 ± 0.5
		指总伸肌	59.0~79	69.0 ± 5.0	2.9 ± 0.3
		示指固有伸肌	58.0~80	69.0 ± 5.6	2.4 ± 0.6
	（肘-前臂）	示指固有伸肌	52.0~80	62.0 ± 5.1	
腓总神经（膝-踝）		趾短伸肌	42.1~62.5	52.0 ± 4.8	4.7 ± 0.8
胫神经（膝-踝）		拇展肌	39.8~66.9	50.0 ± 5.55	5.1 ± 1.3

速度（m/s）＝距离（m）/时间（s）

即以同一神经干上两个刺激点诱发的M波潜伏时之差（s），除以两刺激点间的距离（m）。

（二）潜伏时和潜速率

某些神经（如面神经、臂丛神经等）走行过程中找不到第二个刺激点，而不能测算MCV时，可以测定潜伏时（M波潜伏时）和潜速率[刺激点至记录点的距离（m）/潜伏时（s）]，见表1-2。

表1-2 神经肌肉潜伏时及潜伏率

神经	肌肉	距离/cm	潜伏时/ms	潜速率/(m/s)
面神经	口轮匝肌	10~10.5	＜4.0	
副神经	胸锁乳突肌	2~3	＜2.0	
肌皮神经	肱二头肌	19~29	＜5.9	
臂丛（Erb点）	冈上肌	8~11	＜3.4	10~10.5
	冈下肌	13~18	＜4.4	
	肱三头肌	20~30	＜5.9	
	肱二头肌	20~29	＜5.9	
	三角肌	15~19	＜5.3	
股神经	股四头肌	14~16	＜5.0	

（三）感觉神经传导速度（SCV）

确定感觉神经传导速度有两种主要方法，即顺向法和逆向法，见表1-3。

表1-3　感觉神经传导速度

神 经		刺激点	CV/(m/s)	s/(m/s)
正中神经	指-腕	指3	64.52-0.120×年龄	6.39
	指-肘		72.51-0.161×年龄	5.30
尺神经	指-腕	指5	61.12-0.098×年龄	5.20
	指-肘		72.72-0.094×年龄	5.20
桡神经	腕-肘	腕	71.25-0.092×年龄	5.87
	肘-腋		78.23-0.208×年龄	7.65
腓浅神经	足背-小头下	足背	63.45-0.126×年龄	4.30
	小头上-小头下		59.37-0.153×年龄	4.89
胫后神经	趾-内踝	趾	43.88-0.0003×年龄	3.50

（四）重复电刺激测定

以不同频率的电脉冲重复刺激周围神经并记录肌肉的激发动作电位，是神经肌肉疾患最常用的检查方法。

（五）F波传导速度（FwCV）

此项检查特别适合评估近体段神经传导。

正常人F波见表1-4。

表1-4　正常人F波

神经	刺激点	记录点的F波潜伏期/ms	左右之间差异/ms	往返脊髓的中枢潜伏时/ms	左右之间差异/ms	往返脊髓的传导速度/(m/s)
正中神经	腕	26.6±2.2	0.95±0.67	23.0±2.1	0.93±0.62	65.3±4.7
	肘	22.8±1.9	0.76±0.56	15.4±1.4	0.71±0.52	67.8±5.8
尺神经	腕	27.6±2.2	1.0±0.83	25.0±2.1	0.84±0.59	65.3±4.8
	肘	23.1±1.7	0.68±0.48	16.0±1.2	0.73±0.52	65.7±5.3
腓神经	踝	48.4±4.0	1.42±1.03	44.7±3.8	1.28±0.90	49.8±3.6
	膝上	39.9±3.2	1.28±0.91	27.3±2.4	1.18±0.89	55.1±4.6
胫神经	踝	47.7±5.0	1.40±1.04	43.8±4.5	1.52±1.02	52.6±4.3
	膝	39.6±4.4	1.25±0.92	27.6±3.2	1.23±0.88	53.7±4.8

$$F波传导时间（ms）=\frac{（F波潜伏时-M波潜伏时）-1\ ms}{2}$$

公式中1 ms为脊髓内突触间的延迟时间。

$$FwCV = \frac{D\ (刺激点至C_7或T_{12}棘突的距离)}{(F-M-1)\ /\ 2}$$

$$= \frac{D \times 2\ (mm)}{(F-M-1)\ /\ 2} = \quad m/s$$

中枢潜伏时 $= F - M$

传导速度 $= 2D\ /\ (F-M-1)$

三、临床应用

（一）神经源性疾病

周围神经病变可分为两种主要类型，即原发性轴突病变及原发性脱髓鞘病变。两种类型病变的肌电图表现各具特点。

轴突病变时肌电图改变：①运动单位电位数目减少；②病理性自发电位；③运动单位电位形态改变；④传导速度正常。脱髓鞘病变时肌电图改变：①无病理性自发电位；②运动单位电位的参数保持正常；③可有干扰型的减弱；④传导速度减慢。两种类型病变的肌电图虽各有其特点，但实际情况是复杂的，一方面，两种病变可合并存在；另一方面，脱髓鞘病损时可继发轴突退行性改变，原发性轴突病变时若出现再生也会有传导速度的减慢。

❶ 周围神经外伤性病损

急性创伤后，如刺激受伤局部的近端，而在远端能记录到激发电位，则表明至少有部分神经纤维仍有传导功能；若无此反应则可能为神经失用、轴索断伤或神经断伤。如伤后2~3周，重复上述检查仍无激发电位，则可排除神经失用。病理性自发电位（纤颤电位、正锋电位）也只能在伤后2~3周才能从受伤神经支配的肌肉记录到。根据神经损伤轻重不同，最大用力收缩干扰型可表现为病理性电静息、单纯型、部分干扰型。

❷ 周围神经炎或周围神经病

因肌纤维失神经可出现纤颤电位、正锋电位、束颤电位。多相电位或运动单位电位时限增宽则是神经再生的表现。最大用力收缩干扰型减弱，可有传导速度减慢。

❸ 运动神经元疾病

肌电表现以纤颤电位、束颤电位及运动单位电位巨大为特征。神经传导速度正常或轻度减慢，个别肌肉重度萎缩可呈插入电活动减少或记录不到病理性自发电位。

❹ 脊髓灰质炎

有轻瘫的脊髓灰质炎患者，在发病3天至2周内约75%可有纤颤电位，2~3周后会出现更多的纤颤电位和正锋电位。

在疾病急性期，瘫痪的肌肉常无随意运动。与运动神经元疾病不同的是这些病理性自发电位主要呈节段性分布，在相应节段的非瘫痪肢体的肌肉上亦会出现。神经传导速度一般正常或大致正常。如病史久远，肌电图检查可能只见巨大电位和运动单位电位减少，干扰型减弱。

⑤ 神经根病损

此类病损多数是由椎间盘脱出压迫神经根引起，多发生在腰段，少数在颈段。肌电图改变的特点是病理性自发电位呈根性分布。通常传导速度是正常的，但肌肉复合电位（M波）振幅明显下降，F波潜伏期延长。

临床上，重要的神经根支配的肌肉见表1-5。

表1-5 临床上重要的神经根支配的肌肉

神经根		支配肌肉
颈神经根	C5	三角肌、冈上肌、肱二头肌
	C6	肱二头肌、肱桡肌、桡侧伸腕
	C7	桡侧伸腕肌、指总伸肌、肱三头肌、桡侧及尺侧腕屈肌
	C8	小鱼际肌、第一背侧骨间肌（肱三头肌、桡侧及尺侧腕屈肌、尺侧伸腕肌）
腰骶神经根	L1	髂腰肌
	L2	髂腰肌、股四头肌、内收肌群
	L3	股四头肌、内收肌群（髂腰肌）
	L4	股四头肌、内收肌群、胫前肌
	L5	趾伸长肌、伸肌、腓骨肌群胫后肌、屈趾长肌、趾伸短肌、臀中肌（胫前肌、半腱肌、半膜肌）
	S1	腓肠肌、比目鱼肌（臀大肌、股二头肌、展肌）
	S2	小趾展肌、展肌、其他跖部肌肉（腓肠肌）

（二）神经肌肉疾病

① 重症肌无力

目前，最常用的电生理检查是重复电刺激。若以超强电刺激某一神经，刺激频率为2 Hz、3 Hz、5 Hz，记录该神经支配肌肉的第1和第5复合动作电位峰值变化的百分比。第5波较第1波递减＞15%为阳性。

② 肌无力综合征

低频重复电刺激与重症肌无力相同，表现为复合肌肉动作电位波幅递减，高频刺激（10 Hz及20 Hz）时波幅递增，一般比起始电位波幅上升50%~100%，甚至700%。

（三）肌源性疾病

① 肌营养不良

肌电图检查，安静时可有少量纤颤电位、正锋电位或肌强直电位，运动单位电位时限短、波幅低、多相波增多，感觉神经和运动神经传导速度正常。

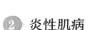

2 炎性肌病

肌电图异常包括插入电位延长，大量纤颤电位、正锋电位，有时可见肌强直电位。运动单位电位时限短、波幅低、多相波增多。合并神经炎时，神经传导速度减慢。

第四节　诱发电位

诱发电位（evoked potential）是继脑电图和肌电图后在神经电生理领域内的第三大发明。虽然20世纪70年代初期诱发电位才付诸临床应用，其发展速度却相当迅速。原先，只有感觉性诱发电位（主要为视觉诱发电位、脑干听觉诱发电位与体感诱发电位）检测感觉传导通路的功能状态；其后，中枢运动通路有无病变可通过运动诱发电位作出评估，还有能评定认知功能的事件相关电位（以P300最为知名）。目前，诱发电位已经成为神经科及其他各科广泛应用的诊断技术，对科学研究与医疗实践具有宝贵的价值。

诱发电位的临床应用大致有如下几个方面：①当病史和神经系统检查有疑点时，可能证实病变是否存在。②显示亚临床病灶，尤其是中枢神经系统脱髓鞘疾病，可能检出临床上尚未发现的多发病灶。③协助确定病变的解剖分布。④动态监测感觉系统和运动系统的功能状态以及认知功能的受损情况。诱发电位与神经影像学技术联用，能更完善地从功能与解剖结构上显示疾病情况，有助于定位与定性诊断。

1 基本原理

诱发电位是指中枢神经系统在感受外界或内在刺激时所诱发的生物电活动。它与脑电图不同，后者描记大脑皮质在无外界刺激时所引出的自发电位。大多数诱发电位（又称信号）的波幅很小（运动诱发电位例外），仅0.1~20 μV，埋没在自发脑电活动（幅值超过50 μV）或各种伪迹（统称噪声）之中。为了将诱发电位从背景电活动中分离出来，需采用平均技术与叠加技术，即给予成百上千的同样刺激，使与刺激有固定时间关系（锁时关系）的电位活动逐渐增大而显露，而与刺激无锁时关系的背景电活动相互抵消变小。电子计算机在上述过程中以数字形式分析和输入信号，由模拟数字转换器按预定间隔连续取样，需显示信号时再经模拟数字转换器还原，显示的图像通过特定放大器放大，使之清晰可辨。

2 分类

诱发电位除按刺激形式及所测得的感觉或运动系统的功能而分为感觉或运动诱发电位外，还可按波潜伏期（神经冲动从刺激部位至相应波峰所需的传导时间）的长短而分为短、中和长潜伏期诱发电位；按记录电极与诱发电位神经发生源之间的距离而分为近场和远场电位；按刺激频率而分为瞬态与稳态电位；按神经发生源所在部位而分为皮质和皮质下电位。

3 记录

电极的种类及放置部位与脑电图相似，多应用杯状（盘状）吸附电极或针状电极。按国际通用的10~20系统法安放电极。常用单极或双极导联，单极导联需设置记录（作用）电极、参考电极及地极；双极导联的两个电极均为记录电极。诱发电位仪一般可同时检测4~8对导联，所应用的联结方式称为导联或导程组合。诱发电位的基本成分包括潜伏期、波幅及波形等，以P与N分别代表正相和负相波，按各波的出现顺序再以阿拉伯数字表示，如P1、N2等，或按波峰潜伏期的毫秒数表示，如P100、P300等。

一、视觉诱发电位

视觉诱发电位（visual evoked potentials，VEP），临床常用电视屏幕黑白棋盘格的变换作为刺激形式，要求受检者集中注意力坐在屏幕前1m处，注视屏幕中心点观察棋盘色泽的翻转，称为模式翻转VEP（pattern shift VEP，PSVEP）。对全身麻醉、昏迷、婴幼儿或视力很差不能配合检查的患者可用闪光刺激。两眼分别测试，主要测试参数：刺激频率1 c/s，带通1~100 Hz，分析时间500 ms，叠加100~200次，导联组合CZ-OZ、A1-OZ、A2-PZ、A1-CZ。正常情况下在枕部记录到的波幅最大，一般为5~20 μV，呈三相复合波，中间的正相波峰也最明显，潜伏期约100毫秒，称为P100。一侧性异常提示病变在视交叉前，因左右眼都投射到双侧枕叶，一侧视交叉或视交叉后病变不会导致VEP异常。视交叉前病变可由青光眼、网膜变性、视神经压迫性病变及脱髓鞘疾病引起；双侧VEP异常较难确定病变部位，视觉传导通路包括视网膜、视神经、视束、外侧膝状体、视放射及视皮质的病变均可出现双侧性异常，但双侧视交叉后病变两眼之间的差别不应超出正常范围（指P100潜伏期），如两眼差值超过正常平均值上3~5倍标准差时，表明至少有一侧的病变在视交叉之前。如果要查明一侧后视路病变，则不宜应用上述全野刺激并在枕部中线记录的方法，应加用部分视野刺激及枕部外侧安放记录电极。全野刺激呈双侧VEP异常者可由视网膜变性、视交叉区肿瘤、中枢神经系统变性疾病及双侧视放射病变（如胼胝体后部蝶形神经胶质瘤）等引起。视觉诱发电位的异常表现在：①VEP完全消失、波幅减低或波形异常；②P100潜伏期延长；③双侧P100潜伏期差异增大。

视网膜电图（electroretinography，ERG）或称视网膜电位，也属视觉诱发电位的范畴，刺激器有模式刺激器、闪光刺激器和球形刺激器，记录电极为金箔电极或角膜电极，前者置于下眼睑穹隆内，后者吸附在角膜上。以模式网膜电图为例，PERG与PSVEP联用有助于视觉通路功能的评估，例如当PSVEP异常时，PERG的检测也出现异常，提示病变在视网膜，为眼科疾患所致。

VEP的应用范围很广泛，对确定视神经的病变（包括球后视神经炎）特别有价值。此外，约1/3多发性硬化即使无视神经受损临床证据的患者，以及许多其他的疾病，如中毒性和营养性弱视、缺血性视神经病、Leber型遗传性视神经病、青光眼等均可呈现VEP异常，VEP还可用于评估视觉功能，判断"视觉障碍"是否为癔症或诈病所致，并用于某些药物治疗（如乙胺丁醇治疗结核病）的视力监护。

二、脑干听觉诱发电位

脑干听觉诱发电位（brain stem auditory evoked potentials，BAEP），其波幅比PSVEP要小得多，仅$0.25\sim0.5\,\mu V$。BAEP的获取是应用短声刺激经耳机传导而诱发的，刺激强度$60\sim80dB$（感觉级或听力级），对侧耳以低于刺激耳30dB的白噪声掩蔽，多取耳垂对颅顶的导联，前额（FPz）接地，4导的组合常为Ai-CZ、Ac-CZ、Ai-Ac、枕点-CZ（Ai代表同侧耳垂，Ac代表对侧耳垂）。短声刺激极性分疏波、密波与疏密交替波，以疏波最为常用，其他参数尚有：刺激频率10 c/s，带通$150\sim1500$ Hz，分析时间10毫秒，叠加$1000\sim2000$次。由于BAEP不易受睡眠、意识状态及药物的影响，给不能配合的婴幼儿测试时，需用镇静剂使其入睡后再测定。正常的BAEP由连续出现的7个波组成，依次以罗马数字表示，I波为听神经外周段的动作电位，II～V波分别来自耳蜗神经核、上橄榄核、外侧丘系和下丘，VI与VII各代表内侧膝状体和听辐射的电活动。以I、III、V波的临床用途最大，VI、VII波的来源仅属一种推测，加之并非恒定出现在正常人群中，因而用途不大。

判断BAEP异常的主要根据如下：①波形消失。②绝对潜伏期或波（峰）间潜伏期延长，后者指两个波峰之间的传导时间，以波间潜伏期延长的意义更大。③两耳之间的波潜伏期或波间潜伏期差异显著（耳间差在正常受检者中不超过0.2毫秒）。④波幅比值异常（V/I不应小于0.5）。临床常应用BAEP分辨听力有无障碍（包括筛选高危婴儿的听力缺陷）；对颅后窝肿瘤（尤其是听神经瘤）BAEP是很敏感的试验；脑干血管病脱髓鞘疾病（如多发性硬化）及脊髓小脑变性等也可用BAEP协助诊断；此外，BAEP对昏迷的转归、脑死亡的确定、某些药物毒性（特别是耳毒性药物如链霉素、庆大霉素）的监护与手术过程的监护等都能起良好的作用。

三、体感诱发电位

体感诱发电位即感觉诱发电位（somatosensory evoked potentials，SEP），临床上常用的是短潜伏期（short latency）SEP，以SLSEP表示。检测方法是，应用鞍形电极经皮肤表面刺激周围感觉神经中的粗感觉纤维，传入冲动沿感觉传导通路上行，可在不同平面一直到皮质感觉区记录到电活动，并借此以了解相应部位的功能状态。常用刺激部位：上肢为腕正中神经，下肢为踝胫后神经；刺激电量：取电脉冲方波时程$0.1\sim0.2$毫秒，按$1\sim3$倍感觉阈进行刺激，以不引起受检者明显疼痛为度，或根据所刺激神经支配的相应肌肉出现轻微收缩为准，刺激率为5 c/s。其他检测参数：带通$30\sim1500$ Hz，分析时间100毫秒，叠加1000次。上肢的记录部位包括臂丛神经（Erb点）、第2颈椎棘突（C2）和头部感觉区，下肢则取腘窝、腰（胸、颈）椎和头部。推荐的导联组合：上肢为EP-Cc、FZ-Cc、FZ-C_2、FZ-EP，记录锁骨上（EP）、颈髓（P/N13）、丘脑（N19）与皮质（P22）电位；下肢为Cc-Ci（对侧对同侧皮质感觉区）、FZ-CZ、IC（髂嵴）-L_1（第1腰椎）、Kn（膝）-Kn Proximal（膝上），记录腘窝（Kn）、腰髓（LP）和皮质（N/P37）电位。SEP的异常表现可为波形消失或低平、潜伏期（包括波间潜伏期）延长、侧间差别增大等，根据波间潜伏期可计算出中枢与周围神经传导速度。

体感诱发电位对周围神经干和神经根、脊髓、脑干、丘脑以及大脑的病变都能检测。因此，对内科疾病如糖尿病性周围神经病和代谢性脑病、外科疾病如脊椎和椎间盘病损、神经科疾患如脑血管疾病多发性硬化、脊髓肿瘤、多发性神经根炎等不失为重要的诊断技术，也常用于脑死亡的判断和昏迷、手术患者的监护。

四、运动诱发电位

运动诱发电位（motor evoked potentials，MEP），是通过刺激大脑皮质运动区或脊髓等部位在周围肌肉所记录到的复合运动动作电位，其特点是振幅比感觉性诱发电位高（达100 μV~20 mV），单次刺激即可获取，不需要使用平均叠加技术，MEP与SEP联合应用，就能对感觉与运动通路的状况进行综合研究。检测时，分电刺激与磁刺激两种方式，目前多应用磁刺激器来刺激不同的运动通路包括运动皮质和脊神经根，在具有传导性的生物组织内产生足够的电流，从周围肌肉记录复合运动动作电位。

磁刺激的优越性在于：①磁场透过头皮、颅骨及脑组织不致衰减；②无明显不良反应，对痛觉纤维与感受器损伤性不大，不会产生疼痛；③不必接触皮肤；④操作简便易行。

磁刺激不宜用于下列患者：①安装有起搏器或其他植入物；②脑部有金属异物；③有颅内压增高指征。婴幼儿与有癫痫史者慎用。上肢MEP分别刺激肘点、锁骨上窝、颈7和运动皮质，记录部位为拇短展肌（或小指展肌、第1背侧骨间肌），肌腹与肌腱依次安放记录与参考电极，带通2~5000 Hz，刺激圆形线圈直径一般为9 cm，最大刺激强度下线圈中心磁场强度为1.5 T（特斯拉）。要求肌肉放松时检测，有些患者动作电位消失，则可试用易化方法检查，即在刺激同时令受检者轻微收缩靶肌，因病不能随意收缩靶肌者改用音叉振动代之。下肢MEP较难检测，测试方法与上肢MEP相似。波形消失或异常及潜伏期延长同样是判断MEP异常的标准，中枢运动传导时间（运动皮质与颈段之间潜伏期差）延长是中枢运动传导功能障碍的重要指标。MEP检测可用于脑血管疾病颈段脊髓病、多发性硬化及运动神经元疾病的诊断和研究，还可进行外科患者的术间监护与危重病例的预后评估。

五、事件相关电位

与认知过程有关的长潜伏期诱发电位称为认知诱发电位或内源性事件相关电位，事件相关电位（event related potential，ERP）是受检者对某客体进行认知加工时（如注意、记忆、思维），通过平均叠加从头颅表面记录到的大脑电位。P300是应用最为广泛的内源性事件相关电位，因其潜伏期多在300毫秒左右、又是正相波而得名，又称P3，寓意为第3

个正相波。

P300与其他诱发电位不同，有其特殊性：①要求受试者保持清醒并集中注意力，但近年来也可用于婴幼儿或昏迷患者的检测。②至少要有两种或更多的刺激编成序列，而不能仅用单一的刺激。③诱发的电活动分为易受物理特性影响的外源性成分与不受物理特性影响的内源性成分，P300就是与认知过程相关的内源性成分，是窥视心理活动的窗口。P300的刺激形式有声音、视觉与体感等，以声刺激应用较多，高频纯音（2000 Hz）为靶刺激，随机出现于低频纯音（750 Hz或1000 Hz）的非靶刺激之中，构成"oddball"序列。靶与非靶刺激出现的概率分别为20%与80%左右，要求受检者忽视非靶刺激，能分辨出靶刺激，计数或作出反应，靶刺激次数一般为20~50次。导联组合为FZ–A1/A2、CZ–A1/A2、PZ–A1/A2，第4导（EOM）可以监测眼球运动。刺激率1 c/s，灵敏度100 μV，带通0.5~30 Hz，分析时间750毫秒。两套触发和刺激系统经两个独立窗口进行分析检测。

测定指标：靶刺激窗口为N1、P2、N2、P3（其中N1、P2为外源性成分，N2、P3为内源性成分），非靶刺激窗口为N1、P2，测定各波的潜伏期、靶刺激诱发的为N2、P3波幅，观察有无波形消失或变异。

P300的测定是判断痴呆程度与智能水平客观及灵敏的指征，对各种原因引起的痴呆是其检测的适应证。此外，对代谢和中毒性脑病、精神分裂症、假性痴呆及智障者也具有一定的诊断价值，还有用P300测定作为测谎的手段。因此，ERP是正在不断开拓的新颖神经电生理检测技术。

第五节　经颅多普勒超声检查

经颅多普勒超声（transcranial doppler，TCD）是利用超声波的多普勒效应来研究脑底大血管及其分支的血流动力学的一门新技术。国外于1982年，由挪威Aasid等首推，国内1988年陆续引进。由于TCO能无创伤性地穿透颅骨，直接获得颅内动脉，包括颅底Willis环的血流动态信息，在诊断脑血管病、研究脑循环方面有独特的使用价值。

一　TCD应用范围

1.诊断脑底大血管狭窄、闭塞性病变及治疗前后随访对照。

2.诊断脑血管痉挛发生的时间、部位和程度，指导治疗。

3.诊断脑动脉硬化，了解其程度，评价脑供血。

4.诊断颅内动静脉畸形、颈内动脉海绵窦瘘的部位，供养血管、手术前后的评价等。

5.诊断颅内大动脉瘤，判定病变部位。

6.诊断脑血管功能性疾病，如偏头痛、眩晕、血管性头痛等。

7.诊断缺血性脑血管疾病及各种疾病引起的脑供血不足。

8.诊断锁骨下动脉盗血综合征。

9.诊断颅内压增高及脑死亡。

10.脑血管外科手术前后的评价。

11.对任何可能影响脑血流的治疗方法进行监测。

12.栓子监测。

13.脑血管的自动调节功能评价。

14.了解Willis环是否完整及其代偿功能。

15.病理和生理的研究

观察和研究不同生理和病理条件下血压、二氧化碳分压、氧分压、颅压等对脑血流的影响。

二、对TCD技术的评价

TCD技术在国内的应用已有20余年，由于它具有简便、快速、无创伤、易重复、可监测等特点而迅速发展，不论是用于临床诊断，还是用于科学研究，拥有较高的实用价值。它可与数字减影血管造影（DSA）、磁共振血管成像（MRA）、CT血管造影（CTA）相辅相成，相互弥补。它可以提供这些影像学检查所不能得到的重要的血流动力学资料。当然，TCD技术也还存在许多有待解决的问题，TCD主要检测指标之一是血流速度，而缺乏相应的管径，因此不能计算出局部血流量。另外，影响脑血流的因素很多，如心脏、主动脉、颈内动脉、脑底大动脉、脑内的中小动脉及全身情况，因此，必须密切结合临床分析其结果，作出综合性评价。

三、脑血管解剖

（一）脑动脉的构成

脑动脉由两大动脉系，即颈内动脉系和椎基底动脉系构成。两个系统的供血范围大致划分为：以小脑幕为界，幕上部分基本由颈内动脉系统供血，幕下部分基本由椎基底动脉系统供血；或以顶枕裂为界，脑前3/5即大脑前部及部分间脑由颈内动脉系统供血，脑后2/5，包括颞叶和间脑一部分枕叶、小脑和脑干由椎基底动脉供血。左颈总动脉发自主动脉弓，右颈总动脉发自无名动脉，两条椎动脉分别起源于左右锁骨下动脉。

脑底动脉环（Willis环）由双侧颈内动脉与椎基底动脉以及其主干分支所构成。脑底动脉的中膜内含有大量的平滑肌，在一定程度上可根据生理需要适当地调节血液供应，TCD技术所能探测到的颅内动脉主要是这些动脉及其分支。

（二）颈动脉系

1　颈动脉颈段

约在第4颈椎水平、下颌角下方、甲状软骨上缘处，颈总动脉分为颈内和颈外动脉。这一分叉位置的高度可有一定变异，根据颈内动脉的行程，可将其看做颈总动脉的直接延续，颈内动脉初居颈外动脉后外方，继而转到其后内侧，沿咽侧壁上升至颅底，这部分颈内动脉称颈内动脉颈段，此段动脉无分叉，起始部呈梭形膨大称颈动脉窦。颈外动脉与颈内动脉不同，自颈总动脉分出后，发出甲状腺上动脉、面动脉、舌动脉、咽升动脉、耳后动脉、枕动脉、颞浅动脉等。颈内动脉闭塞后，颈外动脉可成为脑部侧支循环来源之一。

2　颈内动脉颅内段

颈内动脉达颅底进入颞骨岩部颈动脉管后移行为颅内部分，按其行走分为四段，即岩骨段、海绵窦段、床突上段和终末段，其中海绵窦段和床突上段又称虹吸段。颈内动脉颅内段与颈段行程不同点在于各段行程弯曲，具有分支，因此，TCD探测时可出现双向或多向血流频谱。

3　颈内动脉主要分支

（1）眼动脉：一般自颈内动脉内侧面发出，与视神经伴行经视神经孔入眶。颈内动脉闭塞时，颈外动脉也可通过眼动脉提供侧支血流。

（2）后交通动脉：起始于颈内动脉床突上段后壁，向后连于椎-基底动脉系的大脑后动脉。后交通动脉的血流方向主要取决于大脑后动脉和颈内动脉的压力。

（3）大脑前动脉：在视交叉外侧由颈内动脉发出，左右大脑前动脉由一横支交通，为侧支血流的重要途径。

（4）大脑中动脉：是颈内动脉的直接延续，自发出后以水平方向在外侧裂内沿脑岛表面往后行，然后再折向外侧至皮质表面，沿途发出分支。

（三）椎-基底动脉系

两侧椎动脉起自锁骨下动脉，发出后不久即穿经第6至第1颈椎横突孔向上行走，绕寰椎上关节突后方，向前内突穿过硬膜，经枕骨大孔进入颅后窝，然后于延髓腹侧面向前内行走，至脑桥下缘，左右椎动脉汇合成一条基底动脉。椎动脉颅内段主要分支有：脑膜支、脊髓前、后动脉，小脑后下动脉。基底动脉位于脑干的脑桥基底沟内，主要分支有脑桥支、内听动脉、小脑前下动脉、小脑上动脉和大脑后动脉。椎-基底动脉系的变异较多见，应予以重视。

（四）Willis环及侧支循环

在正常情况下，来自两侧颈内动脉和椎动脉的血液各有其供血区，互不相混，当供应脑的四支动脉中的一支慢慢发生闭塞时，而动脉环又发育良好时，则血液可通过此环而重新分配，建立新的平衡。动脉环有许多变异、发育不全等，异常率较高，且最常发生在动脉环的后部。

其他脑动脉侧支循环有：颈内动脉与颈外动脉间的吻合，椎–基底动脉与颈外动脉间的吻合以及脑与脑膜动脉间的吻合等。

四、检查方法

（一）颈总动脉和颈内、外动脉近端

患者仰卧，头正位，在锁骨上缘、胸锁乳突肌下内侧触及颈总动脉搏动，沿其走行方向，用4 MHz探头，尽可能将超声束与血管走行方向保持45°的位置进行探测，正常情况下，对颈总动脉及颈内、外动脉检测识别不困难，因其频谱形态和声频有明显区别。

（二）颅内血管

1 颞窗

颞窗为探测脑底动脉的主要窗口，探测时患者取仰卧或侧卧位，用2 MHz探头，置于颧弓之上、耳屏和眶外缘之间，成人通常将起始深度调至50 mm，寻找大脑中动脉，小儿酌减。经颞窗可探测到大脑中动脉（MCA），大脑前动脉（ACA），大脑后动脉（PCA）的交通前、后段及颈内动脉终末段。颞窗的检出率与年龄、性别等因素有关，老年、女性肥胖者较难检测。我们所遇的颞窗缺如者占3%~5%。

2 枕骨大孔窗

枕骨大孔窗为天然的颅孔，探测时患者取坐位或侧卧位，头前倾，颈屈曲，探头置于颈项中线，声束对准枕骨大孔区，经枕窗可探测椎动脉（VA）颅内段、小脑后下动脉（PICA）、基底动脉（BA）。此窗检出率为99%~100%。

3 眶窗

受检者取仰卧位，两眼闭合，探头轻置于眼睑上，声束对准眶后视神经孔、眶上裂，与矢状面夹角小于15°，可探测同侧眼动脉（OA）、颈内动脉虹吸段（CS），此窗检出率达100%。此外，有额上窗和前囟窗，主要适用于新生儿和1岁以下小儿。

脑底动脉的识别在很大程度上取决于操作者丰富的脑血管解剖知识和实践经验。一般根据超声探头位置、声束角度、取样深度、血流方向、信号的音频特点和颈总动脉压迫试验，区别信号来自哪条血管并不困难，但不能忽略某些血管的变异和病变时的侧支通道。

五、TCD检测指标

（一）频谱形态

血流频谱的波动与心动周期基本一致。在心动周期开始时，首先出现一陡直上升的曲线，称上升支，达顶点形成频谱图中的最高峰称收缩峰1（SP1），高峰后以较缓斜度下降的曲线称下降支。

约在下降支的上2/3部常有一向上凸曲线称收缩峰2（SP2），当下降支出现第三个明显的回升切迹时称之为舒张峰（DP）。正常健康成人SP1＞SP2＞DP，三峰清晰，外层包络线光整，上升支陡直，可见频窗存在。某些病变情况下，SP1和SP2触合，或SP2＞SP1，频窗消失，出现湍流或涡流。上升支时间延长，外层包络线毛糙，为动脉壁顺应性减退或血管狭窄等病变引起。

（二）血流速度（v）

血流速度随年龄变化各异，5~6岁时血流速度达一生中最高值，之后随年龄增高而逐渐下降，16岁左右基本接近成人，血流速度分收缩期流速（v_s）、舒张期流速（v_d）或平均流速（v_m），一般成人MCA v_m在50~90 cm/s，ACA v_m在45~85 cm/s，PCA v_m在30~60 cm/s，BA、VA v_m在30~55 cm/s，ICA v_m在25~55 cm/s，血流速度降低多见于血管狭窄的前后段、脑梗死、脑动脉硬化症、各种原因引起的脑供血不足、频发早搏、脑内盗血、各种脑病等。血流速度增高则见于狭窄段血管、代偿性流速增高、血管痉挛、缺氧后血管麻痹、过度灌注、血管收缩状态、动静脉畸形感染、甲状腺功能亢进、贫血等。

（三）脉动指数和阻力指数（PI、RI）

$$pi = (v_s - v_d)/v_m$$

$$ri = (v_s - v_d)/v_s$$

上述两种指数均是反映血管顺应性的指标，也就是血管阻力的大小和弹性扩张的程度。正常PI值为0.56~0.96，当外周阻力增大、动脉弹性减弱、血流量减少时，PI值和RI值增高。小孩新生儿和大于60岁的老年人，PI值呈生理性增高。病理性PI值增高主要见于脑动脉硬化、颅内压增高、动脉瘤等，而PI值降低则多见于动静脉畸形、颈内动脉海绵窦瘘、重度血管狭窄或狭窄后血流过度灌注、大动脉炎等。

（四）血流方向

血液沿一定路径流动，当血流朝向探头时呈正向频移，否则为负向频移。如MCA主干应为正向频移，ACA为负向频移。当血流方向改变时，提示有血管狭窄或闭塞、侧支循环或脑内盗血现象。

（五）音频信号

正常血液以层流形式流动，其音频信号呈平滑哨笛样，由于某种原因造成血管腔径较大改变时，会使血流紊乱，产生粗糙杂音。

（六）脑底动脉血流速度排列

按动脉流速的大小，正常排列为MCA＞ACA＞PCA＞BA＞VA＞ICA＞OA。当排列顺序颠倒时，除了考虑血流速度不对称和先天血管变异外，还应注意探测对侧是否有狭窄的血管存在，排除代偿性流速增高。

（七）左右两侧相应动脉的对称性

一般左右两侧相应动脉流速非对称值应小于20 cm/s。颈内动脉颅外段和椎动脉小于15 cm/s，不对称多见于偏头痛和血管狭窄性病变。

（八）其他比值

1 MCA

ICA正常比值为2.5∶1，大于3∶1应视为异常，如大于6∶1多为血管痉挛或血管狭窄等病变引起。

2 S∶D

即收缩峰值比舒张峰值，正常为3∶2或2∶1，大于3∶2或小于2∶1均为异常。

六、功能试验

（一）颈总动脉压迫试验

1.用于进一步区分脑底动脉，了解生理或病理状态下Willis环的侧支循环功能。

2.了解脑血管的自动调节功能。

3.有助于动静脉畸形、动脉瘤等病变血管的识别。

4.为颈动脉系手术效果的评价提供客观依据。

（二）转颈试验

1.用于椎-基底动脉疾患及颈椎病的辅助诊断。

2.评价脑血管的代偿能力。

（三）过度换气和二氧化碳吸入试验

1.评价脑血管舒缩反应能力。

2.区分脑动静脉畸形的供养血管。

七、TCD的临床应用

（一）脑底动脉狭窄和闭塞

引起脑底动脉狭窄和闭塞的病因很复杂，最常见的原因是脑动脉粥样硬化、脑血栓形成和脑栓塞，其他原因有脑动脉炎、先天性血管畸形、外伤、肿瘤、手术损伤、结缔组织病等。TCD对脑底动脉狭窄和闭塞的诊断率较高，其特征为：

1.狭窄段的血流速度异常增高，PI值降低。

2.狭窄近端和远端的流速较狭窄段减低。

3.当狭窄程度大于90%时，流速减慢、消失。

4.侧支循环效应，表现为血流方向逆转。

5.频谱异常，出现频谱充填、湍流、涡流。

6.可闻及血管杂音。

（二）脑血管痉挛

常见的病因有脑蛛网膜下腔出血、脑出血、高血压脑病、重症颅脑损伤后、颅内感染、头面部感染、偏头痛及颅脑手术后等。

由于血管管腔截面积与血流速度成反比，故用TCD技术测量血流速度，可间接测定血管痉挛的范围及其程度，TCD表现为：

1.血流速度增大，多表现为多支血管流速增大，呈非节段性。

轻度痉挛：v_m 为90~140 cm/s。

中度痉挛：v_m 为140~200 cm/s。

重度痉挛：$v_m > 200$ cm/s。

2.频谱异常，可出现湍流现象。

3.MCA∶ICA比值大于3∶1。

4.PI值降低。

5.当病因控制后，血流速度可恢复正常。

（三）脑动静脉畸形

由于动静脉直接短路、供血动脉管腔内压力降低、血流阻力降低、流速增快，TCD表现为：

1.供血动脉流速增快。

2.供血动脉搏动指数明显降低。

3.呈低阻力型频谱，似静脉样伴频谱充填。

4.二氧化碳分压反应试验和压颈试验血管反应性降低或消失。

5.脑内盗血现象

由于畸形血管阻力降低，导致供应正常脑组织区域的血液向畸形血管中灌注，可出现流速增快和血流方向逆转。

（四）颈内动脉海绵窦瘘（CCF）

CCF是指颈内动脉和海绵窦之间形成异常的动脉海绵窦沟通，TCD诊断为：

1.病侧颈内动脉及瘘口下端流速明显增快，而瘘口上端流速减慢。

2.搏动指数明显降低。

3.频谱波形紊乱，波峰融合，包络线不清晰，呈毛刺样。

4.可闻及血管杂音。

5.压迫同侧颈总动脉，紊乱的频谱及杂音均消失，压迫对侧颈总动脉则无变化。

6.经眼眶可测及粗大眼上静脉。

（五）动脉瘤

动脉瘤是颅内动脉壁上异常膨出部分，瘤体大多很小，直径在1 cm以下，TCD检测阳性率较低，若巨大动脉瘤时典型TCD改变为：

1.瘤体内呈高阻力低流速频谱。

2.PI值明显增高。

3.收缩峰呈锯齿样改变。

4.可闻及水泡样血管杂音。

（六）偏头痛

偏头痛为周期性发作性神经-血管功能障碍，以反复发作的偏侧或双侧头痛为特征，间歇期正常，TCD表现为：

1.多见于两侧或单侧大脑中动脉或前动脉流速轻中度增快，或全脑流速轻度增快。

2.两侧流速可不对称，差值大于20 cm/s。

3.PI值及频谱形态均正常。

（七）脑动脉硬化症

脑动脉硬化症是指供应脑组织血液的小动脉内皮下平滑肌纤维发生玻璃样变性，或小动脉内皮下出现纤维素样变性，动脉内膜增厚致血管管腔变窄，血管阻力增大，血流量减少，从而引起慢性缺血性脑功能障碍。TCD特征为：

1 频谱波形异常

可表现为转折波，波峰融合呈平顶状，波幅降低。亦可呈陡直的高阻力波形。

2 PI值增高

当血管弹性严重减退和外周阻力极度增加时，PI值明显增高。

3 血流速度下降

动脉硬化晚期，血管阻力增大，脑灌注减少，血流速度降低。

4 对二氧化碳的反应性降低。

（八）颅内压增高

常见的病因有颅内占位性病变、炎性病变、血管性病变、外伤性疾病、全身性疾病等。由于颅内压增高的程度不同，TCD频谱改变也不同，主要表现为：

1.高阻力型频谱，因颅内压增高、血管外周阻力增大，收缩期流速及舒张期流速均降低，以后者明显。S：D＞2：1。

2.PI值明显增高。

3.平均血流速度降低。

4.无血流

当颅内压高于动脉压时，收缩期及舒张期血流信号均消失。

（九）脑死亡

快速、准确地判断脑循环停止和脑死亡的全过程，TCD有肯定价值：

1.平均流速降低，以舒张期流速降低明显，v_m为20 cm/s以下。

2.呈极高阻力频谱，收缩期为正向，舒张峰为负向，即震荡血流、来去血流。当颅内压进一步增高时，收缩期波形呈针尖状，舒张期血流信号消失。

3.PI值极高或因无舒张期血流而不显示。

4.无血流信号，频谱图零位线上下均无血流信号。

第六节　数字减影脑血管造影

数字减影血管造影（digital substraction angiography，DSA）是将传统的血管造影与电子计算机结合起来的新技术，具有重要的实用价值和诊断价值。近年来，CT和MRI在临床上广泛应用，为颅脑疾病的诊断开辟了新途径，但在脑血管病的诊断上，仍不能取代数字减影脑血管造影。

一 基本原理与临床应用

数字减影装置由X线发生器、影像增强器、电视透视、数字电子转换器、电子计算机储存器组成。其原理是将X线投照人体所得到的光学图像，经影像增强视频扫描及数模转换，再经数字化处理后产生实时动态血管图像。

造影前先摄取的图像为"模拟像"，造影后摄取的一组含有造影剂的图像为"潜影像"，将潜影像与模拟像相减，获得的就是数字减影像。数字减影脑血管造影按给药途径可分为静脉数字减影（IVDSA）和动脉数字减影（IADSA）。静脉数字减影注入造影剂剂量大，显影图像不如动脉减影清晰。近几年来，动脉数字减影逐渐取代常规脑血管造影，也逐步取代静脉数字减影，成为脑血管造影的主要方法。

（一）适应证

1 脑血管疾病

颅内动脉瘤、脑动静脉畸形各种病因的脑动脉炎、颅内动静脉瘘、脑血管狭窄与闭塞性疾病、脑动脉硬化、颅内静脉窦阻塞、颅内静脉血栓等。

2 颅内肿瘤

脑膜瘤、胶质瘤及转移性肿瘤。

3 颅内血肿

硬膜外血肿、硬膜下血肿、脑内血肿。

4 介入放射治疗

颅内血管病的介入性治疗包括颅内动脉瘤的栓塞、脑动静脉畸形手术前或治疗性栓塞、颅内动静脉瘘的填塞、脑动脉内的溶栓治疗等。脑肿瘤的介入性治疗主要用于恶性肿瘤的局部用药。

（二）禁忌证

1.对碘过敏者。

2.中重度肝肾功能不全者。对轻度肾功能不全者最好应用非离子型造影剂，以减少对肾脏的损害。

3.高热或急性传染病。

4.血液病及凝血机制障碍。

5.穿刺部位局部皮肤感染。

6.不自主运动患者及癫痫频繁发作患者。

二、动脉数字减影脑血管造影的实施

（一）术前准备

1 严格掌握适应证与禁忌证。

2 做好患者的解释工作。

3 术前做碘过敏试验

静脉注射泛影葡胺溶液1 mL，观察15分钟，询问及观察患者有无恶心、呕吐、荨麻疹及结膜充血。有过敏反应可改用非离子造影剂，减少副作用。

4 备皮

穿刺部位在腹股沟股动脉处，应剃除该处毛发，并用肥皂水清洗。

（二）血管造影

动脉数字减影脑血管造影多在股动脉插管，即为股动脉导管法。此方法操作方便，能选择多根脑血管。造影前6小时禁食，常规做碘过敏试验。造影结束后拔出导管，局部压迫15分钟，至无渗血为止。若压迫时间到达，仍有出血者，需重新压迫15~20分钟，术后平卧24小时，穿刺部位压沙袋防止出血。

（三）意外事故的处理

1 造影过程中意外情况及处理

（1）动脉痉挛：此时可给予血管扩张剂。

（2）穿刺部位血肿：如果血肿较小，可自行缓慢吸收，无须特殊处理。若血肿较大，需手术清除局部血肿。

（3）动脉内血栓形成：小血栓可不引起症状，大的血栓可出现缺血症状，如偏瘫、单个肢体发凉、疼痛、发绀；桡动脉或足背动脉搏动减弱或消失。此时，应行溶栓治疗或手术取出栓子。

2　造影剂引起的不良反应及处理

造影剂为碘剂，常见过敏反应，少数严重者引起并发症。

（1）轻度过敏反应：患者口干咽痒、皮肤瘙痒、恶心、呕吐、面色潮红、心悸，一般不需特殊处理，症状重时可肌内注射地塞米松5~10 mg，上述症状可缓解。

（2）休克：患者开始表现轻度过敏反应，继之手足发凉、烦躁、神思恍惚、血压下降，此时静脉给予升压药物，同时肌内注射异丙嗪25 mg，并给予吸氧。

（3）惊厥：部分患者在造影过程中快速注入造影剂时出现意识丧失、全身抽搐、牙关紧闭。此刻，应立即停止注入造影剂，静脉缓慢注射地西泮10 mg，同时保持呼吸道通畅，必要时吸氧。

（4）急性肾衰竭：一般发生在肾功能不良及一次性注入造影剂量过大时。表现为造影术后出现少尿或无尿及水肿。此时，给予呋塞米40 mg加入50%葡萄糖溶液40 mL中，静脉推注。

三、正常数字减影脑血管造影表现

常规脑血管造影常根据颅骨的自然标志来描述脑血管形态及走向。数字减影脑血管造影已将颅骨及软组织影减去，仅显示脑血管影像。因此，描述血管影像通常人为将每条血管分成若干段。

（一）颈内动脉系统

1　颈内动脉

以颈内动脉发出大脑前、大脑中动脉处为起点，分为5段，即C1段（后膝段）、C2段（池段）、C3段（前膝段）、C4段（海绵窦段）、C5段（海绵窦前段）。

正位：呈"S"形，最下方为C5段，最上方为C1段。颈内动脉C1段与大脑前动脉A1段及大脑中动脉M1段共同形成"T"形。颈内动脉向左右移动不超过0.5 cm，A1与M1移动向上或向下不超过1 cm。

侧位：呈反"C"形，凸面朝前，开口向后半部，C1~C4段落形成虹吸部。C1段在"C"形口的上方，C2段呈水平由前向后走，C3段相当于凸面，C4段呈水平由后向前走。虹吸部上下缘的长度各为0.5~1 cm，虹吸部开口长0.3~0.6 cm。

2　大脑中动脉

大脑中动脉是颈内动脉的直接延续，由C1段发出后水平向外走行，至大脑外侧裂转向上行，沿途发出分支分布于基底核及大脑半球外侧面，由近至远分为M1段（水平段）、M2段（岛叶段）、M3段（额顶升支）、M4段（顶段）、M5（颞段）。

正位：M1段呈水平向中线外行走，向上、向下偏离不超过1 cm；M2段在外侧裂急转向上，几乎垂直上行，M3段仍垂直上行，M2段、M3段垂直向上不超越垂线左右0.5 cm，M4段转向外侧，M5段又略偏向内侧，M2段与A2段之间距离为2~3 cm，M4段与A4段之间距离为4~5 cm。

侧位：M1段在侧位上呈轴位，显影较短，M2段向后上方走行，M3段由M2段的近缘或M1段远端发出，向上走行，并发出分支，形如蜡台，称作"蜡台动脉"。M4段向上方走行，M5段向正后方走行。侧位上大脑中动脉与前动脉之间的距离，在近段和中段为2~2.5 cm，远段为3~3.5 cm。

③ 大脑前动脉

大脑前动脉由颈内动脉C1段发出，沿胼胝体沟内走行，沿途发出分支分布到大脑半球内侧面及外侧面上缘。由近端向远端依次分为5段：A1段（水平段）、A2段（胼胝体下段）、A3段（膝段）、A4与A5段（胼周体段与终段）。

正位：A1段呈水平向中线走行，A2段在中线近乎垂直向上走行，A3~A5段一直保持垂直上行，A2~A5垂直上行向内、向外不超越中线1 cm。

侧位：A1在侧位片上为轴位，A2由后向下、向前上走行，A3先弯向前再弯向后。A4与A5沿胼胝体上缘向后上方行走。

④ 眼动脉

正位：由虹吸部发出，向外行走，正位片显影较短。

侧位：起于颈内动脉虹吸部凸面，向前行走，显示较清楚。

⑤ 脉络膜前动脉

正位：从颈内动脉C1段发出后，向外上方走行，显影短且不清楚。

侧位：从颈内动脉C1段发出后，先向后下再向后上方走行，中间呈下凹的曲线。

⑥ 后交通动脉

正位：因与颈内动脉重叠，不易显示。

侧位：由颈内动脉C1段发出，水平向后走行。

⑦ 浅静脉

正位：仅能显示大脑上静脉向上、向内，终止于上矢状窦。

侧位：数条大脑上静脉在额、顶枕部汇入上矢状窦。大脑中静脉借上吻合静脉与上矢状窦相连，向下与海绵窦相连，向后借下吻合静脉与横窦相连。大脑下静脉自上而下地向前流入海绵窦，向后流入横窦。

⑧ 深静脉

正位：纹状体丘脑静脉向内、向下走行，终止于大脑内静脉。大脑大静脉位于中线，显影较短。

侧位：纹状体丘脑静脉向前、向内，然后向后行，成为大脑内静脉。两侧大脑内静脉合成大脑大静脉，向后上汇入下矢状窦。基底静脉向后上行，汇入大脑大静脉。

⑨ 静脉窦

正位：仅能显示横窦。

侧位：上矢状窦向前、向后位于最上方，后方与横窦相连。下矢状窦由前向后几乎与上矢状窦平行，向后与直窦相连。

（二）椎-基底动脉系统

① 椎动脉

正位：两侧椎动脉入颅后各自向内上方走行，在中线部位合成基底动脉。一侧椎动脉造影，往往两侧椎动脉同时显影。

侧位：椎动脉斜向前上方走行，与基底动脉几乎呈直线连接。

② 小脑后下动脉

正位：小脑后下动脉由椎动脉发出，先向后方走行，然后走向后上方。

侧位：呈弯曲状向后上方走行。

③ 基底动脉

正位：位于中线，多呈直线向上走行。基底动脉沿途发出许多小分支，如小脑前下动脉、迷路动脉、旁正中动脉及小脑上动脉。

侧位：呈直线状斜向前上方走行，末端发出大脑后动脉。

④ 大脑后动脉

正位：大脑后动脉由基底动脉末端发出，水平向外侧走行一短距离，折转向上，两侧大脑后动脉基本平行向上。

侧位：大脑后动脉主干发出后向后上方走行，部分分支向后下走行。

⑤ 静脉期

椎动脉系统造影的静脉期没有颈内动脉造影静脉期那样清楚。静脉血注入大脑大静脉，再汇入下矢状窦，也可经小脑下静脉注入横窦。

第七节　放射性核素显像检查

神经系统核医学是临床核医学重要的组成部分，在脑血管疾病、癫痫、痴呆、运动障碍性疾病、脑肿瘤等多种疾病和脑功能研究中起着重要作用。随着近年医学科学的迅猛发展，新型显像剂的不断研制成功和显像设备的更新换代，我们可以从分子水平来揭示神经精神疾病的病因和发病机制、病理改变及预后，并开展对大脑功能的深入研究。目前SPECT/CT、PET/CT在临床的应用日益广泛，功能与解剖图像融为一体，使我们在了解神经系统复杂的形态学改变的同时，也获得了脑组织的血流、代谢、受体分布、认知功能及脑脊液循环改变的信息，从而使疾病的临床诊断、疾病治疗的指导和治疗效果的监测方面做得比以前更好。

神经核医学常用的显像主要方法有脑血流灌注显像、脑代谢显像、脑神经递质和受体显像、脑脊液间隙显像和脑显像等。

一、脑血流灌注显像

脑血流灌注显像是目前临床最常用的脑显像方法之一，包括PET和SPECT脑血流灌注显像。其中，SPECT脑血流灌注显像较简单、安全、准确又廉价，临床应用最为普遍，是本节重点介绍内容。

（一）原理

某些具有小分子、零电荷、脂溶性高的胺类化合物和四配基络合物等可通过正常血-脑屏障，被脑细胞所摄取，经代谢后形成非脂溶性化合物，从而能较长时间滞留脑内以满足显像的要求。这类物质在脑内的存留量与局部脑血流量成正比，静脉注射后，通过断层显像设备所获得的局部脑组织的放射性分布反映了局部脑血流量（regional cerebral blood flow，rCBF）。

（二）方法

最常使用^{99m}Tc-HMPAO或^{99m}Tc-ECD作为显像剂。注射前30分钟至1小时令受检者空腹口服过氯酸钾400 mg，以封闭甲状腺、脉络丛和鼻黏膜，减少^{99m}TcO4 - 的吸收和分泌。视听封闭，令受检者闭目戴黑色眼罩，用耳塞塞住外耳道口，5分钟后由静脉弹丸式注射显像剂；令受检者平卧于检查床上，头部枕于头托中，用胶带固定体位，保持体位不变直至检查完毕；探头旋转360°，5.6°~6.0°/帧，15~20秒/帧，矩阵128×128，放大倍数1.6~1.78，共采集60帧影像。采用反向投影重建原始横断层影像，层厚2~6 mm，得冠状、矢状及横断面断层影像，还可以三维表面影像（3DSD）重建。一般以目测法做定性分析，必要时对断层图像进行定量分析、测定，并计算出CBF和rCBF。

（三）临床应用

1 脑血管疾病

SPECT显像可较早地诊断脑血管疾病，其敏感性可达80%以上。短暂性脑缺血（TIA）、可逆性缺血性脑疾病（PRIND）、脑梗死和非动脉硬化性脑血管病均可出现脑血流的明显变化，而且这种变化早于CT、MRI出现的异常征象。对急性脑梗死的早期诊断有明显优势，可在发病6小时内或更早时间做出诊断，其灵敏度和特异性分别高达94%和100%，为早期溶栓等措施争取到"时间窗"，以利于随后脑功能的恢复，对脑梗死的早期诊断、病情估计、疗效评价等有较高的临床价值。

2 癫痫

癫痫是由多种病因引起的脑功能障碍综合征，是脑细胞群异常的超同步放电引起的发作性的、突然性的、暂时性的脑功能紊乱。在癫痫发作期，显像可见到放射性增高的病灶区；在癫痫发作间歇期，显像大多数出现局部放射性降低，两者结合可进行癫痫病灶定位，病灶多出现在颞叶、颞顶叶和额叶。多项研究表明，本法定位率一般为75%~86%，远高于CT和MRI的定位率（30%~45%），可为癫痫诊治决策和疗效判断提供科学依据。

3 痴呆

痴呆可分为老年性痴呆、早老性痴呆（Alzheimer's disease，AD）、血管性痴呆和与慢病毒感染有关的痴呆等。痴呆患者的SPECT显像大多数有不同程度的rCBF降低，痴呆类型不同表现不同。AD患者SPECT显像的典型表现是对称性颞顶叶rCBF降低区，可累及额叶，但基底核、丘脑和小脑通常不受累。血管性痴呆的SPECT显像与非血管源痴呆的表现略有不同，前者表现为多个小皮质卒中区rCBF降低，且降低区呈不对称分布，分散在双侧大脑半球，基底核、丘脑常受累。

4 脑肿瘤手术及放疗后复发与坏死的鉴别诊断

恶性肿瘤的血供丰富，复发灶的rCBF常增高，影像表现为放射性分布异常浓聚灶；而坏死区基本上没有血供，影像上呈放射性稀疏或缺损区。若联合亲肿瘤局部显像，可进一步提高诊断和鉴别诊断的准确性，这方面比CT和MRI优势明显。

5 锥体外系疾病

帕金森病的rCBF显像可见皮质示踪剂分布减低，不局限于特定区域，但前基底核的rCBF降低较常见。遗传性慢性舞蹈病（Huntinglon's disease，HD，亨廷顿病）的rCBF显像能见到额、顶和颞叶的rCBF降低，而很少见到基底核摄取示踪剂明显降低。

6 脑功能研究

脑血流量与脑的功能活动之间存在着密切关系，应用rCBF断层显像结合各种生理负荷试验有助于研究脑局部功能活动与各种生理刺激的应答关系。

7 脑外伤

对轻度或中度闭合性脑外伤患者，脑血流灌注显像较CT和MRI敏感，可以探测到CT、MRI表现正常的创伤所致的局部脑血流的异常；而对于CT、MRI异常的病变，血流灌注显像所显示的病灶范围也要大于前者。

8 脑死亡

临床和法定脑死亡的标准是脑功能的永久丧失，脑电图（EEG）无信号，脑循环终止。在脑血流灌注显像中，静脉注射显像剂后动态采集血流像，20分钟后采集静态平面图像，不需加做断层显像，可用于协助诊断脑死亡。

9 精神性疾病

精神分裂症患者额叶rCBF降低，且严重病例额叶rCBF下降更为显著，此外尚可见到颞叶rCBF降低。抑郁症患者脑血流灌注减低所涉及的大脑皮质及皮质下结构区域不尽相同：①额叶和颞叶rCBF减低区为最常见的抑郁症血流灌注表现；②前额叶和边缘系统的rCBF减低区与注意力不集中、情感低落和思维阻滞、认知障碍、情感障碍等有关。

⑩ **其他**

偏头痛发作时rCBF可出现增高或减低的表现。

二、脑代谢显像

人脑代谢非常活跃，功能活动复杂。脑代谢显像可以反映脑的各种生理过程，如脑血流量、脑耗氧量、脑局部糖酵解率，以及脑细胞受体的位置、密度和分布等，在研究中枢神经系统功能代谢活动的变化规律以及探讨脑部疾患的有效诊治方法等方面具有重要的意义。

（一）原理和方法

① 脑葡萄糖代谢显像

脑的能量99%来自葡萄糖，脑内葡萄糖代谢变化能反映脑功能活动状况。^{18}F–FDG是葡萄糖类似物，具有与葡萄糖相同的细胞转运及己糖激酶磷酸化过程。进入细胞，^{18}F–FDG经己糖激酶磷酸化后，^{18}F–FDG–6–P不能进行下一步代谢而滞留在细胞内，通过观察和测定^{18}F–FDG在脑内分布情况即可了解脑局部葡萄糖代谢情况。受检者禁食4小时以上，静脉注射^{18}F–FDG 185~370 MBq（5~10 mCi），45~60分钟后用PET、PET/CT或SPECT进行显像，影像经计算机重建，得横断面、矢状面和冠状面图像或三维立体图像以供定性分析，并可通过生物数学模型结合感兴趣勾画技术（ROI）获得大脑皮质各部位和神经核团局部葡萄糖代谢率（LCMRGlu）和全脑葡萄糖代谢率（CMRGlu）进行定量分析。

② 脑氧代谢显像

正常人脑重量仅占体重的2%，其耗氧量却占全身耗氧量的20%，因此脑耗氧量也是反映脑功能代谢一个非常重要的指标。^{15}O–H$_2$O被受检者吸入后，参与氧代谢全过程，用PET进行动态显像，可得氧代谢率（CMRO$_2$）。结合CBF测定结果，还可计算出人脑氧提取分数（OEF），计算公式OEF＝CMRO$_2$/CBF。CMRO$_2$、OEF是反映脑代谢较好的指标。

③ 脑蛋白质代谢显像

蛋白质在整个生命进程中起着非常重要的作用，它是由多种氨基酸连接而成的肽链。蛋白质代谢显像两个主要步骤就是氨基酸摄取和蛋白质合成，细胞恶变后，氨基酸转运率增加可能比蛋白质合成增加得更多，因为不少过程是作用于氨基酸的摄取过程而不是蛋白质的合成过程，包括转氨基（利用谷酰胺作为能量或作为其他非蛋白物质前体）和甲基化作用（蛋氨酸在蛋白质合成起始阶段的特殊作用）。脑蛋白质代谢显像的主要显像剂有^{11}C–MET（^{11}C–甲基–L–蛋氨酸）、^{11}C–TYR（^{11}C–酪氨酸）、^{18}F–FET（^{18}F–氟代乙基酪氨酸）等，但以^{11}C–MET最为常用。^{11}C–MET易穿透血–脑屏障进入脑组织，通过PET显像可获得显像剂脑内分布，利用生物数学模型可得到脑内氨基酸摄取和蛋白质合成的功能与代谢参数。

（二）临床应用

1 癫痫灶的定位诊断

癫痫灶发作间期葡萄糖表现为低代谢状态，^{18}F-FDG显像表现为放射性减低区；而发作期则表现为高代谢状态，^{18}F-FDG显像表现为放射性增高区，其变化与rCBF断层显像一致。根据这一特点，可以用^{18}F-FDG显像对癫痫灶进行诊断和定位，对发作期癫痫灶定位诊断灵敏度达90%以上，发作间期诊断灵敏度为70%~80%，与皮质脑电图的一致性约为95%，与病理结果符合率达90%，本法结合rCBF和MRI还可进一步提高诊断灵敏度和准确率。目前临床多利用癫痫发作间期^{18}F-FDG显像癫痫灶呈低代谢这一特点进行病灶定位，^{18}F-FDG显像还可用于癫痫灶切除后的疗效随访。

2 AD诊断和病情估计

AD的病变特点是以顶叶和后颞叶为主的双侧大脑皮质葡萄糖代谢减低，基底核受累不明显，脑^{18}F-FDG代谢显像对本病的诊断灵敏度可达90%以上，特异性约为63%，两者均明显高于rCBF断层显像。此外，随着病情发展，脑内低代谢区数目增加，范围扩大，可利用^{18}F-FDG显像进行痴呆严重程度的评价，包括目测法和半定量分析。

3 脑肿瘤

肿瘤的葡萄糖代谢活跃程度与肿瘤恶性程度有关，良性和低度恶性脑肿瘤的病变部位葡萄糖摄取或LCMRGlu与正常白质处相似，而大多数高度恶性的脑肿瘤葡萄糖摄取或LCMRGlu则明显增高。利用这一特点，^{18}F-FDG显像可用于脑肿瘤良恶性鉴别，分期和分级，活检部位的确定，疗效和预后判断，以及术后或放疗后瘢痕、坏死组织与复发、残存病灶的鉴别诊断等，比CT和MRI更有优势。目前，^{18}F-FDG显像已用于临床上胶质瘤恶性度评价。近年来，越来越多的^{11}C标记放射性药物被应用于临床，如^{11}C-MET等，对肿瘤的分级、疗效和预后评估等方面更优于^{18}F-FDG。

4 锥体外系疾病的诊断

PD在^{18}F-FDG显像上表现为纹状体代谢减低，单侧病变早期，患肢对侧豆状核氧代谢和葡萄糖代谢相对增加；双侧病变的患者全脑CMRGlu减低。如伴发痴呆，可见顶枕叶损害加重。结合多巴胺受体显像等方法更有助于PD的早期诊断，并可与PD综合征鉴别。HD患者的^{18}F-FDG显像可见双侧基底核和多处大脑皮质代谢减低区。

5 脑生理功能和智能研究

研究表明人脑的活动与特定区域的LCMRGlu水平有直接关系，因此可通过脑葡萄糖代谢显像来进行人脑生理功能和智能研究，同时还能够研究大脑功能区的分布、数量、范围及特定刺激下各种活动（如语言、数学、记忆、认知等）与能量代谢之间的内在关系。

6 其他

脑梗死、精神分裂症、抑郁症等疾病的脑代谢影像与rCBF显像基本相似。但PET的分辨率更高，图像质量明显优于rCBF显像图像，还可得到LCMRGlu和CMRGlu。

三、脑受体显像

进入21世纪以来，神经受体和神经递质已广为人知，核医学神经递质和神经受体显像也已成为神经科学的前沿和热点。

（一）原理

神经受体显像是利用发射正电子或单光子的放射性核素标记特定的配基，基于受体-配体特异性结合性能，通过核医学显像仪器对活体人脑特定受体结合位点进行精确定位并获得受体的分布、密度与亲和力等参数。利用放射性核素标记的合成神经递质的前体物质尚可观察特定中枢神经递质的合成、释放、与突触后膜受体结合及再摄取等信息，称为神经递质显像。借助生理数学模型，可以获得中枢神经递质或受体的定量或半定量参数，从而为某些神经递质或受体相关性疾病做出诊断、治疗决策、疗效评价和预后判断。

（二）临床研究和应用

目前研究和应用的比较多的神经受体主要有多巴胺受体、乙酰胆碱受体、5-羟色胺受体（5-HT receptor）、苯二氮䓬受体（BZ receptor）和阿片受体等。

① 多巴胺神经递质、受体及转运蛋白显像

多巴胺受体系统是脑功能活动最重要的系统，而且还可能是运动性疾病治疗药物或精神神经中枢抑制药物的主要作用部位。多巴胺受体分多种亚型，以D2受体显像的临床应用研究较为多见。目前临床上应用多巴胺D2受体PET或SPECT显像研究的疾病主要见于各种运动性疾病、精神分裂症、认知功能研究和药物作用及其疗效评价等。

② 乙酰胆碱受体显像

乙酰胆碱受体包括M（毒蕈碱）和N（烟碱）两种，在放射性核素 ^{11}C、^{123}I标记下已用于人体PET和SPECT乙酰胆碱受体显像。AD是一种慢性、渐进性、退化性中枢神经系统疾病，其主要病理改变为胆碱能神经元丧失或破坏导致乙酰胆碱合成障碍，此病早期诊断有一定困难。但乙酰胆碱显像可观察到AD患者大脑皮质和海马M受体密度明显减低，脑皮质摄取 ^{11}C-N亦显著降低，并得到尸解结果印证。因此，乙酰胆碱受体PET显像主要用于AD的早期诊断，评价脑功能损害程度，动态监测疾病进展，并研究各种治疗方法的作用机制和疗效。

③ 5-羟色胺受体显像

5-HT受体与躁狂/抑郁型精神病有关，5-HT受体可以协助此病的诊断及其疗效评价。

④ 苯二氮䓬受体显像

BZ受体是脑内主要的抑制性受体。目前研究结果表明，诸如HD、AD、躁狂症和原发性EP等神经精神疾病均与BZ受体的活性减低有关。临床上通过对BZ受体的活体PET和SPECT显像研究，可对EP病灶进行定位和监测疗效。

⑤ 阿片受体显像

阿片受体生理作用极为广泛，与麻醉药物成瘾密切相关。因此，阿片受体显像可用于吗啡类药物成瘾与依赖性以及药物戒断治疗的临床研究。

四、脑脊液间隙显像

（一）原理和方法

脑脊液间隙显像是脑室显像、蛛网膜下腔显像和脑池显像的总称，其不仅显示脑脊液间隙状况，而且更重要的是反映脑脊液循环的动力学变化。常规将显像剂如^{99m}Tc-DTPA注入蛛网膜下腔或侧脑室，在体外用γ相机或SPECT示踪脑脊液的循环通路和吸收过程或显示脑室影像和引流导管是否通畅。脑池显像通常在注药1小时、3小时、6小时和24小时分别行前、后和侧位头部显像；脑室显像于注药后即可采集至1小时。若观察脊髓蛛网膜下腔脑脊液是否通畅，应在注药后10分钟开始自注入部位由下而上行后位显像。怀疑脑脊液漏者需在注药前在鼻道、耳道及可疑部位放置棉拭子，瘘管一旦显示即可终止显像，取出棉拭子测量器放射性。

（二）临床应用

① 交通性脑积水

本病又称为正常颅压性脑积水，主要是蛛网膜下腔因出血、炎症、受外压导致脑脊液循环障碍和吸收障碍。显像的典型特征是显像剂反流入侧脑室，侧脑室持续显影，3~6小时前、后位影像为"豆芽状"，且较长时间（24~48小时）停留在脑室和小脑延髓池内，此期间不见大脑凸面及上矢状窦出现放射性表现或仅出现极少量放射性。

② 梗阻性脑积水的诊断

脑室显像可见脑室系统一定部位脑脊液循环受阻，脑室扩大。中脑导水管阻塞表现为对侧侧脑室立即显影，而第三脑室以下脑脊液间隙持续不显影。室间孔完全阻塞显像剂在该侧侧脑室持久滞留，第三脑室以下脑脊液间隙和对侧侧脑室完全不显影。第四脑室出口阻塞影像特点为全脑室明显扩大，基底池和小脑延髓池持续不显影。

③ 脑脊液漏

颅脑外伤后常发生脑脊液漏，应用脑池显像技术确定脑脊液漏的部位是一种简便可靠的方法。显像典型特征为脑脊液漏口及漏管部位出现异常放射性聚集影像或鼻道、耳道棉拭子可检测到放射性，有助于病变部位的定位诊断。由于脑脊液漏常为间歇性，故应反复多次、多体位检查。

④ 脑脊液分流术后的监测

脑室-脑池或脑室-腹腔分流术后，可通过脑室显影了解分流管的通畅性，而且能定位和定量。本法安全可靠、操作简单，合乎生理条件，被认为是评价脑脊液改道分流最有用的方法。

20世纪60年代，普通脑显像是常用的探测和定位中枢神经系统疾病的非创伤性诊断方法之一。70年代，随着CT及MRI的临床普及，普通脑显像临床上应用逐渐减少。

（一）方法

普通脑显像包括动态和静态显像两个方面。动态显像一般在肘静脉"弹丸"式注射的高比活度 ^{99m}Tc 显像剂（如 ^{99m}TcO4、^{99m}Tc–GH、^{99m}Tc–DTPA 等不能通过血–脑屏障的显像剂）后，用γ相机对准受检者头颈部即刻采集图像，2~3秒/帧，持续30~60秒，即可显示显像剂在脑血管内充盈、灌注、清除的全动态过程，并可见颈动脉，大脑前、中、后动脉的走行和形态结构影像，应用计算机计数在颈动脉、大脑半球设置感兴趣区，还可得到两侧的血流灌注及清除速度等半定量指标。动态显像一般采用前位显像，后位显像多用于儿童和有小脑、枕部和后顶部症状和体征的患者。当怀疑有静脉窦和颅后窝病变时也可采用后位显像。顶位显像有助于矢状窦旁病变的检查。

静态脑显像又可分为初期和延迟静态脑显像，前者是注射 ^{99m}Tc 显像剂后1小时进行的显像，后者是注射后2~3小时的显像。注射后的延迟显像，血中放射性持续下降而病变中放射性持续上升，故延迟显像能明显增大靶与非靶组织的比值，提高了脑部病变组织的探测敏感度。动态和静态显像进行结合，可进一步提高静态显像的诊断灵敏度。静态显像常规采集前位、后位和左右侧位图像，偶尔采用顶位，有助于脑半球病变的显示。

（二）临床应用

❶ 脑占位性病变

70%的脑膜瘤会表现出动态显像的明显放射性增高区，而在静脉相时放射性增高区略有减低的典型征象。但脑肿瘤的普通脑显像异常征象并非特异性的，在其他脑的病变时也可能出现类似异常征象，所以诊断价值有限。

❷ 缺血性脑血管病

动态显像受累血管血流灌注减低或缺损。若双侧病变，其阳性检出率下降。

❸ 动静脉畸形

动态脑显像能较好地显示动静脉畸形，典型表现为局限性"潮红"现象，即在动脉相和脑实质相时见一明显的高放射性聚集区，但很快消失。这种"潮红"征象对动静脉畸形的诊断敏感性近100%。

❹ 判断脑死亡

脑功能的永久丧失是临床和法定上死亡的标准和定义，脑功能永久性丧失包括脑与脑干的功能及反射完全丧失。普通脑显像能方便地在病床边显像，静脉注射 ^{99m}Tc 显像剂后，不能显示颈总动脉和颈内外动脉，颅内无放射性显示，表示脑循环完全终止，所以脑显像在判定脑死亡有重要价值。

❺ 其他

普通脑显像还在脑部炎症、脑外伤等方面有一定的诊断价值。

第二章

神经系统疾病治疗方法

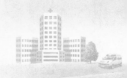

第一节 溶栓治疗

重组组织型纤溶酶原激活剂（rt-PA）是目前治疗急性缺血性卒中最有效的药物，时间窗内rt-PA静脉溶栓是唯一被证实可以减少急性缺血性卒中生存患者残疾率的治疗方法。国内外最新指南推荐：在缺血性卒中发病3小时内给予治疗的入选患者应用静脉rt-PA治疗（0.9 mg/kg，最大剂量90 mg）（Ⅰ类推荐，A级证据）；给予适合且能在卒中后3~4.5小时用药的患者以静脉rt-PA治疗（0.9 mg/kg，最大剂量90 mg）（Ⅰ类推荐，B级证据）。

（一）适应证

❶ 发病后3小时内

（1）诊断为缺血性卒中，有可测的神经功能缺损。

（2）在开始治疗之前症状发生＜3小时。

（3）年龄≥18岁。

❷ 发病后4.5小时内

（1）诊断为缺血性卒中，有可测的神经功能缺损。

（2）在开始治疗之前症状发生3~4.5小时。

（二）禁忌证

❶ 发病后3小时内

（1）最近3个月内有明显的头部创伤或卒中。

（2）症状提示蛛网膜下腔出血。

（3）最近7天内有不可压迫部位的动脉穿刺。

（4）有颅内出血史。

（5）颅内肿瘤、动静脉畸形、动脉瘤。

（6）近期颅内或脊髓内手术。

（7）血压高（收缩压＞185 mmHg或舒张压＞110 mmHg）。

（8）活动性内出血。

（9）急性出血素质，包括但不限于：血小板计数＜100×10⁹/L；最近48小时内接受肝素治疗，活化部分凝血活酶时间（APTT）高于正常范围的上限；正在口服抗凝剂，INR＞

1.5或凝血酶原时间（PT）＞15秒；正在使用直接凝血酶抑制剂或直接因子Xa抑制剂，敏感的实验室指标升高[如APTT、INR、血小板计数和蛇静脉酶凝结时间（ECT）、凝血酶时间（TT）、或适当的因子Xa测定]。

（10）血糖浓度＜50 mg/d（2.7 mmol/L）。

（11）CT提示多脑叶梗死（低密度范围＞1/3大脑半球）。当存在下列相对禁忌证时，要仔细权衡静脉rt-PA的风险与获益：

1）神经系统症状轻微或快速自发缓解。

2）妊娠。

3）痫性发作后遗留神经功能缺损。

4）最近14天内大手术或严重创伤。

5）最近21天内胃肠道或尿道出血。

6）最近3个月内心肌梗死。

❷ 发病后4.5小时内

（1）年龄＞80岁。

（2）严重卒中（NIHSS＞25）。

（3）口服抗凝剂，无论INR大小。

（4）同时具有糖尿病史和缺血性卒中史。

（三）静脉溶栓流程

1.rt-PA使用剂量为0.9 mg/kg，最大剂量为90 mg。将总剂量的10%在注射器内混匀，1分钟内团注。将剩余的90%混匀后静脉滴注，持续1小时以上。记录输注开始及结束时间，输注结束后以0.9%生理盐水冲管。

2.监测生命体征及神经功能变化

（1）测血压，每15分钟1次，持续2小时，其后，每60分钟1次，持续22小时。

（2）测脉搏和呼吸，每小时1次，持续12小时，其后，每2小时1次，持续12小时。

（3）神经功能评分，每小时1次，持续6小时，其后，每3小时1次，持续18小时。

（4）24小时后每天做神经系统检查。

3.rt-PA输注结束后严格卧床24小时。

4.rt-PA输注结束24小时后重复CT/MR检查。

5.用药后45分钟检查舌和唇判定有无血管源性水肿，如果发现血管源性水肿应立即停药，并给予抗组胺药物和糖皮质激素治疗。

（四）并发症处理

1.治疗过程中或治疗结束后24小时内，如发现神经系统症状加重（如意识障碍加重、肌力减弱、视力减弱、语言障碍加重、严重头痛、呕吐或出现新的神经功能缺损等），考虑出血并发症或输注过程中发现出血，则立刻停止rt-PA输注，并复查头部CT。同时复查血常规、PT、APTT及纤维蛋白原。必要时可输注红细胞、新鲜冷冻血浆、冷沉淀或血小板。

2.血管再闭塞的处理

在排除脑出血的前提下，给予低分子肝素4000~5000 IU，每日2次，7~10天。如血小板计数$< 80 \times 10^9$/L，则停用。禁用普通肝素。

3.其他并发症的对症处理

降颅压、抑酸、保护胃黏膜及抗感染等。

二、急性缺血性卒中的动脉溶栓治疗

脑血管闭塞后，由于脑组织对缺血的耐受性较其他组织差，在短时间内即可发生不可逆性神经功能损伤。因此，必须在最短时间内（有效时间窗）开展治疗以尽可能挽救缺血濒死组织。基于这一理论建立的脑梗死急性期介入治疗包括动脉内接触溶栓术、动脉内机械取栓术、动脉内机械碎栓术、超声动脉溶栓术、机械辅助的动脉溶栓术等。

（一）动脉溶栓的相对适应证

1.年龄18~80岁。

2.前循环患者不超过6小时，后循环不超过24小时。

3.NIHSS评分4~24分。

4.脑CT已排除颅内出血，且影像学检查提示组织无明显不可逆性改变。

5.患者或家属签署知情同意书。

（二）动脉溶栓的相对禁忌证

1.既往有颅内出血，包括可疑蛛网膜下腔出血。

2.近3个月内有头颅外伤史。

3.近3个月内有胃肠或泌尿系统出血。

4.近2周内进行过大的外科手术。

5.近1周内有在不易压迫止血部位的动脉穿刺。

6.近3个月内有脑梗死或心肌梗死，但不包括陈旧性腔隙梗死而未遗留相关体征。

7.严重心、肝、肾功能不全或严重糖尿病患者。

8.体检发现有活动性出血或外伤（如骨折）的证据。

9.已口服抗凝药，且INR＞1.5。

10.48h内接受过肝素治疗（APTT超出正常范围）。

11.血小板计数$< 100 \times 10^9$/L。

12.血糖＜2.7 mmol/L。

13.收缩压＞180 mmHg，或舒张压＞100 mmHg。

14.妊娠。

15.临床症状迅速好转。

16.患者无法合作。

（三）动脉溶栓的围手术期处理和并发症防治

动脉溶栓rt-PA剂量一般为静脉溶栓的1/3，一般不超过22 mg。在闭塞近端注射1~2 mg rt-PA，然后微导管越过闭塞处，在血栓远端注射1~2 mg rt-PA，再将微导管置入闭塞段，余量rt-PA通过微导管注射入闭塞段内，注射速度通常为1 mg/min，或采用脉冲注射的方法。动脉溶栓也可采用尿激酶，其最高剂量一般不超过60万U。

出血是最常见的并发症，分为中枢神经系统和其他器官出血两大类。如果怀疑出血，应当立即进行血常规检查和凝血功能等检查。怀疑颅内出血时，如果患者病情许可，应尽快行头颅CT平扫检查。如证实存在颅内出血，应依据颅内出血的治疗原则进行处理，必要时请神经外科医生会诊，决定是否进行手术治疗。

无论是否实现血管再通，治疗完成后患者应进入重症监护病房或卒中单元进行规范化综合治疗。应密切观察患者生命体征及神经系统体征的变化，最初3小时内每15分钟观测1次生命体征，每半小时进行1次神经系统评估。一旦发现生命体征变化、神经系统新发阳性体征或原有症状加重，应进行相应检查，明确病因后进行相应治疗。一般术后24小时内不使用抗血小板聚集药物。如果是单纯使用机械辅助的方法实现再通的患者，在无禁忌时可及早应用抗凝或抗血小板聚集药物。

三、颅内静脉窦血栓形成的介入溶栓治疗

颅内静脉窦血栓形成（CVST）是由多种病因引起的以脑静脉回流受阻、脑脊液吸收障碍为特征的特殊类型的脑血管病，占缺血性脑卒中患者的0.5%~1%。

抗凝是目前CVST的一线治疗方法，主要适用于临床症状较轻、病情稳定或进展缓慢、伴有颅外深静脉血栓形成或不能耐受手术的患者。抗凝治疗的目的主要是抑制血栓的进一步扩大，促进血栓溶解，恢复静脉窦引流功能。对于没有禁忌证的患者早期可选用静脉输注肝素或皮下注射低分子肝素，之后逐渐过渡为口服维生素K拮抗剂如华法林长期维持抗凝治疗。

对于血栓形成广泛、侧支引流欠佳，并存在提示预后不良因素的危重患者，尽管给予正规抗凝和最佳内科治疗，还是出现意识状况恶化和（或）局灶性神经功能缺失进展性加重，此时应考虑更积极的使栓塞血管再通的治疗方法。近年来随着介入神经放射学的发展，应用血管内治疗的方法，经颈动脉或静脉窦内直接注入溶栓药物如尿激酶、rt-PA等治疗CVST已有成功的报道。目前CVST的介入治疗方法主要包括经静脉途径接触性溶栓术、机械性破栓术、静脉窦内支架置入术和经动脉途径溶栓术等。1988年Scott等首次报道通过额中线颅骨钻孔，将尿激酶持续注入上矢状窦进行局部药物溶栓，疗效显著。随后在两组共21例的非随机对照试验中，经股静脉插管将微导管直接置于静脉窦，行rt-PA局部溶栓联合静脉使用肝素治疗CVST，67%的病例完全恢复，颅内出血风险与急性缺血性脑卒中全身性静脉溶栓出血风险相近。Rottger等对溶栓治疗上矢状窦血栓形成大鼠模型的

血管再通效果进行比较后发现，rt-PA组血管再通率达85%，高于阿昔单抗组和尿激酶组。采用经静脉窦接触性rt-PA溶栓时，将微导管直接置于静脉窦血栓内，保证血栓内rt-PA的较高浓度；同时通过多部位、脉冲式注射rt-PA，增加血栓与rt-PA的接触面积，从而提高静脉窦再通率。但因目前有关CVST溶栓的研究仅限于病例报道和非随机对照试验，对于溶栓药物、剂量及方法的最佳选择尚未能得出结论，需要大样本随机对照试验的进一步研究。关于何时终止溶栓，有学者认为，为了尽量减低出血性并发症，一旦实现闭塞静脉窦的部分再通，且患者症状好转，即应停止溶栓，改为长期抗凝治疗。综上所述，介入溶栓联合长期抗凝可用于个体化治疗危重症颅内静脉窦血栓形成，其规范化治疗方案有待进一步研究。

第二节 血浆交换疗法

血浆交换疗法（PE）是将患者血浆分离抽出，并同时补充健康人血浆、白蛋白和晶体溶液的一种治疗方法。应用此疗法抢救危重患者，取得了可喜的效果，受到临床工作者的重视。

一、血浆交换的基本原理

基本原理是将患者全血抽出至体外分离，分离清除含致病物质（如抗原、抗体、免疫复合物或其他有害物质）的血浆，再将其他剩余血液成分回输给患者。由于把血浆中某些与发病有关的有害成分快速清除，从而使症状减轻或完全缓解，达到治疗的目的。PE本质上是一种对症治疗，因为它无法从来源上根本性消除致病物质。因此，PE的疗效不仅取决于血浆中是否有重要的致病物质，而且还取决于PE能否充分抗衡致病物质产生和进入血浆的速率。例如，PE迅速降低自身抗体水平，但这种迅速降低可能启动反馈机制（如致病的淋巴细胞克隆增生），使抗体水平反弹，反而使病情加重。因此，PE有时还需合用免疫抑制剂（如激素）或细胞毒类药物。

二、治疗方法

（一）置换液

目前多采用健康人新鲜冷冻血浆和20%人血白蛋白，为了维持血容量和体液渗透压平衡，输入适量的晶体溶液，如果没有出血倾向的患者，在血浆交换前输入低分子右旋糖酐300~500 mL，以增加胶体溶液，在血浆交换中更为安全。

（二）操作程序

一次体外循环血液的安全系数是按每公斤体重70 mL血液计算，每次循环抽出血液为血液量的10%~15%，基于中国人体质特点，我们偏向10%左右。用4%枸橼酸钠或ACD抗凝剂（枸橼酸钠枸橼酸和葡萄糖）抗凝后，将患者血液抽入细胞分离机进行细胞和血浆分离，随即将已被分离的血细胞回输给患者，按上述步骤反复5~10次，清除患者血浆1250~1500 mL。

（三）交换间隔和治疗时间

由于各种疾病的性质不同，症状轻重不一，血浆与发病机制有关的有害成分的多少也不相同，血浆交换后有害机制重新出现的速度各个患者也不相同。因此，对每次要替换多少血浆、多少时间替换一次、要替换血浆多少次，目前无统一规定。对急性药物中毒的患者，替换血浆1次，清除血浆1500~2000 mL即可获得显著效果，吉兰-巴雷综合征一般3~5次，重症肌无力患者需要5~10次，最好1~2个月后巩固一次，以免发生抗体反跳。

三、适应证和禁忌证

（一）适应证

① 重症肌无力

对长期应用药物不能缓解的全身型重症肌无力、反复发作的肌无力危象，为缓解症状、创造条件接受胸腺瘤或胸腺增生的切除手术以及胸腺手术后发生危象的患者，均可获得比较肯定和快速的效果。特别是既有肌无力危象、又有胆碱能危象的患者，既可清除致病的AChRab、又可清除蓄积的胆碱酯酶抑制剂，所以效果更为满意。但需注意的是，重症 mg 患者行PE过程中有可能出现呼吸及吞咽困难加重，血氧饱和度下降，此时应立即肌内注射新斯的明并吸痰，必要时行气管插管、呼吸机辅助呼吸。

② 急慢性吉兰-巴雷综合征

对应用激素等治疗后症状还继续加重，特别是出现呼吸肌麻痹的患者，及时应用血浆交换疗法，可以缩短危重阶段的病程，促进吞咽和呼吸功能的恢复。大样本随机对照试验已证实，PE对吉兰-巴雷综合征和CIDP均有效。

③ 中枢神经系统急性炎症性脱髓鞘性疾病

应用激素等治疗后不能缓解症状的多发性硬化、视神经脊髓炎和急性播散性脑脊髓炎都可获效。

Weinshenker等1999年的随机对照研究显示，PE对于大剂量激素治疗无效的多发性硬化或其他中枢神经系统急性炎症性脱髓鞘性疾病有效，这提示PE应选择性用于大剂量激素治疗无效的重症患者。

④ 肌炎

如多发性肌炎、皮肌炎及包涵体肌炎等，PE不作为首选，证据尚不充分，可用于对激素及细胞毒性药物治疗无效的患者。

⑤ Lambert-Eaton综合征

多为肿瘤引起，荟萃分析显示PE对Lambert-Eaton综合征患者肌无力症状的改善有效。

⑥ 多发性神经病

此类疾病多为体内产生了破坏神经轴索或髓鞘的抗体（如anti-CM1-Ab）所导致，证据显示PE能迅速清除体内的相关抗体，使滴度下降，改善肌无力症状。

⑦ 其他少见疾病

PE对小舞蹈病治疗是有效的，但对于POEMS综合征、Rasmussen脑炎、僵人综合征的疗效尚不肯定，而对于ALS、系统性淀粉样变性治疗尚缺乏疗效。

⑧ 急性药物中毒

如安眠、镇静药物中毒的昏迷，苯妥英钠或卡马西平中毒的眩晕、共济失调或昏迷。

（二）禁忌证

符合上述适应证的患者没有绝对的禁忌证，但要注意有严重心、肺、肾功能障碍以及血流动力学不稳定和严重感染的患者，必须采取相应措施纠正后再行PE。

四、不良反应和并发症

（一）对枸橼酸盐的反应

一般采用ACD抗凝剂或枸橼酸钠抗凝，去除1000~1500 mL血浆需抗凝剂约200 mL，另外新鲜冷冻血浆中也有枸橼酸盐。枸橼酸盐与血液中钙结合，引起低血钙症状。常见的症状有口周及肢体感觉异常、恶心、呕吐、震颤、胸闷、心动过速和手足抽搐等。所以术前要口服葡萄糖酸钙2 g，如果在术中发生上述不良反应，要立即静脉注射10%葡萄糖酸钙注射液10 mL。

（二）心血管并发症

短时间内抽血过多、过快，如果抽出量大于输入量，则血容量减少，容易引起心血管并发症，常见的有低血压、心动过速和期前收缩，脑干缺血则有头晕、眩晕。如果输入过快，严重时可发生急性肺水肿和心力衰竭。为了避免发生心血管并发症，在换浆时要掌握抽血的速度，及时补充适当的有效循环血容量。考虑到我国人民体重一般较轻，特别是老年体弱患者，因此，体外循环量不宜过大，抽出与回输的速度不宜过快，操作时间不宜过长。一次体外循环的血液量不超过血液总量的10%~15%。为了减少心血管并发症，我们控制在10%左右。

（三）血液系统并发症

一次换浆量如果超过4L，可使凝血酶原时间、部分凝血活酶时间延长，血小板计数可降低50%，但发生出血的并发症是少见的。在体外如果抗凝剂与血液混合不均匀，可产生凝血块，患者血中抗凝血酶Ⅲ（AT-Ⅲ）的浓度可显著降低，以致血液呈高凝状态而发生血栓形成。

（四）过敏反应并发症

新鲜冷冻血浆和其他替代液可引起轻重不等的过敏反应，因此，在输入血浆时，要同时应用适当的地塞米松，如果在换浆过程中发生过敏反应，可再静脉注射地塞米松和葡萄糖酸钙，非重症肌无力患者还可注射异丙嗪或氯苯那敏。

（五）感染并发症

换浆或使用免疫抑制剂，可引起免疫球蛋白和补体减少。有报道，血浆交换疗法持续5天，免疫球蛋白和补体会减至正常人的30%以下，持续10天则下降到正常人的10%以下。因此，每次换浆至少要间隔2天。为防止免疫球蛋白及补体的减少，有学者主张补充丙种球蛋白，以预防发生严重感染并发症。

第三节　大剂量静脉滴注免疫球蛋白疗法

免疫球蛋白制剂主要成分是4种亚类的IgG及微量IgA，其4种亚类IgG的构成比与正常人血浆相似。近年来，国内外应用大剂量静脉滴注免疫球蛋白疗法（IVIg）治疗某些神经系统疾病，取得了比较好的效果，特别是对一些难治疗的自身免疫性疾病，本疗法又提供了一种新的治疗途径。

一、适应证

1.吉兰-巴雷综合征、慢性炎症性脱髓鞘性多发性神经病、多灶性运动神经病等免疫性周围神经病。

2.重症肌无力，对全身型和重症肌无力危象患者效果更好。

3.结缔组织疾病的神经系统损害，包括SLE、多发性肌炎和皮肌炎，不作为首选及单独治疗，常与激素联用。

4.中枢神经系统脱髓鞘性疾病，常为二线治疗，对激素治疗无效的患者可能有效。

5.副肿瘤性神经系统疾病及僵人综合征。

6.癫痫，常用于儿童难治性癫痫（如Rasmussen脑炎）。

二、治疗机制

IVIg治疗神经免疫性疾病的机制还不清楚，可能与免疫抑制和免疫调节双重作用有关。

（一）吉兰-巴雷综合征等免疫性周围神经病治疗机制

1.通过增强NK细胞的非特异性效应和增强抑制性T细胞活性，产生免疫调节作用，从而降低病理性免疫反应。

2.在抗独特型反应位点上发挥竞争性抑制抗髓鞘IgM抗体作用。

3.大剂量免疫球蛋白固定补体，中和或封闭巨噬细胞膜上Fc段受体，抑制巨噬细胞在免疫发生过程中的活化调节作用。

4.促进修复神经髓鞘功能。

（二）重症肌无力治疗机制

1.在乙酰胆碱受体（AChR）的位点上竞争性取代乙酰胆碱受体抗体（AChRab）。

2.阻止Fc受体阳性的炎症细胞附着在已经与运动终板相结合的AChRab上，从而减轻细胞毒作用。

3.免疫球蛋白的Fc与B细胞的相应受体结合，抑制B细胞的克隆增生，从而减少AChRab合成。

4.起到抗独特型抗体的作用。

5.干扰补体的激活过程，从而阻止了AChR的破坏。

6.加强AChRab的分解代谢或免疫消除作用，从而达到免疫抑制效果。

7.非特异性增强抑制性T细胞的作用，从而间接抑制炎症因子的产生。

（三）对癫痫的抗痉挛作用机制

1.大剂量免疫球蛋白对中枢神经系统有直接抗痉挛作用。

2.抑制自身抗体的产生而起到抗痉挛作用。

三、剂量和用法

常用方案是在危急情况时，静脉滴注免疫球蛋白0.4 g/（kg·d），或成人每天10~20g静脉滴注，连用5天。以后可每次5 g，每天1次，连用10次。不良反应多与滴速过快有关，常见有头痛、恶心、心悸等反应，减慢或暂停滴注后，通常无须特殊处理即在24小时内自行恢复。其他不良反应有一过性急性肾衰竭、无菌性脑膜炎和血栓形成。过敏者和有IgA抗体的先天性IgA缺乏者禁用。

四、临床应用情况

（一）吉兰-巴雷综合征、慢性炎症性脱髓鞘性多发性神经病、多灶性运动神经病等免疫性周围神经病

静脉滴注免疫球蛋白0.4 g/（kg·d），连用5天，复发时重复应用，还可加用其他免疫抑制剂。国外大样本随机对照试验已证实此疗法治疗吉兰-巴雷综合征有效，IVIg治疗慢性、炎症性、脱髓鞘性、多发性神经病和多灶性运动神经病则有小样本随机对照试验显示有效。

（二）重症肌无力及Lambert-Eaton综合征

国外多个小样本随机对照试验显示IVIg治疗严重患者有效，但疗效持续时间较短，一般为数天至数周。此疗法主要应用于患者病情恶化或处于危象时，不作为大多数重症肌无力患者的常规应用。另外，Bain等（1996）小样本随机对照试验显示IVIg治疗Lamber-Eaton综合征有短期疗效。

（三）多发性肌炎和皮肌炎

小样本对照试验显示IVIg治疗皮肌炎有效，但缺乏大样本随机对照试验进一步证实。根据目前的经验，单独使用IVIg效果多不佳，应与皮质激素合用，并且多需间隔数周后重复应用以保持疗效。

（四）多发性硬化

静脉滴注免疫球蛋白0.4 g/（kg·d），连用5天，每隔1个月重复1次。4个小样本随机对照试验（Fazekas等，1997；Achiron等，1998；Sorensen等，1998；Lewanska等，2002）显示静脉滴注免疫球蛋白疗法对于复发-缓解型有效，但剂量和用法仍待探讨，Lewanska等（2002）进行的49例双盲安慰剂对照试验发现，0.2 g/（kg·d）和0.4 g/（kg·d）两种剂量治疗复发-缓解型均有效，且疗效无显著性差异。但目前认为多发性硬化患者首选激素治疗，IVIg可作为多发性硬化患者孕期或激素治疗无效患者的一个选择。

（五）癫痫

不时有个案或小样本病案报道加用IVIg治疗各种难治性癫痫有效，如West综合征、Lennox-Gastaut综合征，但尚无随机对照试验证实。Van Rijckevorsel-Harmant K（1994）进行的61例双盲对照试验治疗难治性癫痫，结果显示IVIg尽管比安慰剂组更有效，但无统计学意义。

学者一般认为，免疫球蛋白治疗癫痫可能是与中枢神经细胞呈特异性或非特异性的结合有关。而某些难治的癫痫，可能是一种自身免疫性疾病，免疫球蛋白可抑制其自身抗体生成，因而起到治疗作用。

第四节 神经封闭疗法

神经封闭疗法是采用某些药物按神经干和穴位分布进行局部注射的方法，对各种神经痛有快速而显著的止痛效果，在某些情况下还有扩张脑血管、改善脑细胞代谢和促进瘫痪肢体功能恢复的作用。

一、止痛作用机制

止痛作用机制主要是通过阻断疼痛刺激的传导，切断病理过程的恶性循环，保护神经系统，同时，由于其温和的刺激作用，能调整自主神经功能，使组织的营养得到供给。还有些药物能改善局部的微循环，消除神经干和其他软组织的肿胀，因而达到止痛的目的。

二、注意事项

神经封闭疗法的一般注意事项：

1.封闭部位要严格消毒，避免发生局部感染。

2.对有过敏素质的患者，术前要做普鲁卡因皮肤试验，并应备有肾上腺素之类的抢救药物。

3.对有高血压的患者，应用激素封闭时，要同时（或不停止）应用抗高血压药物。

4.应避免在血管丰富的部位进行注射，以免引起出血和发生血肿。

5.在注射时，应注意观察患者的面色，询问有无不适情况，必要时要观察脉搏、呼吸、瞳孔和血压。

6.必须熟悉封闭部位的解剖界标，切忌盲目进针。

三、选用药物

神经封闭疗法通常选用的药物有0.25%~1%普鲁卡因溶液、2%利多卡因溶液、乙酸可的松、乙酸氢化可的松、乙酸泼尼龙、维生素B_2注射液、0.4%~0.6%麝香注射液、阿托品注射液、50%当归注射液、1∶1000肾上腺素注射液及50%~95%乙醇等。

四、药物配方

有的单纯用普鲁卡因、乙酸泼尼龙或麝香注射液。我们在治疗神经痛时，常采用1%普鲁卡因溶液2~4 mL或2%利多卡因溶液2~4 mL＋乙酸泼尼龙25 mg，每周封闭2~3次，可连用6~10次。1%普鲁卡因溶液2~4 mL＋0.6%麝香注射液4 mL每天封闭1次，10~20次为1个疗程。无水乙醇只适用于顽固的神经痛，普鲁卡因不用于瘫痪患者。

五、常用的几种神经封闭部位

（一）星状神经节封闭

操作方法：患者仰卧，肩下垫小枕头，颈后仰，过伸位，以胸锁关节之上3 cm、气管旁1.5 cm处为进针点。另一种方法是在胸锁乳突肌与颈外静脉交叉点进针，刺到颈椎横突后，针尖稍退，再向前、向内、向下进针1 cm，将注射器回抽无气、无血、无脑脊液和胸腔积液，即可注射药物。0.25%普鲁卡因溶液40 mL，或1%普鲁卡因溶液10 mL，每日或隔日封闭1次，8~12次为1个疗程。适应证：①脑血栓形成；②脑栓塞；③短暂脑缺血发作（TIA）；④椎－基底动脉供血不足；⑤颈性偏头痛。成功指征：封闭侧出现霍纳（Horner）综合征的症状，一般在注射药物后2~3分钟开始出现，可维持2~6小时。很少有并发症，5%~8%的患者可引起短暂的喉返神经麻痹或臂丛部分麻痹，偶可发生血肿或气胸。

（二）膈神经封闭

操作方法：患者仰卧，肩下垫枕，头转向外侧，进针点在胸锁乳突肌锁骨头的外侧缘。锁骨上2.5~3.0 cm处，经注射点从侧方向胸锁乳突肌后方推进2.0~2.5 cm深即可，针尖应位于锁骨下动脉之上、前斜角肌之前方，置于胸锁乳突肌内侧的示指可用来判断针尖的位置。注射器回抽无气、无血和无液体，即可注射0.5%普鲁卡因溶液20 mL。此方法主要适用于顽固性呃逆，偶可发生血肿或气胸。

（三）三叉神经封闭

三叉神经痛是好发于中老年人的疾病，药物治疗虽有止痛效果，但长期服药，副作用较大。手术治疗虽然有效，但多数老年人不易接受，故三叉神经封闭是一种值得推荐的治疗方法。

❶ 第一支眶上神经封闭

左手指摸及眶上孔或切迹，由该点进针穿入眶上孔或切迹1~3 mm，当刺中神经时即产生放射至额部的酸胀感，注射器回抽无血，则可注射下述药物。1%普鲁卡因溶液0.5 mL＋乙酸泼尼龙12.5 mg或1%普鲁卡因溶液0.5 mL＋0.6%麝香注射液0.5 mL，拔针后局部要压迫1分钟。第一支眶上神经封闭主要适用于三叉神经第一支疼痛。

❷ 第二支眶下神经封闭

眶下孔位于眶下缘下方近1.0 cm、中线旁2.5~3.0 cm处，术者左手指摸得眶下孔，刺入点离眶下缘2.0 cm、鼻翼外侧0.5~1.0 cm。针尖方向为向上、向后和稍向外倾斜，找到眶下孔后，再进针0.2~0.3 cm。患者有放射性疼痛，注射器回抽无气、无血，即可注射药物。我们常用的方法是从翼腭孔注射药物，即在第二臼齿和腭中线连线外1/3处垂直进针，透过小孔后再进针约1.0 cm，注射器回抽无血即可注射药物，可用1%普鲁卡因1 mL＋乙酸泼尼龙25 mg，或1%普鲁卡因溶液＋0.6%麝香注射液2 mL。第二支眶下神经封闭主要适用于三叉神经第二支疼痛。

③ 第三支即下颌支封闭

患者张口，在外耳道前2.5~3.0 cm、颧弓下沿下方0.5~1.0 cm进针，与矢状面约成110°，与冠状面约成80°倾斜，也可先垂直刺达翼突根部，深4~5 cm。如果刺中第三支，患者有第三支分布区域的放射性疼痛，此时可注射药物。我们常从下颌关节窝垂直进针，封闭第三支主干的末端。患者张口位，当针尖刺达下颌关节时，亦有放射痛，注射器回抽无气、无血即可注射与第二支封闭时同样配方的药物，第三支即下颌支封闭主要适用于三叉神经第三支的疼痛。

④ 三叉神经半月节封闭

侧入法较常用，方法同下颌神经封闭，但进针点的位置要低一点，以便能使针穿过颧弓下，向上能刺入卵圆孔内，穿刺的方向与头的冠状面平行，与矢状面成110°倾斜（或与颅底平面成20°角），进针4.5~5.0 cm（或越过下颌切迹，进入后进针3.0 cm），即可达卵圆孔的外口，刺中下颌支后（可诱发下颌支分布区的疼痛），再缓慢进针0.3~0.5 cm，则进入卵圆孔内达到半月神经节处，回抽无血及脑脊液，注入2%普鲁卡因溶液0.5 mL，此时，感觉丧失区应与疼痛发作的分布区一致，约10分钟后再缓慢（30~60秒）注入95%乙醇1 mL，若发现瞳孔散大，应停止注射。三叉神经半月封闭适用于三叉神经各支的疼痛。三叉神经封闭少数患者可能发生下述并发症：鼻咽腔出血溃疡（上颌及下颌支封闭时）、眼球损伤（眶下神经封闭时）、角膜溃疡（眶上神经和半月神经封闭），以及动眼神经、展神经、舌咽神经或面神经麻痹（半月神经节封闭）。

（四）面神经封闭

① 耳垂前面神经干封闭

于耳垂前皱褶（屏间切迹至耳垂下端）的中点或其上下1~2 mm范围内为进针点，与头颅矢状面呈垂直方向刺入，面颊肥胖者的进针深度以25 mm为宜，瘦者以22 mm为宜，注射1%~2%普鲁卡因溶液4~6 mL，快者药物注射完毕后即发生面瘫，慢者5~10分钟，大多数患者于注射后3~5分钟出现面瘫，面肌痉挛随即消失。采用乙醇封闭，应在普鲁卡因封闭成功后，原针不动，随即注入50%乙醇0.5~2.0 mL，乙醇封闭治疗1次。上述方法适用于面肌痉挛患者。乙醇封闭的指征：年龄在40岁以上的中老年人，面肌痉挛严重，影响正常生活，患者愿意接受长期面瘫。注射乙醇局部可有肿胀和疼痛反应，剂量小的在2~5天内消失，剂量大的1~2天内消失。单纯用普鲁卡因者疗效短暂，面肌痉挛程度可能减轻，乙醇封闭者疗效比较持久。

② 面神经干封闭

面神经颅底茎乳孔出颅，即进入腮腺中。封闭时，要使药物恰好注射在茎乳孔开口处，可于病侧耳垂下沿，乳突前方处进针，进针方向通常向上稍向后，深2~3 mm时，抵达颅底骨，适当移动针尖，探及面神经可诱发痉挛和疼痛，然后注入药物。也可用激素或0.6%麝香注射液注射于茎乳孔内。

（五）枕大神经和椎间孔周围封闭

1 浅层封闭点

患侧枕大粗隆与乳突连线的中点附近有一压痛点，或者用手指沿该线摸到枕动脉的搏动，紧靠该动脉的内侧，此点即枕大神经干经过之处，于该处垂直进针达骨膜外，注射药物。

2 深层封闭点

此点位于寰－枢椎间隙的水平面（第二棘突上缘平面），正中旁开3~4 cm处（相当于风池穴），即枕大神经从下斜肌尾端下沿穿出之处，注射药物。我们用0.6%麝香注射液在颈椎间孔周围封闭治疗36例颈椎病引起的颈神经根痛患者，取得较好效果。方法为：从与颈椎平行的椎旁压痛点、距棘突2~3 cm处，垂直进针。针尖碰到横突后，将针稍退，再沿横突上缘向内滑进约1 cm处，有明显的向上肢放射的酸胀感或触电样感，即可注入药物。

（六）肩关节周围封闭

按肩关节前后肌肉压痛点垂直进针，针尖碰到肩关节后围绕肩关节注射药物。用乙酸泼尼龙＋普鲁卡因，或维生素B_{12}＋普鲁卡因，适应证为肩周炎。

（七）椎旁胸脊神经封闭

患者俯卧位，以小枕垫胸骨下，在拟封闭节段的上一个棘突的上沿作一水平线，根据体型大小，旁开3~4 cm作一纵线，二线交叉点为进针点，垂直进针，一直抵达横突，在针上做好进针深度的记号，然后持针退至皮下，针向头端倾斜与皮肤成80°角，针仍与正中线的纵切面平行，再进针穿过上下面两个横突间隙。若触及神经，皮肤可出现放射性疼痛，回抽无胸腔积液和血液即可注射药物。

我们常用的肋间神经封闭，是先摸到肋间神经的明显压痛点，摸到肋骨上的肋间神经沟，针尖在肋骨上方，向肋间神经沟斜刺进针。此法比上述方法容易掌握且安全，适用于肋间神经痛。

（八）股外侧皮神经封闭

患者仰卧位，在髂前上棘的内侧2~3 cm，并于此点的下方2~3 cm处，以5 cm长的针头垂直进针，抵达筋膜后穿过该膜，在膜内注射药物。本法适用于股外侧皮神经炎。

（九）骶前封闭

患者取膝肘卧位或侧卧位，两腿屈向胸前，进针点在尾骨下方的凹陷处，局部消毒后，右手持8~10 cm长的细封闭针，经穿刺点向后成20°角刺去，同时，左手戴橡皮手套用食指伸入直肠内，确保针未刺入直肠壁或直肠内，进针8~9 cm可触及骶骨，针稍退一点即可进行封闭，本法适用于神经性膀胱括约肌痉挛、尿床、尿潴留、遗精和阳痿等。若进针方向不当，可刺入直肠内，此时，应立即停止手术，给予抗感染药物。1周后若无感染发生，可再次封闭治疗。

（十）坐骨神经封闭

1 腰椎旁点封闭

腰椎棘突中线旁开2~3 cm处（即腰椎旁压痛点）进针和注射药物。

2 椎间隙周围封闭

先摸到棘突间隙压痛点，在棘突间隙处垂直进针约2 cm注射药物。

3 骶管内硬膜外封闭

患者俯卧，下腹部垫小枕使臀部稍抬高，沿骶骨中线可扪到骶骨裂孔，即两侧骶角间的凹陷处，两骶角连线的稍上方即穿刺点。针尖向上、向前刺入，穿过骶骨韧带后，有明显的阻力消失感，此时，可将针与皮肤的角度减小，使针触及骶骨前壁，逐渐向骶骨内推，达到骶管后先注入空气2 mL，以食指在针尖前方的皮肤上按压，若无皮下气体即证实针尖确实进入骶管使针尖进入管内数厘米，但不可超过左右两髂后上棘连线，以免刺破硬膜或刺入蛛网膜下腔，回抽无血或脑脊液后，即可进行封闭。本法适用于坐骨神经痛和其他腰腿痛。如要使大腿及小腿前方达到较好的止痛效果，患者术后应俯卧片刻。如患者术后采取仰卧位，则大腿及小腿后方止痛效果较好。若术后采取侧卧位，则下肢一侧止痛效果较好。

4 神经干或穴位封闭

坐骨结节与股骨大转子连线中点，或大腿后侧中点进针，还可行环跳、委中、承山等穴位封闭。用7号封闭针对准刺激点，垂直进针2~3 cm后，有向下肢放射的胀感或触电样感，即可注射药物。本法适用于坐骨神经痛。骶管内硬膜外封闭，若穿刺过深，有可能将药物注入硬膜下或蛛网膜下腔，术后可发生短暂的尿潴留，偶可发生针尖折断。我们用0.6%麝香注射液+1%普鲁卡因溶液坐骨神经封闭治疗39例坐骨神经痛患者，有效率为88.63%。

（十一）穴位封闭和痛点封闭

太阳穴封闭，用1%普鲁卡因溶液2 mL＋1∶1000肾上腺素溶液1~2滴，适用于偏头痛的急性发作期。足三里封闭，适用于胃肠神经官能症；三阴交适用于遗精、尿床；阳陵泉适用于腓神经麻痹。在压痛最明显的部位进行药物封闭，亦能取得很好的止痛效果。

（十二）静脉封闭疗法

有学者用0.5%普鲁卡因溶液，每次10 mL，静脉注射，每天1次，10~14天为1个疗程，治疗头痛、失眠等神经衰弱症状，有明显效果。我们用1%普鲁卡因溶液每次60~80 mL+5%葡萄糖溶液500 mL，静脉滴注，每日1次，10~14天为1个疗程，治疗缺血性脑血管病。

（十三）环状或套状封闭

0.25%普鲁卡因溶液40~80 mL在腕关节上方或踝关节上方做环状封闭，每日1次，适用于肢端红痛症。

第五节　脑出血颅内血肿抽吸引流术

脑出血颅内血肿抽吸引流术结合了立体定向手术与颅内血肿清除术两者的优点，既减轻了开颅血肿清除术引起的组织损伤和功能障碍，又不需过于精确的定位，减少了手术盲区，设备也不太复杂，为脑出血的治疗提供了新的选择。循证医学证据提示颅内血肿抽吸引流术是目前治疗脑出血最有效的治疗手段之一。

手术目的是尽早清除血肿，以直接、迅速地减少局部机械性压迫及血肿降解物引起的血肿周围脑组织的损害，使患者度过脑水肿高峰期，以提高存活率及生产质量。

手术时间：

超早期：6小时以内，此型血肿仍处于不稳定状态，手术引流后，颅内压力下降，已引起出血进展或再出血。此型进行手术时可以将针穿刺至血肿边缘，不行抽吸而使其自然引流。

早期：6~24小时，此时，血液凝血活性开始下降，纤溶活动亢进，血肿较容易抽吸；另外，血肿也趋于稳定，再出血发生率较低。

中期：24~48小时，(同早期)。

后期：大于48小时、小于72小时，血凝块凝固和收缩，手术可尽量抽吸。病程超过72小时，如果存在明显的占位效应和神经功能缺损的情况，也可以考虑手术。

一、适应证

1. 外囊区血肿30 mL以上，脑叶血肿30 mL以上。
2. 丘脑出血大于20 mL破入第三、第四脑室或一侧侧脑室，引起梗阻者。
3. 内囊区血肿40 mL以上，有中线移位、脑水肿、破入脑室者，引起梗阻者。
4. 原发性脑室出血、脑室铸型。

二、禁忌证

1. 深昏迷，或脑疝呼吸停止30分钟以上。
2. 有继续出血征象者。
3. 脑动脉瘤或血管畸形破裂所致脑内血肿，多发脑叶出血考虑为血管淀粉样变引起者及瘤卒中者。
4. 多发、散在的颅内斑片状出血。
5. 血小板减少或有凝血功能障碍者。
6. 脑干血肿。

7.有其他系统功能严重衰竭或各种疾病最终阶段合并脑血肿者，不宜手术。

8.枕骨大孔疝形成大于2小时者，不宜手术。

9.GCS评分低于4分。

10.家属拒绝签署知情同意书

三、手术流程

① 体位

大脑半球血肿患者取侧卧位（病灶侧在上），头部与床面平行，患者头部前倾。

② 术前依据患者意识状态，决定是否应用镇静剂。

③ 定位

选择好穿刺靶点，球形血肿，靶点在血肿中心；长条形大血肿，必要时可用双针穿刺两个靶点；颅内血肿破入脑室，并有脑脊液循环梗阻者，可用双针同时穿刺血肿和侧脑室；破入脑室内血肿量不多、无脑脊液循环梗阻者单针穿刺脑部血肿即可。

助手和术者共同按简易三维立体定位"331"方法计算、记录，确定限位器高度，选择合适的穿刺针。定位点注意避开主要血管和功能区，术者用甲紫标记，助手复核。

简易三维立体定位法：所谓"三维立体"，是按三维坐标（X、Y、Z轴）方法，确定血肿穿刺靶点在颅内三维空间中的位置。①X轴：靶点到外侧头皮的距离；②Y轴：靶点到前冠状线的距离；③Z轴：靶点到基线的距离。

"331"——三条线、三段距离、一个垂直。

第一条线：为正中矢状线，由眉心到头顶，作为参照线和参照平面。

第二条线：为基线（OM线、EM线或RB线），但大多数情况下，要根据所摄CT片来确定。

第三条线：是在血肿最大的层面，标出平行于基线的一条线（Z轴）。

三段距离：在血肿最大层面上，利用CT片上的标尺测量。

第一段距离（a）：由颅中线（正中矢状线）测量到最外侧矢状线的距离，作为固定直角筛板定位尺或直角尺的距离。

第二段距离（b）：垂直于前冠状线，测量到靶点的距离（Y轴），在第三条线上标出，即为穿刺点。

第三段距离（c）：垂直于颅骨中线，测量靶点到头皮的距离，作为选择穿刺针长度的依据（X轴）。

一个垂直：即穿刺方向垂直于穿刺面。

简易三维立体定位注意事项：掌握颅脑CT知识，熟悉颅底解剖关系。因为本定位法关键是基线的确定，往往由于病情危急，所做CT检查的基线，并不是标准的眶耳线（OM线）、眉听线（EM线）或瑞氏线（RB线），应根据实际CT片的结果，以颅底骨性结构和眼球为参照物，确定基线。

④ 术者消毒，2%利多卡因溶液局部麻醉。

⑤ 穿刺

助手穿刺前检查器械，准备好无菌敷料、胶布，与消毒同步完成。助手固定好患者头部和肢体，防止躁动。取出一体化转头和充电式手钻，直接连接固定，观察转头转动，要保证转头转动平稳。术者固定好限位器，将电钻在头皮定位，助手检查对线准确后开始穿刺，有落空感后停钻。将钻头与电钻分离，消毒钻头，铺孔巾。用剪刀将钻盖与三通针连接封条最窄部分断开，拔出钻盖。取出钝头针芯，插入三通体内，将其与三通针体一起平缓地推至血肿边缘。取出引流管、密封环、无孔盖帽，引流管一头与三通针体侧引流口连接，一头与注射器连接，拔出钝头针芯，将密封环放置在三通体上端平面内，将无孔盖帽与三通体拧紧。缓慢抽吸注射器，切忌抽吸过快、过猛，抽吸过程中应有一定间歇，避免血肿腔内压力在短时间内下降得过快。首次抽吸量一般不超过血肿总量的1/3，为15~20 mL，依据复查CT的结果是否调整进针深度。盖上无孔盖帽，接上引流管，消毒、包扎。

液化剂的应用：目前临床上常用的血肿液化剂包括尿激酶和rt-PA。每次根据穿刺针的位置，向血肿腔内注入尿激酶1万~4万U或者rt-PA 0.5~1 mg，夹闭引流管2小时后开放引流，并根据病情变化及时复查CT证实血肿大部分清除为止。血肿破入脑室者，如血肿量较多，可做脑室穿刺引流，引流不畅时可注入液化剂，根据出血量来选择尿激酶或者rt-PA用量，待引流液基本清亮，病情稳定4~6天后，持续夹闭引流管24小时，无症状加重后拔管。

四、术后处理

（一）复查CT
复查时间为术后当时、术后12~24小时、术后第3天，以及改变进针深度以后。

（二）脱水剂
根据患者微创术后的临床表现，视病情而定。下列几种情况应使用脱水药（供参考）：
1.病情危重，有一侧瞳孔散大者。
2.首次清除血肿不满意，颅内压偏高。
3.血肿清除过程中，颅内压较高；脑水肿明显；处于颅内压升高的代偿期或失代偿期。
甘露醇：手术后，拔管前，根据复查CT时血肿排出的情况、脑水肿情况，酌情应用甘露醇。有条件者可以用白蛋白，以及联合应用果糖、呋塞米等。

（三）拔针指征
1.血肿基本清除干净。
2.颅内压基本正常，或仅用少量降颅压药已能达到控制颅内压。
3.引流出脑脊液已清亮。

4.CT复查，无中线移位，无脑受压表现。

5.凡与脑室相通的引流管，经闭管24小时，无颅内压增高。

6.穿刺针24小时内清出的血肿已很少，幕上残留血肿在10 mL以下。

7.穿刺针已保留7天。

8.穿刺针周围已经没有明显血肿。

（四）换药

术后常规1~2天换药1次。

五、术后常规医嘱

1.抗感染。

2.营养支持。

3.促醒剂。

4.水、电解质平衡。

5.脑细胞代谢活化剂。

六、并发症的防治

（一）再出血

1 原因

（1）抽吸负压过大或抽吸过量，是再出血的最常见原因。主要因素之一为血肿排空速度太快，导致原出血动脉失去血块依托而又出血。

（2）定位不准或穿刺方向有误，造成穿刺针进入脑组织或血肿边缘损伤非出血动脉。

（3）血压过高。

（4）液化剂应用过度。

2 预防

（1）抽吸负压不能太大，抽吸过程中应有一定的间歇，避免血肿腔内压力在短时间内下降过快，在使用血肿粉碎术冲洗时应注意等量交换，随时注意引流管内的液面高度，应高于穿刺点10 cm，以减少再出血的发生。

（2）手术必须精确定位，可选择血肿的中心略偏后部位作为靶点，防止穿刺针位于血肿腔外，特别是根据CT片定位时，掌握好穿刺方向。

（3）急性脑出血早期血压升高，是一种代偿性反应，颅压降低后血压有所下降。发病7~14天，血压趋向正常。因此，急性脑出血后应首先降颅压，对于静脉降压药，在脑出血急性期应慎用。

（二）感染

术前、术中应严格遵守无菌原则，术后常规应用抗感染药物。

第六节　基因治疗与干细胞移植治疗

基因治疗是用正常基因校正或置换致病基因的一种治疗方法，传统意义上的基因治疗是指目的基因导入靶细胞以后与宿主细胞内的基因发生整合，成为宿主遗传物质的一部分，目的基因表达产物达到对疾病的治疗作用。近年来，采用基因转移的技术，即使目的基因和宿主细胞的基因组不发生整合，目的基因也可得到暂时表达，这种基因治疗中所应用的目的基因就如同我们平常在临床上使用的药物一样。基因治疗是现代医学科学中发展最快和最令人感兴趣的领域之一，从1986年前Garrod提出Gene Enzyme可导致疾病、1990年第一例由反转录病毒介导的腺苷脱氨酶基因被转到了一位晚期SCID（severe combined immunodeficiency）患者的淋巴细胞系，截至1996年仅美国就有600多例患先天性或后天性疾患的个体接受了转基因治疗。尤其是人类基因组计划的提出和实施，将成为21世纪生命科学的资源库，遗传病、恶性肿瘤、心血管疾病、神经系统疾病和其他遗传易患性多因子疾病，都可能由此得到预测、预防、早期诊断和治疗，特别是为反义基因药物和基因治疗开创了可观的前景。

一、诊断

基因诊断是以DNA和RNA为诊断材料，利用分子生物学技术，通过检查基因的结构或表型来诊断疾病的方法和过程。它的问世将给整个诊断学带来一次革命，使人们对疾病的认识从传统的表现型诊断步入基因诊断或"逆向诊断"的新阶段。

二、治疗

基因治疗的方式有两类：一类为基因矫正和置换，目前尚无体内成功的报道；另一类为基因增补，即不去除异常基因，通过外源基因非定点的整合，使其表达正常产物。在目前条件下，基因仅限于体细胞，其影响只限于某个体的当代，而生殖细胞的基因疗法争论较大，临床上难以实施。

基因治疗早已在部分绝症中开展临床试验，如恶性肿瘤、AIDS等。目前，心脑血管疾病的基因治疗也正在进行临床试验，如美国国立神经病和卒中研究所（NIIDS）以反转录病毒为载体，将胸苷激酶（TK）基因导入脑瘤内，届时给患者注射抗病毒药物Ganciclovis，这种抗病毒药物与TK接触后即可杀死肿瘤细胞。人们现在已能成功地应用脂质体、反转录病毒载体、裸体DNA来直接将基因转移,治疗闭塞性血管疾患的动物。美国心脏病学会（AHA）认为，在1997年中11项最重要的心血管研究进展的第一项就是用基因治疗的方法诱导或维持患者的腿部动脉粥样硬化血管再通的研究。系统的基因治疗已在家族性高胆固醇血症（HP）、血浆蛋白缺乏症等方面进行了广泛的研究，而且部分已应用于人类的治疗（如HP等）。

总之，随着功能性基因组学和功能性蛋白质组学研究的深入，疾病的本质与可干预性的环节更为明晰。因此，基因治疗蕴藏着巨大的潜力，21世纪的临床医学革命将可能使基因治疗逐步融入现代医学主流。然而，目前对基因治疗寄予过高期望是不现实的，在加强基因治疗基础研究的同时，因一些技术和伦理问题尚未完全解决，故在临床应用方面应持十分慎重的态度。

干细胞移植治疗是运用具有全能分化和无限增生的干细胞，如胚胎干细胞神经干细胞、骨髓间质干细胞以及近几年研究的热点——诱导多分化潜能干细胞（iPS cell）等，在适当的条件下定向诱导分化为各种相应的细胞，移植至靶组织，修复甚至替换功能受损的组织，或作为基因治疗的转移载体达到控制和干预疾病病理环节以达到预防疾病的目的。目前，人类干细胞治疗已成功地在临床造血干细胞领域中应用；干细胞移植治疗缺血性心力衰竭部分研究已进入临床试验阶段；干细胞移植治疗CNS疾病仍处于实验研究阶段，其范围包括变性性疾病（如AD、HD、PD、脱髓鞘性疾病）、血管性疾病损伤、肿瘤、代谢性疾病等。治疗机制可能有：

1.通过传递营养因子或生长因子以阻止神经细胞变性坏死，抗御细胞凋亡，起到神经保护作用，或达到改善脑循环目的。

2.移植能合成所缺失神经递质的细胞至损伤部位，以释放并补充递质。

3.直接分化为受损细胞，重建脑内固有组织，恢复其正常功能。虽然，目前仍有许多问题有待解决，尤其是干细胞功能性分化和免疫排斥反应以及医学伦理问题，但相信不久的将来定能逐步应用于临床，逐步融入临床医学发展的主流。

第三章

脑血管疾病

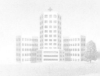

第一节 脑血管疾病的分类

（一）脑血管疾病的分类

脑血管疾病的分类方法对临床进行疾病诊断、治疗和预防有很大的指导意义，中华医学会神经病学分会和脑血管病学组结合1995年中国脑血管病分类方法及近年来国内外对脑血管病分类的新认识，对以往的脑血管病分类进行多次讨论、修订，重新改写成了《中国脑血管疾病分类2015》。该分类主要根据脑血管病的病因和发病机制、病变血管、病变部位及临床表现等因素将脑血管病归为13类。本版分类包括了几乎所有相对常见的脑血管疾病，是系统全面了解脑血管病的重要参考，为临床医师提供了一种清晰、全面、实用的脑血管病分类方法。

1 缺血性脑血管病

（1）短暂性脑缺血发作

1）颈动脉系统。

2）椎-基底动脉系统。

（2）脑梗死（急性缺血性脑卒中）

1）大动脉粥样硬化性脑梗死：①颈内动脉闭塞综合征；②大脑前动脉闭塞综合征；③大脑中动脉闭塞综合征；④大脑后动脉闭塞综合征；⑤椎-基底动脉闭塞综合征；⑥小脑后下动脉闭塞综合征；⑦其他。

2）脑栓塞：①心源性；②动脉源性；③脂肪性；④其他（反常栓塞、空气栓塞）。

3）小动脉闭塞性脑梗死。

4）脑分水岭梗死。

5）出血性脑梗死。

6）其他原因所致脑梗死。

7）原因未明脑梗死。

（3）脑动脉盗血综合征

1）锁骨下动脉盗血综合征。

2）颈动脉盗血综合征。

3）椎-基底动脉盗血综合征。

（4）慢性脑缺血。

2 出血性脑血管病

（1）蛛网膜下腔出血

1）动脉瘤破裂。

2）脑血管畸形。

3）中脑周围非动脉瘤性蛛网膜下腔出血。

4）其他原因。

5）原因未明。

（2）脑出血

1）高血压脑出血。

2）脑血管畸形或动脉瘤脑出血。

3）淀粉样脑血管病脑出血。

4）药物性脑出血。

5）瘤卒中。

6）脑动脉炎脑出血。

7）其他原因脑出血。

8）原因未明脑出血。

（3）其他颅内出血

1）硬膜下出血。

2）硬膜外出血。

③　头颈部动脉粥样硬化、狭窄或闭塞（未导致脑梗死）

（1）头颈部动脉粥样硬化。

（2）颈总动脉狭窄或闭塞。

（3）颈内动脉狭窄或闭塞。

（4）大脑前动脉狭窄或闭塞。

（5）大脑中动脉狭窄或闭塞。

（6）大脑后动脉狭窄或闭塞。

（7）椎动脉狭窄或闭塞。

（8）基底动脉狭窄或闭塞。

（9）多发性脑动脉狭窄或闭塞。

（10）其他头颈部动脉狭窄或闭塞。

④　高血压脑病。

⑤　颅内动脉瘤

（1）先天性动脉瘤。

（2）动脉粥样硬化性动脉瘤。

（3）感染性动脉瘤。

（4）假性动脉瘤。

（5）其他（夹层动脉瘤等）。

6 颅内血管畸形

（1）脑动静脉畸形。

（2）海绵状血管瘤。

（3）静脉性血管畸形。

（4）颈内动脉海绵窦瘘。

（5）毛细血管扩张症。

（6）脑-面血管瘤病。

（7）颅内-颅外血管交通性动静脉畸形。

（8）硬脑膜动静脉瘘。

（9）其他。

7 脑血管炎

（1）原发性中枢神经系统血管炎。

（2）继发性中枢神经系统血管炎

1）感染性疾病导致的脑血管炎。

2）免疫相关性脑血管炎。

3）其他。

8 其他脑血管疾病

（1）脑底异常血管网症（moyamoya病）。

（2）肌纤维发育不良。

（3）脑淀粉样血管病。

（4）伴有皮质下梗死及白质脑病的常染色体显性遗传性脑动脉病和伴有皮质下梗死及白质脑病的常染色体隐性遗传性脑动脉病。

（5）头颈部动脉夹层。

（6）可逆性脑血管收缩综合征。

（7）其他。

9 颅内静脉系统血栓形成

（1）脑静脉窦血栓形成

1）上矢状窦血栓形成。

2）横窦、乙状窦血栓形成。

3）直窦血栓形成。

4）海绵窦血栓形成。

（2）脑静脉血栓形成

1）脑浅静脉血栓形成。

2）脑深静脉血栓形成。

（3）其他。

⑩ 无急性局灶性神经功能缺损症状的脑血管病

（1）无症状性脑梗死。

（2）脑微出血。

⑪ 脑卒中后遗症

（1）脑梗死后遗症。

（2）蛛网膜下腔出血后遗症。

（3）脑出血后遗症。

⑫ 血管性认知障碍

（1）非痴呆性血管性认知障碍。

（2）血管性痴呆

1）多发梗死性痴呆。

2）关键部位的单个梗死痴呆（如丘脑梗死）。

3）脑小血管病性痴呆。

4）低灌注性痴呆。

5）出血性痴呆。

6）其他。

⑬ 脑卒中后情感障碍。

（二）缺血性脑卒中病因分型

对缺血性脑卒中患者进行病因分型有助于预后判断、指导治疗和二级预防决策。目前，在临床试验和临床实践中应用最为广泛的卒中分型系统是类肝素药物治疗急性缺血性脑卒中试验（the trial of org 10172 in acute stroke treatment，TOAST）分型和中国缺血性卒中亚型（Chinese ischemic stroke subclassification，CISS）分型。

① TOAST分型

（1）大动脉粥样硬化（large-artery atherosclerosis，LAA）：具有颅内、颅外大动脉或其皮质分支因粥样硬化所致的明显狭窄（＞50%），有血管堵塞的临床表现或影像学表现。

1）临床表现：包括如失语、忽视、意识改变及运动障碍等皮质损害，或脑干、小脑损害体征；间歇性跛行、同一血管支配区域的TIA、颈部血管杂音或搏动减弱等病史支持该亚型的诊断。

2）头部影像学（CT或MRI）表现：大脑皮质、脑干、小脑或半球皮质下梗死灶直径＞1.5 cm。

3）辅助检查：颈部血管彩色超声或DSA显示，颅内或颅外大动脉狭窄＞50%，但应排除心源性栓塞的可能。若颈部血管彩色超声或血管造影无异常所见或改变轻微，则该型诊断不能确立。

（2）心源性栓塞（cardioembolism）：由来源于心脏的栓子致病。临床表现和影像学表现同大动脉粥样硬化型。若患者于发病前有1根以上血管所支配区域的TIA或脑卒中，或存在系统性栓塞，则支持心源性栓塞型的诊断，应可以确定至少有一种栓子是来源于心脏。应排除大动脉粥样硬化所致的栓塞或血栓形成。对于存在心源性栓塞中度危险因素且无其他病因的患者，应定为"可能"心源性栓塞。

（3）小动脉闭塞（small-artery occlusion）：此亚型在其他分型方法中被称为腔隙性梗死。临床表现为腔隙综合征，包括纯运动性卒中、纯感觉性卒中、感觉运动性卒中、共济失调轻偏瘫综合征、构音障碍-手笨拙综合征等，无大脑皮质受累的表现。有高血压、糖尿病病史者支持该型诊断。CT或MRI检查无异常发现，或脑干、皮质下梗死灶直径＜1.5 cm。若患者有潜在的心源性栓子或同侧颈内动脉颅外段狭窄＞50%，可排除该亚型诊断。

（4）有其他明确病因（stroke of other determined cause）：除以上3种明确的病因，由其他少见病因所致的脑卒中。如凝血障碍性疾病，血液成分改变（红细胞增多症），各种原因引起的血管炎（结核、钩体病、梅毒等），血管畸形（动-静脉畸形、烟雾病等）。临床和影像学表现为急性缺血性脑卒中，辅助检查可提示有关病因。但应排除心源性栓塞型和大动脉粥样硬化型。

（5）不明原因型（stroke of undetermined cause）：经全面检查未发现病因者，辅助检查不完全者，存在两种或多种病因不能确诊者。

❷ CISS分型

（1）大动脉粥样硬化：包括主动脉弓和颅内/颅外大动脉粥样硬化。

1）主动脉弓粥样硬化（aortic arch atherosclerosis，AA）：①急性多发梗死病灶，特别是累及双侧前循环和（或）前后循环同时受累。②没有与之相对应的颅内或颅外大动脉粥样硬化性病变（易损斑块或狭窄≥50%）的证据。③没有心源性卒中（CS）潜在病因的证据。④没有可以引起急性多发梗死灶的其他病因如血管炎、凝血异常以及肿瘤性栓塞的证据。⑤存在潜在病因的主动脉弓动脉粥样硬化证据〔经高分辨MRI/MRA和（或）经食管超声证实的主动脉弓斑块≥4 mm和（或）表面有血栓〕。

2）颅内外大动脉粥样硬化：①无论何种类型梗死灶（除了穿支动脉区孤立梗死灶），有相应颅内或颅外大动脉粥样硬化证据（易损斑块或狭窄≥50%）。②对于穿支动脉区孤立梗死灶类型，以下情形也归到此类：其载体动脉有粥样硬化斑块（HR-MRI）或任何程度的粥样硬化性狭窄（TCD、MRA、CTA或DSA）。③需排除心源性卒中。④排除其他可能的病因。

（2）心源性卒中（cardiogenic stroke，CS）

1）急性多发梗死灶，特别是累及双侧前循环或前后循环共存的、在时间上很接近的包括皮质在内的梗死灶。

2）无相应颅内外大动脉粥样硬化证据。

3）不存在能引起急性多发梗死灶的其他原因，如血管炎、凝血系统疾病、肿瘤性栓塞等。

4）有心源性卒中证据。

5）如果排除了主动脉弓粥样硬化，为肯定的心源性，如果不能排除，则考虑为可能的心源性。心源性卒中的潜在病因包括：二尖瓣狭窄，心脏瓣膜置换，既往4周内的心肌梗死，左心室附壁血栓，左心室室壁瘤，任何有记录的永久性或阵发性房颤或房扑、伴有或不伴有超声自发显影或左房栓子，病窦综合征，扩张型心肌病，射血分数<35%，心内膜炎，心内肿物，伴有原位血栓的卵圆孔未闭（PFO），在脑梗死发生之前伴有肺栓塞或深静脉血栓形成的卵圆孔未闭（PFO）。

（3）穿支动脉疾病（penetrating artery disease，PAD）：由于穿支动脉口粥样硬化或小动脉纤维玻璃样变所导致的急性穿支动脉区孤立梗死灶称为穿支动脉疾病。诊断标准：

1）与临床症状相吻合的发生在穿支动脉区的急性孤立梗死灶，不考虑梗死灶大小。

2）载体动脉无粥样硬化斑块（HR-MRI）或任何程度狭窄（TCD、MRA、CTA或DSA）。

3）同侧近端颅内或颅外动脉有易损斑块或>50%的狭窄，孤立穿支动脉急性梗死灶归类到不明原因（多病因）。

4）有心源性栓塞证据的孤立穿支动脉区梗死灶归类到不明原因（多病因）。

5）排除了其他病因。

（4）其他病因（other etiologies，OE）：存在其他特殊疾病（如血管相关性疾病、感染性疾病、遗传性疾病、血液系统疾病、血管炎等）的证据，这些疾病与本次卒中相关，且可通过血液学检查、脑脊液检查以及血管影像学检查证实，同时排除了大动脉粥样硬化或心源性卒中的可能性。

（5）病因不确定（undetermined etiology，UE）

1）未发现能解释本次缺血性卒中的病因。

2）多病因：发现两种以上病因，但难以确定哪一种与该次卒中有关。

3）无确定病因：未发现确定的病因，或有可疑病因但证据不够强，除非再做更深入的检查。

4）检查欠缺：常规血管影像或心脏检查都未能完成，难以确定病因。

第二节　短暂性脑缺血发作

短暂性脑缺血发作（transient ischemic attack，TIA）是由于局部脑或视网膜缺血引起的短暂性神经功能缺损，临床症状一般不超过1小时，最长不超过24小时，且无责任病灶的证据。凡神经影像学检查有神经功能缺损对应的明确病灶者不宜称为TIA。传统的TIA定义，只要临床症状在24小时内消失，且不遗留神经系统体征，而不管是否存在责任病灶。近年来研究证实，对于传统TIA患者，如果神经功能缺损症状超过1小时，绝大部分神经影像学检查均可发现对应的脑部小梗死灶。因此，许多传统的TIA病例实质上是小卒中。

一、病因及发病机制

TIA的发病与动脉粥样硬化、动脉狭窄、心脏病、血液成分改变及血流动力学变化等多种病因有关，其发病机制主要有以下两种类型：

（一）血流动力学改变

是在各种原因（如动脉硬化和动脉炎等）所致的颈内动脉系统或椎-基底动脉系统的动脉严重狭窄基础上，血压的急剧波动和下降导致原来靠侧支循环维持血液供应的脑区发生的一过性缺血。血流动力型TIA的临床症状比较刻板，发作频率通常密集，每次发作持续时间短暂，一般不超过10分钟。

（二）微栓塞

主要来源于动脉粥样硬化的不稳定斑块或附壁血栓的破碎脱落、瓣膜性或非瓣膜性心源性栓子及胆固醇结晶等。微栓子阻塞小动脉常导致其供血区域脑组织缺血，当栓子破碎移向远端或自发溶解时，血流恢复，症状缓解。微栓塞型TIA的临床症状多变，发作频率通常稀疏，每次发作持续时间一般较长。

二、临床表现

（一）一般特点

TIA好发于中老年人，男性多于女性，患者多伴有高血压、动脉粥样硬化、糖尿病或高血脂等脑血管病危险因素。发病突然，局部脑或视网膜功能障碍历时短暂，最长时间不超过24小时，不留后遗症状。由于微栓塞导致的脑缺血范围很小，一般神经功能缺损的范围和严重程度比较有限。偶见新鲜松散的大血栓（如阵发性房颤）阻塞颈动脉后栓子很快破碎、自溶和血管再通，表现短暂性、大面积严重脑缺血症状。TIA常反复发作。血流动力学改变导致的TIA，因每次发作缺血部位基本相同，而临床表现相似或刻板；微栓塞导致的TIA，因每次发作受累的血管和部位有所不同，而临床表现多变。

（二）颈内动脉系统TIA

神经功能缺损的中位持续时间为14分钟。临床表现与受累血管分布有关。大脑中动脉（middle cerebral artery，MCA）供血区的TIA可出现缺血对侧肢体的单瘫、轻偏瘫、面瘫和舌瘫，可伴有偏身感觉障碍和对侧同向偏盲，优势半球受损常出现失语和失用，非优势半球受损可出现空间定向障碍。大脑前动脉（anterior cerebral artery，ACA）供血区缺血可出现人格和情感障碍、对侧下肢无力等。颈内动脉（internal carotid artery，ICA）的眼支供血区缺血表现眼前灰暗感、云雾状或视物模糊，甚至为单眼一过性黑蒙、失明。颈内动脉主干供血区缺血可表现为眼动脉交叉瘫［患侧单眼一过性黑蒙、失明和（或）对侧偏瘫及感觉障碍]，Horner交叉瘫（患侧Horner征、对侧偏瘫）。

（三）椎-基底动脉系统TIA

神经功能缺损的中位持续时间为8分钟。最常见表现是眩晕、平衡障碍、眼球运动异常和复视。可有单侧或双侧面部、口周麻木，单独出现或伴有对侧肢体瘫痪、感觉障碍，呈现典型或不典型的脑干缺血综合征。此外，椎-基底动脉系统TIA还可出现下列几种特殊表现的临床综合征：

1 跌倒发作（drop attack）

表现为下肢突然失去张力而跌倒，无意识丧失，常可很快自行站起，系脑干下部网状结构缺血所致。有时见于患者转头或仰头时。

2 短暂性全面遗忘症（transient global amnesia，TGA）

发作时出现短时间记忆丧失，对时间、地点定向障碍，但谈话、书写和计算能力正常，一般症状持续数小时，然后完全好转，不遗留记忆损害。发病机制仍不十分清楚，部分发病可能是大脑后动脉颞支缺血累及边缘系统的颞叶海马、海马旁回和穹隆所致。

3 双眼视力障碍发作

双侧大脑后动脉距状支缺血导致枕叶视皮质受累，引起暂时性皮质盲。

值得注意的是，椎-基底动脉系统TIA患者很少出现孤立的眩晕、耳鸣、恶心、晕厥、头痛、尿便失禁、嗜睡或癫痫等症状，往往合并有其他脑干或大脑后动脉供血区缺血的症状和（或）体征。

三 辅助检查

发病1周内的患者建议就诊当天进行急诊脑CT平扫或MRI检查。脑CT平扫或MRI可以排除小量脑出血及其他可能存在的脑部病变，是最重要的初始诊断性检查。脑CT平扫或普通MRI（T_1加权、T_2加权及质子相）检查大多正常，但部分病例弥散加权MRI（DWI）可以在发病早期显示一过性缺血灶，缺血灶多呈小片状，一般体积1~2 mL。初始检查内容：血常规（包括血小板计数），凝血功能，血糖，血脂，血电解质，肝肾功能，心电图，经胸超声心动图，脑CT或MRI，及无创性颅内、外血管病变检查（颈部血管超声、经颅多普勒超声CTA或MRA）。初始检查项目一般要求在48小时内完成，最好24小时内完成。

为进行鉴别诊断和排除需要特殊治疗的TIA病因，以及评估预后，还可能需要动态心电图监测、经食管超声心动图、DSA等检查，以及蛋白C、蛋白S、抗凝血酶Ⅲ等易栓状态的筛查。对于多次发生单眼一过性黑蒙的老年高血压患者，应该直接关注同侧颈动脉；而对于有自然流产、静脉血栓和多次TIA发作史的年轻女性，则应该初始评估抗磷脂抗体（抗磷脂抗体综合征）。

四、诊断及鉴别诊断

（一）诊断

大多数TIA患者就诊时临床症状已消失，故诊断主要依靠病史。中老年患者突然出现局灶性脑功能损害症状，符合颈内动脉或椎-基底动脉系统及其分支缺血表现，并在短时间内症状完全恢复（多不超过1小时），应高度怀疑为TIA。如果神经影像学检查没有发现神经功能缺损对应的病灶，临床即可诊断TIA。

TIA的诊断还应区分不同类型的发病机制，明确是否脑缺血由低灌注等血流动力学改变所致，并需寻找微栓子的来源和病因。如果患者存在高度或中度心源性脑栓塞危险栓子来源，而没有脑缺血责任血管的栓子来源或其他病因，通常考虑TIA的微栓子来源于心脏。

（二）鉴别诊断

① 脑梗死

TIA在神经功能缺损症状消失前需与脑梗死鉴别。脑梗死在发病早期脑CT、普通MRI等神经影像学检查也可正常，但DWI在发病早期可显示缺血灶，有利于进行鉴别诊断。如果患者神经功能缺损症状已持续存在超过1小时，因绝大部分患者均持续存在神经功能缺损对应的缺血灶，通常应考虑脑梗死诊断。由微栓子所致的TIA，脑组织局部缺血的范围较小，其神经功能缺损的程度一般较轻。因此，对于神经功能缺损范围广泛且程度严重的患者，即使急性脑血管病的发病只有数分钟，也基本不考虑TIA的诊断，而应诊断急性脑梗死，积极进行溶栓筛查和治疗。

② 癫痫的部分性发作

特别是单纯部分性发作，常表现为持续数秒至数分钟的肢体抽搐或麻木针刺感，从躯体的一处开始，并向周围扩展，可有脑电图异常，头部CT/MRI检查可能发现脑内局灶性病变。

③ 梅尼埃病（Meniere disease）

表现为发作性眩晕、恶心、呕吐，与椎-基底动脉TIA相似，但每次发作持续时间往往超过24小时，伴有耳鸣、耳阻塞感，反复发作后听力减退等症状，除眼球震颤外，无其他神经系统定位体征。发病年龄多在50岁以下。

④ 心脏疾病

阿-斯综合征（Adams-Strokes syndrome），严重心律失常如室上性心动过速、多源性室性期前收缩、室速或室颤、病态窦房结综合征等，可因阵发性全脑供血不足出现头昏、晕倒和意识丧失，但常无神经系统局灶性症状和体征，动态心电图监测、超声心动图检查常有异常发现。

⑤ 其他

颅内肿瘤、脓肿、慢性硬膜下血肿、脑内寄生虫、低血糖等亦可出现类似TIA发作症状。原发或继发性自主神经功能不全亦可因血压或心律的急剧变化出现短暂性全脑供血不足，出现发作性意识障碍。

基底动脉型偏头痛，常有后循环缺血发作，应注意排除。

五、治疗

TIA是急症，TIA发病后2天或7天内为卒中的高风险期，对患者进行紧急评估与干预，可以减少卒中的发生。临床医师还应提前做好有关的准备工作，一旦TIA转变成脑梗死，不要因等待凝血功能等结果而延误溶栓治疗。

TIA发病1周内，具备下列指征者建议入院治疗：进展性TIA；神经功能缺损症状持续时间超过1小时；栓子可能来源于心脏（如心房颤动）；已知高凝状态；TIA短期卒中风险评估（如ABCD^{2}评分，见表3-1）为高危患者。如果症状发作在72小时内，建议有以下情况之一者也入院治疗：①ABCD^{2}评分>2；②ABCD^{2}评分0~2，但门诊不能在2天之内完成TIA系统检查；③ABCD^{2}评分0~2，但DWI已显示对应小片状缺血灶或缺血责任大血管狭窄率>50%。

表3-1　TIA的ABCD^{2}评分

	TIA的临床特征	得分
年龄（A）	>60岁	1
血压（B）	收缩压>140 mmHg或舒张压>90 mmHg	1
临床症状（C）	单侧无力	2
	不伴无力的语言障碍	1
症状持续时间（D）	>60分钟	2
	10~59分钟	1
糖尿病（D）	有	1

① 药物治疗

（1）抗血小板治疗：非心源性栓塞性TIA推荐抗血小板治疗。发病24小时内，具有卒中高复发风险（ABCD^{2}评分≥4）的急性非心源性TIA或轻型缺血性脑卒中患者（NIHSS评分≤3），应尽早给予阿司匹林联合氯吡格雷治疗21天。发病30天内伴有症状性颅内动脉严重狭窄（狭窄率70%~99%）的TIA患者，应尽早给予阿司匹林联合氯吡格雷治疗90天。其他TIA或小卒中一般单独使用：①阿司匹林（50~325 mg/d）；②氯吡格雷（75 mg/d）；③阿司匹林和缓释的双嘧达莫（分别为25 mg和200 mg，2次/天）。

（2）抗凝治疗：心源性栓塞性TIA一般推荐抗凝治疗，可在神经影像学检查排除脑出血后尽早开始实施。主要包括肝素、低分子肝素、华法林及新型口服抗凝药（如达比加群、利伐沙班、阿哌沙班、依度沙班等）。一般短期使用肝素后改为口服抗凝剂华法林治疗，华法林治疗目标为国际标准化比值（international normalized ratio，INR）达到2~3，用药量根据结果调整。高度卒中风险的TIA患者应选用半衰期较短和较易中和抗凝强度的肝素；一旦TIA转变成脑梗死，可以迅速纠正凝血功能指标的异常，使之符合溶栓治疗的入选标准。频繁发作的TIA或椎-基底动脉系统TIA，及对抗血小板治疗无效的病例也可考虑抗凝治疗。对人工心脏瓣膜置换术后等高度卒中风险的TIA患者口服抗凝剂治疗无效时，还可加用小剂量阿司匹林或双嘧达莫联合治疗。

（3）扩容治疗：纠正低灌注，适用于血流动力型TIA。

（4）溶栓治疗：对于新近发生的符合传统TIA定义的患者，即使神经影像学检查发现有明确的脑梗死责任病灶，目前也不作为溶栓治疗的禁忌证。若TIA再次发作，临床有脑梗死的诊断可能，不应等待，应按照卒中指南积极进行溶栓治疗。

（5）其他：对有高纤维蛋白原血症的TIA患者，可选用降纤酶治疗。活血化瘀性中药制剂对TIA患者也可能有一定的治疗作用。

六、预后

TIA患者早期发生卒中的风险很高，发病7天内脑梗死的发生率为4%~10%，发病90天内发生率为10%~20%（平均11%）。发作间隔时间缩短、发作持续时间延长、临床症状逐渐加重的进展性TIA是即将发展为脑梗死的强烈预警信号。TIA患者不仅易发生脑梗死，也易发生心肌梗死和猝死。最终TIA部分发展为脑梗死，部分继续发作，部分自行缓解。

第三节　脑梗死

脑梗死（cerebral infarction）又称缺血性脑卒中，是指各种脑血管病变所致脑部血液供应障碍，导致局部脑组织缺血、缺氧性坏死，而迅速出现相应神经功能缺损的一类临床综合征。脑梗死是卒中最常见类型，约占70%~80%。

依据局部脑组织发生缺血坏死的机制可将脑梗死分为三种主要病理生理学类型：脑血栓形成（cerebral thrombosis）、脑栓塞（cerebral embolism）和血流动力学机制所致的脑梗死。脑血栓形成和脑栓塞均是由于脑供血动脉急性闭塞或严重狭窄所致，约占全部急性脑梗死的80%~90%。前者急性闭塞或严重狭窄的脑动脉是因为局部血管本身存在病变而继发血栓形成所致，故称为脑血栓形成；后者急性闭塞或严重狭窄的脑动脉本身没有明显病变或原有病变无明显改变，是由于栓子阻塞动脉所致，故称为脑栓塞。血流动力学机制所致的脑梗死，其供血动脉没有发生急性闭塞或严重狭窄，是由于近端大血管严重狭窄，加上血压下降，导致局部脑组织低灌注，从而出现的缺血坏死，约占全部急性脑梗死的10%~20%。

在分析脑梗死病因时，目前国内外广泛使用脑梗死的TOAST分型。TOAST分型按病因分为5种类型：①大动脉粥样硬化型；②心源性栓塞型；③小动脉闭塞型；④其他病因型：指除以上3种明确病因的分型外，其他少见的病因，如各种原因血管炎、血管畸形、夹层动脉瘤、肌纤维营养不良等所致的脑梗死；⑤不明原因型：包括两种或多种病因、辅助检查阴性未找到病因和辅助检查不充分等情况。尽管临床上进行了全面和仔细的评估，约30%的脑梗死患者仍然病因不明。

一、大动脉粥样硬化型脑梗死

动脉粥样硬化是脑梗死最常见的病因，但符合TOAST分型标准的大动脉粥样硬化型脑梗死患者并不是很多。在美国43万例首次脑梗死发病研究中，大动脉粥样硬化型脑梗死约占16%。白种人颅内动脉粥样硬化性狭窄较少，近2/3大动脉粥样硬化型脑梗死由颈动脉病变所致。与白种人不同，中国人颅内动脉粥样硬化性狭窄较常见，甚至比颈动脉粥样硬化性狭窄还要多见。

（一）病因及发病机制

动脉粥样硬化是本病的根本病因。脑动脉粥样硬化主要发生在管径500 μm以上的动脉，以动脉分叉处多见，如颈总动脉与颈内、外动脉分叉处，大脑前、中动脉起始段，椎动脉在锁骨下动脉的起始部，椎动脉进入颅内段，基底动脉起始段及分叉部。动脉粥样硬化随着年龄增长而加重，高龄、高血压、高脂血症、糖尿病、吸烟等是其重要的危险因素。

脑动脉粥样硬化的病理变化，从动脉内中膜增厚，形成粥样硬化斑块，到斑块体积逐渐增大，血管狭窄，甚至闭塞。粥样硬化斑块分为易损斑块和稳定斑块两种类型。易损斑块又称不稳定斑块，或"罪犯斑块"。其特点为斑块表面溃疡、破裂、血栓形成，斑块内出血，薄纤维帽，大脂质核心，及严重血管狭窄等。目前认为易损斑块破裂是动脉粥样硬化导致血栓栓塞事件的重要原因。斑块破裂导致血管胶原暴露，血小板黏附于胶原表面，被胶原激活后发生肿胀和变形，随后释放血小板颗粒，再从颗粒中释放出ADP、血小板第Ⅳ因子、血栓素A2、5-HT等物质，使血液中的血小板不断在局部黏附和聚集，并随着内源性和外源性凝血途径的启动，凝血酶将纤维蛋白原转变为纤维蛋白，后者与受损内膜基质中的纤维连接蛋白结合，使黏附的血小板堆固定于受损的内膜表面，形成不可逆血小板血栓。动脉粥样硬化血管内皮损伤及血小板激活并在受损的内皮上黏附和聚集是动脉血栓形成的基础，血流缓慢（尤其是产生涡流时）和血液凝固性增高在血栓形成中也起着重要作用。

脑动脉阻塞后是否导致脑梗死，与缺血脑组织的侧支循环和缺血程度有关，也与缺血持续时间和缺血脑组织对缺血的耐受性有关。大动脉粥样硬化型脑梗死有多种发病机制：

1 原位血栓形成

是大动脉粥样硬化型脑梗死最主要的发病机制。血栓性阻塞导致大动脉急性闭塞或严重狭窄，发展相对较慢，其症状常在数小时或数天不断进展，临床主要表现为大面积脑梗死。

2 动脉-动脉栓塞

相当常见，为动脉粥样硬化血管壁上的血栓栓子发生脱落，阻塞远端的动脉。脑梗死在主干病变血管的供血区域内，一般梗死灶较小，症状较局限。

3 斑块内破裂出血

单纯斑块内破裂出血导致血管急性完全闭塞较少，常合并局部血栓形成导致脑梗死，或导致血管严重狭窄，在合并低灌注时出现局部脑缺血核心区梗死，或在缺血核心区发生梗死的同时出现血管交界区分水岭梗死。

4 低灌注

大动脉粥样硬化导致的严重血管狭窄没有明显改变，但合并低灌注导致血管交界区发生分水岭梗死。

5 载体动脉病变堵塞穿支动脉

动脉粥样硬化病变或血栓形成累及载体动脉分支开口，导致穿支动脉闭塞发生脑梗死。

（二）病理

颈内动脉系统脑梗死占80%，椎-基底动脉系统脑梗死占20%。闭塞好发的血管依次为颈内动脉、大脑中动脉、大脑后动脉、大脑前动脉及椎-基底动脉等。闭塞血管内可见动脉粥样硬化改变、血栓形成或栓子。局部血液供应中断引起的脑梗死多为白色梗死（即贫血性梗死）。如果闭塞的血管再开通，再灌流的血液可经已损害的血管壁大量渗出，则使白色梗死转变成红色梗死（即出血性梗死）。

脑梗死首先表现为凝固性坏死，然后是坏死组织液化，最后有可能形成囊腔。脑细胞死亡有坏死性细胞死亡和细胞凋亡（程序性细胞死亡）两种方式。最早的形态学改变发生在细胞死亡12~24小时后，其典型神经元凝固性坏死的形态学改变为神经元核裂解，细胞质嗜伊红，称红色神经元。与凋亡性细胞死亡不同，缺血坏死性细胞死亡与细胞质和线粒体肿胀相关联，并在随后出现细胞膜的分解。这两种细胞死亡方式可以并存，通常坏死性细胞死亡主要发生在脑梗死发病数小时内，而凋亡在发病数周内都可出现。脑梗死1天后，梗死灶开始出现边界模糊水肿区，并出现大量炎性细胞浸润。梗死1~2天后，大量毛细血管和内皮细胞增生，中性粒细胞被巨噬细胞替代。脑梗死3~5天脑水肿达高峰，大面积梗死时脑组织高度肿胀，可向对侧移位，导致脑疝形成。在脑梗死发生的数天内，巨噬细胞数量迅速增加，吞噬大量细胞和组织碎片，并最终返回血液循环。7~14天脑梗死的坏死组织转变为液化的蜂窝状囊腔。3~4周后，小病灶形成胶质瘢痕，大病灶可形成中风囊。

（三）病理生理

局部脑缺血由中心坏死区及周围缺血半暗带（ischemic penumbra）组成。中心坏死区由于脑缺血非常严重，已达到致死性缺血缺氧程度，因而脑细胞很快出现死亡；缺血半暗带的神经功能受损，且随着缺血时间延长和缺血程度加重，将会进一步发生梗死，但如果能在短时间内，迅速恢复缺血半暗带血供或采用其他有效治疗，则该区脑组织的损伤是可逆的，神经细胞有可能存活并恢复功能。一般中心坏死区定义为血流量在"膜泵衰竭"的血流阈值以下［即 rCBF < 10 mL/（100g·min）］的缺血区域；而缺血半暗带为"突触传递衰竭"的血流阈值以下［即 rCBF < 20 mL/（100g·min）］的缺血区域。缺血半暗带具有动态的病理生理学过程，随着缺血时间的延长和严重程度的加重，中心坏死区越来越大，缺血半暗带越来越小。大部分缺血半暗带存活的时间仅有数小时，因此急性脑梗死的治疗必须在发病早期进行。如果脑组织已经发生坏死，这部分脑组织的功能必然出现损害，以后所有的治疗方法都将无济于事，或只能让周围健存的脑组织进行有限的部分功能代偿。

脑梗死闭塞的血管发生自然再开通十分常见。脑组织一旦发生缺血，即使很快恢复供血，还会发生一系列"瀑布式"缺血级联反应，继续造成脑损害。目前已明确一系列导致神经细胞损伤的神经生化学和分子生物学机制，如神经细胞内钙超载、兴奋性氨基酸细胞毒性作用、自由基（free radical）和再灌注损伤（reperfusion injury）、神经细胞凋亡等，并针对这些机制设计了许多神经保护药物。挽救缺血半暗带是急性脑梗死治疗的一个主要目的，而恢复缺血脑组织的供血和对缺血脑组织实施保护是挽救缺血半暗带的两个基本治疗途径。

有效挽救缺血半暗带脑组织的治疗时间，称为治疗时间窗（therapeutic time window，TTW）。目前研究表明，在严格选择病例的条件下，急性缺血性脑卒中溶栓治疗的时间窗一般不超过6小时，机械取栓的治疗时间窗一般不超过8小时，个别患者可延长至24小时。如果血运重建的时间超过其 TTW，则不能有效挽救缺血脑组织，甚至可能因再灌注损伤和继发脑出血而加重脑损伤。

（四）临床表现

❶ 一般特点

动脉粥样硬化型脑梗死多见于中老年。常在安静或睡眠中发病，部分病例有 TIA 前驱症状如肢体麻木、无力等，局灶性体征多在发病后10余小时或1~2日达到高峰，临床表现取决于梗死灶的大小和部位，以及侧支循环和血管变异。患者一般意识清楚，当发生基底动脉血栓或大面积脑梗死时，可出现意识障碍，甚至危及生命。

❷ 不同脑血管闭塞的临床特点

（1）颈内动脉闭塞的表现：严重程度差异较大。症状性闭塞可表现为大脑中动脉和（或）大脑前动脉缺血症状。当大脑后动脉起源于颈内动脉而不是基底动脉时，这种血管变异可使颈内动脉闭塞时出现整个大脑半球的缺血。颈内动脉缺血可出现单眼一过性黑蒙，偶见永久性失明（视网膜动脉缺血）或 Hormer 征（颈上交感神经节后纤维受损）。颈部触诊可发现颈动脉搏动减弱或消失，听诊有时可闻及血管杂音，高调且持续到舒张期的血管杂音提示颈动脉严重狭窄，但血管完全闭塞时血管杂音消失。

（2）大脑中动脉闭塞的表现

1）主干闭塞：导致三偏症状，即病灶对侧偏瘫（包括中枢性面舌瘫和肢体瘫痪）、偏身感觉障碍及偏盲（三偏），伴双眼向病灶侧凝视，优势半球受累出现失语，非优势半球受累出现体象障碍，并可以出现意识障碍，大面积脑梗死继发严重脑水肿时，可导致脑疝，甚至死亡。

2）皮质支闭塞：①上部分支闭塞导致病灶对侧面部、上下肢瘫痪和感觉缺失，但下肢瘫痪较上肢轻，而且足部不受累，双眼向病灶侧凝视程度轻，伴Broca失语（优势半球）和体象障碍（非优势半球），通常不伴意识障碍；②下部分支闭塞较少单独出现，表现为对侧同向性上四分之一视野缺损，伴Wernicke失语（优势半球），急性意识模糊状态（非优势半球），无偏瘫。

3）深穿支闭塞：最常见的是纹状体内囊梗死，表现为对侧中枢性均等性轻偏瘫、对侧偏身感觉障碍，可伴对侧同向性偏盲。优势半球病变出现皮质下失语，常为底节性失语，表现为自发性言语受限、音量小、语调低、持续时间短暂。

（3）大脑前动脉闭塞的表现

1）分出前交通动脉前的主干闭塞：可因对侧动脉的侧支循环代偿而不出现症状，但当双侧动脉起源于同一个大脑前动脉主干时，就会造成双侧大脑半球的前、内侧梗死，导致双下肢截瘫、二便失禁、意志缺失、运动性失语和额叶人格改变等。

2）分出前交通动脉后的大脑前动脉远端闭塞：导致对侧的足和下肢的感觉运动障碍，而上肢和肩部的瘫痪轻，面部和手部不受累。其中感觉丧失以辨别觉丧失为主，也可不出现。可以出现尿失禁（旁中央小叶受损）、淡漠、反应迟钝、欣快和缄默等（额极与胼胝体受损），对侧出现强握及吸吮反射和痉挛性强直（额叶受损）。

3）皮质支闭塞：导致对侧中枢性下肢瘫，可伴感觉障碍（胼周和胼缘动脉闭塞）；对侧肢体短暂性共济失调、强握反射及精神症状（眶动脉及额极动脉闭塞）。

4）深穿支闭塞：导致对侧中枢性面舌瘫、上肢近端轻瘫（内囊膝部和部分内囊前肢受损）。

（4）大脑后动脉闭塞的表现：因血管变异多和侧支循环代偿差异大，故症状复杂多样。主干闭塞可以出现皮质支和穿支闭塞的症状，但其典型临床表现是对侧同向性偏盲、偏身感觉障碍，不伴有偏瘫，除非大脑后动脉起始段的脚间支闭塞导致中脑、大脑脚梗死才引起偏瘫。

1）单侧皮质支闭塞：引起对侧同向性偏盲，上部视野较下部视野受累常见，黄斑区视力不受累（黄斑区的视皮质代表区为大脑中、后动脉双重供应）。优势半球受累可出现失读（伴或不伴失写）、命名性失语、失认等。

2）双侧皮质支闭塞：可导致完全型皮质盲，有时伴有不成形的视幻觉记忆受损（累及颞叶）、不能识别熟悉面孔（面容失认症）等。

3）大脑后动脉起始段的脚间支闭塞：可引起中脑中央和下丘脑综合征，包括垂直性凝视麻痹、昏睡甚至昏迷；旁正中动脉综合征，主要表现是同侧动眼神经麻痹和对侧偏瘫，即Weber综合征（病变位于中脑基底部，动眼神经和皮质脊髓束受累）；同侧动眼神经麻痹和对侧共济失调、震颤，即Claude综合征（病变位于中脑被盖部，动眼神经和结合臂）；同侧动眼神经麻痹和对侧不自主运动和震颤，即Benedikt综合征（病变位于中脑被盖部，动眼神经、红核和结合臂）。

4）大脑后动脉深穿支闭塞：丘脑穿通动脉闭塞产生红核丘脑综合征，表现为病灶侧舞蹈样不自主运动、意向性震颤、小脑性共济失调和对侧偏身感觉障碍；丘脑膝状体动脉闭塞产生丘脑综合征（丘脑的感觉中继核团梗死），表现为对侧深感觉障碍、自发性疼痛、感觉过度、轻偏瘫、共济失调、手部痉挛和舞蹈–手足徐动症等。

（5）椎–基底动脉闭塞的表现：血栓性闭塞多发生于基底动脉起始部和中部，栓塞性闭塞通常发生在基底动脉尖。基底动脉或双侧椎动脉闭塞是危及生命的严重脑血管事件，引起脑干梗死，出现眩晕、呕吐、四肢瘫痪、共济失调、肺水肿、消化道出血、昏迷和高热等。脑桥病变出现针尖样瞳孔。

1）闭锁综合征（locked-in syndrome）：基底动脉的脑桥支闭塞致双侧脑桥基底部梗死。

2）脑桥腹外侧综合征（Millard-Gubler syndrome）：基底动脉短旋支闭塞，表现为同侧面神经、展神经麻痹和对侧偏瘫。

3）脑桥腹内侧综合征（Foville syndrome）：又称"福维尔综合征"，基底动脉的旁中央支闭塞，同侧周围性面瘫、对侧偏瘫和双眼向病变同侧同向运动不能。

4）基底动脉尖综合征（top of the basilar syndrome）：基底动脉尖端分出小脑上动脉和大脑后动脉，闭塞后导致眼球运动障碍及瞳孔异常、觉醒和行为障碍，可伴有记忆力丧失、对侧偏盲或皮质盲。中老年卒中，突发意识障碍并较快恢复，出现瞳孔改变、动眼神经麻痹、垂直凝视麻痹，无明显运动和感觉障碍，应想到该综合征的可能，如有皮质盲或偏盲、严重记忆障碍更支持该诊断。CT及MRI显示双侧丘脑、枕叶、颞叶和中脑多发病灶可确诊。

5）延髓背外侧综合征（Wallenberg syndrome）：由小脑后下动脉或椎动脉供应延髓外侧的分支动脉闭塞所致。

❸ 特殊类型的脑梗死

常见以下几种类型：

（1）大面积脑梗死：通常由颈内动脉主干、大脑中动脉主干或皮质支闭塞所致，表现为病灶对侧完全性偏瘫、偏身感觉障碍及向病灶对侧凝视麻痹。病程呈进行性加重，易出现明显的脑水肿和颅内压增高征象，甚至发生脑疝死亡。

（2）分水岭脑梗死（cerebral watershed infarction，CWSI）：是由相邻血管供血区交界处或分水岭区局部缺血导致，也称边缘带（border zone）脑梗死，多因血流动力学原因所致。典型病例发生于颈内动脉严重狭窄伴全身血压降低时，此时，局部缺血脑组织的血供严重依赖于血压，小的血压波动即可能导致卒中或TIA。通常症状较轻，纠正病因后病情易得到有效控制。可分为以下类型：①皮质前型：见于大脑前、中动脉分水岭脑梗死，病灶位于额中回，可沿前后中央回上部带状走行，直达顶上小叶。表现为以上肢为主的偏瘫及偏身感觉障碍，伴有情感障碍、强握反射和局灶性癫痫，优势侧半球病变还可出现经皮质运动性失语。②皮质后型：见于大脑中、后动脉或大脑前、中、后动脉皮质支分水岭区梗死，病灶位于顶、枕、颞交界区。常见偏盲、象限盲，以下象限盲为主，可有皮质性感觉障碍，无偏瘫或瘫痪较轻。约半数病例有情感淡漠、记忆力减退或Gerstmann综合征（优势半球角回受损）。优势半球侧病变出现经皮质感觉性失语，非优势半球侧病变可见体象障碍。③皮质下型：见于大脑前、中、后动脉皮质支与深穿支分水岭区梗死或大脑前动脉回返支（Heubner动脉）与大脑中动脉豆纹动脉分水岭区梗死，病灶位于大脑深部白质、壳核和尾状核等。表现为纯运动性轻偏瘫或感觉障碍、不自主运动等。

（3）出血性脑梗死：是由于脑梗死灶内的动脉自身滋养血管同时缺血，导致动脉血管壁损伤、坏死，在此基础上如果血管腔内血栓溶解或其侧支循环开放等原因使已损伤血管血流得到恢复，则血液会从破损的血管壁漏出，引发出血性脑梗死，常见于大面积脑梗死后。

（4）多发性脑梗死（multiple infarction）：指两个或两个以上不同供血系统脑血管闭塞引起的梗死。当存在高黏血症和高凝状态时，患者的多个脑动脉狭窄可以同时形成血栓，导致多发性脑梗死。一般由反复多次发生脑梗死所致。

（五）辅助检查

对初步诊断脑卒中的患者，如果在溶栓治疗时间窗内，最初辅助检查的主要目的是进行溶栓指征的紧急筛查。血糖化验对明确溶栓指征是必需的。如果有出血倾向或不能确定是否使用了抗凝药，还必须化验全血细胞计数（包括血小板）、凝血酶原时间（PT）、国际标准化比值（INR）和活化部分凝血活酶时间（APTT）。脑CT平扫是最重要的初始辅助检查，可排除脑出血和明确脑梗死诊断。卒中常规实验室检查的目的是排除类卒中或其他病因，了解脑卒中的危险因素。所有患者都应做的辅助检查项目：①脑CT平扫或MRI；②血糖；③全血细胞计数、PT、INR和APTT；④肝肾功能、电解质、血脂；⑤肌钙蛋白、心肌酶谱等心肌缺血标志物；⑥氧饱和度；⑦心电图；⑧胸部X线检查。

部分患者必要时可选择的检查项目：①毒理学筛查；②血液酒精水平；③妊娠试验；④动脉血气分析（若怀疑缺氧）；⑤腰穿（怀疑蛛网膜下腔出血而CT没显示，或怀疑脑卒中继发于感染性疾病）；⑥脑电图（怀疑癫痫发作）等。

1 脑CT

急诊脑CT平扫可准确识别绝大多数颅内出血，并帮助鉴别非血管性病变（如脑肿瘤），是疑似脑卒中患者首选的影像学检查方法。多数病例发病24小时后脑CT逐渐显示低密度梗死灶，发病后2~15日可见均匀片状或楔形的明显低密度灶。大面积脑梗死有脑水肿和占位效应，出血性梗死呈混杂密度。病后2~3周为梗死吸收期，由于病灶水肿消失及吞噬细胞浸润可与周围正常脑组织等密度，CT上难以分辨，称为"模糊效应"。增强扫描有诊断意义，梗死后5~6日出现增强现象，1~2周最明显，约90%的梗死灶显示不均匀强化。头颅CT是最方便、快捷和常用的影像学检查手段，缺点是对脑干、小脑部位病灶及较小梗死灶分辨率差。

2 多模式CT

灌注CT等多模式CT检查可区别可逆性和不可逆性缺血，帮助识别缺血半暗带，但其在指导急性脑梗死治疗方面的作用目前还没有确定。

3 MRI

普通MRI（T_1加权、T_2加权及质子相）在识别急性小梗死灶和后颅窝梗死方面明显优于平扫脑CT。MRI可清晰显示早期缺血性梗死，梗死灶T_1呈低信号、T_2呈高信号，出血性梗死时T_1加权像有高信号混杂。MRI弥散加权成像（DWI）在症状出现数分钟内就可显示缺血灶，虽然超早期显示的缺血灶有些是可逆的，但在发病3小时以后显示的缺血灶基本代表了脑梗死的大小。灌注加权成像（PWI）可显示脑血流动力学状况和脑组织缺血范围。弥散-灌注不匹配（PWI显示低灌注区而无与其相应大小的DWI异常）可提示可能存在的缺血半暗带大小。T_2加权梯度回波磁共振成像（GRE-T_2^*WI）和磁敏感加权成像（SWI）可以发现脑CT不能显示的无症状性微出血。MRI还有无电离辐射和不需碘造影剂的优点。但有费用较高、检查时间较长及一些患者本身的检查禁忌证（如有心脏起搏器、金属植入物或幽闭恐惧症等）的缺点。

4 血管病变检查

常用检查方法包括颈动脉双功超声、经颅多普勒（TCD）、磁共振血管成像（MRA）、CT血管成像（CTA）和数字减影血管造影（DSA）等。

颈动脉双功超声对发现颅外颈动脉血管病变，特别是狭窄和斑块，很有帮助。TCD对评估颅内外血管狭窄、闭塞、痉挛或侧支循环有一定帮助，也用于检查微栓子和监测治疗效果，缺点是受操作人员技术水平和骨窗影响较大。

CTA和MRA可以发现血管狭窄、闭塞及其他血管病变，如动脉炎、脑底异常血管网病（moyamoya disease）、动脉瘤和动静脉畸形等，为卒中的血管内治疗提供依据。但MRA对远端或分支显示不清。DSA是脑血管病变检查的"金标准"，缺点为有创和存在一定风险。

5 其他检查

对心电图正常但存在可疑阵发性心房纤颤的患者可行动态心电图监测。超声心动图和经食管超声可发现心脏附壁血栓、心房黏液瘤、二尖瓣脱垂和卵圆孔未闭等可疑心源性栓子来源。蛋白C、蛋白S、抗凝血酶III等化验可用于筛查遗传性高凝状态。糖化血红蛋白、同型半胱氨酸、抗凝脂抗体等其他化验检查有利于发现脑梗死的危险因素，对鉴别诊断也有价值。

（六）诊断及鉴别诊断

1 诊断

第一步，需明确是否为卒中。中年以上的患者，急性起病，迅速出现局灶性脑损害的症状和体征，并能用某一动脉供血区功能损伤解释，排除非血管性病因，临床应考虑急性脑卒中。第二步，明确是缺血性还是出血性脑卒中。CT或MRI检查可排除脑出血和其他病变，帮助进行鉴别诊断。当影像学检查发现责任梗死灶时，即可明确诊断。当缺乏影像学责任病灶时，如果症状或体征持续24小时以上，也可诊断急性脑梗死。第三步，需明确是否适合溶栓治疗。卒中患者首先应了解发病时间及溶栓治疗的可能性。若在溶栓治疗时间窗内，应迅速进行溶栓适应证筛查，对有指征者实施紧急血管再灌注治疗。此外，还应评估卒中的严重程度（如NIHSS卒中量表），了解脑梗死发病是否存在低灌注及其病理生理机制，并进行脑梗死病因分型。大动脉粥样硬化型脑梗死的TOAST分型诊断标准：

（1）血管影像学检查证实有与脑梗死神经功能缺损相对应的颅内或颅外大动脉狭窄>50%或闭塞，且血管病变符合动脉粥样硬化改变；或存在颅内或颅外大动脉狭窄>50%或闭塞的间接证据，如影像学（CT或MRI）显示大脑皮质、脑干、小脑或皮质下梗死灶的直径>1.5 cm，临床表现主要为皮质损害体征，如失语、意识改变、体象障碍等，或有脑干、小脑损害体征。

（2）有至少一个动脉粥样硬化卒中危险因素（如高龄、高血压、高血脂、糖尿病、吸烟等）或系统性动脉粥样硬化（如斑块、冠心病等）证据。

（3）排除心源性栓塞所致脑梗死。

2 鉴别诊断

主要需与以下疾病相鉴别：

（1）脑出血：脑梗死有时与脑出血的临床表现相似，但活动中起病、病情进展快、发病当时血压明显升高常提示脑出血，CT检查发现出血灶可明确诊断（表3-2）。

表3-2 脑梗死与脑出血的鉴别要点

	脑梗死	脑出血
发病年龄	多为60岁以上	多为60岁以下
起病状态	安静或睡眠中	动态起病（活动中或情绪激动）
起病速度	10余小时或1~2天症状达到高峰	10分钟至数小时症状达到高峰
全脑症状	轻或无	头痛、呕吐、嗜睡、打哈欠等颅压高症状
意识障碍	无或较轻	多见且较重
神经体征	多为非均等性偏瘫（大脑中动脉主干或皮质支）	多为均等性偏瘫（基底核区）
CT检查	脑实质内低密度病灶	脑实质内高密度病灶
脑脊液	无色透明	可有血性

（2）脑栓塞：起病急骤，局灶性体征在数秒至数分钟达到高峰，常有栓子来源的基础疾病如心源性（心房颤动、风湿性心脏病、冠心病、心肌梗死、亚急性细菌性心内膜炎等）、非心源性（颅内外动脉粥样硬化斑块脱落、空气、脂肪滴等）。

（3）颅内占位病变：颅内肿瘤、硬膜下血肿和脑脓肿可呈卒中样发病，出现偏瘫等局灶性体征，颅内压增高征象不明显时易与脑梗死混淆，须提高警惕，CT或MRI检查有助确诊。

（七）治疗

挽救缺血半暗带，避免或减轻原发性脑损伤，是急性脑梗死治疗的最根本目标。"时间就是大脑"，对有指征的患者，应力争尽早实施再灌注治疗。临床医师应重视卒中指南的指导作用，根据患者发病时间、病因、发病机制、卒中类型、病情严重程度伴发的基础疾病、脑血流储备功能和侧支循环状态等具体情况，制定适合患者的最佳个体化治疗方案。

1 一般处理

（1）吸氧和通气支持：必要时可给予吸氧，以维持氧饱和度＞94%。对脑干梗死和大面积脑梗死等病情危重患者或有气道受累者，需要气道支持和辅助通气。轻症、无低氧血症的卒中患者无需常规吸氧。

（2）心脏监测和心脏病变处理：脑梗死后24小时内应常规进行心电图检查，有条件者可根据病情进行24小时或更长时间的心电监护，以便早期发现阵发性心房纤颤或严重心律失常等心脏病变，避免或慎用增加心脏负担的药物。

（3）体温控制：对体温＞38℃的患者应给予退热措施。发热主要源于下丘脑体温调节中枢受损、并发感染或吸收热、脱水等情况。体温升高可以增加脑代谢耗氧及自由基产生，从而增加卒中患者死亡率及致残率。对中枢性发热患者，应以物理降温为主（冰帽、冰毯或乙醇擦浴），必要时予以人工亚冬眠治疗，如存在感染应给予抗生素治疗。

（4）血压控制：约70%脑梗死患者急性期血压升高，主要原因：病前存在高血压、疼痛、恶心呕吐、颅内压增高、尿潴留、焦虑、卒中后应激状态等。多数患者在卒中后24小时内血压自发降低。病情稳定而无颅内高压或其他严重并发症的患者，24小时后血压水平基本可反映其病前水平。

急性脑梗死血压的调控应遵循个体化、慎重、适度原则。①准备溶栓者，血压应控制在收缩压＜180 mmHg、舒张压＜100 mmHg。②发病72小时内，通常收缩压≥200 mmHg或舒张压≥110 mmHg，或伴有急性冠脉综合征、急性心衰、主动脉夹层、先兆子痫/子痫等其他需要治疗的并发症，才可缓慢降压治疗，且在卒中发病最初24小时内降压一般不应超过原有血压水平的15%。可选用拉贝洛尔、尼卡地平等静脉药物，避免使用引起血压急剧下降和不易调控血压的药物，如舌下含服短效硝苯地平。③卒中后若病情稳定，持续血压≥140 mmHg/90 mmHg，可于发病数天后恢复发病前使用的降压药物或开始启动降压治疗。④对卒中后低血压和低血容量，应积极寻找和处理原因，必要时采用扩容升压措施，可静脉输注0.9%氯化钠溶液纠正低血容量，纠正可能引起心输出量减少的心律失常。

（5）血糖：脑卒中急性期高血糖较常见，可以是原有糖尿病的表现或应激反应。血糖超过10 mmol/L时应给予胰岛素治疗，并加强血糖监测，注意避免低血糖，血糖值可控制在7.7~10 mmol/L之间。发生低血糖（＜3.36 mmol/L）时，可用10%~20%的葡萄糖口服或静脉注射纠正。

（6）营养支持：卒中后呕吐、吞咽困难等可引起脱水及营养不良，导致神经功能恢复减慢。应重视卒中后液体及营养状况评估。急性脑卒中入院7天内应开始肠内营养，对营养不良或有营养不良风险的患者可使用营养补充剂。不能正常经口进食者可鼻饲，持续时间长者（＞2~3周）可行经皮内镜下胃造口术（PEG）管饲补充营养。

2 特异性治疗

指针对缺血损伤病理生理机制中某一特定环节进行的干预。

（1）静脉溶栓：是目前最主要的恢复血流措施，rt-PA和尿激酶（urokinase）是我国目前使用的主要溶栓药。①rt-PA静脉溶栓：发病3小时内或3~4.5小时，应按照适应证和禁忌证严格筛选患者，尽快给予rt-PA静脉溶栓治疗。使用方法：rt-PA 0.9 mg/kg（最大剂量90 mg）静脉滴注，其中10%在最初1分钟内静脉推注，其余持续滴注1小时。溶栓药用药期间及用药24小时内应严密监护患者，定期进行血压和神经功能检查。如出现严重头痛、高血压、恶心和呕吐，或神经症状体征明显恶化，考虑合并脑出血时，应立即停用溶栓药物并行脑CT检查。

迄今为止，发病3小时内rt-PA标准静脉溶栓疗法是唯一被严格的临床科学试验证实具有显著疗效并被批准应用于临床的急性脑梗死药物治疗方法。每100例溶栓治疗急性脑梗死，就有32例在发病3个月时临床完全或基本恢复正常，溶栓较安慰剂增加了13例完全恢复，但同时也增加了3例症状性脑出血，净获益29例。

适应证：①有急性脑梗死导致的神经功能缺损症状；②症状出现＜3小时；③年龄≥18岁；④患者或家属签署知情同意书。

禁忌证：①既往有颅内出血史；②近3个月有重大头颅外伤史或卒中史；③可疑蛛网膜下腔出血；④已知颅内肿瘤、动静脉畸形、动脉瘤；⑤近1周内有在不易压迫止血部位的动脉穿刺，或近期颅内、椎管内手术史；⑥血压升高：收缩压≥180 mmHg，或舒张压≥100 mmHg；⑦活动性内出血；⑧急性出血倾向，包括血小板计数低于100×10^9/L或其他情况，如48小时内接受过肝素治疗（APTT超出正常范围上限）；已口服抗凝药，且INR＞1.7或PT＞15秒；目前正在使用凝血酶抑制剂或Xa因子抑制剂，各种敏感的实验室检查异常（如APTT、INR、血小板计数、ECT、TT或恰当的Xa因子活性测定等）；⑨血糖＜2.7 mmol/L；⑩CT提示多脑叶梗死（低密度影＞1/3大脑半球）。

相对禁忌证：①轻型卒中或症状快速改善的卒中；②妊娠；③痫性发作后出现的神经功能损害症状；④近2周内有大型外科手术或严重外伤；⑤近3周内有胃肠或泌尿系统出血；⑥近3个月内有心肌梗死史。

国内外卒中指南对发病3~4.5小时rt-PA标准静脉溶栓疗法均给予了最高推荐，但目前循证医学的证据还不够充分。因时间延长，其疗效只有3小时内rt-PA标准静脉溶栓疗法的一半；因入选溶栓的标准更严格，其症状性脑出血发生率相似。

适应证：①有急性脑梗死导致的神经功能缺损症状；②症状持续时间在发病3~4.5小时；③年龄18~80岁；④患者或家属签署知情同意书。

禁忌证同3小时内rt-PA静脉溶栓。

相对禁忌证：①年龄＞80岁；②严重卒中（NIHSS＞25）；③口服抗凝药（不考虑INR水平）；④有糖尿病和缺血性卒中病史。

尿激酶静脉溶栓：我国"九五"攻关课题研究结果表明，尿激酶静脉溶栓治疗发病6小时内急性脑梗死相对安全、有效。如没有条件使用rt-PA，且发病在6小时内，对符合适应证和禁忌证的患者，可考虑静脉给予尿激酶。使用方法：尿激酶100万~150万IU，溶于生理盐水100~200 mL，持续静脉滴注30分钟。适应证：①有急性脑梗死导致的神经功能缺损症状；②症状出现＜6小时；③年龄18~80岁；④意识清楚或嗜睡；⑤脑CT无明显早期脑梗死低密度改变；⑥患者或家属签署知情同意书。禁忌证同3小时内rt-PA静脉溶栓。

（2）抗血小板治疗：常用的抗血小板聚集剂包括阿司匹林和氯吡格雷。未行溶栓的急性脑梗死患者应在48小时之内尽早服用阿司匹林（150~325 mg/d），但在阿司匹林过敏或不能使用时，可用氯吡格雷替代。一般2周后按二级预防方案选择抗栓治疗药物和剂量。如果发病24小时内，患者NIHSS评分≤3，应尽早给予阿司匹林联合氯吡格雷治疗21天，以预防卒中的早期复发。由于目前安全性还没有确定，通常大动脉粥样硬化型脑梗死急性期不建议阿司匹林联合氯吡格雷治疗，在溶栓后24小时内也不推荐抗血小板或抗凝治疗，以免增加脑出血风险。合并不稳定型心绞痛和冠状动脉支架置入是特殊情况，可能需要双重抗血小板治疗，甚至联合抗凝治疗。

（3）抗凝治疗：一般不推荐急性期应用抗凝药来预防卒中复发、阻止病情恶化或改善预后。但对于合并高凝状态、有形成深静脉血栓和肺栓塞风险的高危患者，可以使用预防剂量的抗凝治疗。对于大多数合并房颤的急性缺血性脑卒中患者，可在发病后4~14天之间开始口服抗凝治疗，进行卒中二级预防。

（4）脑保护治疗：脑保护剂包括自由基清除剂、阿片受体阻断剂、电压门控性钙通道阻断剂、兴奋性氨基酸受体阻断剂、镁离子和他汀类药物等，可通过降低脑代谢、干预缺血引发细胞毒性机制减轻缺血性脑损伤。大多数脑保护剂在动物实验中显示有效，但目前还没有一种脑保护剂被多中心、随机双盲的临床试验研究证实有明确的疗效。他汀类药物在内皮功能、脑血流、炎症等方面发挥神经保护作用，近年来研究提示脑梗死急性期短期停用他汀与病死率和致残率增高相关。推荐急性脑梗死病前已服用他汀的患者，继续使用他汀。

（5）扩容治疗：纠正低灌注，适用于血流动力学机制所致的脑梗死。

（6）其他药物治疗：①降纤治疗：疗效尚不明确。可选药物有巴曲酶（batroxobin）、降纤酶（defibrase）和安克洛酶（ancrod）等，使用中应注意出血并发症；②中药制剂：临床上常应用丹参、川芎嗪、三七和葛根素等，以通过活血化瘀改善脑梗死症状，但目前尚缺乏大规模临床试验证据；③针灸：中医也有应用针刺治疗急性脑梗死，但其疗效尚需高质量大样本的临床研究进一步证实；④丁基苯酞、人尿激肽原酶是近年国内开发的两个新药，对脑缺血和微循环均有一定改善作用。

❸ 急性期并发症处理

（1）脑水肿和颅内压增高：治疗目标是降低颅内压、维持足够脑灌注（脑灌注压＞70 mmHg）和预防脑疝发生。推荐床头抬高20°~45°，避免和处理引起颅内压增高的因素，如头颈部过度扭曲、激动、用力、发热、癫痫、呼吸道不通畅、咳嗽、便秘等。可使用20%甘露醇每次125~250 mL静滴，每6~8小时一次；对心、肾功能不全患者可改用呋塞米20~40 mg静脉注射，每6~8小时一次；可酌情同时应用甘油果糖每次250~500 mL静滴，1~2次/日；还可用注射用七叶皂苷钠和白蛋白辅助治疗。

（2）梗死后出血：脑梗死出血转化发生率为8.5%~30%，其中有症状的为1.5%~5%。症状性出血转化应停用抗栓治疗等致出血药物，无症状性脑出血转化一般抗栓治疗可以继续使用。需抗栓治疗时，应权衡利弊，一般可于症状性出血病情稳定后数天或数周后开始抗血小板治疗；对于再发血栓风险相对较低或全身情况较差者，可用抗血小板药物代替华法林。除非合并心脏机械瓣膜，症状性脑出血后至少4周内应避免抗凝治疗。

（3）癫痫：不推荐预防性应用抗癫痫药物。孤立发作一次者或急性期痫性发作控制后，不建议长期使用抗癫痫药物。卒中后2~3个月再发的癫痫，按常规进行抗癫痫长期药物治疗。

（4）感染：脑卒中患者（尤其存在意识障碍者）急性期容易发生呼吸道、泌尿系统等感染，感染是导致病情加重的重要原因。应实施口腔卫生护理以降低卒中后肺炎的风险。患者采用适当的体位，经常翻身叩背及防止误吸是预防肺炎的重要措施。肺炎的治疗主要包括呼吸支持（如氧疗）和抗生素治疗；尿路感染主要继发于尿失禁和留置导尿，尽可能避免插管和留置导尿，间歇导尿和酸化尿液可减少尿路感染。一旦发生感染应及时根据细菌培养和药敏试验应用敏感抗生素。

（5）上消化道出血：高龄和重症脑卒中患者急性期容易发生应激性溃疡，建议常规应用静脉抗溃疡药；对已发生消化道出血患者，应进行冰盐水洗胃、局部应用止血药（如口服或鼻饲云南白药、凝血酶等）；出血量多引起休克者，必要时输注新鲜全血或红细胞成分输血，及进行胃镜下止血或手术止血。

（6）深静脉血栓形成（deep vein thrombosis，DVT）和肺栓塞（pulmonary embolism，PE）：高龄、严重瘫痪和房颤均增加DVT风险，DVT增加PE风险。应鼓励患者尽早活动，下肢抬高，避免下肢静脉输液（尤其是瘫痪侧）。对发生DVT和PE风险高的患者可给予较低剂量的抗凝药物进行预防性抗凝治疗，如低分子肝素4000 IU左右，皮下注射，1次/日。

（7）吞咽困难：约50%的卒中患者入院时存在吞咽困难。为防治卒中后肺炎与营养不良，应重视吞咽困难的评估与处理。患者开始进食、饮水或口服药物之前应筛查吞咽困难，识别高危误吸患者。对怀疑误吸的患者，可进行造影、光纤内镜等检查来确定误吸是否存在，并明确其病理生理学机制，从而指导吞咽困难的治疗。

（8）心脏损伤：脑卒中合并的心脏损伤是脑心综合征的表现之一，主要包括急性心肌缺血、心肌梗死、心律失常及心力衰竭。应密切观察心脏情况，必要时进行动态心电监测和心肌酶谱检查，及时发现心脏损伤，并及时治疗。措施包括：减轻心脏负荷，慎用增加心脏负担的药物，注意输液速度及输液量，对高龄患者或原有心脏病患者甘露醇用量减半或改用其他脱水剂，积极处理心脏损伤。

④ **早期康复治疗**

应制定短期和长期康复治疗计划，分阶段、因地制宜地选择治疗方法。卒中发病24小时内不应进行早期、大量的运动，在病情稳定的情况下应尽早开始坐、站、走等活动。卧床者注意良肢位摆放，尽量减少皮肤摩擦和皮肤受压，保持良好的皮肤卫生，防止皮肤皲裂，使用特定的床垫、轮椅坐垫和座椅，直到恢复行走能力。应重视语言、运动和心理等多方面的康复训练，常规进行卒中后抑郁的筛查，并对无禁忌证的卒中后抑郁患者进行抗抑郁治疗，目的是尽量恢复患者日常生活的自理能力。

⑤ **早期开始二级预防**

不同病情患者卒中急性期长短有所不同，通常规定卒中发病2周后即进入恢复期。对于病情稳定的急性卒中患者，应尽可能在早期安全启动卒中的二级预防，并向患者进行健康教育。

（八）预后

本病发病30天内的病死率为5%~15%，致残率达50%以上。存活者中40%以上复发，且复发次数越多病死率和致残率越高。预后受年龄、伴发基础疾病、是否出现并发症等多种因素影响。近年来研究表明，NIHSS基线评分是早期死亡风险最强的预测指标之一。NIHSS基线评分在0~7、8~13、14~21、22~42不同区间时，其急性脑梗死30天病死率分别为4.2%、13.9%、31.6%和53.5%。溶栓治疗前，如果NIHSS基线评分＞20，溶栓合并症状性脑出血的发生率高达17%，如果基线脑CT显示早期脑梗死低密度改变大于1/3大脑中动脉分布区，症状性脑出血的发生率则高达31%。大动脉粥样硬化型脑梗死复发风险与其血管狭窄程度直接相关，如果症状性颅内动脉狭窄＞70%，其年卒中发生率为18%，而动脉狭窄＜70%者，仅为6%，一般症状性颅内动脉狭窄患者卒中复发风险高于颈动脉狭窄患者。

二、心源性脑栓塞

脑栓塞（cerebral embolism）是指各种栓子随血流进入脑动脉，使血管急性闭塞或严重狭窄，导致局部脑组织缺血、缺氧性坏死，而迅速出现相应神经功能缺损的一组临床综合征。脑栓塞栓子来源可分为心源性、非心源性和来源不明性三种类型。动脉粥样硬化性血栓栓子脱落导致脑栓塞比较常见，其他非心源性脑栓塞如脂肪栓塞、空气栓塞、癌栓塞、感染性脓栓、寄生虫栓和异物栓等均较少见。脑栓塞在临床上主要指心源性脑栓塞。近年来研究表明，心源性脑栓塞较大动脉粥样硬化型脑梗死更常见，约占全部脑梗死的20%。

（一）病因及发病机制

心源性脑栓塞的栓子通常来源于心房、心室壁血栓及心脏瓣膜赘生物，少数来源于心房黏液瘤，也见于静脉栓子经未闭合的卵圆孔和缺损的房间隔迁移到脑动脉（称为反常栓塞）。导致脑栓塞的病因有：非瓣膜性心房颤动（atrial fibrillation，AF，简称房颤）、风湿性心脏病、急性心肌梗死、左心室血栓、充血性心力衰竭、人工心脏瓣膜、扩张型心肌病及其他较少见的原因，如感染性心内膜炎、非细菌性血栓性心内膜炎、病态窦房结综合征、左心房黏液瘤、房间隔缺损、卵圆孔未闭、心房扑动、二尖瓣脱垂、二尖瓣环状钙化、心内膜纤维变性等。

非瓣膜性心房颤动是心源性脑栓塞最常见的病因，约占心源性脑栓塞50%。栓子主要来源于左心耳。其主要发病机制是房颤导致血流缓慢淤滞，在低剪切率和其他因素作用下激活凝血级联反应，最后形成红细胞–纤维蛋白血栓（红色血栓），导致脑栓塞。

风湿性心脏瓣膜病患者有10%~20%发生脑栓塞，栓子主要成分为红色血栓和血小板–纤维蛋白血栓（白色血栓）。狭窄的瓣膜表面不规则，逐渐出现粘连、钙化等心脏瓣膜病变，均可以激活血小板，导致血栓形成。风湿性心脏瓣膜病常合并房颤，导致心房和心室扩大，这些因素均显著增加了血栓形成的可能性。

急性心肌梗死导致的脑栓塞约占心源性脑栓塞的10%。大多数栓子来源于左心室心肌梗死形成的附壁血栓，心尖部尤为多见，少数来源于左心房。急性心肌梗死还可以继发高凝状态，促进心脏血栓形成。这种继发高凝状态甚至还可在心梗后数天或数周内导致静脉血栓形成或诱发动脉血栓形成，导致血栓栓塞事件。

感染性心内膜炎约20%发生脑栓塞。其瓣膜和心内膜赘生物栓子主要由血小板、纤维蛋白、红细胞和炎性细胞组成。病原体通常由很厚的纤维素包裹，这给抗生素治疗带来很大困难。栓子一般较小，尸检时常见皮质和皮质下多发小梗死，较大的梗死多见于金黄色葡萄球菌性心内膜炎患者。与心房黏液瘤或癌栓子一样，感染栓子可破坏动脉引起脑出血或蛛网膜下腔出血。

非细菌性血栓性心内膜炎是导致脑栓塞的重要病因，主要见于癌症、系统性红斑狼疮和抗磷脂抗体综合征等高凝状态疾病。虽然本病没有细菌性心内膜炎的证据，但纤维瓣膜增厚，心脏瓣膜和邻近的心内膜上出现许多赘生物，这些赘生物主要是血小板和纤维蛋白的混合物。

（二）病理

80%以上心脏来源的栓子导致脑栓塞。栓子常停止于颅内血管的分叉处或管腔的狭窄部位。80%心源性脑栓塞见于颈内动脉系统，其中大脑中动脉尤为多见，特别是上部的分支最易受累，但大脑前动脉很少发生脑栓塞；约20%心源性脑栓塞见于椎–基底动脉系统，其中基底动脉尖部和大脑后动脉较多见。因穿支动脉从载体动脉分出时几乎成90°角，故很少发生栓塞。

心源性脑栓塞病理改变与大动脉粥样硬化型脑梗死基本相同，但由于栓塞性梗死发展较快，没有时间建立侧支循环，因此栓塞性脑梗死较血栓性脑梗死临床发病更快，局部脑缺血常更严重。脑栓塞引起的脑组织坏死分为缺血性、出血性和混合性梗死，其中出血性更常见，占30%~50%，可能由于栓塞血管内栓子破碎向远端前移，恢复血流后栓塞区缺血坏死的血管壁在血压作用下发生破裂出血。除脑梗死外，有时还可发现身体其他部位如肺、脾、肾、肠系膜、四肢、皮肤和巩膜等栓塞证据。

（三）临床表现

心源性脑栓塞可发生于任何年龄，风湿性心脏病引起的脑栓塞以青年女性为多，非瓣膜性心房颤动、急性心肌梗死引起的脑栓塞以中老年人为多。典型脑栓塞多在活动中急骤发病，无前驱症状，局灶性神经功能缺损体征在数秒至数分钟即达到高峰。

临床神经功能缺损和脑实质影像学表现与大动脉粥样硬化型脑梗死基本相同，但可能同时出现多个血管支配区的脑损害。因大多数栓子阻塞大脑中动脉及分支，临床常表现为上肢瘫痪重，下肢瘫痪相对较轻，感觉和视觉功能障碍不明显。栓子移动可能最后阻塞皮质分支，表现为单纯失语或单纯偏盲等大脑皮质功能缺损症状。不同部位血管栓塞会造成相应的血管闭塞综合征。

心源性脑栓塞容易复发和出血。病情波动较大，病初严重，主干动脉阻塞或继发血管痉挛时，可在发病早期出现意识障碍，但因为血管的再通，部分病例临床症状可迅速缓解；有时因并发出血，临床症状可急剧恶化；有时因栓塞再发，稳定或一度好转的局灶性体征可再次加重。发病时出现头痛或癫痫发作相对多见。

反常栓塞多在促进右向左分流的活动过程中发病，如用力排便、咳嗽、喷嚏、性交等。患者常有久坐、近期手术等诱发下肢深静脉血栓形成的因素，或存在脱水、口服避孕药等导致高黏血症或高凝状态的原因，有些患者在发生脑栓塞的前后并发了肺栓塞（表现为气急、发绀、胸痛、咯血和胸膜摩擦音等）。

近1/6卒中由房颤导致，房颤引起的心源性脑栓塞是80岁以上人群脑梗死的首要病因。阵发性房颤患者在房颤出现时容易引起脑栓塞，总体发生脑栓塞的风险与持续性房颤和永久性房颤相似。单纯风湿性二尖瓣关闭不全引起脑栓塞相对较少，而二尖瓣狭窄则较多，但房颤导致栓子脱落仍是二尖瓣狭窄引起脑栓塞的主要原因。约2%急性心肌梗死在发病3月内发生心源性脑栓塞，发病1~2周内栓塞风险最高。大多数心脏附壁血栓在急性心肌梗死发病2周内形成，前壁心肌梗死导致左室射血分数小于40%的患者中约18%出现左心室血栓，而左室射血分数较高的心梗患者左心室血栓形成率低于10%。

感染性心内膜炎常见于各种心脏瓣膜病、先天性心脏病、阻塞性肥厚型心肌病，以及风湿免疫性疾病而长期服用糖皮质激素患者，发生脑栓塞主要在抗生素治疗之前或第1周内。脑栓塞并发颅内感染，常出现头痛、发热和弥漫性脑部症状（如记忆力下降、嗜睡、谵妄等）。有时感染性心内膜炎发生脑出血或蛛网膜下腔出血，颅内出血发生前数小时或数天可出现TIA或缺血性卒中（感染性栓子栓塞所致）。

大多数心源性脑栓塞患者伴有房颤、风湿性心脏病、急性心肌梗死等提示栓子来源的病史。大约1%心源性脑栓塞同时并发全身性栓塞，出现肾栓塞（腰痛、血尿等）、肠系膜栓塞（腹痛、便血等）和皮肤栓塞（出血点或瘀斑）等疾病表现。

（四）辅助检查

有关卒中的常规辅助检查部分详见本节大动脉粥样硬化型脑梗死。

患者有发热和白细胞增高时，应进行血培养，排除感染性心内膜炎。感染性心内膜炎产生含细菌栓子，一般脑脊液白细胞数增高，蛋白多增高，发生出血性梗死时，脑脊液可呈血性或镜下检出红细胞。部分感染性心内膜炎进行GRE-T2*WI和SWI检查时可以发现脑沟和皮质多发性微出血。怀疑非细菌性血栓性心内膜炎时，应进行抗磷脂抗体等免疫学自身抗体检测。

有卵圆孔未闭和不明原因的脑梗死时，应探查下肢深静脉血栓等静脉栓子来源，化验蛋白C、蛋白S、抗凝血酶Ⅲ等筛查高凝状态。经胸超声心动图（TTE）、经食管超声心动图（TEE）以及经颅多普勒超声发泡实验可用于探查卵圆孔未闭和右向左分流通道。

心电图检查可作为确定心肌梗死、房颤和其他心律失常的依据。阵发性房颤有时可能需要长时程连续动态心电图监测才能发现。

探查心脏栓子的来源首选TTE和TEE，但心脏MRI优于超声心动图检查。一般心脏MRI检查指征：

1.TTE诊断可疑左心室血栓。

2.进一步评估TTE发现的心脏肿块。

3.TEE检查结果不一致。

4.不能耐受或不能进行TEE检查。

（五）诊断及鉴别诊断

心源性脑栓塞是由不同疾病导致的一个临床综合征。除了明确脑梗死和心源性脑栓塞的诊断外，还需明确导致心源性脑栓塞的病因。心源性脑栓塞的诊断主要基于：

1.有潜在的心源性栓子来源，要求至少存在一种高度或中度心源性脑栓塞危险因素。

2.已排除大动脉粥样硬化型脑梗死、小动脉闭塞型脑梗死以及明确的其他原因脑梗死。

3.临床表现和神经影像学改变支持脑栓塞诊断。

心源性脑栓塞高度危险因素：二尖瓣狭窄伴心房颤动、心房颤动（非孤立）、机械心脏瓣膜、病态窦房结综合征、4周内心肌梗死、左心房或左心耳血栓、左心室血栓、扩张型心肌病、左室壁节段性运动异常、左心房黏液瘤、感染性心内膜炎。心源性脑栓塞中度危险因素：二尖瓣脱垂、二尖瓣环状钙化、二尖瓣狭窄不伴心房颤动、房间隔缺损、卵圆孔未闭、心房扑动、孤立性心房颤动、生物心脏瓣膜、非细菌性血栓性心内膜炎、充血性心力衰竭、4周~6个月的心肌梗死等。

根据骤然起病，数秒至数分钟达到高峰，出现偏瘫、失语等局灶性神经功能缺损，既往有栓子来源的基础疾病，如房颤、风湿性心脏病等病史，CT或MRI检查排除脑出血和其他病变，即可初步做出心源性脑栓塞诊断。脑梗死发病时出现意识障碍，或主要神经功能缺损症状在发病早期迅速改善，则更支持诊断。血管影像学检查证实没有与脑梗死神经功能缺损相对应的颅内或颅外大血管动脉粥样硬化性狭窄（＞50%），或同时出现多个血管支配区的梗死灶，或合并身体其他脏器栓塞，则可明确诊断。

（六）治疗

1 脑栓塞治疗

与大动脉粥样硬化型脑梗死治疗原则基本相同。心源性脑栓塞急性期一般不推荐抗凝治疗，急性期的抗凝不比抗血小板更有效，但显著增加了脑出血和全身出血的风险。对大部分房颤导致的卒中患者，可在发病4~14天开始口服抗凝治疗，预防卒中复发。存在出血转化的高危患者（如大面积梗死、早期影像学出血转化表现、血压控制不佳或出血倾向），抗凝一般推迟到14天以后。无症状性脑出血转化的抗凝或抗血小板治疗一般不受影响。症状性出血转化或合并脑出血时，应权衡利弊，一般可在病情稳定后数天或数周后启动抗血小板治疗，除非心脏机械瓣膜，症状性脑出血发病至少4周内应避免抗凝治疗，但下肢深静脉血栓和肺栓塞的高危患者可在脑出血停止后1~4天开始给予预防剂量的抗凝治疗。

2 原发病治疗

针对性治疗原发病有利于脑栓塞病情控制和防止复发。有心律失常者，应予以纠正。对感染性栓塞应使用抗生素，并禁用溶栓和抗凝治疗，防止感染扩散；对非细菌性血栓性心内膜炎，口服抗凝剂（如华法林）治疗其高凝状态的疗效欠佳，可采用肝素或低分子肝素治疗。心房黏液瘤可行手术切除，反常栓塞在卵圆孔未闭和深静脉血栓并存的情况下，可以考虑经导管卵圆孔封堵术治疗。

（七）预后

总体来说，心源性脑栓塞比其他类型脑梗死预后差、致残率高。这主要与来源于心房和心室腔的血栓较大有关。急性期病死率为5%~15%，多死于严重脑水肿、脑疝、肺部感染和心力衰竭。如栓子来源不能消除，10%~20%的脑栓塞患者可能在病后1~2周内再发，再发病死率更高。

三、小动脉闭塞型脑梗死

小动脉闭塞型脑梗死又称腔隙性缺血性脑卒中（lacunar ischemic stroke），是指大脑半球或脑干深部的小穿通动脉，在长期高血压等危险因素基础上，血管壁发生病变，最终管腔闭塞，导致动脉供血区脑组织发生缺血性坏死（其梗死灶直径＜1.5~2.0 cm），从而出现急性神经功能损害的一类临床综合征，占全部脑梗死的20%~30%。腔隙性脑梗死（lacunar infarct）主要指小动脉闭塞型脑梗死，累及的部位包括脑深部白质、基底核、丘脑和脑桥等。部分小病灶位于脑的相对静区，与1个穿支动脉供血区内的皮质下小梗死或出血相一致，放射学检查或尸检时才得以证实，推测为血管源性的腔隙（lacunes）。还有部分皮质小梗死也无明显的神经缺损症状，与大动脉疾病、心源性脑栓塞或其他非小血管病机制相关。脑内无症状性小腔隙很多见，患病率是有症状者的5~6倍，不属于小动脉闭塞型脑梗死范畴。

（一）病因及发病机制

目前认为小动脉硬化是其主要病因。小动脉硬化为年龄相关或血管危险因素相关的小血管病。高龄、高血压、糖尿病、吸烟和家族史是本病发病的主要危险因素，而高胆固醇血症、过量饮酒、既往卒中病史等因素，与本病的发病相关性较小。脑的深部小梗死灶或皮质下小梗死是单个小穿通动脉闭塞引起的。小穿通动脉通常直径小于500 μm，从大脑中动脉主干、Willis环血管（大脑前动脉A1段、前交通动脉、大脑后动脉P1段、后交通动脉）、椎基底动脉等发出，深入到大脑或脑干的灰质和白质。这些穿通动脉靠近主干动脉且血管较小，在高血压等因素的作用下容易出现脂质透明变性（lipohyalinosis）和微粥样硬化斑（microatheroma）等小动脉硬化病理改变。早先认为脂质透明变性是导致小穿通动脉闭塞的主要原因，但现在认为微粥样硬化斑才是导致小穿通动脉闭塞或狭窄的最主要原因，其他发病机制还有载体动脉粥样硬化病变或血栓形成累及小穿通动脉开口。当小穿通动脉狭窄时，低灌注是导致脑组织缺血坏死的重要机制。责任小穿通动脉的组织病理学检查显示没有明显的血管病变，推测动脉－动脉栓塞或心源性栓塞阻塞小穿通动脉可能是其发病机制。

（二）病理

从组织病理学上来看，小动脉闭塞型脑梗死与其他脑梗死没有不同，开始表现为凝固性坏死，随后出现巨噬细胞，并通过吞噬作用去除坏死组织，最后形成由增生的星形胶质细胞所包围的囊腔。

腔隙性梗死灶呈不规则圆形、卵圆形或狭长形，直径在0.2~20 mm，多为3~4 mm。病灶常位于脑深部核团（壳核约37%、丘脑14%、尾状核10%）、脑桥（16%）和内囊后肢（10%），较少发生在大脑脚、锥体、内囊前肢和小脑。

小动脉病变主要表现为纤维素样坏死、微粥样硬化斑、脂质透明变性、微动脉瘤等小动脉硬化改变。微粥样硬化斑是引起小穿通动脉闭塞或狭窄最常见的病变，通常见于小动脉的起始段至前半段。从组织病理学上来看，微粥样硬化斑与大血管动脉粥样硬化相似。

脂质透明变性引起小穿通动脉闭塞或狭窄主要见于直径＜200 μm的深穿支，且几乎只见于高血压患者。闭塞的小穿通动脉具有动脉粥样硬化形成和纤维素样坏死的特征，伴有动脉内中膜脂质和嗜酸性纤维蛋白沉积。

（三）临床表现

① 一般特点

多见于中老年患者，男性多于女性。本病首次发病的平均年龄约为65岁，随着年龄增长发病逐渐增多。半数以上的病例有高血压病史，突然或逐渐起病，出现偏瘫或偏身感觉障碍等局灶症状。通常症状较轻、体征单一、预后较好，一般无头痛、颅内压增高和意识障碍等表现。

❷ 常见的腔隙综合征

Fisher根据临床和病理学资料，将本病归纳为21种临床综合征，其中常见的5种如下：

（1）纯运动性轻偏瘫（pure motor hemiparesis，PMH）：是最常见类型，约占60%，病变多位于内囊、放射冠或脑桥。表现为对侧面部及上下肢大体相同程度轻偏瘫，无感觉障碍、视觉障碍和皮质功能障碍（如失语等），多不出现眩晕耳鸣眼震、复视及小脑性共济失调等。常常突然发病，数小时内进展，许多患者遗留受累肢体的笨拙或运动缓慢。

（2）纯感觉性卒中（pure sensory stroke，PSS）：较常见，特点是偏身感觉缺失，可伴感觉异常，如麻木、烧灼或沉重感刺痛、僵硬感等，病变主要位于对侧丘脑腹后外侧核。

（3）共济失调性轻偏瘫（ataxic-hemiparesis）：病变对侧轻偏瘫伴小脑性共济失调，偏瘫下肢重于上肢（足踝部明显），面部最轻，共济失调不能用无力来解释，可伴锥体束征。病变位于脑桥基底部、内囊或皮质下白质。

（4）构音障碍-手笨拙综合征（dysarthric-clumsy hand syndrome，DCHS）：约占20%，起病突然，症状迅速达高峰，表现为构音障碍、吞咽困难、病变对侧中枢性面舌瘫、面瘫侧手无力和精细动作笨拙（书写时易发现），指鼻试验不准，轻度平衡障碍。病变位于脑桥基底部、内囊前肢或膝部。

（5）感觉运动性卒中（sensorimotor stroke，SMS）：以偏身感觉障碍起病，再出现轻偏瘫，病灶位于丘脑腹后核及邻近内囊后肢，是丘脑膝状体动脉分支或脉络膜后动脉丘脑支闭塞所致。腔隙状态（lacunar state）是本病反复发作引起的多发性腔隙性梗死，累及双侧皮质脊髓束和皮质脑干束，出现严重精神障碍、认知功能下降、假性延髓性麻痹、双侧锥体束征、类帕金森综合征和尿便失禁等。

（四）辅助检查

辅助检查同大动脉粥样硬化型脑梗死，神经影像学检查是确诊的主要依据。CT可见内囊基底核区、皮质下白质单个或多个圆形、卵圆形或长方形低密度病灶，边界清晰，无占位效应。MRI呈T_1低信号、T_2高信号，可较CT更为清楚地显示腔隙性脑梗死病灶。

（五）诊断及鉴别诊断

❶ 诊断

中老年发病，有长期高血压、糖尿病等危险因素病史，急性起病，出现局灶性神经功能缺损症状，临床表现为腔隙综合征，即可初步诊断本病。如果CT或MRI检查证实有与神经功能缺失一致的脑部腔隙病灶，梗死灶直径在1.5~2.0 cm，且梗死灶主要累及脑的深部白质、基底核、丘脑和脑桥等区域，符合大脑半球或脑干深部的小穿通动脉病变，即可明确诊断。

2 鉴别诊断

需与小量脑出血、感染、囊虫病、moyamoya病、脑脓肿、颅外段颈动脉闭塞、脑桥出血、脱髓鞘病和转移瘤等鉴别。

（六）治疗

本类型脑梗死与大动脉粥样硬化型脑梗死治疗类似。少数脑梗死患者发病早期表现为小卒中，但实际最后是严重卒中，甚至是致死性卒中，临床上难以区别。溶栓治疗对这些患者同样是至关重要的，近年来的研究表明，对于神经系统症状轻微或快速自发缓解的急性脑梗死患者，溶栓治疗也有较好的疗效。虽有研究提示严重脑白质病变和微出血及多发性腔隙性脑梗死是溶栓后脑出血的独立危险因素，但不是溶栓治疗的禁忌证。对发病24小时内、NIHSS评分≤3的急性脑梗死患者，阿司匹林短期联合氯吡格雷较单用阿司匹林有更好的疗效，但长期联合抗血小板治疗会增加出血风险，没有益处。高血压是小动脉闭塞型脑梗死最重要的危险因素，降压治疗能有效预防卒中复发和认知功能衰退，尤其要强调积极控制高血压。

（七）预后

小动脉闭塞型脑梗死比其他类型脑梗死一般预后好，死亡率和致残率较低。发病后1年内，70%~80%患者临床完全恢复或基本恢复正常，而其他类型脑梗死仅50%恢复良好。发病30天的病死率＜4%，其他类型脑梗死为5%~15%。国外报道本病卒中年复发率＜10%，可能低于或相似于其他类型脑梗死。但研究表明，我国的小动脉闭塞型脑梗死患者有相对较高的复发率。

第四节 脑出血

脑出血（intracerebral hemorrhage，ICH）是指非外伤性脑实质内出血，发病率为每年（60~80）/10万，在我国占全部脑卒中的20%~30%。虽然脑出血发病率低于脑梗死，但其致死率却高于后者，急性期病死率为30%~40%。

一 病因及发病机制

（一）病因

最常见病因是高血压合并细小动脉硬化，其他病因包括动-静脉血管畸形、脑淀粉样血管病变、血液病（如白血病、再生障碍性贫血、血小板减少性紫癜、血友病、红细胞增多症和镰状细胞病等）、抗凝或溶栓治疗等。

（二）发病机制

高血压脑出血的主要发病机制是脑内细小动脉在长期高血压作用下发生慢性病变破裂所致。颅内动脉具有中层肌细胞和外层结缔组织少及外弹力层缺失的特点。长期高血压可使脑细小动脉发生玻璃样变性纤维素样坏死，甚至形成微动脉瘤或夹层动脉瘤，在此基础上血压骤然升高时易导致血管破裂出血。豆纹动脉和旁正中动脉等深穿支动脉，自脑底部的动脉直角发出，承受压力较高的血流冲击，易导致血管破裂出血，故又称出血动脉。非高血压性脑出血，由于其病因不同，故发病机制各异。

一般高血压性脑出血在30分钟内停止出血，血肿保持相对稳定，其临床神经功能缺损仅在出血后30~90分钟内进展。近年研究发现72.9%的脑出血患者出现不同程度的血肿增大，少数高血压性脑出血发病后3小时内血肿迅速扩大，血肿形态往往不规则，密度不均一，尤其是使用抗凝治疗及严重高血压控制不良时，其临床神经功能缺损的进展可延长至24~48小时。多发性脑出血多见于淀粉样血管病、血液病和脑肿瘤等患者。

二、病理

绝大多数高血压性ICH发生在基底核的壳核及内囊区，约占ICH的70%，脑叶、脑干及小脑齿状核出血各占约10%。壳核出血常侵入内囊，如出血量大也可破入侧脑室，使血液充满脑室系统和蛛网膜下腔；丘脑出血常破入第三脑室或侧脑室，向外也可损伤内囊；脑桥或小脑出血则可直接破入蛛网膜下腔或第四脑室。

高血压性ICH受累血管依次为大脑中动脉深穿支豆纹动脉、基底动脉脑桥支、大脑后动脉丘脑支、供应小脑齿状核及深部白质的小脑上动脉分支、顶枕交界区和颞叶白质分支。非高血压性ICH出血灶多位于皮质下。

病理检查可见血肿中心充满血液或紫色葡萄浆状血块，周围水肿，并有炎细胞浸润。血肿较大时引起颅内压增高，可使脑组织和脑室移位、变形，重者形成脑疝。幕上的半球出血，血肿向下挤压下丘脑和脑干，使之移位，并常常出现小脑幕疝。如下丘脑和脑干等中线结构下移可形成中心疝，如小脑大量出血可发生枕大孔疝。1~6个月后血肿溶解，胶质增生，小出血灶形成胶质瘢痕，大出血灶形成椭圆形中风囊，囊腔内有含铁血黄素等血红蛋白降解产物和黄色透明黏液。

三、临床表现

（一）一般表现

ICH常见于50岁以上患者，男性稍多于女性，寒冷季节发病率较高，多有高血压病史。多在情绪激动或活动中突然发病，发病后病情常于数分钟至数小时内达到高峰。少数也可在安静状态下发病，前驱症状一般不明显。

ICH患者发病后多有血压明显升高。由于颅内压升高，常有头痛、呕吐和不同程度的意识障碍，如嗜睡或昏迷等。

（二）局限性定位表现

取决于出血量和出血部位。

① 基底核区出血

（1）壳核出血：最常见，占ICH病例的50%~60%，系豆纹动脉尤其是其外侧支破裂所致，可分为局限型（血肿仅局限于壳核内）和扩延型。常有病灶对侧偏瘫、偏身感觉缺失和同向性偏盲，还可出现双眼球向病灶对侧同向凝视不能，优势半球受累可有失语。

（2）丘脑出血：占ICH病例的10%~15%，系丘脑膝状体动脉和丘脑穿通动脉破裂所致，可分为局限型（血肿仅局限于丘脑）和扩延型。常有对侧偏瘫、偏身感觉障碍，通常感觉障碍重于运动障碍。深浅感觉均受累，而深感觉障碍更明显。可有特征性眼征，如上视不能或凝视鼻尖、眼球偏斜或分离性斜视、眼球会聚障碍和无反应性小瞳孔等。小量丘脑出血致丘脑中间腹侧核受累可出现运动性震颤和帕金森综合征样表现；累及丘脑底核或纹状体可呈偏身舞蹈投掷样运动；优势侧丘脑出血可出现丘脑性失语、精神障碍、认知障碍和人格改变等。

（3）尾状核头出血：较少见，多由高血压动脉硬化和血管畸形破裂所致，一般出血量不大，多经侧脑室前角破入脑室。常有头痛、呕吐、颈强直、精神症状，神经系统功能缺损症状并不多见，故临床酷似蛛网膜下腔出血。

② 脑叶出血

占脑出血的5%~10%，常由脑动静脉畸形、血管淀粉样病变、血液病等所致。出血以顶叶最常见，其次为颞叶、枕叶、额叶，也有多发脑叶出血的病例。如额叶出血可有偏瘫、尿便障碍、Broca失语、摸索和强握反射等；颞叶出血可有Wernicke失语、精神症状、对侧上象限盲、癫痫；枕叶出血可有视野缺损；顶叶出血可有偏身感觉障碍、轻偏瘫、对侧下象限盲，非优势半球受累可有构象障碍。

③ 脑干出血

（1）脑桥出血：约占脑出血的10%，多由基底动脉脑桥支破裂所致，出血灶多位于脑桥基底部与被盖部之间。大量出血（血肿＞5 mL）累及双侧被盖部和基底部，常破入第四脑室，患者迅即出现昏迷、双侧针尖样瞳孔、呕吐咖啡样胃内容物、中枢性高热、中枢性呼吸障碍、眼球浮动、四肢瘫痪和去大脑强直发作等。小量出血可无意识障碍，表现为交叉性瘫痪和共济失调性偏瘫，两眼向病灶侧凝视麻痹或核间性眼肌麻痹。

（2）中脑出血：少见，常有头痛、呕吐和意识障碍，轻症表现为一侧或双侧动眼神经不全麻痹、眼球不同轴、同侧肢体共济失调，也可表现为Weber或Benedikt综合征；重症表现为深昏迷，四肢弛缓性瘫痪，可迅速死亡。

（3）延髓出血：更为少见，临床表现为突然意识障碍，影响生命体征，如呼吸、心率、血压改变，继而死亡。轻症患者可表现不典型的Wallenberg综合征。

4 小脑出血

约占脑出血的10%，多由小脑上动脉分支破裂所致。常有头痛、呕吐、眩晕和共济失调明显，起病突然，可伴有枕部疼痛。出血量较少者，主要表现为小脑受损症状，如患侧共济失调、眼震和小脑语言等，多无瘫痪；出血量较多者，尤其是小脑蚓部出血，病情迅速进展，发病时或病后12~24小时内出现昏迷及脑干受压征象，双侧瞳孔缩小至针尖样、呼吸不规则等。暴发型则常突然昏迷，在数小时内迅速死亡。

5 脑室出血

约占脑出血的3%~5%，分为原发性和继发性脑室出血。原发性脑室出血多由脉络丛血管或室管膜下动脉破裂出血所致，继发性脑室出血是指脑实质出血破入脑室。常有头痛、呕吐，严重者出现意识障碍如深昏迷、脑膜刺激征、针尖样瞳孔、眼球分离斜视或浮动、四肢弛缓性瘫痪及去脑强直发作、高热、呼吸不规则、脉搏和血压不稳定等症状。临床上易误诊为蛛网膜下腔出血。

四、 辅助检查

（一）CT和CTA检查

颅脑CT扫描是诊断ICH的首选方法，可清楚显示出血部位、出血量大小、血肿形态、是否破入脑室以及血肿周围有无低密度水肿带和占位效应等。病灶多呈圆形或卵圆形均匀高密度区，边界清楚，脑室大量积血时多呈高密度铸型，脑室扩大。1周后血肿周围有环形增强，血肿吸收后呈低密度或囊性变。脑室积血多在2~3周内完全吸收，而较大的脑实质内血肿一般需6~7周才可彻底消散。脑出血后动态CT检查还可评价出血的进展情况，并进行及时处理，减少因血肿扩大救治不及时给患者转归所带来的影响。

（二）MRI和MRA检查

对发现结构异常，明确脑出血的病因很有帮助。MRI对检出脑干和小脑的出血灶和监测脑出血的演进过程优于CT扫描，对急性脑出血诊断不及CT。脑出血时MRI影像变化规律如下：

1.超急性期（＜24小时）为长T_1、长T_2信号，与脑梗死、水肿不易鉴别。

2.急性期（2~7天）为等T_1、短T_2信号。

3.亚急性期（8天至4周）为短T_1、长T_2信号。

4.慢性期（＞4周）为长T_1、长T_2信号。

MRA可发现脑血管畸形、血管瘤等病变。

（三）脑脊液检查

脑出血患者一般无需进行腰椎穿刺检查，以免诱发脑疝形成，如需排除颅内感染和蛛网膜下腔出血，可谨慎进行。

（四）DSA

脑出血患者一般不需要进行DSA检查，除非疑有血管畸形、血管炎或moyamoya病又需外科手术或血管介入治疗时才考虑进行。DSA可清楚显示异常血管和造影剂外漏的破裂血管及部位。

（五）其他检查

包括血常规、血液生化、凝血功能、心电图检查和胸部X线摄片检查。外周白细胞可暂时增高，血糖和尿素氮水平也可暂时升高，凝血活酶时间和部分凝血活酶时间异常提示有凝血功能障碍。

五、诊断及鉴别诊断

（一）诊断

中老年患者在活动中或情绪激动时突然发病，迅速出现局灶性神经功能缺损症状以及头痛、呕吐等颅内高压症状应考虑脑出血的可能，结合头颅CT检查，可以迅速明确诊断。

（二）鉴别诊断

1.首先应与其他类型的脑血管疾病如急性脑梗死蛛网膜下腔出血等鉴别。

2.对发病突然、迅速昏迷且局灶体征不明显者，应注意与引起昏迷的全身性疾病如中毒（乙醇中毒、镇静催眠药物中毒、一氧化碳中毒）及代谢性疾病（低血糖、肝性脑病、肺性脑病和尿毒症等）鉴别。

3.对有头部外伤史者应与外伤性颅内血肿相鉴别。

六、治疗

治疗原则为安静卧床、脱水降颅压、调整血压、防治继续出血、加强护理防治并发症，以挽救生命，降低死亡率、残疾率和减少复发。

1.内科治疗

（1）一般处理：一般应卧床休息2~4周，保持安静，避免情绪激动和血压升高。有意识障碍、消化道出血者宜禁食24~48小时，必要时应排空胃内容物。注意水电解质平衡、预防吸入性肺炎和早期积极控制感染。明显头痛、过度烦躁不安者，可酌情适当给予镇静止痛剂，便秘者可选用缓泻剂。

（2）降低颅内压：脑水肿可使颅内压增高，并致脑疝形成，是影响脑出血死亡率及功能恢复的主要因素。积极控制脑水肿、降低颅内压（intracranial pressure，ICP）是脑出血急性期治疗的重要环节。不建议应用激素治疗减轻脑水肿。

（3）调整血压：一般认为ICH患者血压升高是机体针对ICP，为保证脑组织血供的一种血管自动调节反应，随着ICP的下降血压也会下降，因此降低血压应首先以进行脱水降颅压治疗为基础。但如果血压过高，又会增加再出血的风险，因此需要控制血压。调控血压时应考虑患者的年龄、有无高血压史、有无颅内高压、出血原因及发病时间等因素。

一般来说，当收缩压＞200 mmHg或平均动脉压＞150 mmHg时，要用持续静脉降压药物积极降低血压；当收缩压＞180 mmHg或平均动脉压＞130 mmHg时，如果同时有疑似颅内压增高的证据，要考虑监测颅内压，可用间断或持续静脉降压药物来降低血压，但要保证脑灌注压＞60~80 mmHg；如果没有颅内压增高的证据，降压目标则为160/90 mmHg或平均动脉压110 mmHg。降血压不能过快，要加强监测，防止因血压下降过快引起脑低灌注。脑出血恢复期应积极控制高血压，尽量将血压控制在正常范围内。

（4）止血治疗：止血药物如氨基己酸、氨甲苯酸、巴曲酶等对高血压动脉硬化性出血的作用不大。如果有凝血功能障碍，可针对性给予止血药物治疗，例如肝素治疗并发的脑出血可用鱼精蛋白中和，华法林治疗并发的脑出血可用维生素K1拮抗。

（5）亚低温治疗：是脑出血的辅助治疗方法，可能有一定效果，可在临床当中试用。

（6）其他：抗利尿激素分泌异常综合征，又称稀释性低钠血症，可发生于约10%的ICH患者。因经尿排钠增多，血钠降低，从而加重脑水肿。应限制水摄入量在800~1000 mL/d，补钠9~12 g/d。脑耗盐综合征系因心钠素分泌过高所致的低钠血症，治疗时应输液补钠。低钠血症宜缓慢纠正，否则可导致脑桥中央髓鞘溶解症。中枢性高热大多采用物理降温，有学者提出可用多巴胺能受体激动剂如溴隐亭进行治疗。下肢深静脉血栓形成高危患者，一般在ICH出血停止、病情稳定和血压控制良好的情况下，可给予小剂量的低分子肝素进行预防性抗凝治疗。

2.康复治疗

脑出血后，只要患者的生命体征平稳、病情不再进展，宜尽早进行康复治疗。早期分阶段综合康复治疗对恢复患者的神经功能，提高生活质量有益。

七、预后

脑出血总体预后较差，脑水肿、颅内压增高和脑疝形成是致死的主要原因。预后与出血量、出血部位、意识状态及有无并发症有关。脑干、丘脑和大量脑室出血预后较差。与脑梗死不同，不少脑出血患者起初的严重神经功能缺损可以相对恢复良好，甚至可以完全恢复正常。如果血压控制良好，一般高血压脑出血的复发相对较低，但动-静脉血管畸形所致脑出血例外，年再发率接近2%。

第五节　蛛网膜下腔出血

颅内血管破裂，血液流入蛛网膜下腔，称之为蛛网膜下腔出血（subarachnoid hemorrhage，SAH）。分为外伤性和自发性两种情况，自发性又分为原发性和继发性两种类型。原发性蛛网膜下腔出血为脑底或脑表面血管病变（如先天性动脉瘤、脑血管畸形、高血压脑动脉硬化所致的微动脉瘤等）破裂，血液流入到蛛网膜下腔，占急性脑卒中的10%左右；继发性蛛网膜下腔出血为脑内血肿穿破脑组织，血液流入蛛网膜下腔。本节重点介绍先天性动脉瘤破裂所致的原发性蛛网膜下腔出血，即动脉瘤性蛛网膜下腔出血。

一、病因及发病机制

（一）病因

1 颅内动脉瘤

是最常见的病因（占75%~80%）。其中囊性动脉瘤占绝大多数，还可见高血压、动脉粥样硬化所致梭形动脉瘤、夹层动脉瘤及感染所致的真菌性动脉瘤等。

2 血管畸形

约占SAH病因的10%，其中动静脉畸形（AVM）占血管畸形的80%。多见于青年人，90%以上位于幕上，常见于大脑中动脉分布区。

3 其他

如moyamoya病（占儿童SAH的20%）、颅内肿瘤、垂体卒中、血液系统疾病、颅内静脉系统血栓和抗凝治疗并发症等。此外，约10%患者病因不明。

（二）发病机制

1 动脉瘤

囊性动脉瘤可能与遗传和先天性发育缺陷有关，尸检发现约80%的患者Willis环动脉壁弹力层及中膜发育异常或受损，随年龄增长由于动脉壁粥样硬化、高血压和血涡流冲击等因素影响，动脉壁弹性减弱，管壁薄弱处逐渐向外膨胀突出，形成囊状动脉瘤。体积从2 mm~3 cm不等，平均7.5 mm。炎症动脉瘤是由动脉炎或颅内炎症引起的血管壁病变。

2 脑动静脉畸形

是发育异常形成的畸形血管团，血管壁薄弱处于破裂临界状态，激动或不明显诱因可导致破裂。

3 其他

如肿瘤或转移癌直接侵蚀血管，引起血管壁病变，最终导致破裂出血。

二、病理及病理生理

（一）病理

动脉瘤主要位于Willis环及其主要分支血管，尤其是动脉的分叉处，80%~90%位于脑底动脉环前部，特别是后交通动脉和颈内动脉的连接处（约40%）、前交通动脉与大脑前动脉分叉处（约30%）、大脑中动脉在外侧裂第一个主要分支处（约20%）。后循环动脉瘤最常见于基底动脉尖端或椎动脉与小脑后下动脉的连接处，动脉瘤多为单发，约20%为多发，多位于两侧相同动脉（又称为"镜像动脉瘤"）。动脉瘤随着年龄的增长，破裂的概率增加，高峰年龄为35~65岁，破裂与动脉瘤的大小有关，直径大于10 mm极易破裂；不规则或多囊状，位于穹隆处的动脉瘤易破裂。

动静脉畸形由异常血管交通形成，常见于大脑中动脉分布区。蛛网膜下腔出血可见呈紫红色的血液沉积在脑底池和脊髓池中，如鞍上池、脑桥小脑脚池、环池、小脑延髓池和终池等。出血量大时可形成薄层血凝块覆盖于颅底血管、神经和脑表面，蛛网膜呈无菌性炎症反应及软膜增厚，导致脑组织与血管或神经粘连。脑实质内广泛白质水肿，皮质可见多发斑片状缺血灶。

（二）病理生理

SAH能引起一系列病理生理改变：

1.血液流入蛛网膜下腔刺激痛觉敏感结构引起头痛，颅内容积增加使ICP增高可加剧头痛，导致玻璃体下视网膜出血，甚至发生脑疝。

2.颅内压达到系统灌注压时脑血流急剧下降，血管瘤破裂伴发的冲击作用可能是约50%的患者发病时出现意识丧失的原因。

3.颅底或脑室内血液凝固使CSF回流受阻，30%~70%的患者早期出现急性阻塞性脑积水，血红蛋白及含铁血黄素沉积于蛛网膜颗粒也可导致CSF回流受阻，出现交通性脑积水和脑室扩张。

4.蛛网膜下腔血细胞崩解释放各种炎症物质引起化学性脑膜炎，CSF增多使ICP增高。

5.血液及分解产物直接刺激引起下丘脑功能紊乱，如发热、血糖升高、急性心肌缺血和心律失常等。

6.血液释放的血管活性物质如5-HT、血栓烷A_2（TXA_2）和组胺等可刺激血管和脑膜，引起血管痉挛，严重者致脑梗死。

7.动脉瘤出血常限于蛛网膜下腔，一般不造成局灶性脑损害，神经系统检查很少发现局灶体征，但大脑中动脉瘤、动静脉畸形破裂较常见局灶性异常。

三、临床表现

1 一般症状

SAH临床表现差异较大，轻者可没有明显临床症状和体征，重者可突然昏迷甚至死亡。以中青年发病居多，起病突然（数秒或数分钟内发生），多数患者发病前有明显诱因（剧烈运动、过度疲劳、用力排便、情绪激动等）。

一般症状主要包括：

（1）头痛：动脉瘤性SAH的典型表现是突发异常剧烈全头痛，患者常将头痛描述为"一生中经历的最严重的头痛"，头痛不能缓解或呈进行性加重。多伴发一过性意识障碍和恶心、呕吐。约1/3的动脉瘤性SAH患者发病前数日或数周有轻微头痛的表现，这是小量前驱（信号性）出血或动脉瘤受牵拉所致。动脉瘤性SAH的头痛可持续数日不变，2周后逐渐减轻，如头痛再次加重，常提示动脉瘤再次出血，但动静脉畸形破裂所致SAH头痛常不严重，局部头痛常可提示破裂动脉瘤的部位。

（2）脑膜刺激征：患者出现颈强、Kernig征和Brudzinski征等脑膜刺激征，以颈强直最多见，而老年、衰弱患者或小量出血者，可无明显脑膜刺激征。脑膜刺激征常于发病后数小时出现，3~4周后消失。

（3）眼部症状：20%患者眼底可见玻璃体下片状出血，发病1小时内即可出现，是急性颅内压增高和眼静脉回流受阻所致，对诊断具有提示。此外，眼球活动障碍也可提示动脉瘤所在的位置。

（4）精神症状：约25%的患者可出现精神症状，如欣快、谵妄和幻觉等，常于起病后2~3周内自行消失。

（5）其他症状：部分患者可以出现脑心综合征、消化道出血、急性肺水肿和局限性神经功能缺损症状等。

2 动脉瘤的定位症状

（1）颈内动脉海绵窦段动脉瘤：患者有前额和眼部疼痛、血管杂音、突眼及Ⅲ、Ⅳ、Ⅵ和V₁脑神经损害所致的眼动障碍，其破裂可引起颈内动脉海绵窦瘘。

（2）颈内动脉–后交通动脉瘤：患者出现动眼神经受压的表现，常提示后交通动脉瘤。

（3）大脑中动脉瘤：患者出现偏瘫、失语和抽搐等症状，多提示动脉瘤位于大脑中动脉的第一分支处。

（4）大脑前动脉–前交通动脉瘤：患者出现精神症状、单侧或双侧下肢瘫痪和意识障碍等症状，提示动脉瘤位于大脑前动脉或前交通动脉。

（5）大脑后动脉瘤：患者出现同向偏盲、Weber综合征和第Ⅲ脑神经麻痹的表现。

（6）椎–基底动脉瘤：患者可出现枕部和面部疼痛、面肌痉挛、面瘫及脑干受压等症状。

3 血管畸形的定位症状

动静脉畸形患者男性发生率为女性的2倍，多在10~40岁发病，常见的症状包括痫性发作、轻偏瘫、失语或视野缺损等，具有定位意义。

4 常见并发症

（1）再出血（recurrence of hemorrhage）：是SAH主要的急性并发症，指病情稳定后再次发生剧烈头痛、呕吐、痫性发作、昏迷甚至去脑强直发作，颈强直、Kernig征加重，复查脑脊液为鲜红色。20%的动脉瘤患者病后10~14日可发生再出血，使死亡率约增加一倍，动静脉畸形急性期再出血者较少见。

（2）脑血管痉挛（cerebrovascular spasm，CVS）：发生于蛛网膜下腔中血凝块环绕的血管，痉挛严重程度与出血量相关，可导致约1/3以上病例脑实质缺血。临床症状取决于发生痉挛的血管，常表现为波动性的轻偏瘫或失语，有时症状还受侧支循环和脑灌注压的影响，对载瘤动脉无定位价值，是死亡和致残的重要原因。病后3~5天开始发生，5~14天为迟发性血管痉挛高峰期，2~4周逐渐消失。TCD或DSA可帮助确诊。

（3）急性或亚急性脑积水（hydrocephalus）：起病1周内15%~20%的患者发生急性脑积水，血液进入脑室系统和蛛网膜下腔形成血凝块阻碍脑脊液循环通路所致。轻者出现嗜睡、思维缓慢、短时记忆受损、上视受限、展神经麻痹、下肢腱反射亢进等体征，严重者可造成颅内高压，甚至脑疝。亚急性脑积水发生于起病数周后，表现为隐匿出现的痴呆、步态异常和尿失禁。

（4）其他：5%~10%的患者发生癫痫发作，不少患者发生低钠血症。

四、辅助检查

（一）头颅CT

临床疑诊SAH首选头颅CT平扫检查。出血早期敏感性高，可检出90%以上的SAH，显示大脑外侧裂池、前纵裂池、鞍上池、脑桥小脑脚池、环池和后纵裂池高密度出血征象。根据CT结果可以初步判断或提示颅内动脉瘤的位置：如位于颈内动脉段常是鞍上池不对称积血；大脑中动脉段多见外侧裂积血；前交通动脉段则是前间裂基底部积血；而出血在脚间池和环池，一般无动脉瘤，但5%病例可由后循环动脉瘤引起。动态CT检查有助于了解出血的吸收情况，有无再出血、继发脑梗死、脑积水及其程度。

（二）头颅MRI

当SAH发病后数天CT检查的敏感性降低时，MRI可发挥较大作用。由于血红蛋白分解产物如去氧血红蛋白和正铁血红蛋白的顺磁效应，对于亚急性期出血，尤其是当出血位于大脑表面时，MRI比CT敏感，通过磁共振梯度回波T_2加权成像等方法常可显示出血部位。在动静脉畸形引起的脑内血肿已经吸收后，MRI检查可以提示动静脉畸形存在。对确诊SAH而DSA阴性的患者，MRI用来检查其他引起SAH的原因。当颅内未发现出血原因时，应行脊柱MRI检查排除脊髓海绵状血管瘤或动静脉畸形等。

（三）CT血管成像（CTA）和MR血管成像（MRA）

主要用于有动脉瘤家族史或破裂先兆者的筛查，动脉瘤患者的随访，及DSA不能进行及时检查时的替代方法。

CTA检查比DSA更为快捷、创伤较小，尤为适用于危重患者，同时已被证实对较大动脉瘤的灵敏度接近于DSA，并可补充DSA的结果，较好地确定动脉瘤瘤壁是否钙化、瘤腔内是否有血栓形成、动脉瘤与出血的关系以及动脉瘤位置与骨性标志的关系。目前，随着CTA检查设备的不断改进，国际高水准的卒中中心CTA已逐步取代DSA成为诊断有无动脉瘤的首选方法。MRA检查不使用对比剂和放射线，对直径3~15 mm动脉瘤检出率达84%~100%，但急诊应用受许多因素的限制，其空间分辨率较差，不能清晰地显示动脉瘤颈和载瘤动脉。

（四）DSA

条件具备、病情许可时应争取尽早行全脑DSA检查，以确定有无动脉瘤、出血原因、决定治疗方法和判断预后。

DSA仍是临床明确有无动脉瘤的诊断"金标准"，可明确动脉瘤的大小、位置、与载瘤动脉的关系、有无血管痉挛等解剖学特点。但20%~25%的SAH患者DSA不能发现出血来源或原因。

（五）脑脊液（CSF）检查

如果CT扫描结果阴性，强烈建议行腰穿CSF检查。通常CT检查已明确诊断者，腰穿不作为临床常规检查。均匀血性CSF是SAH的特征性表现。腰穿误伤血管所致的血性CSF，其颜色从第1管至第3管逐渐变淡。血性CSF离心后上清液发生黄变，或者发现吞噬的红细胞、含铁血黄素或胆红素结晶的吞噬细胞，这些均提示CSF中红细胞已存在一段时间，支持SAH的诊断。血性CSF每1000个红细胞约导致蛋白增高1 mg/dL；最初白细胞与红细胞的比例与周围血相似，约为1：700；数天后，由于血液引起的无菌性化学性脑膜炎，可能出现反应性白细胞增多。

（六）TCD

可作为非侵入性技术监测SAH后脑血管痉挛情况。

（七）其他

血常规、凝血功能和肝功能等检查有助于寻找其他出血原因；心电图可显示T波高尖或明显倒置、PR间期缩短和出现高U波等异常。

五、 诊断及鉴别诊断

（一）诊断

突然发生的持续性剧烈头痛、呕吐、脑膜刺激征阳性，伴或不伴意识障碍，检查无局灶性神经系统体征，应高度怀疑蛛网膜下腔出血。同时CT证实脑池和蛛网膜下腔高密度征象或腰穿检查示压力增高和血性脑脊液等可临床确诊。

（二）鉴别诊断

1 高血压性脑出血

也可出现血性脑脊液，但此时应有明显局灶性体征如偏瘫、失语等。原发性脑室出血与重症SAH患者临床上难以鉴别，小脑出血、尾状核头出血等因无明显的肢体瘫痪临床上也易与SAH混淆，但CT和DSA检查可以鉴别（表3-3）。

表3-3 蛛网膜下腔出血与脑出血的鉴别要点

	蛛网膜下腔出血	脑出血
发病年龄	粟粒样动脉瘤多发于40~60岁，动静脉畸形青少年多见，常在10~40岁发病	50~65岁多见
常见病因	粟粒样动脉瘤、动静脉畸形	高血压、脑动脉粥样硬化
起病速度	急骤，数分钟症状达到高峰	数十分钟至数小时达到高峰
血压	正常或增高	通常显著增高
头痛	极常见，剧烈	常见，较剧烈
昏迷	常为一过性昏迷	重症患者持续性昏迷
局灶体征	颈强直、Kernig征等脑膜刺激征阳性，常无局灶性体征	偏瘫、偏身感觉障碍及失语等局灶性体征
眼底	可见玻璃体膜下片状出血	眼底动脉硬化，可见视网膜出血
头部CT	脑池、脑室及蛛网膜下腔高密度出血征	脑实质内高密度病灶
脑脊液	均匀一致血性	洗肉水样

2 颅内感染

细菌性、真菌性、结核性和病毒性脑膜炎等均可有头痛、呕吐及脑膜刺激征，故应注意与SAH鉴别。SAH后发生化学性脑膜炎时，CSF白细胞增多，易与感染混淆，但后者发热在先。SAH脑脊液黄变和淋巴细胞增多时，易与结核性脑膜炎混淆，但后者CSF糖、氯化物含量降低，头部CT正常。

3 脑肿瘤

约1.5%的脑肿瘤可发生瘤卒中，形成瘤内或瘤旁血肿合并SAH；癌瘤颅内转移、脑膜癌病或CNS白血病也可见血性CSF，但根据详细的病史、CSF检出瘤或（和）癌细胞及头部CT可以鉴别。

④ 其他

如偏头痛、颈椎疾病、鼻窦炎、酒精中毒、CO中毒等由于部分症状与SAH类似，容易造成误诊。特别是某些老年SAH患者，头痛、呕吐不显著，以突发精神障碍为主要症状，临床工作中应予注意。

六、治疗

急性期治疗目的是防治再出血，降低颅内压，减少并发症，治疗原发病和预防复发。SAH应急诊收入院诊治，需要遵循分级管理、多模态检测、优化脑灌注和脑保护以及预防脑血管痉挛的原则，并尽早查明病因，决定是否进行治疗。

（一）一般处理

① 保持生命体征稳定

有条件时应收入重症监护室，密切监测生命体征和神经系统体征的变化；保持气道通畅，维持稳定的呼吸、循环系统功能。

② 降低高颅压

主要使用脱水剂，如甘露醇、呋塞米、甘油果糖或甘油氯化钠，也可以酌情选用白蛋白。

③ 避免用力和情绪波动，保持大便通畅

烦躁者予镇静药，头痛予镇痛药。注意慎用阿司匹林等可能影响凝血功能的非甾体类消炎镇痛药物或吗啡哌替啶等可能影响呼吸功能的药物。

④ 其他对症支持治疗

包括维持水、电解质平衡，给予高纤维、高能量饮食，加强护理，注意预防尿路感染和吸入性肺炎等。

（二）预防再出血

① 绝对卧床休息

② 调控血压

防止血压过高导致再出血，同时注意维持脑灌注压。如果平均动脉压＞125 mmHg或收缩压＞180 mmHg，可在血压监测下静脉持续输注短效安全的降压药。最好选用尼卡地平、拉贝洛尔和艾司洛尔等降压药。一般应将收缩压控制在160 mmHg以下。若患者出现急性神经系统症状，则最好不要选择硝普钠，因为硝普钠有升高颅内压的不良反应，长时间输注还有可能引起中毒。

③ 抗纤溶药物

SAH不同于脑内出血，出血部位没有脑组织的压迫止血作用，可适当应用止血药物，如氨基己酸、氨甲苯酸和酚磺乙胺等抗纤溶药物。抗纤溶药物虽然可以减少再出血，但增加了SAH患者缺血性卒中的发生率。尽管较早的研究证实，抗纤溶药的总体结果是阴性的，但新近的证据提示，早期短程（＜72小时）应用抗纤溶药结合早期治疗动脉瘤，随后停用抗纤溶药，并预防低血容量和血管痉挛（包括同时使用尼莫地平），是较好的治疗策略。如果患者的血管痉挛风险低和（或）推迟手术能产生有利影响，也可以考虑用抗纤溶药预防再出血。

（三）脑血管痉挛防治

口服尼莫地平能有效减少SAH引发的不良结局。推荐早期使用口服或静脉泵入尼莫地平，改善患者预后。应在破裂动脉瘤的早期管理阶段即开始防治脑血管痉挛，维持正常循环血容量，避免低血容量。在出现迟发性脑缺血时，推荐升高血压治疗。不建议容量扩张和球囊血管成形术来预防脑血管痉挛的发生。症状性脑血管痉挛的可行治疗方法是脑血管成形术和（或）选择性动脉内血管扩张器治疗，尤其是在升高血压治疗后还没有快速见到效果时，可视临床具体情况而定。

（四）脑积水处理

SAH急性期合并症状性脑积水应进行脑脊液分流术治疗。对SAH后合并慢性症状性脑积水患者，推荐进行永久的脑脊液分流术。

（五）癫痫的防治

可在SAH出血后的早期，对患者预防性应用抗惊厥药。不推荐对患者长期使用抗惊厥药，但若患者有以下危险因素，如癫痫发作史、脑实质血肿、脑梗死或大脑中动脉瘤，可考虑使用。

（六）低钠血症及低血容量的处理

某些患者可能需要联合应用中心静脉压、肺动脉楔压、液体平衡和体重等指标来监测血容量变化，应避免给予大剂量低张液体和过度使用利尿药，可用等张液来纠正低血容量，使用醋酸氟氢化可的松和高张盐水来纠正低钠血症。

（七）放脑脊液疗法

每次释放CSF 10~20 mL，每周2次，可以促进血液吸收和缓解头痛，也可能减少脑血管痉挛和脑积水发生。但应警惕脑疝、颅内感染和再出血的危险。

（八）预防

① 控制危险因素

包括高血压吸烟、酗酒、吸毒等。

② 筛查和处理高危人群尚未破裂的动脉瘤

破裂动脉瘤患者经治疗后每年新发动脉瘤的概率为1%~2%，对此类患者进行远期的影像学随访具有一定的意义。若在动脉瘤破裂前就对其进行干预，则有可能避免SAH带来的巨大危害，但预防性处理未破裂动脉瘤目前的争议很大，应谨慎处理，充分权衡其获益和风险。

七、预后

SAH总体预后较差，其病死率高达45%，存活者亦有很高的致残率。SAH预后与病因、出血部位、出血量、有无并发症及是否得到适当治疗有关。动脉瘤性SAH死亡率高，约12%的患者到达医院前死亡，20%死于入院后，存活者一半遗留永久性残疾，主要是认知功能障碍。未经外科治疗者约20%死于再出血，死亡多在出血后最初数日。90%的颅内AVM破裂患者可以恢复，再出血风险较小。

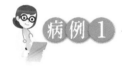 病例①

急性脑梗死合并亚急性脑出血

一、病史

患者，男，72岁。主诉：言语不利、口角流涎3天入院。

（一）现病史

患者于3天前下午4~5点无明显诱因出现口角右偏及流涎，打哈欠，言语含糊，饮水呛咳，未觉四肢无力，无头痛头晕，无恶心、呕吐、复视、黑蒙。自起病以来患者精神可，睡眠、饮食欠佳，尿便正常。

（二）既往史

发现高血压4年，未正规应用药物治疗，目前服司乐平，血压控制在150~160/90 mmHg。发现糖尿病4年，目前服格列喹酮，曾因皮肤病行手术治疗，具体不详。有痛风和前列腺增生病史。无烟酒嗜好，生活规律。

（三）个人史与家族史

父因糖尿病、母因肺心病去世，兄妹5人，大哥大姐患糖尿病和心脏病，已经去世。

二、检查

（一）体格检查

BP 192/100 mmHg，神志清，视力视野粗测正常，左中枢性面舌瘫，构音欠清晰，声音无嘶哑，左软腭抬举力弱，咽下运动有力，咽反射存在（左侧略迟钝），转颈、耸肩有力。左上下肢轻瘫试验可疑，感觉、共济均正常，病理反射正常，脑膜刺激征（－）。

查体结果证实了患者存在高血压，但没有发现颈动脉杂音和心脏杂音。神经系统查体发现了左侧中枢性面舌瘫，左侧软腭抬举力弱，提示锥体束部分（皮质脑干束）受累的可能。轻瘫试验可疑提示轻度的锥体束受损，没有病理反射的出现。

（二）辅助检查

1.头颅DWI

确证右侧基底节区高信号，相应区域ADC为低信号，提示脑梗死；T_2提示右侧枕叶高信号，CT相应区域为低信号，提示亚急性期脑出血。此外，有多发皮质下、右基底节区微量出血存在。

2.头颅MRA

未见明显异常。

3.肝全、肾全和脂全

血糖高8.3 mmol/L，血脂高CH 7.38 mmol/L，TG 3.61 mmol/L，尿蛋白高。尿素氮正常，肌酐稍高：138 μmol/L。

4.颈动脉彩超

双颈动脉分叉处内中膜增厚伴斑块形成。心电图：T波低平双向。

5.MMSE

27分。

三、诊断

综合上述检查结果诊断为：急性脑梗死合并亚急性脑出血、慢性肾功能不全、2型糖尿病。

诊断依据：患者起病急，迅速出现局灶体征，影像DWI右侧基底节脑梗死，T_2提示亚急性脑出血，诊断是明确的。对于一个高龄患者而言，其多发皮质下及右基底节微量出血则有可能由于高血压造成，也可能由于脑淀粉样变性造成，枕叶是淀粉样变性的最常见累及区域。根据Boston标准，具有局限在皮质下和皮质的多发出血的患者，年龄大于55岁，没有血液疾病或抗凝药物等造成的其他病因出血可以诊断为淀粉样变性可能大。本例患者由于有基底节区的陈旧出血，因而不能除外高血压的病因源头可能。患者的MMSE提示认知功能相对保持完整，如果MMSE减少严重，则更支持脑淀粉样变性。就本例患者而言，既往有明确的高血压和糖尿病病史，高血压脑出血的可能性大，最后的明确诊断只能依靠病理检查。但是脑叶反复出血一定要考虑脑淀粉样变性血管病。

四、治疗和随访

控制血糖、血压，没有使用抗血小板药物和抗凝药物，给予多种维生素治疗。患者恢复良好，治疗3周出院时已经完全恢复正常生活，所有症候消失。随访1年后，患者再次因脑叶出血入院，仍以保守治疗为主。此次发病则更倾向于诊断脑淀粉样变性血管病。

五、小结

本例患者从临床症候及CT检查，很容易得出急性脑梗死的诊断。但是在现代核磁影像技术的不断进展下，尤其是T_2的出现，使得脑微量出血成为可分辨的病灶可能。本例如果在20世纪末甚至可能直接诊断为脑梗死而给予阿司匹林治疗，但是在今天，更仔细的脑卒中分层，导致了患者枕叶亚急性脑出血的发现，而多发颅内微量出血，也提高了肠溶阿司匹林使用的风险性。患者没有大血管的狭窄，相对而言，肠溶阿司匹林预防动脉栓子形成脱落的作用可能不大。尽管不使用阿司匹林会增加脑梗死再发的风险，本患者的治疗趋于保守，但随访中发现，患者还是出现了另外一次脑出血。由此判断，保守使用阿司匹林是正确的。在未来，大型的随机、对照试验仍然需要阐明在这种情况下阿司匹林是否值得使用。

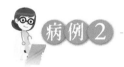

急性脑干梗死

一、病史

患者，男，65岁。主诉：突发左侧肢体无力、言语不利4天，意识障碍1天。

（一）现病史

患者4天前下午约2点睡醒后，自觉左侧肢体无力伴言语不利，呕吐胃内容物一次，呈非喷射性，无呕血、黑便，无头痛。1天后，患者言语障碍进一步加重，仅能发声，伴右侧肢体活动障碍，无二便失禁，与外界接触不良。

（二）既往史

发现血压高20余年，收缩压最高150 mmHg，平时口服"洛汀新、蒙诺"，血压控制在118/78 mmHg左右。8年前患"脑梗死"。否认糖尿病及冠心病史。

（三）个人史与家族史

生于原籍，久居本地，否认毒物射线接触史。吸烟40余年，1包/天。饮酒40余年，50 g/d。

二、检查

（一）体格检查

发育正常，体胖，查体不合作。问话不语，能睁眼及手势示意。肺呼吸运动度对称。双肺叩诊清音，听诊双肺呼吸音粗，可闻及散在痰鸣，未闻干湿啰音及哮鸣音。心界不大，心率60次/分，律齐，$A_2 > P_2$，心音正常。各瓣膜区未闻及病理性杂音。双下肢不肿。颈部血管未闻及病理性杂音。

神经系统检查：嗜睡，左鼻唇沟略浅，示齿口角稍右偏，构音障碍，左侧软腭抬举差，咽反射迟钝。余脑神经（−）。左侧肢体肌力0级，右侧肢体肌力3+级，肌张力可。未见不自主运动。双上肢、下肢腱反射偏活跃。感觉检查未见明显异常。共济检查不合作。双侧Babinski征（+），双侧Chaddock征（+）。颈软，无抵抗。

（二）辅助检查

1.血常规、肾全+脂全、血糖谱

空腹和三餐后血糖正常。

2.心电图

窦性心动过缓，电轴左偏。心脏超声和Holter未见异常。

3.头颅MRI

T_2像可见脑桥腹部双侧有轻度增高信号，基底动脉管腔内可见高信号，提示急性血栓形成或动脉斑块内急性出血；DWI提示脑干腹侧双侧高信号，提示脑干梗死。

4.TCD提示基底动脉狭窄。

三、诊断

综合上述检查结果诊断为：急性脑干梗死、高血压。

诊断依据：患者急性发病，符合血管性病变特点，头影像学显示急性缺血梗死改变，支持诊断。

四、治疗和随访

患者给予肠溶阿司匹林抗血小板治疗，同时注意调控血压、抗炎维持水电解质平衡、营养支持及对症治疗。着重防治呛咳和误吸，给予经鼻饲管胃肠营养。患者在住院1个月后，可经口进食，约占总进食量的70%，偶有饮水呛咳，无吞咽困难；言语较前流利，无声音嘶哑。神经科查体：神志清楚，构音障碍，左侧软腭抬举稍差，咽反射较前灵敏，余脑神经（-）。左侧上肢肌力3+级，左下肢肌力3+级，右上肢肌力4级，右下肢肌力3级，四肢肌张力正常，感觉检查未见明显异常，左侧Babinski征（+），双侧Chaddock征（+）。遂带胃管出院。

五、小结

双侧脑干梗死是一类预后极差的脑血管病，部分患者成为locked-in状态，为严重的功能残疾。但是并不是所有的患者都如此。患者的最终预后取决于患者病灶累及区域的功能重要程度，如果病灶累及锥体束集中区域，并且全部是细胞水平的损伤，则预后差，反之，病灶累及区域血管源性水肿成分较多，待水肿消退后，患者的功能可以得到一定的恢复。其功能区域的代偿通过神经重塑机制，患者的病灶周围区域的神经组织可以部分代偿损伤组织的功能。患者自身的缺血耐受基础如侧支循环、脑细胞缺血耐受能力。良好的侧支循环，可以及时改善缺血区域的血氧和血糖供应，减少病灶或延缓病灶内细胞的死亡；细胞水平的缺血耐受机制可以增强细胞抵抗脑缺血的能力，从而具有保护作用。不同的患者往往具有不同的抗缺血能力，其内因主要取决于上述因素。患者血管内血栓的再通时间和程度。一般来说，血栓存在自发溶解再通的可能。再通的时间越早，再通得越完全，则越有利于患者的预后。创造最好的内、外环境，如避免误吸肺炎、及时控制感染、及时调整电解质、改善患者的营养状况等。这些支持治疗不会对患者的良好预后起到决定性作用，但是它们的不完善可以对患者的差预后起到决定性作用。所以，不能忽视重症脑梗死的支持治疗，亦不能轻易作出放弃治疗的决定。研究表明，现代卒中的治疗极大地延长了患者的生存率，其主要原因不仅与特异性治疗有关（如溶栓和抗血小板治疗）。卒中的内科支持治疗的进步（如肠内外营养、抗生素的研发等）、并发症的及时发现和处理、护理和康复也起着非常重要的作用，应予足够的重视。

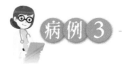

短暂性脑缺血发作（TIA）

一、病史

患者，男性，65岁。主诉：反复发作性左侧肢体无力2个月。

（一）现病史

发病前2个月，患者在活动中突然出现左侧肢体无力，持物不能，站立需扶持，上下肢无力程度相近，症状持续十余分钟后完全缓解，无意识障碍和肢体抽搐。当时测血压高，160/90 mmHg。此后3天相同症状反复发作三次，未遗留后遗症。

（二）既往史

高血压、高脂血症10年，吸烟史，每日1包，20年。

（三）个人史及家族史

无特殊。

二、检查

（一）体格检查

150/75 mmHg（左右上肢），内科系统检查未见异常，脑神经（−），未闻及颈部血管杂音，四肢肌力正常，腱反射对称引出，病理征（−），感觉检查正常。

（二）辅助检查

TG：5.6 mmol/L，CHO：7.48 mmol/L，LDL–C：4.34 mmol/L。肝肾功能和血糖未见异常。

TCD：右颈内动脉虹吸段重度狭窄，右眼动脉呈颅外向颅内反向血流频谱。

头MRA：右颈内动脉虹吸段重度狭窄。

EEG：正常范围。

三、初步诊断

综合以上分析诊断为：短暂性脑缺血发作（TIA）、颈内动脉系统、高脂血症、高血压。

四、治疗和随访

患者目前诊断明确，入院后给予氨氯地平、立普妥、波立维和拜阿司匹林联合治疗。告诫患者戒烟。同时，向患者及家属交代病情，获知情同意后，行脑DSA检查及颈内动脉虹吸段支架植入术。

治疗过程：脑血管造影显示右颈内动脉虹吸段重度狭窄＞90%，遂在全麻下行支架植入术。支架置入顺利，TCD示：眼动脉血流方向恢复正常，呈颅内至颅外流向频谱。10分钟后患者血压升高，180/110 mmHg，即时查体，右瞳孔散大，4 mm，光反射迟钝，左瞳2 mm，静脉泵入压宁定，10分钟后血压降至120/80 mmHg，麻醉复苏后患者述右眼胀痛，视物模糊，查体：粗测视力减退，右眼睑下垂，右瞳4 mm，光反射迟钝，眼球外展露白4 mm，右三叉神经眼支分布区针刺觉减退，角膜反射消失，未见眼球充血突出，余神经系统查体正常。急诊头颅CT未见颅内出血改变。术后眼科会诊：右眼视力0.03，右眼视野缺损，眼底可见胆固醇结晶。术后予葛根素葡萄糖注射液静脉滴入，继续阿司匹林、波立维、立普妥、尼莫同口服治疗。两天后：患者瞳孔缩小至与左瞳等大，2 mm，光反射存在，3天后眼睑睁闭如常，眼球外展无露白，4周后出院时视力恢复至0.1，视野缺损范围缩小，角膜反射恢复，针刺觉减退程度减轻。3个月后随诊CTA示支架置入处无血管狭窄，临床上无TIA发作，视力缓慢好转，余症状平稳后出院。

出院后随诊半年内未再有类似的发作。

五、小结

高血压是卒中独立危险因素，70%的卒中患者均有高血压。降低血压可显著降低卒中风险。因此，临床上应根据患者情况实施降压治疗。但如果存在双侧颈内动脉严重狭窄的患者，降压治疗应慎重。

评估TIA的风险。TIA患者出现急性脑梗死的风险明显增加，根据目前广泛运用的ABCD^{2}评分，即A（age）：年龄，≥60岁，1分；B（blood）：血压，发病时血压≥140/90 mmHg，1分；C（clinical features）：临床症状，偏瘫，2分，言语障碍无偏瘫，1分；D（duration）：持续时间，超过60分钟，2分，10~59分钟，1分，小于10分钟，0分；D（diabetes）：糖尿病，1分。总评分为0~7分，0~3分：低危险；4~5分，中度危险；6~7分，高度危险。本患者最终评分为5分，属于中度危险。临床研究显示，联合运用抗血小板药物波立维和阿司匹林可显著降低TIA患者微栓子的产生，推荐无禁忌的患者短期联合使用抗血小板药物。

脑卒中与血胆固醇水平尤其是LDL-C水平密切相关，如果患者出现TIA，并有颅内动脉粥样硬化病变证据，则属于卒中极高危患者，如LDL-C大于80 mg/L，应立即启动强化降脂治疗，LDL-C目标值≤80 mg/L，或LDL-C降低30%~40%，该患者接受立普妥20 mg/d治疗。

患者存在颈内动脉虹吸段重度狭窄，考虑是本病的病因。临床的发病机制以动脉-动脉栓塞可能性大，狭窄处不稳定斑块脱落，栓子累及大脑中动脉深穿支。当然，要完全排除动脉狭窄导致的低灌注情况有时比较困难，不过该患者缺乏眼动脉受累的表现，此种可能性较小。目前的观点，有症状的动脉狭窄60%以上就应该积极治疗，可以采取动脉内膜剥脱术（CEA）和支架植入术（CAS）两种方法，CAS是否与CEA等效，尚无定论，但对于该患者病变部位在颈内动脉虹吸段，适宜选择动脉支架植入术。

临床上已较广泛运用支架置入来治疗颅内动脉狭窄，但支架置入后可出现全身和局部的并发症，局部并发症包括相关的血管损伤、血栓形成等，本患者在颈动脉虹吸段狭窄处支架置入后出现罕见并发症——海绵窦综合征合并眼动脉胆固醇结晶栓塞。海绵窦位于蝶鞍旁，自颞骨岩部尖由后向前延伸至眶上裂，海绵窦内颈内动脉虹吸段与展神经相伴前行，在海绵窦侧壁，自上而下分布有动眼神经、滑车神经及三叉神经眼支、上颌支，临床上根据不同的症状体征将海绵窦病变分为海绵窦前、中和后综合征，其中海绵窦前综合征最常见的临床表现是：展神经、动眼神经、滑车神经和三叉神经眼支受累。常见的病因如海绵窦内肿瘤、海绵窦血管瘤、颈动脉-海绵窦瘘、炎症及海绵窦血栓形成等。本例患者在支架置入后出现展神经不全、动眼神经不全麻痹及三叉神经眼支受累症状，符合海绵窦前综合征，且相关症状大多缓解，考虑可能与支架植入有关。

此外，该患者在治疗后还出现右眼视力减退、视野缺损，眼科检查视网膜可见胆固醇结晶，考虑患者眼科情况为眼动脉胆固醇结晶栓塞所致。胆固醇结晶栓塞综合征通常是由胆固醇粥样斑块破裂，导致胆固醇结晶剥离，随血流至全身导致远处血管栓塞而出现临床症状。有报道在颈动脉支架置入术后出现胆固醇结晶所致的脑栓塞。结合本例临床表现，考虑为视网膜中央动脉胆固醇结晶栓塞所致，原因可能为支架置入后血流动力学改变，眼动脉恢复由颅内至颅外血流方向，同时患者出现血压升高，可能致不稳定动脉粥样斑块破裂，从而引起视网膜中央动脉的胆固醇结晶栓塞。从可干预的角度来看稳定动脉斑块治疗及控制术中血压水平显得尤为重要。

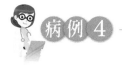

急性脑梗死脑桥

一、病史

患者，男，67岁。主诉：言语不利、左侧肢体无力4小时。

（一）现病史

4时前午睡时一切正常，2小时后患者呼叫，家人发现其左侧肢体不能活动，言语不清，当时神志清楚，无恶心呕吐，无二便失禁，无抽搐。患者发病前1周内曾出现发作性头晕、四肢无力，左侧肢体明显发作4~5次，每次持续10分钟左右可自行缓解，查头CT无异常，外院考虑TIA，予中药治疗。

（二）既往史

哮喘、慢性萎缩性胃炎，高血压史，否认糖尿病、冠心病。

（三）个人史与家族史

吸烟约10支/天×40余年，不饮酒。否认脑血管病家族史。

二、检查

（一）体格检查

神清、烦躁，不能言语，但可以理解，查体基本合作，脑神经检查发现双眼向左侧凝视，偶有向下凝视活动，有不持续细小水平震颤，双侧瞳孔等大，对光反射灵敏，左侧鼻唇沟浅，伸舌偏左，左侧肢体肌力0级，肌张力低，右侧肢体肌力近5级，腱反射活跃，双侧Babinski征及Chaddock征（+）。

（二）辅助检查

1.常规检查

血常规、尿、便常规均正常。

2.肝全、肾全、脂全

CHO 5.75 mmol/L↑，TG 2.2 mmol/L↑，LDL-C 4.05 mmol/L↑，ApoB 1.22 mmol/L，Lp（a）523 mg/L↑，余无明显异常。

3.PT+A

正常。血tHCY 39.08 μmol/L↑。血ANCA阴性。

4.ECG、超声心动（-）。

5.影像学

头CT：未见明显异常；头MRI+DWI（复查）：脑桥、小脑左侧丰球亚急性期脑梗死。

6.动脉超声

双侧颈动脉粥样硬化伴斑块形成；右侧椎动脉细，流速减低，阻力增高；双侧锁骨下动脉粥样硬化，右侧伴斑块形成。

7.TCD

左侧颈内动脉起始部血流增快；基底动脉血流减慢。

8.头MRA

右侧椎动脉纤细迂曲，基底动脉狭窄可能，小脑下动脉未见明确显示。基底动脉斑块评估：基底动脉起始部狭窄，斑块形态欠规则，信号大致均匀，未见明显血检信号。

9.全脑血管造影

基底动脉近端闭塞，双侧颈内动脉多发斑块影，前交通动脉开放、左侧大脑前交通由右侧大脑前动脉供血，双侧大脑后交通动脉开放。颈内动脉造影时双侧大脑后动脉显影。

三、诊断

综合以上分析及检查结果诊断为：急性脑梗死脑桥，小脑左侧半球、基底动脉起始段狭窄、动脉粥样硬化、高血压3级（极高危）、高脂血症。

诊断依据：患者有高血压、高龄、同型半胱氨酸升高、高脂血症的危险因素，未发现心源性栓塞的证据，溶栓后再次评价血管情况，基底动脉起始段仍有狭窄，斑块核磁评估未见血栓的信号，所以考虑本患者为动脉粥样硬化造成的基底动脉起始端狭窄，原位血栓形成。

四、治疗和随访

起病后5.5小时行全脑血管造影并给予选择性动脉溶栓治疗，18 mg（0.3 mg/kg）在基底动脉血栓近端分别予rt–PA5 mg、5 mg、5 mg、3 mg（共18 mg）泵入，造影显示基底动脉完全再通，术后患者凝视麻痹、肢体无力等体征恢复。溶栓后24小时给予低分子肝素（速碧林0.4 mL皮下注射，1次/12小时）抗凝，维持血压在150~160/70~80 mmHg，补液2000 mL/d治疗，复查头颅CT未见异常，加用抗血小板聚集治疗（波立维75 mg/d），他汀类药物（辛伐他汀20 mg/d）降脂并稳定斑块，改善微循环治疗，速碧林与玻立维合用3天后，停用速碧林。

斑块分析显示基底动脉近端狭窄为稳定性斑块，未给予介入治疗。

出院时患者无不适主诉，可正常行走、活动。查体：BP：140/80 mmHg。神清，语利，双眼眼球活动正常，双侧注视时无明显眼震，左侧鼻唇沟略浅，伸舌略左偏。四肢肌力5级，双上肢腱反射对称，双下肢腱反射对称减弱，双侧Babinski征及Chaddock征（-）。感觉对称存在。双侧共济运动正常。

门诊随诊，情况稳定，无短暂脑缺血发作症状。

五、小结

脑血管病的急诊处理快速诊疗是关键，尽管目前影像学手段已经广泛应用，但是熟记各种临床综合征、准确定位，仍然非常重要。在准确诊断的基础上，才能选用适当的治疗方案。超早期的溶栓治疗，应该严格把握适应证、禁忌证，才能给患者真正带来帮助。

溶栓治疗是经过临床随机对照实验证实过的有效的治疗，在时间窗内及时溶栓可以起到挽救半暗带的作用。目前具有循证医学证据的治疗措施是经静脉溶栓（rt–PA或尿激酶），而动脉溶栓或者动静脉联合溶栓尚在探索阶段，不过溶栓也存在出血等可能危及生命的副作用。

因此，在选择溶栓治疗之前，一定要明确溶栓的适应证与禁忌证，尤其是明确溶栓治疗的时间窗。目前，有关多途径、扩大溶栓时间窗的试验正在进行中。

本例患者选择动脉溶栓，主要考虑动脉溶栓血管再通，血管再通是改善预后的必要条件，文献报道动脉溶栓再通率达63%，由于基底动脉血栓病情凶险，所以有条件的医院可考虑动脉溶栓。

溶栓治疗后24小时内一般不用抗凝、抗血小板药，24小时后复查头CT，无禁忌证者可用抗血小板聚集药物（阿司匹林或波立维）。急性期治疗主要是调控血压、控制血糖、降脂稳定斑块、防治并发症。

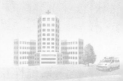

第四章

脊髓疾病

第一节　急性横贯性脊髓炎

急性横贯性脊髓炎（acute transverse myelitis，ATM）既往是指感染后自身免疫反应导致的急性横贯性炎性脊髓病变，以前驱感染后急性上升性脊髓完全横贯性损害为特征。随着辅助检查技术的进步和对鉴别诊断认识的深入，ATM的内涵更加明确，概念也越来越规范，目前比较公认的ATM概念是2002年提出的，ATM是指包括一系列症状和体征定位于脊髓的高度异质性炎性疾病，如特发性ATM、中枢神经系统原发性脱髓鞘疾病相关ATM和继发于感染、其他系统性疾病（如系统性红斑狼疮、干燥综合征等）、副肿瘤综合征等继发性ATM，这些脊髓病变特点各异，并可伴随不同的脊髓外表现。确定ATM的病因对临床医生极具挑战性，因为存在与ATM相关的自身免疫性、炎症性和传染性等很多种疾病。ATM可以累及多个脊髓节段，影像学或病理学也可以是不完全的脊髓横贯性损害，仍保留"横贯性"在定义中是因为绝大多数患者有脊髓感觉损害平面，该平面对诊断是否为脊髓疾病以及定位脊髓病变节段具有重要的临床意义。

ATM各年龄组均可受累，10~19岁、30~39岁年龄组高发，似乎没有家族或种族倾向，也没有地理变异的证据。ATM的临床特点为急性或亚急性起病的脊髓运动、感觉、自主神经以及传导束功能障碍的症状和体征，通常具有一个明确的感觉障碍平面，脊髓MRI和CSF检查通常具有急性炎症反应证据。当疾病进展达高峰时，约50%的患者出现双下肢完全瘫痪，几乎所有患者伴膀胱功能障碍，80%~94%的患者有感觉缺失、感觉异常或条带状感觉迟钝。自主神经功能障碍包括尿急、尿便失禁及潴留。

急性脊髓炎个案报道最早见于1882年，病理学检查发现，其中一些病例为血管源性病灶，其他为急性炎症病灶。随后，1922~1923年英国发生了超过200例的疫苗接种后脑脊髓炎，为天花或狂犬病疫苗接种的并发症，病理学检查表现为炎症细胞浸润和脱髓鞘，而非先前文献报道的血管病表现。Ropper AH和Poskanzer DC于1978年第一次确立ATM的诊断标准：进展期不超过4周的双侧脊髓功能障碍，具有非常明确的损害平面、无前驱疾病、除外脊髓压迫症。1981年Berman M等将ATM定义为急性进展的双下肢截瘫（无进展达高峰的时间界定），伴双侧感觉障碍、括约肌功能障碍、明确的感觉障碍平面、病程为非进行性发展（区别于进行性痉挛性截瘫），无脊髓压迫症的临床或实验室证据。患者如果具有进行性痉挛性截瘫、斑片状感觉障碍、脊髓半切断表现、梅毒、严重背部创伤、转移性肿瘤或脑炎则除外ATM诊断。Christensen PB等在1990年将诊断标准进行更新：急性进展期不超过14天的运动、感觉和括约肌功能障碍，不伴随其他神经系统疾病或潜在的系统性疾病。1992年，Ford等人通过对15例脊髓疾病患者的临床研究，引入了术语"急性部分横贯性脊髓病"，他们的研究为两种脊髓疾病的鉴别提供了一个框架，即：①急性完全性横贯性脊髓炎（acute complete transverse myelitis，ACTM），被定义为脊髓的一种特发性炎症，导致了明显的脊髓相关的对称的中或重度功能丧失；②急性部分性横贯性脊髓炎（acute partial transverse myelitis，APTM），被定义为脊髓功能的不对称或轻度丧失。为了进一步区别具有不同病因的ATM，1993年Jffery DR等学者建议将ATM的诊断标准修订为：4周内进展达到高峰，除外脊髓动静脉畸形、人类嗜T淋巴细胞病毒–1（HTLV–1）感染、结节病等其他已知疾病。该诊断标准将ATM分为感染伴随性、多发性硬化（MS）相关性、缺血性及特发性四种。感染伴随性ATM的诊断，依据血清相应特异感染微生物的IgM抗体阳性或2次连续检测IgG抗体水平呈4倍以上增高；MS相关性或系统性疾病相关性ATM的表现通过相应诊断标准确定；脊髓梗死的诊断，依据相应的临床及影像学表现并排除其他病因，诊断难度很大，临床中误诊情况严重，应该给予高度关注；特发性ATM的诊断确立依赖于除外其他病因。该诊断标准将脊髓梗死纳入其中不是很科学，虽然ATM病因的异质性很高，但是ATM传统上仍然是指炎症性疾病，包括特发性、疾病相关性和继发性等。

二、急性横贯性脊髓炎协作组诊断标准的实用性及局限性

　　长期以来，由于急性横贯性脊髓炎的内涵和概念不统一，其诊断标准也未得到统一。2002年由Johns Hopkins医院神经内科牵头的急性横贯性脊髓炎协作组（Transverse Myelitis Consortium Working Group，TMCWG）对先前存在的关于急性横贯性脊髓炎的许多诊断标准进行整理后形成了专家共识，成为目前最为公认的特发性ATM诊断标准（表4-1）。将符合全部诊断标准的病例归类为确定的特发性ATM，缺乏CSF或MRI炎症证据的病例归类为可能的特发性ATM。deSeze等研究发现，应用该诊断标准对288位疑似病例进行诊断，大多数患者都明确了病因，最后只有16%的病例符合特发性ATM的诊断，这些研究结果突显了TMCWG诊断标准的重要性和实用价值。同时，随着神经影像学的发展，如MRI及DSA的普及，神经免疫检测方法的增加，特异性生物学标记物的发现，使越来越多的所谓"特发性ATM"明确了病因，ATM这个异质性的疾病得到了进一步细化，对其诊断和治疗的认识也更加深入。尽管这个标准不能区分部分性和完全性脊髓炎性综合征，但至少证明了它对以研究为导向的病例识别是有帮助的。

表4-1　特发性急性横贯性脊髓炎诊断标准

支持标准	排除标准
1.归因于脊髓的进展性感觉、运动、自主神经功能障碍	1.既往10年内脊髓放疗史
2.双侧体征和/或症状（不是必须对称）	2.明确的与脊髓前动脉分布区一致的临床症状
3.明确的感觉缺失平面	3.海绵状静脉畸形及动静脉畸形导致的脊髓表面的异常流空信号

支持标准	排除标准
4.通过神经影像学检查（MRI或脊髓造影：脊髓CT无意义）排除髓外压迫	4.结缔组织病（结节病、白塞氏病、干燥综合征、系统性红斑狼疮混合型结缔组织病等）的血清学或临床证据
5.脊髓内炎症反应的客观证据（脑脊液细胞数增多、IgG指数升高或钆增强阳性病灶）；如果发病时无炎症证据，发病2~7天内复查MRI及脑脊液分析	5.梅毒、莱姆病、HIV、HTLV-1、支原体、其他病毒（如HSV-1、HSV-2、EBV、cmV、HHV-6、肠道病毒）感染CNS的表现*
6.发病后4小时~21天症状进展达高峰	6.头MRI异常提示MIS*
—	7.临床上明显的视神经炎*

*：不除外其他疾病相关性ATM。

这个标准也涵盖了一些排除炎症性及自身免疫性脊髓炎的实验室检查。该标准包括大多数（但不是全部）特发性ACTM病例，但可能会遗漏一些门诊评估的轻度APTM病例，因为这些诊断标准要求有脑脊液或钆增强MRI扫描的炎症证据，而许多患者在其症状的初期不会接受这些检查，这些患者只能被分类为可能的横贯性ATM。TMCWG诊断标准也具有一定的局限性。临床上常有一些病例，除了不具备脊髓的炎症反应证据外，满足其余全部的推荐诊断标准，这样，当脊髓MRI显示相应的局灶性T$_2$高信号病灶，但病灶无明确的钆增强，如果脑脊液检测又是正常的，按TMCWG诊断标准则无法诊断ATM，并且这些病例的临床表现与脊髓血管病也不一致。不过，将该类疾病界定为可能的ATM或许是一种最佳选择。应该注意，有些ATM患者发病早期MRI及CSF检查均是正常的，所以一周内再次检查是很有必要的。

同样，虽然该标准中基于发病达到高峰的时间而排除某些病例缺乏明确的客观性，但是作者的临床经验及文献回顾保证了该标准的有效性。我们认为ATM有别于急剧进展的血管性脊髓病（进展期小于4小时）、缓慢进展的遗传性脊髓病、脊髓肿瘤、硬脊膜动静脉瘘性脊髓病、慢性进展型MS（进展期超过21天）。然而，某些血管性脊髓病会被误诊为ATM，而某些具有炎症证据的ATM由于急剧进展而被排除诊断。此外，针对疑似ATM患者，为了明确是否符合诊断标准而进行等待进而延误相应的临床治疗，这种做法是不明智的，建议在开始治疗的同时安排进行检查以明确该类患者最终是否符合诊断标准。

虽然脊髓肿瘤（如胶质瘤）患者的症状进展会持续数周至数月，但某些脊髓肿瘤病例无法依赖临床病史与ATM相鉴别。此外，肿瘤患者由于具有脊髓增强病灶而符合炎症诊断标准，但并不是真正的炎症疾病，只是提示血-脑屏障受损。如此看来，有无CSF细胞数增多和病程长短是鉴别ATM与脊髓胶质瘤的唯一途径，除非考虑脊髓活检。简而言之，当鉴别困难时，开始类固醇治疗并定期复查脊髓MRI是合理的方案。如果脊髓强化相当明确，应考虑进行脊髓活检。

另外一种情况是视神经脊髓炎（NMO），该病按现有诊断标准可能无法完全与特发性ATM进行鉴别。现有诊断标准推荐，ATM患者应进行视觉诱发电位（VEP）检查，尽管目前尚不明确该检查能否提示复发或进展的风险。但无论使用哪种标准，如果想寻找脊髓炎（感染性、血管性等）更具体的病因，MRI扫描、CSF检查和其他适当的实验室检查是最重要的。

三、抓主要矛盾——以病因为主线的诊断及鉴别

如图4-1所示，根据患者的病史及症状体征，确认为急性脊髓病变时，诊断检查的第一步是评估压迫性或结构性病因。早期脊髓MRI及增强扫描是首选检查手段，以明确是否存在占位性病变，例如间盘突出、椎骨骨折肿瘤转移或脊椎滑脱等。最好在发病后数小时内行脊髓MRI及增强扫描，不能紧急快速获得MRI结果时，CT脊髓成像也是一种合理的选择，尤其对于出血性脊髓病变，CT成像具有不可替代的优势。

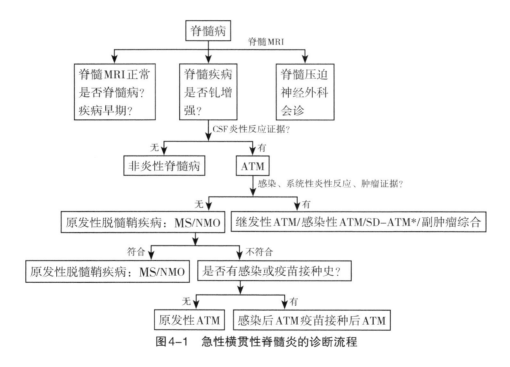

图4-1　急性横贯性脊髓炎的诊断流程

ATM在MRI上的典型表现为数个脊髓节段的肿胀，多个脊髓节段的中央出现异常信号，最常见于胸髓节段，常伴有钆增强的T_2高信号病灶，见于50%~90%的成年患者，ATM脊髓损害范围与临床严重性之间没有肯定的联系，但病灶的长度和分布对于鉴别诊断以及判断预后具有重要意义。例如，急性完全性横贯性脊髓炎（ACTM）表现为受累脊髓平面以下完全或近乎完全的功能障碍，ACTM常提示视神经脊髓炎（NMO）、系统性疾病相关性ATM（SD-ATM）和急性播散性脑脊髓炎（ADEM）；急性部分性横贯性脊髓炎（APTM）则表现为较轻的、不完全的或显著不对称的脊髓功能障碍，伴有MRI的非对

称性病灶，该类患者可能是特发性ATM；如病灶范围小于2个脊柱节段，特别是头MRI有阳性发现时，应该与多发性硬化进行鉴别诊断；另一方面，当脊髓MRI病灶范围超过3个脊柱节段时，被定义为长节段性横贯性脊髓炎（longitudinally extensive transverse myelitis，LETM），LETM的病因及预后与APTM有很大不同，LETM患者发展成多发性硬化的风险是最低的，但其中大部分患者血清视神经脊髓炎抗体（NMO-IgG）阳性，因此，LETM被认为是NMO的一种自限型或早期表现。结缔组织病、肿瘤/副肿瘤综合征和ADEM也会引起LETM。

神经影像学排除了脊髓压迫性病因，诊断检查的下一步就是腰椎穿刺以确定CSF内是否有炎症迹象。如果CSF是非炎症性的，那么血管性、毒性/代谢性、神经退行性或肿瘤性骨髓病变的可能性更大，随后的检查应集中在这些病因上。CSF分析包括常规检查（细胞数、外观、总蛋白、免疫球蛋白、糖和氯化物含量的水平）、鞘内抗体合成情况（寡克隆带及IgG指数）及细胞学分析，当然还包括一些特殊的CSF涂片和培养（墨汁染色和结核分枝杆菌、细菌培养）以及特殊抗体的检测。如果CSF显示出炎症迹象（如出现白细胞增多、蛋白浓度升高、寡克隆带或IgG指数升高），随后的检查应集中于脱髓鞘、感染性或其他炎症原因。如果脊髓MRI无强化、脑脊液细胞数无增多、IgG指数无增高，则考虑非炎症性脊髓病，但也可能是炎症性脊髓病的早期，所以要根据病情再次复查MRI和CSF。非炎症性脊髓病的病因包括缺血性（动脉、静脉、分水岭及动静脉畸形）、放射性、硬膜外脂肪增多症、纤维软骨栓塞等。如果明确是炎症性脊髓病，需明确炎症累及的范围。头MRI及增强扫描、VEP检查可明确中枢神经系统其他部位的脱髓鞘病变，从而确定病灶是否为多发。如果脱髓鞘仅限于视神经/视束，则可能为NMO；如果脱髓鞘范围超出视神经/视束，则可能是ADEM、NMOSD或MS；或者脱髓鞘仅局限于脊髓，VEP和头MRI未显示脱髓鞘，并符合上述诊断标准，则诊断为ATM。

下一步需要评价ATM为特发性还是疾病相关性。TMCWG标准中指出下列临床特征提示，ATM具有感染性病因：发热、脑膜炎、皮疹、伴发的系统性感染（如肺炎或腹泻）、免疫抑制状态（如AIDS或免疫抑制剂）、复发性生殖器感染、伴或不伴疱疹性神经根炎样囊泡的根性烧灼痛、淋巴结肿大等（表4-2）。针对这些病例，应进行血清快速血浆反应素、CSF病毒和细菌培养、CSF性病实验室检测、CSF病毒PCR检测以及针对各种感染源的血清快速滴度检测，发病4~8周后应复查病毒滴度检测。如果临床特征提示可能是系统性炎症性疾病，如干燥综合征、抗心磷脂抗体综合征、系统性红斑狼疮、结节病或混合型结缔组织病等，此时应进行下列血清学检测：血管紧张素转换酶、抗核抗体、抗双链DNA抗体、SS-A（Ro）、SS-B（La）、抗心磷脂抗体、狼疮抗凝血剂、β_2-糖蛋白I以及补体水平。显微镜下血尿分析也是必要的。依据临床疑似程度进行口唇唾液腺活检、胸部CT及增强扫描、泪液分泌实验等检测。如果检查结果无SD-ATM的临床特征并符合上述ATM诊断标准，则确定诊断为特发性ATM。

表4-2　急性横贯性脊髓炎病因学相关检查

症状及体征		建议检查
感染性疾病	发热	血清快速血浆反应素
	脑膜炎	脑脊液病毒和细菌培养
	皮疹	脑脊液性病实验室检测
	伴发的系统性感染（如肺炎或腹泻）	脑脊液病毒PCR检测
	免疫抑制状态（如AIDS或免疫抑制剂）	针对各种感染源的血清快速滴度检测
	复发性生殖器感染	发病4~8周后应复查病毒滴度检测
	伴或不伴疱疹性神经根炎样囊泡的根性烧灼痛	—
	淋巴结肿大	—
系统性炎症性疾病（血管炎、胶原血管病、混合型结缔组织病）	皮疹	血管紧张素转换酶
	口腔或生殖器溃疡	抗核抗体
	淋巴结肿大	抗双链DNA抗体
	网状青斑	SS—A（Ro）
	浆膜炎	SS—B（La）
	光敏感	抗心磷脂抗体
	关节炎	狼疮抗凝血剂
	结节性红斑	β_2—糖蛋白 I
	口腔干燥	补体水平
	角膜炎	—
	结膜炎	—
	皮肤挛缩或增厚	—
	贫血/白细胞减少/血小板减少	—
	雷诺氏现象	—
	动脉或静脉血栓病史	—
多发性硬化	既往脱髓鞘事件	头MRI
	不完全损害的临床表现伴MRI异常小于2个脊柱节段并小于50%脊髓直径	诱发电位
	脑脊液寡克隆带阳性	—
视神经脊髓炎	视神经炎	诱发电位
	头MRI正常	头MRI（通常阴性）
		多种其他器官特异性及非特异性自身抗体
特发性横贯性脊髓炎	无临床/亚临床证据提示其他疾病	诱发电位
		肌电图/神经传导速度

四、规范诊治——循证医学及指南推荐意见

2011年美国神经病学学会（American Academy of Neurology，ANN）发布了急性横贯性脊髓炎的临床评估和治疗循证指南，至今未见更新。该指南总结了ATM的生物学特征、临床表现影像学改变、实验室特点等，对脊髓病变的诊断、鉴别诊断、病因筛查、复发风险评估、治疗方案选择以及如何预防复发等问题进行了阐述和推荐。因缺乏高质量的大样本研究，证据不充分，该指南推荐意见级别普遍不高，这也说明了脊髓疾病的临床研究亟待引起我们的重视。该指南推荐意见摘要如下：

1. 疑诊ATM患者，区分属于ACTM或APTM有助于确定病因和评估复发的风险，APTM更易复发（证据级别C）。

2. 年龄和性别对脊髓病变患者确定病因有帮助：高龄患者更常见脊髓梗死，而女性患者更常见MS-ATM（证据级别C）。但是考虑到不同组间的重叠，生物学特征对于明确脊髓病变的病因无帮助。

3. 目前既无支持也无反对证据提示亚急性脊髓病变有种族差异（证据级别U）。

4. 头MRI的MS特征性改变有助于预测首次为APTM患者进展为MS的可能性（证据级别C）。

5. 长节段（＞3个节段）脊髓病变有助于区别NMO和MS（证据级别C）。

6. NMO-IgG自身抗体应作为ACTM患者病因学诊断的支持证据（证据级别B）。

7. CSF细胞学检查、寡克隆带检测对于区分ATM病因可能有价值（证据级别C）。

8. NMO-IgG自身抗体的检测对于预测ATM患者复发风险有帮助（证据级别B）。

9. 血浆置换对于激素冲击治疗无效的ATM患者可能有效（证据级别C）。

10. 利妥昔单抗可能会降低NMO的ATM复发概率（证据级别C）。

11. 目前没有充分证据支持或反对其他治疗的有效性（证据级别U）。

五、新进展及未来之路——探索中前行

近年来发现的一些检测指标有助于特殊疾病亚型的鉴别，从而确立相应治疗策略，再加上特发性ATM有关的潜在检测指标的发现，支持其为一种独立疾病。

在恶性肿瘤隐匿期，神经元细胞核或细胞质特异性自身抗体的发现提示副肿瘤性脊髓炎。CRMP-5-IgG是最常见的一种与隐匿性小细胞肺癌相关的副肿瘤性眼科炎症性疾病的生物指标，有研究认为，亚急性发病的炎症性脊髓病可能是CRMP-5-IgG自身免疫性疾病的一种症状表现。同样，与神经元突触前膜蛋白抗体相关的炎症性横贯性脊髓病常见于女性乳腺癌患者。这两种副肿瘤性脊髓炎的临床表现、MRI及脑脊液表现很相似。

视神经脊髓炎（NMO）是一种以视神经炎和LETM为特征表现的中枢神经系统炎症性

疾病。NMO特异性生物标志物NMO-IgG由Lennon等人发现并被加入最近的诊断标准中。NMO-IgG是针对水通道蛋白4（Aquaporin-4，AQP-4）的一种血清自身抗体，浓集于血-脑屏障的星形胶质细胞树突中，是第一个被发现的脱髓鞘疾病特异性血清抗体标志物。因此，NMO可以归类为水通道病，一种新的自身免疫性通道病。NMO-IgG也见于大多数的复发性LETM患者，他们具有复发及演变成NMO的高风险。

2007年，有学者提出视神经脊髓炎谱系疾病（NMOSD）的概念，随着认识加深，2015年，国际NMO专家组（International Panel NMO Diagnosis，IPND）诊断标准发布，将NMO和NMOSD两个名称统一起来，推出了新的NMOSD的概念和诊断标准。

ATM的病因诊断是有难度且具有挑战性的工作，对临床症状和体征的有效解释、高质量的神经影像学和生物标记物有助于确定脊髓炎的原因并指导治疗。关于特发性ATM急性期治疗，大剂量激素冲击治疗（甲强龙1 g/d，3~5天）是经典的急性期首选治疗方案，被认为可以促进神经功能恢复，控制病情进展，重建神经网络。但是，无充分证据显示激素可以降低ATM的复发率；血浆置换对那些大剂量激素冲击无效的急性中枢神经系统脱髓鞘病（包括ATM）可能有益；目前对于米托蒽醌缓解ATM的复发证据尚不充分；没有充分的证据表明硫唑嘌呤、环磷酰胺或静脉使用丙种球蛋白能降低ATM的复发率；目前也有研究支持硫唑嘌呤、吗替麦考酚酯、利妥昔单抗可降低NMOSD的复发率。我们期望随着对ATM认识的深入，能够开发出针对ATM潜在病因的治疗方法。

第二节　脊髓空洞症

脊髓空洞症（syringomyelia）是一种慢性进行性脊髓疾病，病变多位于颈髓，亦可累及延髓，称为延髓空洞症（syringobulbia）。脊髓空洞症与延髓空洞症可单独发生或并发，典型临床表现为节段性分离性感觉障碍、病变节段支配区肌萎缩及营养障碍等。

一、病因及发病机制

原因未明，多数学者认为脊（延）髓空洞症不是一种单独病因所引起的一种独立疾病，而是多种致病因素所致的综合征。

（一）先天性发育异常

本病常合并小脑扁桃体下疝、脊柱裂、脑积水、颈肋、弓形足等畸形，故认为脊髓空洞症是脊髓先天性发育异常。有人认为是由于胚胎期脊髓神经管闭合不全或脊髓内先天性神经胶质增生导致脊髓中心变性。

（二）脑脊液动力学异常

颈枕区先天性异常影响脑脊液自第四脑室进入蛛网膜下腔，脑室压力搏动性增高，不断冲击脊髓中央管使之逐渐扩大，导致与中央管相通的交通型脊髓空洞症。

（三）血液循环异常

认为脊髓血管畸形、脊髓损伤、脊髓炎伴中央管软化扩张及蛛网膜炎等引起脊髓血液循环异常，产生脊髓缺血、坏死、液化形成空洞。

二、 病理

脊髓外形呈梭形膨大或萎缩变细，基本病变是空洞形成和胶质增生，空洞壁不规则，由环形排列的胶质细胞及纤维组成。空洞内的清亮液体成分与脑脊液相似，若为黄色液体提示蛋白含量增高。空洞由颈髓向胸髓或延髓扩展常见，腰髓空洞较少见，偶有多发空洞互不相通。病变多首先侵犯灰质前连合，对称或不对称地向后角和前角扩展。延髓空洞多呈单侧纵裂状，可累及内侧丘系交叉纤维、舌下神经核及迷走神经核。陈旧性空洞可见周围胶质增生形成1~2 mm厚致密囊壁，空洞周围有时可见管壁异常透明变性的血管。

三、 临床分型

根据Barnett的分型，临床上可将脊髓空洞症分为四型：

① **脊髓空洞伴第四脑室正中孔堵塞和中央管扩大**

合并Ⅰ型Chiari畸形或由后颅窝囊肿、肿瘤、蛛网膜炎等所致第四脑室正中孔阻塞。

② **特发性脊髓空洞症。**

③ **继发性脊髓空洞症**

脊髓肿瘤、外伤、脊髓蛛网膜炎和硬脊膜炎所致。

④ **单纯性脊髓积水或伴脑积水。**

四、 临床表现

发病年龄多在20~30岁，偶可发生于儿童或成年以后，男女之比约为3∶1。隐匿起病，进展缓慢，病程数月至40年不等，因空洞大小和累及脊髓的位置不同，临床表现各异，主要症状如下：

（一）感觉障碍

以感觉障碍为首发症状的居多。最早症状常为相应支配区自发性疼痛，继而出现节段性分离性感觉障碍，表现为单侧或双侧的手部、臂部或一部分颈部、胸部的痛温觉丧失，典型呈短上衣样分布，而触觉及深感觉相对正常。如向上累及三叉神经脊束核，可造成面部分离性感觉障碍，即痛、温觉缺失而触觉保存。晚期脊髓后索及脊髓丘脑侧束被累及，造成空洞水平以下各种传导束型感觉障碍。

（二）运动障碍

前角细胞受累出现相应节段支配区域肌无力、肌萎缩、肌束颤动、肌张力减低、腱反射减退或缺失，颈膨大区空洞致双手肌肉明显萎缩，呈"鹰爪"样。空洞发展至晚期可出现病变水平以下锥体束征，累及侧柱交感神经中枢（C_8~T_2侧角），出现同侧 Horner 征。空洞内发生出血则病情可突然恶化。

（三）神经营养性障碍及其他症状

皮肤营养障碍表现为皮肤增厚、过度角化，皮肤及手指苍白，痛觉缺失区的表皮烫伤、外伤可造成顽固性溃疡及瘢痕形成，甚至指（趾）节末端无痛性坏死脱落，称为 Morvan 征。晚期可有神经源性膀胱和小便失禁。关节痛觉缺失可引起关节磨损、萎缩畸形、关节肿大活动度增加，运动时有明显骨摩擦音而无疼痛感，称为夏科（Charcot）关节，是本病特征之一。其他先天畸形如脊柱侧弯或后突畸形、隐性脊柱裂、颈枕区畸形、小脑扁桃体下疝、颈肋和弓形足等常合并存在。

空洞可累及延髓，三叉神经脊束核受损可出现面部痛、温觉减退或缺失，呈洋葱皮样分布，由外侧向鼻唇部发展；面神经核受损可出现周围性面瘫；疑核受损可出现吞咽困难、饮水呛咳等延髓性麻痹症状；舌下神经核受损可出现伸舌偏向患侧，同侧舌肌萎缩及肌束颤动；前庭小脑传导束受损，可表现为眩晕、恶心、眼球震颤、平衡障碍及步态不稳。

五、辅助检查

（一）脑脊液检查

常无特征性改变，较大空洞可引起椎管部分梗阻和脑脊液蛋白含量增高。

（二）影像学检查

1 X线片

有助于发现骨骼畸形，如脊柱侧突、隐性脊柱裂、颈枕区畸形和 Charcot 关节等。

2 延迟脊髓CT扫描（DMCT）

即在蛛网膜下腔注入水溶性造影剂，在注射后6小时、12小时、18小时、24小时后分别进行脊髓CT检查，可清晰显示出高密度的空洞影像。

3 MRI

矢状位图像可清晰显示空洞的位置、大小、范围以及是否合并 Arnold–Chiari 畸形等，是确诊本病的首选方法，有助于选择手术适应证和设计手术方案。

六、诊断与鉴别诊断

（一）诊断

根据青壮年隐匿起病，病情进展缓慢，节段性分离性感觉障碍，肌无力和肌萎缩，皮肤和关节营养障碍等，检查常发现合并其他先天性畸形，MRI 或 DMCT 检查发现空洞可确诊。

（二）鉴别诊断本病临床上须与下列疾病鉴别

1 脊髓肿瘤

脊髓内肿瘤进展较快，所累及脊髓病变节段较短，膀胱直肠功能障碍出现早，锥体束征多为双侧，脑脊液蛋白含量增高，脊髓造影及 MRI 有助于鉴别诊断。

2 脑干肿瘤

脑干肿瘤常起自脑桥下部，进展较快，临床早期表现脑神经损害，以展神经、面神经麻痹多见，晚期可出现交叉性瘫痪，MRI 检查可鉴别。

3 颈椎病

多见于中老年人，神经根痛常见，感觉障碍多呈根性分布，手及上肢出现轻度肌无力及肌萎缩，颈部活动受限或后仰时疼痛。颈椎 CT、MRI 有助于鉴别诊断。

4 肌萎缩侧索硬化症

多在中年起病，上、下运动神经元同时受累，严重的肌无力、肌萎缩与腱反射亢进、病理反射并存，无感觉障碍和营养障碍，MRI 无特异性发现。

七、治疗

本病进展缓慢，常可迁延数十年之久，目前尚无特效疗法。

（一）对症治疗

可给予 B 族维生素、ATP、辅酶 A、肌苷等；有疼痛者可给予镇痛剂；痛觉缺失者应防止外伤、烫伤或冻伤；防止关节挛缩，辅助按摩等。

（二）放射治疗

疗效不肯定，已很少应用。可试用放射性核素 ^{131}I 疗法（口服或椎管内注射）。

第三节　脊髓亚急性联合变性

脊髓亚急性联合变性（subacute combined degeneration of the spinal cord，SCD）是由于维生素B$_{12}$的摄入、吸收、结合、转运或代谢障碍导致体内含量不足而引起的中枢和周围神经系统变性的疾病。病变主要累及脊髓后索、侧索及周围神经等，临床表现为双下肢深感觉缺失、感觉性共济失调、痉挛性瘫痪及周围性神经病变等，常伴有贫血的临床征象。

一、病因及发病机制

本病与维生素B$_{12}$缺乏有关。维生素B$_{12}$是DNA和RNA合成时必需的辅酶，也是维持髓鞘结构和功能所必需的一种辅酶，若缺乏则导致核蛋白的合成不足，从而影响中枢神经系统的甲基化，造成髓鞘脱失、轴突变性而致病。因维生素B$_{12}$还参与血红蛋白的合成，本病常伴有恶性贫血。

正常人维生素B$_{12}$日需求量仅为1~2 μg，摄入的维生素B$_{12}$必须与胃底壁细胞分泌的内因子合成稳定复合物，才可在回肠远端吸收。萎缩性胃炎、胃大部切除术及内因子分泌先天缺陷等因素导致内因子缺乏或不足；回肠切除术、局限性肠炎等影响维生素B$_{12}$的吸收；血液中转运腺苷钴胺素缺乏等均可导致维生素B$_{12}$代谢障碍。由于叶酸代谢与维生素的代谢相关，叶酸缺乏也可产生相应症状及体征。

二、病理

病变主要在脊髓的后索和锥体束，严重时大脑白质、视神经和周围神经可不同程度受累。大脑可见轻度萎缩，常见周围神经病变，可为髓鞘脱失和轴突变性。脊髓切面显示白质脱髓鞘样改变，镜下可见髓鞘肿胀，空泡形成及轴突变性。起初病变散在分布，以后融合成海绵状坏死灶伴有不同程度胶质细胞增生。

三、临床表现

1.多在中年以后起病，男女无明显差别，隐匿起病，缓慢进展。

2.早期多有贫血、倦怠、腹泻和舌炎等病史，伴血清维生素B$_{12}$减低，常先于神经系统症状出现。神经症状为双下肢无力、发硬和双手动作笨拙、步态不稳、踩棉花感，可见步态蹒跚、步基增宽，Romberg征阳性等。随后出现手指、足趾末端对称性持续刺痛、麻木和烧灼感等。检查双下肢振动觉、位置觉障碍，以远端明显，肢端感觉客观检查多正常，少数患者有手套–袜套样感觉减退。有些患者屈颈时出现由脊背向下放射的触电感（Lhermitte征）。

3.双下肢可呈不完全性痉挛性瘫痪，表现为肌张力增高、腱反射亢进和病理征阳性，如周围神经病变较重时，则表现为肌张力减低、腱反射减弱，但病理征常为阳性。少数患者可见视神经萎缩及中心暗点，提示大脑白质与视神经广泛受累，很少波及其他脑神经，而括约肌功能障碍出现较晚。

4.可见精神异常如易激惹、抑郁、幻觉、精神错乱、类偏执狂倾向，认知功能减退甚至痴呆。

四、辅助检查

（一）周围血象及骨髓涂片检查

提示巨幼细胞低色素性贫血，血网织红细胞数减少，维生素B_{12}含量降低（正常值220~940 pg/mL），注射维生素B_{12}1000 μg/d，10日后网织红细胞增多有助于诊断。血清维生素B_{12}含量正常者应做Schilling试验（口服放射性核素^{57}Co标记维生素B_{12}，测定其在尿、便中的排泄量），可发现维生素B_{12}吸收障碍。

（二）胃液分析

注射组胺后作胃液分析，可发现抗组胺性胃酸缺乏。

（三）脑脊液检查

多正常，少数可有蛋白轻度增高。

（四）MRI

可示脊髓病变部位，呈条形、点片状病灶，T_1低信号，T_2高信号。

五、诊断及鉴别诊断

（一）诊断

根据缓慢隐匿起病，出现脊髓后索、侧索及周围神经损害的症状和体征，血清中维生素B_{12}缺乏，有恶性贫血者则不难诊断。

如诊断不明确，可行试验性治疗来辅助诊断：血清维生素B_{12}缺乏伴血清中甲基丙二酸异常增加的患者，如给予维生素B_{12}治疗后血清中甲基丙二酸降至正常，则支持诊断。

（二）鉴别诊断

本病需与下列疾病作鉴别：

① 非恶性贫血型联合系统变性（combined system disease of non-pernicious anemia type）是一种累及脊髓后索和侧索的内生性脊髓疾病，与恶性贫血无关。本综合征与亚急性联合变性的区别在于整个病程中皮质脊髓束的损害较后索损害出现早且明显，进展缓慢，有关其病理和病因所知甚少。

② 脊髓压迫症

脊髓压迫症多有神经根痛和感觉障碍平面。脑脊液动力学试验呈部分梗阻或完全梗阻，脑脊液蛋白升高，椎管造影及MRI检查可作鉴别。

③ 多发性硬化

亚急性起病，可有明显的缓解复发交替的病史，一般不伴有对称性周围神经损害。首发症状多为视力减退，可有眼球震颤、小脑体征、锥体束征等，MRI、脑干诱发电位有助于鉴别。

④ 周围神经病

可类似脊髓亚急性联合变性中的周围神经损害，但无病理征，亦无后索或侧索的损害表现，无贫血及维生素B_{12}缺乏的证据。

六、治疗

（一）病因治疗

纠正或治疗导致维生素B_{12}缺乏的原发病因和疾病，如纠正营养不良，改善膳食结构，给予富含B族维生素的食物，如粗食、蔬菜和动物肝脏，并应戒酒；治疗肠炎、胃炎等导致吸收障碍的疾病。

（二）药物治疗

1.一旦确诊或拟诊本病应立即给予大剂量维生素B_{12}治疗，否则会发生不可逆性神经损伤，常用剂量为500~1000 μg/d，肌内注射，连续2~4周；然后相同剂量，每周2~3次，连续2~3个月后改为500 μg口服，2次/日，总疗程6个月。维生素B_{12}吸收障碍者需终生用药，合用维生素B_1和维生素B_6等效果更佳，无需加大维生素B_{12}剂量，因为并不能加快神经恢复。

2.贫血患者用铁剂，如硫酸亚铁0.3~0.6g口服，3次/日；或10%枸橼酸铁胺溶液10 mL口服，3次/日；有恶性贫血者，建议叶酸每次5~10 mg与维生素B_{12}共同使用，3次/日。不宜单独应用叶酸，否则会导致神经精神症状加重。

3.胃液中缺乏游离胃酸的萎缩性胃炎患者，可服用胃蛋白酶合剂或饭前服稀盐酸合剂10 mL，3次/日。

（三）康复治疗

加强瘫痪肢体的功能锻炼，辅以针灸、理疗等。

七、预后

早期诊断并及时治疗是改善本病预后的关键，如能在起病3个月内积极治疗，多数可完全恢复；若充分治疗6个月至1年仍有神经功能障碍，则难以恢复。

第四节　放射性脊髓病

接受放射治疗的恶性肿瘤患者经一段时间治疗后产生脊髓损害称放射性脊髓病（radiation myelopathy），如同时造成脑部损伤称放射性脑脊髓病。

一、病因与发病机制

鼻咽癌、食管癌患者接受放射性治疗如深部X线或^{60}Co放射治疗可造成脊髓损伤，其发病机制尚未完全明确，有以下学说：①直接照射损伤；②血管受累引起脊髓缺血继发软化、坏死；③自身免疫反应；④自由基损伤。

二、病理

受累节段脊髓肿胀，灰质和白质界限不清，镜下可见血管壁纤维素样改变，管壁增厚，伴有管腔内血栓性栓塞，有淋巴细胞浸润，累及灰质时前角细胞变性且数量减少。

三、临床表现

由于多在颈部及其周围接受放射治疗，故颈髓受累多见。起病隐匿，早期主要表现为感觉异常，可出现颈肩部疼痛、Lhermitte征、进展性感觉缺失，之后出现运动障碍，晚期出现括约肌功能障碍。有以下几种临床类型：

（一）早期短暂型

症状轻微，一般3个月后症状可消退。

（二）急性瘫痪型

起病较快，主要表现为截瘫或四肢瘫，症状达高峰后病情逐渐稳定，其原因可能是血管病变导致脊髓坏死。

（三）慢性进展型

最为常见，潜伏期3个月~5年，以感觉障碍和运动障碍逐渐加重为特点，是放射治疗最严重的并发症。

（四）下运动神经元损伤型

极为少见，表现为下运动神经元损害征象，系脊髓前角细胞损害所致。

四、辅助检查

脑脊液检查正常或蛋白稍高，椎管通畅；MRI检查可发现微小病灶。

五、诊断

根据病史，脊髓损伤症状发生在肿瘤放射治疗后，症状范围大致与照射区域一致，结合脊髓MRI检查，可确定诊断。

六、鉴别诊断

主要与癌肿的复发和转移相鉴别，注意有无颅底部位骨质破坏。

七、治疗

目前尚无有效方法。部分患者应用糖皮质激素和神经细胞营养剂、抗氧化剂可改善症状；亦可用针灸和康复治疗。本病治疗效果欠佳，应注意预防，进行放射治疗时应控制放疗剂量、时间，保护非放射区组织，减少本病的发生。

脊髓硬膜外肿瘤

一、病史

患者，女，70岁。主诉：双下肢麻木无力渐加重1年余，尿便障碍3个月。

（一）现病史

患者1年前出现双下肢无力，表现为双下肢僵硬感，行走困难，逐渐加重，左下肢较右下肢明显。病后2个月出现右下肢麻木，麻木自右足开始，逐渐向上发展，间隔1个月后左足麻木，双下肢麻木逐渐加重，渐发展至膝部、腰部，胸部有束带感。近3个月双下肢无力明显加重，患者基本卧床，行走站立困难，并出现便秘，7~8天解1次大便，小便费力、次数多。病后体重无明显下降。病程中无发热、视力减退，无皮疹、关节痛。病前无上呼吸道感染、腹泻等前驱感染病史。

（二）既往史

无特殊。

（三）个人史与家族史

无特殊。

二、检查

（一）体格检查

患者发育正常，营养良好，皮肤黏膜无苍白、水肿，无皮疹，浅表淋巴结未触及肿大。心肺无异常，肝脾不大，无关节红肿压痛，无关节畸形，脊椎无叩痛等。

神经系统专科检查：视力、视野粗测正常，眼底视乳头边界清，无苍白。脑神经检查阴性。双上肢肌力、肌张力正常，腱反射对称引出。左下肢肌力2级，右下肢肌力3级，双下肢肌张力高，腱反射对称亢进，双下肢可引出踝阵挛，双下肢病理征阳性。T_6以下针刺觉减退，右侧较左侧更重，无鞍区回避。左侧T_5左右存在感觉过敏带。T_6以下音叉觉减退，T_{12}以下音叉觉消失。腹壁反射消失。

内科查体无异常所见，神经系统检查中脑神经和上肢未发现异常。所有体征集中在双下肢，包括双下肢深浅感觉异常，双下肢锥体束征，以及尿便障碍等，符合脊髓病的表现，因为双上肢正常，考虑为胸段脊髓病可能最大。具体定位在哪一段，深浅感觉平面对于纵向定位很重要。查体发现T_6以下深浅感觉减退，左侧T_5水平存在感觉过敏带，考虑病变可能位于T_5水平，T_5节段神经根受累。患者双下肢尽管都存在感觉运动异常，但右下肢似乎浅感觉障碍更突出，而左下肢以锥体束受累更明显，考虑存在不典型脊髓半切综合征。该患者存在神经根受累表现，无鞍区回避，尿便障碍相对出现较晚，而且符合脊髓半切综合征的特点，考虑为髓外病变。综上所述该病变定位于T_5水平髓外病变，病变偏左侧，导致脊髓压迫综合征，符合脊髓半切综合征的表现，累及脊髓的脊髓丘脑束、薄束、皮质脊髓束等传导束，为脊髓不完全性横贯损伤。

（二）辅助检查

患者为老年女性，考虑到脊髓髓外病变，慢性病程，逐渐进展，首先考虑脊髓髓外肿瘤，最常见的是神经鞘瘤和脊膜瘤，还需要除外转移瘤、脊椎锥体或椎间盘病变、脊髓血管畸形、脊髓髓外血肿或脓肿等。首先最重要的检查是胸段MRI，目的是证实基于上述病史和体征的分析我们得出的T_5脊髓髓外病变的结论是否正确。只有定位准确下一步对于病变性质的推测才不会走错方向。

1.胸段MRI增强显示病灶均匀强化。

2.血沉、自身抗体、类风湿因子正常。

3.血清肿瘤筛查正常，胸片和腹部B超正常，全身骨γ像正常。

4.胸椎X线显示椎间孔无扩大，椎体和椎弓根无骨质破坏。

5.血、尿、便常规，肝肾功能正常。

三、诊断

综合上述检查结果诊断为：①T_5脊髓硬膜外肿瘤；②脊膜瘤可能性大；③神经鞘瘤不除外。

诊断依据：患者慢性起病，病程逐渐进展，病程中无发热，无后背疼痛，无急性加重过程，症状与体征符合脊髓髓外压迫症的表现。胸段MRI显示病变位于T_5节段脊髓硬膜外，未发现异常血管流空影，病灶均匀强化。胸段X线片显示无骨质破坏，椎间孔无扩大。肿瘤筛查和血沉、类风湿因子等正常。综上所述考虑为脊髓硬膜外原发性肿瘤，脊膜瘤可能性大，神经鞘瘤待除外。

四、治疗

患者脊髓压迫症明确存在，病灶局限，位于硬膜外，首选手术切除。若不及早手术，病灶逐渐扩大，导致脊髓进一步受压，可导致脊髓完全横贯性损伤。当然患者病程长，脊髓受压较重，术后神经系统体征能否有所恢复尚无定论。术中患者取俯卧位，常规消毒铺巾，做$T_4 \sim T_5$正中切口，切开皮肤，皮下，脊上韧带，背侧肌肉筋膜层，推开两侧椎旁肌，显露T_4、T_5椎板，咬除T_4、T_5棘突及椎板，在该处硬膜外可见偏于左侧的淡红色肿瘤，质硬，钙化明显，包膜完整。肿瘤直径约1.5 cm，将肿瘤全切除，标本送病理检查。术后病理回报：脊膜瘤伴骨化，免疫组化S-100（+），EMA（散在+），CD68（散在+）。

五、小结

该例患者的诊断过程中再一次证明病史询问和查体对于诊断的重要性。该患者在病史询问时就将我们的目光集中在双下肢上。患者无任何脑神经和上肢的异常。在神经系统查体之前我们已经有了大致方向，可能是脊髓病。而且患者在描述症状时提出左下肢肌力比右下肢差，而右下肢的麻木比左下肢重，并且有胸部束带感，尿便障碍又相对出现晚，提示可能为髓外病变。这样在查体过程中就有的放矢，既做到详尽又能重点突出。果然查体证实为脊髓半切综合征，初步定位于T_5脊髓髓外病变，此时首要任务就是做胸段MRI检查。假如对于患者的症状与体征观察不仔细或有疏漏，不能得出正确的定位，可能就会贻误诊断。此后基于脊髓硬膜外病变的鉴别诊断，我们又做了相关的检查，考虑为原发肿瘤可能，最终决定手术治疗。而术后病理检查结果也证实了我们的推断——脊膜瘤。

第五章

周围神经疾病

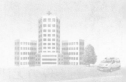

第一节　概述

　　周围神经（peripheral nerve）是指除嗅、视神经以外的脑神经和脊神经、自主神经及其神经节。周围神经病是由各种病因引起的周围神经系统结构或者功能损害的疾病总称。

　　周围神经从功能上分为感觉传入和运动传出两部分。前者由脊神经后根、后根神经节、远端感觉神经传入纤维及脑感觉神经组成，后者则由脊髓前角及侧角发出的脊神经前根和远端运动纤维及由脑干运动核发出的脑神经构成，终止于肌纤维。自主神经由交感和副交感神经组成，周围部分包括内脏运动（传出）和内脏感觉（传入）神经，调节内脏、血管、平滑肌及腺体的活动和分泌。

　　周围神经纤维可分为有髓鞘和无髓鞘两种。有髓神经纤维轴索外包绕的髓鞘由施万细胞（Schwann cell）构成，两段髓鞘之间的无髓鞘部分为每个细胞髓鞘形成的节段性结构称为郎飞结（Ranvier node）。髓鞘起绝缘作用，并使神经冲动在郎飞结间呈跳跃性快速传导。无髓纤维则是数个轴突包裹在一个施万细胞内，没有髓鞘包绕，神经冲动沿着神经纤维表面传导，速度较慢。脑神经、脊神经的运动和深感觉纤维多属有髓神经纤维，而痛、温觉和自主神经多为无髓神经纤维。周围神经有神经束膜及神经外膜保护，膜滋养动脉发出丰富的交通支，神经束膜和毛细血管内皮紧密连接使血管内大分子不易渗出毛细血管，构成血-神经屏障。但神经根和神经节处无此屏障，为某些免疫性或中毒性疾病易侵犯此处的原因。

　　周围神经疾病病因复杂，可能与营养代谢、药物中毒、血管炎、肿瘤、遗传、外伤或机械压迫等原因相关。它们选择性地损伤周围神经的不同部位，导致相应的临床表现。由于疾病病因、受累范围及病程不同，周围神经疾病的分类标准尚未统一，单一分类方法很难涵盖所有病种。首先可先分为遗传性和获得性，后者按病因又分为营养缺乏和代谢性、中毒性、感染性、免疫相关性、缺血性、副肿瘤性、机械外伤性等；根据其损害的病理改变，可将其分为主质性神经病（病变原发于轴突和神经纤维）和间质性神经病（病变位于包绕神经纤维的神经束膜及神经外膜）；按照临床病程，可分为急性、亚急性、慢性、复发性和进行性神经病等；按照累及的神经分布形式分为单神经病、多发性单神经病、多发性神经病等；按照症状分为感觉性、运动性、混合性、自主神经性等种类；按照病变的解剖部位分为神经根病、神经丛病和神经干病。

　　周围神经疾病有许多特有的症状和体征，感觉障碍主要表现为感觉缺失、感觉异常、疼痛、感觉性共济失调；运动障碍包括运动神经刺激（异常兴奋）和麻痹症状。刺激症状主要表现为肌束震颤、肌纤维颤搐、痛性痉挛等，而肌力减退或丧失、肌萎缩则属于运动神经麻痹症状。另外，周围神经疾病患者常伴有腱反射减弱或消失。自主神经受损常表现为无汗、竖毛障碍及直立性低血压，严重者可出现无泪、无涎、阳痿及膀胱直肠功能障碍等。

病史描述、临床体格检查和必要的辅助检查是诊断周围神经疾病的主要依据。神经传导测定（nerve conduction studies，NCS）和肌电图（electromyogram，EMG）检查对周围神经病的诊断很有价值。周围神经组织活检一般用于临床及其他实验室检查定性困难者，可判断周围神经损伤部位，明确病变性质。周围神经病的治疗首先是病因治疗；其次给予对症支持处理，如给予止痛药物及B族维生素等；康复、针灸、理疗、按摩是恢复期的重要措施，有助于预防肌肉挛缩和关节变形。

第二节　脑神经疾病

脑神经共12对，视神经和嗅神经为大脑的一部分，余下的10对脑神经核团均在脑干内，周围支从脑干发出支配头面部器官。脑神经疾病可出现一个或多个神经受累。

一、三叉神经痛

三叉神经痛（trigeminal neuralgia）是原发性三叉神经痛的简称，表现为三叉神经分布区内短暂的反复发作性剧痛。

（一）病因

原发性三叉神经痛病因尚未完全明了，周围学说认为病变位于半月神经节到脑桥间的部分，是由于多种原因引起的压迫所致；中枢学说认为三叉神经痛为一种感觉性癫痫样发作，异常放电部位可能在三叉神经脊束核或脑干。

（二）发病机制

发病机制迄今仍在探讨之中。较多学者认为是各种原因引起三叉神经局部脱髓鞘产生异位冲动，相邻轴索纤维伪突触形成或产生短路，轻微痛觉刺激通过短路传入中枢，中枢传出冲动亦通过短路传入，如此叠加造成三叉神经痛发作。

（三）病理

三叉神经感觉根切断术活检可见神经节细胞消失、炎症细胞浸润，神经鞘膜不规则增厚、髓鞘瓦解，轴索节段性蜕变、裸露、扭曲、变形等。电镜下尚可见郎飞结附近轴索内集结大量线粒体，后者可能与神经组织受机械性压迫有关。

（四）临床表现

成年及老年人多见，40岁以上患者占70%~80%，女性多于男性。三叉神经痛常局限于三叉神经2或3支分布区，以上颌支、下颌支多见。

发作时表现为以面颊上下颌及舌部明显的剧烈电击样、针刺样、刀割样或撕裂样疼痛，持续数秒或1~2分钟，突发突止，间歇期完全正常。患者口角、鼻翼、颊部或舌部为敏感区，轻触可诱发，称为扳机点或触发点。严重病例可因疼痛出现面肌反射性抽搐，口角牵向患侧即痛性抽搐（tic douloureux）。

病程呈周期性，发作可为数日、数周或数月不等，缓解期如常人。随着病程迁延，发作次数逐渐增多，发作时间延长，间歇期缩短，甚至为持续性发作，很少自愈。神经系统体查一般无阳性体征，患者主要表现因恐惧疼痛不敢洗脸、刷牙、进食，面部口腔卫生差、面色憔悴、情绪低落。

（五）辅助检查

1 神经电生理检查

通过电刺激三叉神经分支并观察眼轮匝肌及咀嚼肌的表面电活动，判断三叉神经的传入及脑干三叉神经中枢路径的功能，主要用于排除继发性三叉神经痛。V_1反射为电刺激三叉神经眼支出现瞬目反射，V_2反射、V_3反射分别为刺激三叉神经上颌支、下颌支出现咬肌抑制反射。

2 影像学检查

头颅MRI检查可排除器质性病变所致继发性三叉神经痛，如颅底肿瘤、多发性硬化、脑血管畸形等。

（六）诊断

典型的原发性三叉神经痛根据疼痛发作部位、性质、面部扳机点及神经系统无阳性体征，不难确诊。

（七）鉴别诊断

本病需与以下疾病鉴别：

1 继发性三叉神经痛

疼痛为持续性，伴患侧面部感觉减退、角膜反射迟钝等，常合并其他脑神经损害症状。常见于多发性硬化、延髓空洞症、原发性或转移性颅底肿瘤等。

2 牙痛

牙痛常为持续性钝痛，局限于牙龈部，可因进食冷、热食物加剧。X线检查可发现龋齿、肿瘤等，有助鉴别。

3 舌咽神经痛

较少见，常见于年轻妇女。局限于扁桃体、舌根、咽及耳道深部即舌咽神经分布区的阵发性疼痛，性质类似三叉神经痛。吞咽、讲话、哈欠、咳嗽常可诱发。在咽喉、舌根扁桃体窝等触发点用4%可卡因或1%丁卡因喷涂可阻止发作。

（八）治疗

首选药物治疗，无效或失效时选用其他疗法。

① 药物治疗

（1）卡马西平（carbamazepine）：首选治疗药物，有效率可达70%~80%。首次剂量0.1 g，2次/日，每日增加0.1 g，至疼痛控制为止，最大剂量不超过1.0 g/d。以有效剂量维持治疗2~3周后，逐渐减量至最小有效剂量，再服用数月。

不良反应可见头晕、嗜睡、口干、恶心、消化不良等，停药后多可消失。出现皮疹、共济失调、再生障碍性贫血、昏迷、肝功能受损、心绞痛、精神症状时需立即停药。孕妇忌用。

（2）苯妥英钠（phenytoin sodium）：初始剂量0.1 g，口服，3次/日。如无效可加大剂量，最大剂量不超过0.4 g/d。如产生头晕、步态不稳、眼球震颤等中毒症状即应减量至中毒反应消失为止。如仍有效，即以此为维持量，疼痛消失后逐渐减量。

（3）加巴喷丁（gabapentin）：第一日0.3 g，一次口服，此后可根据临床疗效酌情逐渐加量，一般最大剂量为1.8 g/d。

常见副作用有嗜睡、眩晕、步态不稳，随着药物的继续使用，症状可减轻或消失。孕妇忌用。

（4）普瑞巴林（pregabalin）：起始剂量可为每次75 mg，每日2次，或每次50 mg，每日3次。可在1周内根据疗效及耐受性增加至每次150 mg，每日2次。74%的患者疼痛好转。最常见的不良反应有头晕、嗜睡、共济失调，且呈剂量依赖性。如需停用，建议至少用1周时间逐渐减停。

② 封闭治疗

服药无效或有明显副作用、拒绝手术治疗或不适于手术治疗者，可试行无水乙醇或甘油封闭三叉神经分支或半月神经节，破坏感觉神经细胞，可达止痛效果。不良反应为注射区面部感觉缺失。

③ 经皮半月神经节射频电凝疗法

X线监视或CT导向下将射频针经皮刺入三叉神经节处。选择性破坏半月神经节后无髓鞘Aδ及C纤维（传导痛、温觉），保留有髓鞘Aα及β粗纤维（传导触觉），疗效达90%以上，适用于年老体衰有系统疾病、不能耐受手术者。约20%应用此疗法的患者出现面部感觉异常、角膜炎、咀嚼肌无力、复视、带状疱疹等并发症。长期随访复发率为21%~28%，重复应用有效。

（九）预后

该病预后较好，药物控制不佳时可考虑行封闭、经皮半月神经节射频电凝、三叉神经显微血管减压术等手术治疗，绝大部分患者症状可有效控制。

二、特发性面神经麻痹

特发性面神经麻痹亦称为面神经炎或贝尔（Bell）麻痹，是因茎乳孔内面神经非特异性炎症所致的周围性面瘫。

（一）病因

面神经炎病因未明，目前认为本病与嗜神经病毒感染有关。常在受凉或上呼吸道感染后发病。

（二）发病机制

由于骨性面神经管只能容纳面神经通过，所以面神经一旦缺血、水肿必然导致神经受压。病毒感染可导致局部神经的自身免疫反应及营养血管痉挛，神经缺血、水肿出现面肌瘫痪。

（三）病理

面神经炎早期病理改变主要为神经水肿和脱髓鞘，严重者可出现轴索变性，以茎乳孔和面神经管内部分尤为显著。

（四）临床表现

任何年龄均可发病，多见于20~40岁，男性多于女性。通常急性起病，面神经麻痹在数小时至数天达高峰，主要表现为患侧面部表情肌瘫痪，额纹消失，不能皱额蹙眉，眼裂不能闭合或者闭合不全。部分患者起病前1~2日有患侧耳后持续性疼痛和乳突部压痛。体格检查时，可见患侧闭眼时眼球向外上方转动，露出白色巩膜，称为贝尔征（Bell sign）；鼻唇沟变浅，口角下垂，露齿时口角歪向健侧；由于口轮匝肌瘫痪，鼓气、吹口哨漏气；颊肌瘫痪，食物易滞留患侧齿龈；面瘫多见单侧，若为双侧则需考虑是否为吉兰-巴雷综合征（CBS）等其他疾病。

此外，面神经炎还可因面神经受损部位不同而出现其他临床表现，如鼓索以上面神经病变可出现同侧舌前2/3味觉消失；镫骨肌神经以上部位受损则同时有舌前2/3味觉消失及听觉过敏；膝状神经节受累时，除有周围性面瘫，舌前2/3味觉消失及听觉过敏外，患者还可有乳突部疼痛，耳郭、外耳道感觉减退和外耳道、鼓膜疱疹，称为Hunt综合征。

（五）辅助检查

① 肌电图检查

面神经传导测定有助于判断面神经暂时性传导障碍或永久性失神经支配。如早期（起病后7天内）完全面瘫者受累侧诱发的肌电动作电位M波波幅为正常侧的30%或以上者，则在2个月内有可能完全恢复；如病后10天中出现失神经电位，则恢复缓慢。

② **影像学检查**

不作为该病常规检查项目，但怀疑临床颅内器质性病变时应行头部MRI或CT检查。

（六）诊断

本病根据急性起病、临床表现主要为周围性面瘫，无其他神经系统阳性体征，排除颅内器质性病变，即可确诊。

（七）鉴别诊断

需注意与以下疾病鉴别：

① **吉兰-巴雷综合征**

多为双侧周围性面瘫，伴对称性四肢迟缓性瘫和感觉障碍，脑脊液检查有特征性的蛋白-细胞分离。

② **耳源性面神经麻痹**

中耳炎、迷路炎、乳突炎常并发的耳源性面神经麻痹，也可见于腮腺炎、肿痛和化脓性下颌淋巴结炎等，常有明确的原发病史及特殊症状。

③ **后颅窝肿瘤或脑膜炎**

周围性面瘫起病缓慢，常伴有其他脑神经受损症状及各种原发病的特殊表现。

④ **神经莱姆病**

为单侧或双侧面神经麻痹，常伴发热、皮肤游走性红斑，常可累及其他脑神经。

（八）治疗

治疗原则为改善局部血液循环，减轻面神经水肿，缓解神经受压，促进神经功能恢复。

① **药物治疗**

（1）皮质类固醇（corticosteroids）：急性期尽早使用皮质类固醇。常选用泼尼松30~60 mg/d，每日一次，顿服，连用5天，之后于7天内逐渐停用。

（2）B族维生素：维生素B_1 100 mg，维生素B_{12} 500 μg，肌内注射，每日1次，促进神经髓鞘恢复。

（3）阿昔洛韦（acyclovir）：急性期患者可依据病情联合使用糖皮质激素和抗病毒药物，如Hunt综合征患者可口服阿昔洛韦0.2~0.4 g，每日3~5次，连服7~10日。

② **理疗**

急性期可在茎乳口附近行超短波透热疗法、红外线照射或局部热敷等，有利于改善局部血液循环，减轻神经水肿。

③ **护眼**

患者由于长期不能闭眼、瞬目使角膜暴露和干燥，易致感染，可戴眼罩防护，或用左氧氟沙星眼药水等预防感染，保护角膜。

④ 康复治疗

恢复期可行碘离子透入疗法、针刺或电针治疗等。

（九）预后

不完全性面瘫患者1~2个月内可能恢复或痊愈，完全性面瘫患者一般需2~8个月甚至1年时间恢复，且常遗留后遗症。1周内味觉恢复提示预后良好，年轻患者预后好，老年患者伴乳突疼痛或合并糖尿病、高血压、动脉硬化、心肌梗死等预后较差。

三　面肌痉挛

面肌痉挛亦称为面肌抽搐，是指一侧面部肌肉间断性、不自主阵挛性抽动或无痛性强直。

（一）病因

本病病因未明，常由异常动脉或静脉、罕见基底动脉瘤、听神经瘤、脑干梗死或多发性硬化所致。近年来国内外报道大多数面肌痉挛有错行血管压迫面神经根，行显微外科手术减压后可获治愈，提示与三叉神经痛有类似发病基础，少数患者也可为Bell麻痹后遗症表现。

（二）发病机制

面肌痉挛的发病机制推测为面神经异位兴奋或伪突触传导所致。

（三）病理

可见面神经神经纤维因受压所致继发性脱髓鞘改变。

（四）临床表现

多中年以后起病，女性较多。发病早期多为眼轮匝肌间歇性抽搐，后逐渐缓慢扩散至一侧面部其他面肌，以口角肌肉抽搐最为明显，严重时可累及同侧颈阔肌。紧张、疲倦、自主运动时抽搐加剧，入睡后停止，两侧面肌均有抽搐者少见。少数患者病程晚期可伴患侧面肌轻度瘫痪。

（五）辅助检查

① 肌电图检查

肌电图检查可见与单侧扩展反应及眨眼反射等连带运动有关的特征性高频放电，有助于面肌痉挛与其他不自主运动的鉴别。

2 影像学检查

磁共振断层血管造影（MRTA）显示面神经明显受压。

（六）诊断

本病根据病史及面肌阵发性抽动、神经系统无其他阳性体征、肌电图可见肌纤维震颤及肌束震颤波，诊断并不困难。

（七）鉴别诊断

需与以下疾病鉴别：

1 功能性眼睑痉挛

常见于中年以上女性患者，常为双侧性，仅局限于眼睑肌的痉挛，无下部面肌抽搐。

2 习惯性抽动症

常见于儿童和青壮年，有较为明显的肌肉收缩，多与精神因素有关。

四、多发性脑神经损害

多发性脑神经损害是指各种病因所致单侧或双侧多数脑神经病变。常由肿瘤，如鼻咽癌、脑膜瘤等；血管病，如动脉瘤、血管炎等；感染，如局限性硬脑膜炎、鼻窦炎蔓延、蛛网膜炎等；以及外伤如颅底骨折、血肿、出血等引起。现将临床常见的多发性脑神经损害综合征总结如表5-1所示。

表5-1　常见的多发性脑神经损害综合征

综合征	病变部位	累及脑神经	常见病因	临床表现
海绵窦综合征	海绵窦	Ⅲ、Ⅳ、Ⅵ、Ⅴ第1支，病变偏后者可有Ⅴ的第2、3支受累	海绵窦血栓性静脉炎；颈内动脉海绵窦瘘；海绵窦内动脉瘤；海绵窦内或邻近部位肿瘤	Ⅲ、Ⅳ、Ⅵ受损致患侧上睑下垂，瞳孔散大，眼球运动障碍，复视；Ⅴ受损致分布区感觉障碍，角膜反射消失，眼结膜充血水肿
眶上裂综合	眶上裂附近	Ⅲ、Ⅳ、Ⅵ、Ⅴ第1支	肿瘤如鼻咽癌、垂体瘤等；血管性病变如动脉瘤、血管炎；感染如局限性硬脑膜炎、眶上部骨膜炎等；蝶骨小翼附近骨折、出血、血肿等	Ⅲ、Ⅳ、Ⅵ受损出现全眼肌麻痹，外展麻痹出现早；三叉神经区域感觉障碍；角膜反射迟钝或消失；可出现同侧Horner综合征
眶尖综合征	眶尖区域	Ⅱ、Ⅲ、Ⅳ、Ⅵ、Ⅴ第1支	眶尖部位及附近区域肿瘤、血管病、外伤、感染	Ⅲ、Ⅳ、Ⅵ受损出现眼球活动受限，复视，上睑下垂；三叉神经支配区域感觉过敏、减退；视神经受损致视力下降，视神经萎缩，周边视野缺损

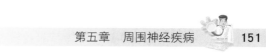

续表

综合征	病变部位	累及脑神经	常见病因	临床表现
岩尖综合征	颞骨岩部尖端	Ⅴ、Ⅵ	颞骨岩部炎症以急性中耳炎最常见；肿瘤如表皮样瘤、脑膜瘤等；外伤、骨折及出血	患侧展神经麻痹致内斜视和复视；患侧三叉神经眼支支配区疼痛、畏光、角膜感觉减退
桥小脑脚综合征	脑桥小脑脚	Ⅴ、Ⅶ、Ⅷ有时伴Ⅵ、Ⅸ、Ⅹ	肿瘤以听神经鞘瘤最为常见，其次为脑膜瘤、上皮样囊肿等；蛛网膜炎、血管畸形	同侧进行性神经性耳聋伴前庭功能受损；面部感觉减退、疼痛，角膜反射减退或消失；同侧眼内斜，轻度周围性面瘫；同侧小脑性共济失调；可有颅高压表现；后组脑神经麻痹症状
迷走–舌下神经综合征	颅外咽旁间隙、延髓	Ⅹ、Ⅻ	颅骨骨折、寰椎脱位、颈动脉瘤、肿瘤等	舌下神经损害患侧舌肌无力伴萎缩；迷走神经损害致发音、吞咽困难；可合并同侧Horner综合征
迷走–副–舌下神经综合征	延髓下部或颈静脉孔附近	Ⅹ、Ⅺ、Ⅻ	原发性和转移性肿瘤、颅底骨折、后咽腔脓肿、脑底动脉瘤、颈静脉孔神经鞘瘤等	迷走神经损害致发音、吞咽困难，可出现心动过速；患侧胸锁乳突肌和斜方肌全部或部分瘫痪；患侧舌肌无力伴萎缩
一侧颅底综合征	一侧颅底弥漫性病变	Ⅰ～Ⅻ	肿瘤最常见，其他可见颅底骨折、血肿、脑干脑炎、颅底脑膜炎等	广泛一侧脑神经损害（Ⅰ～Ⅻ），一般无脑实质性损害症状；颅骨平片可见颅底广泛性骨质破坏
枕髁–颈静脉孔综合征	颈静脉孔和枕骨髁周围	Ⅸ、Ⅹ、Ⅺ、Ⅻ	肿瘤如上咽部肿瘤、网状细胞肉瘤、恶性淋巴瘤等；外伤；血管病变如动脉瘤、颈静脉炎；感染等	舌咽、迷走神经损害致发音、吞咽困难；副神经损害致胸锁乳突肌和斜方肌无力；舌下神经受损致舌肌无力、萎缩、伸舌偏患侧
腮腺后间隙综合征	颅外咽后区	Ⅸ、Ⅹ、Ⅺ、Ⅻ，颈交感神经干	肿瘤如腮腺瘤、鼻咽部肿瘤及转移瘤；外伤；感染如咽部脓肿；颅底颈内动脉瘤	患侧舌后1/3味觉消失，软腭、咽喉部感觉缺失和声带、软腭麻痹；胸锁乳突肌和斜方肌麻痹与萎缩，舌肌麻痹及萎缩；可有Horner征
颈静脉孔综合征	颈静脉孔附近	Ⅸ、Ⅹ、Ⅺ	肿瘤、外伤、感染、血管性病变	舌咽、迷走神经损害致患侧软腭、咽喉部感觉障碍，舌后1/3味觉缺失，声带及软腭麻痹，患侧咽反射消失；副神经受损致患侧胸锁乳突肌和斜方肌麻痹与萎缩
舌枕大孔区综合征	枕大孔区	Ⅸ、Ⅹ、Ⅺ、Ⅻ	肿瘤如脑膜瘤、神经鞘瘤；颅底凹陷症、寰椎枕化、先天性畸形等	吞咽、发音困难；斜颈，舌肌萎缩，可伴颈神经根受损及脑膜刺激征，可有颈髓及延髓损害，小脑损害等

第三节　脊神经疾病

一、单神经病及神经痛

单神经病（mononeuropathy）是指单一神经受损产生与该神经支配范围一致的运动、感觉功能缺失症状及体征。神经痛（neuralgia）是受损神经分布区疼痛。病因包括创伤、缺血、肿瘤浸润、物理损伤、全身代谢性疾病（如糖尿病）或中毒（乙醇、铅）等。

临床表现取决于受累神经，共同特征为受累神经分布区感觉、运动及自主神经功能障碍，伴腱反射减弱或消失。肌电图和神经传导测定有助于诊断。神经损伤2~3周后EMG出现神经源性损害改变，如大量纤颤电位及正锐波，出现肌肉大力收缩时运动单位明显减少等。同时神经传导速度可出现不同程度的减慢，动作电位波幅不同程度的减低或消失。监测神经传导速度对定位、判断神经损伤程度和估计预后有重要意义。

（一）桡神经麻痹

桡神经（radial nerve）发自臂丛后束，由 C_5~T_1 的神经根纤维组成，其运动支配肱三头肌、旋后肌、肘肌、肱桡肌、桡侧腕长、短伸肌、尺侧腕伸肌、指总伸肌、食指和小指固有伸肌、拇长展肌和拇长、短伸肌，主要功能是伸肘、伸腕及伸指；感觉支分布于上臂、前臂背侧及手背、手指近端背面桡侧半。

1 病因

桡神经是臂丛神经中最易受损伤的一支，病因甚多。腋部或上肢受压、感染、肩关节脱臼、肱桡骨骨折、上肢贯通伤、铅和乙醇中毒、手术时上臂长时间过度外展或新生儿脐带绕上臂均可造成桡神经受损。

2 临床表现

桡神经麻痹（radial paralysis）主要表现为腕下垂，这是由于伸肌瘫痪，不能伸腕和伸指所致，前臂不能旋后。根据损伤部位不同临床表现各异。

（1）高位损伤（如腋部）：在腋下桡神经发出肱三头肌分支以上部位受损，产生完全性桡神经麻痹，上肢各伸肌完全瘫痪，肘、腕、掌指关节均不能伸直，前臂伸直位旋后不能，手通常处于旋前位。

（2）肱骨中1/3损伤：发出肱三头肌分支以下部位损伤，肱三头肌功能正常，余诸伸肌瘫痪。

（3）肱骨下端或前臂上1/3损伤：肱三头肌、肱桡肌、旋后肌和伸腕肌功能保存。

（4）前臂中1/3以下损伤：仅有伸指功能丧失而无腕下垂。

因邻近神经重叠，桡神经麻痹的感觉障碍仅限于手背拇指和第一、二掌骨间隙背侧的"虎口区"皮肤。

3 诊断

根据肘、腕、指不能伸直，拇指伸直外展不能，伴手背桡侧及拇、食指背侧近端感觉减退，临床诊断不难。

4 治疗

除病因治疗外还可辅以营养神经治疗。桡神经有良好的再生能力，治疗后功能恢复较其他上肢神经好。

（二）正中神经麻痹

正中神经（medial nerve）发自臂内侧束及外侧束，由 $C_6 \sim T_1$ 神经根纤维组成，支配包括旋前圆肌、桡侧腕屈肌、各指屈肌、拇对掌肌、拇短屈肌等几乎前臂所有屈肌及大鱼际肌。主要功能为支配前臂旋前、屈腕、屈指。正中神经的感觉支分布于手掌桡侧半、桡侧半3个半手指掌面及其中节和远节指背皮肤。

1 病因

继发于肩、肘关节脱位者多为牵拉伤。如为肱骨髁上骨折与月骨脱位，常合并正中神经挫伤或挤压伤。由于正中神经整个行程中以腕部位置最为表浅，易被锐器戳伤或利器切割伤，并常伴屈肌腱受损。

2 临床表现

运动障碍主要表现为握力及前臂旋前功能受损。上臂受损致完全性正中神经麻痹，表现为前臂旋前不能，腕外展屈曲不能，拇、食、中指不能屈曲，握拳无力，拇指不能对掌、外展及屈曲；肌肉萎缩尤以大鱼际肌明显，手掌扁平；拇指内收呈"猿手"畸形；前臂中1/3或下1/3损伤时，运动障碍仅限于拇指外展、屈曲及对掌等。

感觉障碍表现为手掌桡侧半，拇指、中指及食指掌面，无名指桡侧半掌面，食、中指末节和无名指末节桡侧半背面感觉减退或消失，常合并灼性神经痛。

正中神经损伤常见于腕管综合征（carpal tunnel syndrome，CTS）。腕管是由8块腕骨及其上方腕横韧带共同组成的骨性纤维隧道，其间有正中神经与9条肌腱通过。各种内科疾病致腕管内容物水肿、静脉淤滞，手腕部反复用力或创伤等原因致正中神经在腕管内受压，出现桡侧3指感觉异常、麻木、疼痛及大鱼际肌萎缩称为腕管综合征。

3 诊断

根据正中神经支配区运动、感觉障碍，并且神经电生理检测提示正中神经损伤，可诊断本病。

4 治疗

腕管综合征的治疗包括腕关节制动、局部理疗、服用吲哚美辛、布洛芬等非甾体抗炎药，亦可在腕管内注射泼尼松龙0.5 mL加2%的普鲁卡因0.5 mL，每周1次，4~6次为一个疗程。若2次以上无效，肌电图示大鱼际肌失神经支配可切开腕横韧带松解神经压迫。

（三）尺神经麻痹

尺神经（ulnar nerve）发自臂内侧束，由C_8~T_1神经根纤维组成，支配尺侧腕屈肌、指深屈肌尺侧半、小鱼际肌、骨间肌、蚓状肌、拇收肌、小指对掌屈肌等。主要功能为屈腕使手向尺侧倾斜，小指外展、对掌及屈曲等。感觉支主要分布于腕以下手尺侧及小指、无名指尺侧半皮肤。

1 病因

尺神经损伤常见于外伤、压迫、炎症、骨折、麻风等，亦见于拄拐姿势不当、肱骨内上髁发育异常及肘外翻畸形。尺神经在肘部肱骨内上髁后方及尺骨鹰嘴处神经走行表浅，是嵌压等损伤常见部位。

2 临床表现

运动障碍典型表现为手部小肌肉萎缩、无力，手指精细动作减退或不能。尺侧腕屈肌麻痹，桡侧腕屈肌拮抗致手偏向桡侧；拇收肌麻痹、拇展肌拮抗致拇指维持外展位；屈肌减退、伸肌过度收缩使掌指关节过伸，末指节屈曲呈"爪形手"，伴小鱼际肌及骨间肌萎缩；前臂尺神经中1/3和下1/3受损伤时仅见手部小肌肉麻痹。感觉障碍主要表现为手背尺侧、小鱼际肌、小指和无名指尺侧半感觉减退或消失。

3 诊断

根据腕、肘外伤史，尺神经支配范围典型运动、感觉障碍，辅以肌电图检测，可作出诊断。

4 治疗

主要针对病因治疗，也可使用神经营养药及类固醇类药物，辅以理疗，加强功能锻炼。

（四）腓总神经麻痹

腓总神经（common peroneal nerve）起自L_4~S_1神经根，为坐骨神经的主要分支，司足背屈、外展、内收及伸趾等。腓总神经于大腿下1/3处由坐骨神经分出，绕腓骨小头外侧分出腓肠肌外侧皮神经支配小腿外侧面感觉，内侧支分出腓浅神经及腓深神经，前者发出肌支支配腓骨长肌及腓骨短肌，皮脂分布于小腿外侧、足背和第2~5趾背皮肤，后者支配胫骨前肌、长伸肌、短伸肌及趾短伸肌，并分出皮脂到第1、2趾相对缘皮肤。

1 病因

腓总神经绕行腓骨颈处最易受损，常见外伤、压迫，如外科手术，睡眠中压迫及腓骨头骨折、长期习惯盘腿坐等，糖尿病、铅中毒及滑囊炎等也可致腓总神经麻痹。

2 临床表现

腓总神经麻痹表现为足、足趾背屈不能，足下垂，走路呈跨阈步态，小腿前外侧及足背部感觉障碍。

3 诊断及治疗

根据病史、详细神经系统检查辅以神经电生理资料进行诊断，注意与坐骨神经病变等相鉴别。除进行病因治疗外，可加用神经营养剂及局部理疗等。

（五）胫神经麻痹

胫神经（tibial nerve）发自L_4~S_2神经根，在腘窝上角由坐骨神经分出后，于小腿后方直线下行，支配腓肠肌、比目鱼肌、胫骨后肌、趾长屈肌及足的全部短肌。主要功能为屈膝、足跖屈、内翻及足趾跖屈等。

① 临床表现

胫神经受损，足、足趾跖屈不能，屈膝及足内收受限，跟腱反射减弱或消失。足外翻外展，骨间肌瘫痪致足趾爪形姿势，行走时足跟着地。小腿后面、足底、足外侧缘感觉障碍，偶有足趾、足心疼痛、烧灼感等感觉异常。

② 诊断及治疗

诊断主要根据病史、临床表现及神经电生理检查。除对病因治疗外，急性期可用皮质类固醇、神经营养药、B族维生素、神经生长因子等，也可采用针灸、理疗及药物离子透入等。肢体畸形明显且保守治疗无效可行手术矫正。

（六）枕神经痛

枕神经痛（occipital neuralgia）是枕大、枕小、耳大神经分布区疼痛的总称。三对神经来自C_2、C_3，并分布于枕部。

① 病因

枕神经痛常见病因有颈椎病、颈椎结核、外伤、脊髓肿瘤、骨关节炎、颈枕部肌炎、硬脊膜炎和转移瘤等，多为继发性神经损害，也可由呼吸道感染或扁桃体炎引起。

② 临床表现

临床表现多为一侧性持续性钝痛，起源于枕部，向头顶（枕大神经）乳突部（枕小神经）或外耳（耳大神经）放射，可阵发性加剧，头颈活动、咳嗽时加重，常伴颈肌痉挛。检查枕外隆突下常有压痛，枕神经分布区常有感觉减退或过敏。

③ 治疗

首先是病因治疗，也可用止痛、镇静及神经营养药，局部封闭，理疗等对症治疗，效果不佳可手术治疗。

（七）臂丛神经痛

臂丛由C_5~T_1脊神经前支组成，主要支配上肢运动及感觉，受损时常产生神经支配区疼痛，故称为"臂丛神经痛"（brachial neuralgia）。

① 病因

臂丛神经痛通常分为特发性和继发性两类，以后者多见。特发性臂丛神经痛病因未明，可能是一种变态反应性疾病，与病毒感染、疫苗接种、分娩、外科手术等有关。继发性臂丛神经痛多由臂丛邻近组织病变压迫所致，分为根性臂丛神经痛和干性臂丛神经痛，前者常见病因有颈椎病、颈椎结核、骨折、脱位、颈髓肿瘤等，后者常由胸廓出口综合征、外伤、锁骨骨折、肺上沟瘤、转移性癌肿等引起。

② 临床表现

特发性臂丛神经痛多见于成年人，急性或亚急性起病，病前或发病早期可有发热、乏力、肌肉酸痛等全身症状，继之出现肩、上肢疼痛，数日内出现上肢肌无力，腱反射改变和感觉障碍。继发性臂丛神经痛表现为肩、上肢出现不同程度的针刺、烧灼或酸胀感，始于肩、颈部，向同侧上肢扩散，持续性或阵发性加剧，夜间或上肢活动时明显，臂丛分布区运动、感觉障碍，局限性肌萎缩，腱反射减弱或消失，颈椎病是引起继发性臂丛神经痛最常见的原因。病程长者可有自主神经功能障碍。臂丛神经牵拉试验和直臂抬高试验多呈阳性。

③ 诊断及鉴别诊断

主要根据临床表现，肌电图、神经传导测定等神经电生理检查可做出临床诊断，但需注意与肩关节炎、肩关节周围炎鉴别。后者疼痛一般局限于肩部或上臂，疼痛不放散，颈部活动疼痛不加重。查体肩关节活动受限，关节肌肉有压痛，无神经受损体征。颈椎、肩关节X线片、CT可鉴别诊断。

④ 治疗

病因治疗为首选，其次可辅以非甾体抗炎药如布洛芬、对乙酰氨基酚等。为减轻神经水肿和疼痛，可用2%普鲁卡因与泼尼松龙痛点局部封闭。根据情况可试用局部理疗、针灸、颈椎牵引等综合治疗。

（八）肋间神经痛

肋间神经痛（intercostal neuralgia）指肋间神经支配区的疼痛综合征。

① 病因

原发性罕见，多为继发性肋间神经痛，常由带状疱疹、胸膜炎、肺炎、胸椎或肋骨外伤、肿瘤等引起。

② 临床表现

疼痛沿一个或几个肋间分布，呈持续性刺痛、灼痛，呼吸、咳嗽、喷嚏时加重。查体可发现相应肋间皮肤区感觉过敏和肋骨缘压痛。带状疱疹性肋间神经痛在相应肋间可见疱疹，疼痛出现于疱疹前，疱疹消失后疼痛可持续一段时间。

③ 治疗

肋间神经痛治疗主要是病因治疗如切除肿瘤、抗感染、抗病毒等，对症治疗可用止痛剂、镇静剂、B族维生素、局部封闭、理疗等。

（九）股外侧皮神经炎

股外侧皮神经病（lateral femoral cutaneous neuropathy）也称为感觉异常性股痛（meralgia paresthetica），是临床最常见的皮神经炎，是由于股外侧皮神经损伤所致。股外侧皮神经是纯感觉神经，发自腰丛，由 L_2、L_3 神经根前支组成，穿过腹股沟韧带下方，分布于股前外侧皮肤。

① 病因

股外侧皮神经受损主要见于局部受压（腹膜后肿瘤、腹部肿瘤、妊娠子宫压迫等），其他病因包括肥胖、外伤、酒精及药物中毒等。

② 临床表现

常见于男性，多为一侧受累，表现为大腿前外侧下 2/3 区感觉异常如麻木、疼痛、蚁走感等，久站或步行较久后症状加剧。查体可有大腿外侧感觉过敏、减退或消失，无肌萎缩和肌无力，呈慢性病程，可反复发作，预后良好。

③ 治疗

首选病因治疗，如治疗糖尿病、动脉硬化、中毒等，肥胖者减肥，嗜酒者戒酒。疼痛严重者可口服止痛镇静剂或卡马西平等，大剂量 B 族维生素或 2% 普鲁卡因局部封闭可能有效。疼痛严重，保守治疗无效者可考虑行阔筋膜或腹股沟韧带切开术松解神经压迫。

（十）坐骨神经痛

坐骨神经痛（sciatica）是指沿坐骨神经通路及其分支区内的疼痛综合征。坐骨神经发自骶丛，由 L_4~S_3 神经根组成，是全身最长最粗的神经，经梨状肌下孔出骨盆后分布于整个下肢。

① 病因

原发性坐骨神经痛又称坐骨神经炎，临床少见，病因未明。可能与受凉、感冒、牙、鼻窦、扁桃体感染侵犯周围神经外膜致间质性神经炎有关，常伴有肌炎或纤维组织炎。

继发性坐骨神经痛临床上常见，是坐骨神经通路受周围组织或病变压迫或刺激所致，少数继发于全身疾病如糖尿病、痛风、结缔组织病等，根据受损部位可分为根性和干性坐骨神经痛。根性坐骨神经痛较干性坐骨神经痛多见，常由椎管内疾病（脊髓、马尾炎症、腰骶及椎管内肿瘤、外伤、血管畸形等）及脊柱疾病（腰椎间盘突出、腰椎脊柱炎、椎管狭窄、腰椎骨关节病、脊柱结核、肿瘤等）引起。其中以腰椎间盘突出引起者最为多见。干性坐骨神经痛常由骶髂关节病、髋关节炎、腰大肌脓肿、盆腔肿瘤、子宫附件炎、妊娠子宫压迫、臀肌注射部位不当所致。

② 临床表现

青壮年多见，单侧居多。疼痛主要沿坐骨神经径路由腰部、臀部向股后、小腿后外侧和足外侧放射。疼痛常为持续性钝痛，阵发性加剧，也可为电击、刀割或烧灼样疼痛，行走和牵拉坐骨神经时疼痛明显。根性痛在咳嗽、喷嚏、用力时加剧。为减轻活动时诱发的疼痛或疼痛加剧，患者将患肢微屈并卧向健侧，仰卧起立时患侧膝关节弯曲，坐下时健侧臀部先着力，直立时脊柱向患侧侧凸等。查体可发现直腿抬高试验（Lasegue征）阳性，患者仰卧，下肢伸直，检查者将患肢抬高，如在70°左右患者感到疼痛即为阳性，系腘旁肌反射性痉挛所致；患侧小腿外侧和足背可出现感觉障碍；踝反射减弱或消失；L_4、L_5棘突旁、骶髂旁、腓肠肌处等有压痛点。腰骶部、骶髂、髋关节X线片对发现骨折、脱位、先天性脊柱畸形有帮助，CT、MRI、椎管造影有助于脊柱、椎管内疾病的诊断，B超可发现盆腔相关疾病，肌电图及神经传导测定对判断坐骨神经损害部位、程度及预后有意义。

❸ 诊断及鉴别诊断

根据病史、临床症状、体征如疼痛分布范围、加剧及减轻诱因、压痛点、Lasegue征、踝反射减弱及影像学检查，可诊断本病。应注意与以下疾病鉴别：

（1）急性腰肌扭伤：有外伤史，腰部局部疼痛明显，无放射痛，压痛点在腰部两侧。

（2）腰肌劳损、臀部纤维组织炎、髋关节炎：也有下背部、臀部及下肢疼痛，但疼痛、压痛局限不扩散，无感觉障碍、肌力减退等，踝反射一般正常。可行X线片或CT、MRI检查鉴别。

❹ 治疗

（1）病因治疗：不同病因采取不同治疗方案，如腰椎间盘突出者急性期睡硬板床，休息1~2周大多症状稳定。

（2）药物治疗：疼痛明显可用止痛剂如吲哚美辛、布洛芬、卡马西平等。肌肉痉挛可用地西泮5~10 mg口服，3次/日。也可加用神经营养剂，如维生素B_1，每次100 mg，1次/日，肌内注射。

（3）封闭疗法：也可用1%~2%普鲁卡因或加泼尼松龙各1 mL椎旁封闭。

（4）物理疗法：急性期可选用超短波、红外线照射，疼痛减轻后可用感应电，碘离子透入及热疗等，也可应用针灸、按摩等。

（十一）股神经痛

股神经（femoral nerve）由$L_{2~4}$神经根前支组成，是腰丛中最长的分支。股神经痛（femoral neuralgia）也称为Wassermann征。

❶ 病因

常见病因包括骨盆股骨骨折、枪伤、刺割伤以及中毒、糖尿病、传染病、盆腔肿瘤、脓肿、静脉曲张和股动脉瘤等。

❷ 临床表现

股神经损伤主要表现为下肢无力，尽量避免屈膝的特殊步态，行走时步伐细小，先伸出健脚，再病脚拖曳前行，奔跑跳跃不能；皮脂损伤有分布区剧烈神经痛及痛觉过敏，大腿前内和小腿内侧痛觉减退或消失；膝反射减弱或消失；可伴水肿、青紫等营养性改变。

❸ 治疗

（1）病因治疗：股神经离断需行神经缝合，瘢痕压迫应作神经松解术，盆腔肿瘤或股动脉瘤应手术切除。

（2）药物治疗：皮质类固醇可消除神经局部水肿、粘连，利于外伤恢复。使用索米痛片、阿司匹林、布洛芬有明显止痛作用。神经营养药包括维生素B_1、维生素B_6、维生素B_{12}和神经生长因子等。

（3）股神经封闭：疼痛剧烈难以忍受者可用2%普鲁卡因加山莨菪碱、维生素B_1或无水乙醇行股神经封闭，止痛效果好。针灸、理疗、穴位封闭利于解除粘连，促神经再生等。

二、多发性神经病

多发性神经病（polyneuropathy）是肢体远端受累为主的多发性神经损害。临床表现为四肢相对对称性运动感觉障碍和自主神经功能障碍。

（一）病因

病因众多，常见于药物、化学品、重金属、酒精中毒、代谢障碍性疾病、副肿瘤综合征等。

1　中毒

异烟肼、呋喃类药物、苯妥英钠、有机磷农药、重金属等。

2　营养障碍

B族维生素缺乏、慢性酒精中毒、慢性胃肠道疾病或手术后等。

3　代谢障碍

卟啉病、糖尿病、尿毒症、淀粉样变性、痛风、黏液性水肿、肢端肥大症、恶病质等。

4　感染或炎症性病变

急性或慢性炎症性脱髓鞘性多发性神经病、血清注射或疫苗接种后神经病。

5　自身免疫疾病

红斑狼疮、结节病、结节性多动脉炎及类风湿性关节炎等结缔组织病。

6　其他

癌性远端轴突病、癌性感觉神经元病、亚急性感觉神经元病、POEMS综合征等肿瘤相关疾病。

（二）发病机制

依据病因不同，发病机制各异，不具特异性。

（三）病理

病理改变主要为周围神经轴索变性、节段性脱髓鞘及神经元变性等。

（四）临床表现

多发性周围神经病变时，通常有肢体远端对称性感觉、运动和自主神经功能障碍。受累肢体远端早期可出现感觉异常，如针刺、蚁走、烧灼、触痛和感觉过度等刺激性症状。随病程进展，渐出现肢体远端对称性深浅感觉减退或缺失，呈手套–袜套样分布。肢体呈下运动神经元性瘫痪，远端对称性肌无力，可伴肌萎缩、肌束颤动等。肌萎缩上肢以骨间肌、蚓状肌、大小鱼际肌明显，下肢以胫前肌、腓骨肌显著，可出现垂腕、垂足，晚期肌肉挛缩明显可出现畸形。四肢腱反射减弱或消失，通常为疾病早期表现。

自主神经功能障碍表现为肢体末端皮肤菲薄、干燥、苍白、变冷、发绀，多汗或无汗，指（趾）甲粗糙、松脆，竖毛障碍，高血压及直立性低血压等。

上述症状通常同时出现，呈四肢对称性分布，由远端向近端扩展。

实验室脑脊液检查在不同疾病有所不同，部分疾病可有脑脊液蛋白含量升高。肌电图为神经源性损害，神经传导速度可有不同程度的减低。神经活检可见周围神经节段性髓鞘脱失或轴突变性。

（五）辅助检查

肌电图可见神经源性改变，可出现传导速度减慢或波幅降低等改变，必要时可行神经组织活检。因病因众多，还应依据病史及临床表现针对性地进行辅助检查，如考虑肿瘤相关疾病应完善血清肿瘤标记物、副肿瘤综合征抗体及头部、胸腹部影像学检查等，考虑自身免疫性疾病应完善风湿免疫、狼疮、ANA抗体谱检测等，考虑B族维生素缺乏应完善血清维生素水平测定等。

（六）诊断

诊断主要依据肢体远端手套–袜套样分布的对称性感觉障碍，末端明显的弛缓性瘫痪，自主神经功能障碍。肌电图和神经传导测定有助于诊断，必要时可行神经组织活检。神经传导测定可有助于早期诊断亚临床病例。

（七）鉴别诊断

主要与以下疾病鉴别。

1 急性脊髓炎

截瘫或四肢瘫痪，大小便障碍，传导束性感觉障碍及锥体束征，MRI可见脊髓病灶。

2 急性脊髓灰质炎

儿童多见，瘫痪有不对称性节段性特点，弛缓性瘫痪，无感觉障碍。

3 周期性麻痹

反复发作性四肢无力，弛缓性瘫痪，发作时血钾显著降低，补钾后恢复正常。

（八）治疗

1 病因治疗

糖尿病性多发性神经病者应注意控制血糖，延缓病情进展；药物所致者需立即停药；重金属及化学品中毒应立即脱离中毒环境，及时应用解毒剂及补液、利尿、通便以尽快排出毒物；尿毒症性多发性神经病可行血液透析或肾移植；营养缺乏代谢障碍性多发性神经病患者应积极治疗原发病；乙醇中毒者需戒酒。

2 一般治疗

可补充B族维生素及其他神经营养药如辅酶A、ATP等。疼痛明显者可用各种止痛剂，严重者可用卡马西平或苯妥英钠。急性期患者应卧床休息，加强营养，对重症患者加强护理，瘫痪患者勤翻身，瘫痪肢体应使用夹板或支架维持功能位，防关节挛缩、畸形。恢复期可使用针灸、理疗及康复训练。

（九）预后

预后依据病因及病程长短存在差异，如早期的中毒、B族维生素缺乏、感染所致周围神经损伤，去除病因后神经功能可部分或全部恢复，恶性肿瘤相关疾病或病程较长的自身免疫性、遗传、代谢疾病则可出现神经功能缺失。

三、吉兰-巴雷综合征

吉兰-巴雷综合征（Guillain-Barrés syndrome，GBS）是一种自身免疫介导的周围神经病，主要损害多数脊神经根和周围神经，也常累及脑神经。临床特点为急性起病，症状多在2周左右达到高峰，表现为多发神经根及周围神经损害，常有脑脊液蛋白-细胞分离现象，多呈单时相自限性病程，静脉注射免疫球蛋白（intravenous immunoglobulin，IVIg）和血浆置换（plasma exchange，PE）治疗有效。该病包括急性炎性脱髓鞘性多发神经根神经病（acute inflammatory demyelinating polyneuropathies，AIDP）、急性运动轴索性神经病（acute motor axonal neuropathy，AMAN）、急性运动感觉轴索性神经病（acute motor sensory axonal neuropathy，AMSAN）、Miller-Fisher综合征（Miller-Fisher syndrome，MFS）、急性泛自主神经病（acute panantonomic neuropathy，APN）和急性感觉神经病（acute sensory neuropathy，ASN）等亚型。

（一）病因

GBS确切病因未明。临床及流行病学资料显示部分患者发病可能与空肠弯曲菌（campylobacter jejuni，CJ）感染有关。以腹泻为前驱症状的GBS患者CJ感染率高达85%，常引起急性运动轴索性神经病。CJ是革兰阴性微需氧弯曲菌，有多种血清型，患者常在腹泻停止后发病。此外，GBS还可能与巨细胞病毒、EB病毒、水痘-带状疱疹病毒、肺炎支原体、乙型肝炎病毒、HIV感染相关。较多报告指出白血病、淋巴瘤、器官移植后使用免疫抑制剂或患者有系统性红斑狼疮、桥本甲状腺炎等自身免疫病常合并GBS。

（二）发病机制

分子模拟（molecular mimicry）是目前认为可能导致GBS发病的最主要的机制之一。此学说认为病原体某些成分与周围神经某些成分的结构相同，机体免疫系统发生识别错误，自身免疫性细胞和自身抗体对正常的周围神经组分进行免疫攻击，致周围神经脱髓鞘。不同类型GBS可识别不同部位的神经组织靶位，临床表现也不尽相同。

（三）病理

主要病理改变为周围神经组织小血管周围淋巴细胞、巨噬细胞浸润，神经纤维脱髓鞘，严重病例可继发轴突变性。

（四）分型和诊断

1 AIDP

是GBS中最常见的类型，也称经典型CBS，主要病变为多发神经根和周围神经节段性脱髓鞘。

（1）临床表现

1）任何年龄、任何季节均可发病。

2）病前1~3周常有呼吸道或胃肠道感染症状或疫苗接种史。

3）急性起病，病情多在2周左右达到高峰。

4）首发症状多为肢体对称性迟缓性肌无力，自远端渐向近端发展或自近端向远端加重，常由双下肢开始逐渐累及躯干肌、脑神经。多于数日至2周达高峰。严重病例可累及肋间肌和膈肌致呼吸麻痹。四肢腱反射常减弱，10%的患者表现为腱反射正常或活跃。

5）发病时患者多有肢体感觉异常如烧灼感、麻木、刺痛和不适感等，可先于或与运动症状同时出现。感觉缺失相对轻，呈手套–袜套样分布。少数患者肌肉可有压痛，尤其以腓肠肌压痛较常见，偶有出现Kernig征和Lasegue征等神经根刺激症状。

6）脑神经受累以双侧面神经麻痹最常见，其次为舌咽、迷走神经、动眼、展、舌下、三叉神经瘫痪较少见，部分患者以脑神经损害为首发症状就诊。

7）部分患者有自主神经功能障碍，表现为皮肤潮红、出汗增多、心动过速、心律失常、直立性低血压、手足肿胀及营养障碍、尿便障碍等。

8）多为单相病程，病程中可有短暂波动。

（2）辅助检查

1）脑脊液检查：①脑脊液蛋白–细胞分离是GBS的特征之一，多数患者在发病数天内蛋白含量正常，2~4周内蛋白不同程度升高，但较少超过1.0 g/L；糖和氯化物含量正常；白细胞计数一般 $< 10 \times 10^6/L$；②部分患者脑脊液出现寡克隆区带（oligoclonal bands，OB），但并非特征性改变；③部分患者脑脊液抗神经节苷脂抗体阳性。

2）血清学检查：部分患者血抗神经节苷脂抗体阳性，阳性率高于脑脊液。

3）部分患者粪便中可分离和培养出空肠弯曲菌，但目前国内不作为常规检测。

4）神经电生理：运动神经传导测定可见远端潜伏期延长、传导速度减慢，F波可见传导速度减慢或出现率下降，提示周围神经存在脱髓鞘性病变，在非嵌压部位出现传导阻

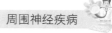

滞或异常波形离散对诊断脱髓鞘病变更有价值。

5）腓肠神经活检：可作为GBS辅助诊断方法，但不作为必需的检查。活检可见有髓纤维脱髓鞘，部分出现吞噬细胞浸润，小血管周围可有炎症细胞浸润。

（3）诊断标准

1）常有前驱感染史，呈急性起病，进行性加重，多在2周左右达高峰。

2）对称性肢体和脑神经支配肌肉无力，重症者可有呼吸肌无力，四肢腱反射减弱或消失。

3）可伴轻度感觉异常和自主神经功能障碍。

4）脑脊液出现蛋白-细胞分离现象。

5）电生理检查提示远端运动神经传导潜伏期延长、传导速度减慢、F波异常、传导阻滞、异常波形离散等。

6）病程有自限性。

（4）鉴别诊断：如果出现以下表现，则一般不支持GBS的诊断：①显著、持久的不对称性肢体无力；②以膀胱或直肠功能障碍为首发症状或持久的膀胱和直肠功能障碍；③脑脊液单核细胞数超过$50 \times 10^6/L$；④脑脊液出现分叶核白细胞；⑤存在明确的感觉平面。

需要鉴别的疾病包括：脊髓炎、周期性瘫痪、多发性肌炎、脊髓灰质炎、重症肌无力、急性横纹肌溶解症、白喉神经病、莱姆病、卟啉病、周围神经病、癔症性瘫痪以及中毒性周围神经病。

1）脊髓灰质炎：起病时多有发热，肢体瘫痪常局限于一侧下肢，无感觉障碍。

2）急性横贯性脊髓炎：发病前1~2周有发热病史，起病急，1~2日出现截瘫，受损平面以下运动障碍伴传导束性感觉障碍，早期出现尿便障碍，脑神经不受累。

3）低钾性周期性瘫痪：迅速出现的四肢弛缓性瘫，无感觉障碍，呼吸肌、脑神经一般不受累，脑脊液检查正常，血清钾降低，可有反复发作史。补钾治疗有效。

4）重症肌无力（myasthenia gravis，MG）：受累骨骼肌病态疲劳、症状波动、晨轻暮重，新斯的明试验可协助鉴别。

❷ AMAN

以广泛的运动脑神经纤维和脊神经前根及运动纤维轴索病变为主。

（1）临床表现

1）可发生于任何年龄，儿童更常见，男女患病率相似，国内患者在夏秋发病较多。

2）前驱症状：多有腹泻和上呼吸道感染等，以空肠弯曲菌感染多见。

3）急性起病，平均在6~12天达到高峰，少数患者在24~48小时内即可达到高峰。

4）对称性肢体无力，部分患者有脑神经运动功能受损，重症者可出现呼吸肌无力，腱反射减弱或消失与肌力减退程度较一致。无明显感觉异常，无或仅有轻微自主神经功能障碍。

（2）辅助检查

1）脑脊液检查：同AIDP。

2）血清免疫学检查：部分患者血清中可检测到抗神经节苷脂G mL、GDla抗体，部分患者血清空肠弯曲菌抗体阳性。

3）电生理检查：运动神经受累为主，并以运动神经轴索损害明显。

（3）诊断标准：参考AIDP诊断标准，突出特点是神经电生理检查提示近乎纯运动神经受累，并以运动神经轴索损害明显。

3 AMSAN

以广泛神经根和周围神经的运动与感觉纤维的轴索变性为主。

（1）临床表现

1）急性起病，平均在6~12天达到高峰，少数患者在24~48小时内达到高峰。

2）对称性肢体无力，多有脑神经运动功能受累，重症者可有呼吸肌无力，呼吸衰竭。患者同时有感觉障碍，甚至部分出现感觉性共济失调，常有自主神经功能障碍。

（2）辅助检查

1）脑脊液检查：同AIDP。

2）血清免疫学检查：部分患者血清中可检测到抗神经节苷脂抗体。

3）电生理检查：除感觉神经传导测定可见感觉神经动作电位波幅下降或无法引出波形外，其他同AMAN。

4）腓肠神经活检：可见轴索变性和神经纤维丢失，但不作为确诊的必要条件。

（3）诊断标准：参照AIDP诊断标准，突出特点是神经电生理检查提示感觉和运动神经轴索损害明显。

4 MFS

与经典GBS不同，以眼肌麻痹、共济失调和腱反射消失为主要临床特点。

（1）临床表现

1）任何年龄和季节均可发病。

2）前驱症状：可有腹泻和呼吸道感染等，以空肠弯曲菌感染常见。

3）急性起病，病情在数天至数周内达到高峰。

4）多以复视起病，也可以肌痛、四肢麻木、眩晕和共济失调起病。相继出现对称或不对称性眼外肌麻痹，部分患者有眼睑下垂，少数出现瞳孔散大，但瞳孔对光反射多正常。可有躯干或肢体共济失调，腱反射减弱或消失，肌力正常或轻度减退，部分有吞咽和面部肌肉无力，四肢远端和面部麻木和感觉减退，膀胱功能障碍。

（2）辅助检查

1）脑脊液检查：同AIDP。

2）血清免疫学检查：部分患者血清中可检测到空肠弯曲菌抗体。大多数患者血清CQlb抗体阳性。

3）神经电生理检查：感觉神经传导测定可见动作电位波幅下降，传导速度减慢；脑神经受累者可出现面神经CMAP波幅下降；瞬目反射可见R_1、R_2潜伏期延长或波形消失。

运动神经传导和肌电图一般无异常。电生理检查非诊断MFS的必需条件。

（3）诊断标准

1）急性起病，病情在数天内或数周内达到高峰。

2）临床上以眼外肌麻痹、共济失调和腱反射消失为三大主要症状，肢体肌力正常或轻度减退。

3）脑脊液出现蛋白-细胞分离。

4）病程呈自限性。

（4）鉴别诊断：需要鉴别的疾病包括Bickerstaff脑干脑炎、急性眼外肌麻痹、脑干梗死、脑干出血、视神经脊髓炎、多发性硬化、重症肌无力等。

（五）治疗

1 一般治疗

（1）抗感染：考虑有胃肠道CJ感染者，可用大环内酯类抗生素治疗。

（2）呼吸道管理：重症患者可累及呼吸肌致呼吸衰竭，应置于监护室，密切观察呼吸情况，定时行血气分析。当肺活量下降至正常的25%~30%，血氧饱和度、血氧分压明显降低时，应尽早行气管插管或气管切开，机械辅助通气。加强气道护理，定时翻身、拍背，及时抽吸呼吸道分泌物，保持呼吸道通畅，预防感染。

（3）营养支持：延髓支配肌肉麻痹者有吞咽困难和饮水呛咳，需给予鼻饲营养，以保证每日足够热量、维生素，防止电解质紊乱。合并有消化道出血或胃肠麻痹者，则给予静脉营养支持。

（4）对症治疗及并发症的防治：尿潴留可加压按摩下腹部，无效时导尿，便秘可给予缓泻剂和润肠剂。抗生素预防和控制坠积性肺炎、尿路感染等。

2 免疫治疗

（1）血浆置换（PE）：可迅速降低血浆中抗体和其他炎症因子，推荐有条件者尽早应用。每次交换量为30~50 mL/kg，依据病情轻重在1~2周内进行3~5次。禁忌证包括严重感染、心律失常、心功能不全和凝血功能障碍等。GBS发病后7天内使用PE疗效最佳，但在发病后30天内PE治疗仍然有效。

（2）免疫球蛋白静脉注射（IVIg）：可与大量抗体竞争性阻止抗原与淋巴细胞表面抗原受体结合，达到治疗作用。IVIg在发病后两周内使用最佳，成人剂量0.4 g/（kg·d），连用5天，免疫球蛋白过敏或先天性IgA缺乏患者禁用。发热面红为常见的不良反应，减慢输液速度可减轻。偶有无菌性脑膜炎、肾衰、脑梗死报道，可能与血液黏度增高有关。PE和IVIg为AIDP的一线治疗方法，但联合治疗并不增加疗效，IVIg后使用PE，会导致输入的丙种球蛋白被清除，故推荐单一使用。

（3）糖皮质激素：目前国内外指南均不推荐糖皮质激素用于GBS治疗。但对于无条件行IVIg和PE治疗或发病早期重症患者可试用甲泼尼龙500 mg/d，静脉滴注，连用5日后逐渐减量，或地塞米松10 mg/d，静脉滴注，7~10天为一个疗程。

3 神经营养

应用B族维生素治疗，包括维生素B_1、维生素B_{12}、维生素B_6等。

4 康复治疗

病情稳定后，早期进行正规的神经功能康复锻炼，包括被动或主动运动、理疗、针灸及按摩等，以预防失用性肌萎缩和关节挛缩。

（六）预后

本病具有自限性，预后较好。瘫痪多在3周后开始恢复，多数患者2个月至1年内恢复正常，约10%患者遗留较严重后遗症。GBS病死率约5%，主要死于呼吸衰竭、感染、低血压严重心律失常等并发症。60岁以上、病情进展迅速、需要辅助呼吸以及运动神经波幅降低是预后不良的危险因素。

四、慢性炎性脱髓鞘性多发性神经根神经病

慢性炎性脱髓鞘性多发性神经根神经病（CIDP）是一组免疫介导的炎性脱髓鞘疾病，呈慢性进展或复发性病程。

CIDP发病率较AIDP低，分类包括经典型和变异型，后者少见，如纯运动型、纯感觉型、远端获得性脱髓鞘性对称性神经病（distal acquired demyelinating symmetric neuropathy，DADS）、多灶性获得性脱髓鞘性感觉运动神经病（multifocal acquired demyelinating sensory and motor neuropathy，MADSMN，或称Lewis-Sumner综合征）等。

（一）病因

病因不明，CIDP患者体内可发现β-微管蛋白抗体和髓鞘结合糖蛋白抗体，但却未发现与AIDP发病密切相关的针对空肠弯曲菌及巨细胞病毒等感染因子免疫反应的证据。

（二）发病机制

与AIDP相似，同为免疫介导的周围神经病，目前认为可能的发病机制是外来抗原激活$CD4^+$T细胞增殖活化介导细胞免疫以及自身免疫性抗体介导体液免疫导致施万细胞或髓鞘的免疫损伤，从而引起周围神经脱髓鞘和轴索损害。接触蛋白1（contactin-1，CNTN1）和神经束蛋白155（neurofascin-155，NF155）是郎飞结的重要组成蛋白，近年来发现自身抗体CNTN1 IgG_4和NF155 IgG_4与CIDP的某些亚型发病相关。部分患者血清和脑脊液中神经节苷脂抗体可为阳性。

（三）病理

炎症反应不如AIDP明显，病理显示有髓纤维多灶性脱髓鞘、神经内膜水肿、炎细胞浸润等特点。

脱髓鞘与髓鞘再生并存，施万细胞再生可呈"洋葱头样"改变，轴索损伤也常见。

（四）临床表现

各年龄组均可发病，男女发病率相似。病前少见前驱感染，起病隐匿并逐步进展，2个月以上达高峰，约16%患者以亚急性起病。临床表现主要为对称性肢体远端或近端无力，大多自远端向近端发展。一般无吞咽困难，呼吸困难更为少见。部分患者可伴自主神经功能障碍，表现为直立性低血压、括约肌功能障碍及心律失常等。查体示四肢肌力减退，肌张力低，伴或不伴肌萎缩，四肢腱反射减弱或消失，四肢末梢性感觉减退或消失，腓肠肌可有压痛，Kernig征可阳性。

（五）辅助检查

❶ 脑脊液检查

80%~90%的患者存在脑脊液蛋白-细胞分离，蛋白含量波动于0.75~2 g/L，病情严重程度与脑脊液蛋白含量呈正相关。少数CIDP患者蛋白含量正常，部分患者寡克隆带阳性。

❷ 电生理检查

电生理表现为周围神经传导速度减慢、传导阻滞及异常波形离散。早期行EMG检查有神经传导速度减慢，F波潜伏期延长，提示脱髓鞘病变。

❸ 腓肠神经活检

可见反复节段性脱髓鞘与再生形成的"洋葱头样"改变，高度提示CIDP。

（六）诊断

CIDP的诊断目前仍为排除性诊断。符合以下条件的可考虑本病：①症状进展超过8周，慢性进展或缓解复发；②临床表现为不同程度的肢体无力，多数呈对称性，少数为非对称性，近端和远端均可累及，四肢腱反射减弱或消失，伴有深、浅感觉异常；③脑脊液蛋白-细胞分离；④电生理检查提示周围神经传导速度减慢、传导阻滞或异常波形离散；⑤除外其他原因引起的周围神经病；⑥糖皮质激素治疗有效。

（七）鉴别诊断

应注意与以下疾病鉴别。

❶ 多灶性运动神经病（multifocal motor neuropathy，MMN）

是以运动神经末端受累为主的进行性周围神经病，临床表现为慢性非对称性肢体远端无力，以上肢为主，感觉正常。

❷ 进行性脊肌萎缩症（progressive spinal muscular atrophy，PSMA）

也为缓慢进展病程，但运动障碍不对称分布，有肌束震颤，无感觉障碍。神经电生理示NCS正常，EMG可见广泛的神经源性损害。

③ 遗传性运动感觉神经病（hereditary motor and sensory neuropathy，HMSN）

表现为多发性感觉运动性周围神经病，一般有遗传家族史，常合并有手足畸形。确诊需依靠基因检测，必要时行神经活检。

④ 其他

约1/4的CIDP患者可伴有结缔组织病或其他疾病，如系统性红斑狼疮、血管炎、干燥综合征及副蛋白血症、淋巴瘤等。对于符合CIDP表现患者应常规行M蛋白测定。同时应与血卟啉病、慢性代谢性神经病及糖尿病性周围神经病相鉴别。

（八）治疗

① 糖皮质激素

CIDP首选治疗药物。如甲泼尼龙500~1000 mg/d，静脉滴注，连续3~5天后逐渐减量或直接改口服泼尼松1 mg/（kg·d），清晨顿服，维持1~2个月后逐渐减量；或地塞米松10~20 mg/d，静脉滴注，连续7天，然后改为泼尼松1 mg/（kg·d），清晨顿服，维持1~2个月后逐渐减量；也可以直接口服泼尼松1 mg/（kg·d），清晨顿服，维持1~2个月后逐渐减量。上述疗法口服泼尼松减量直至小剂量（5~10 mg）均需维持半年以上，再酌情停药。

② 血浆置换（PE）和静脉注射免疫球蛋白（IVIg）

PE每个疗程3~5次，间隔2~3天，每次交换量为30 mL/kg，每月进行1个疗程。约半数以上患者大剂量IVIg治疗有效，一般用IVIg 0.4 g/（kg·d），连续3~5天为一个疗程。每月重复1次，连续3个月，有条件或病情需要者可延长应用数月。需注意的是，在应用IVIg后3周内，不能进行PE治疗。

③ 其他免疫抑制剂

以上治疗效果不理想，或产生激素依赖或激素无法耐受者，可试用免疫抑制剂如环磷酰胺、硫唑嘌呤、环孢素A、甲氨蝶呤等。临床较为常用的是硫唑嘌呤，使用方法为1~3 mg/（kg·d），分2~3次口服。

④ 神经营养

可应用B族维生素治疗，包括维生素B_1、维生素B_{12}、维生素B_6等。

⑤ 对症治疗

有神经痛者，可应用卡马西平、阿米替林、曲马朵、加巴喷丁、普瑞巴林等。

⑥ 康复治疗

病情稳定后，早期进行正规的神经功能康复锻炼，以预防失用性肌萎缩和关节挛缩。

（九）预后

约10%的CIDP患者因各种并发症死于发病后2~19年，完全恢复者仅占4%，神经系统症状较轻，能正常生活工作的病例约占60%，不能正常工作及生活者占8%，卧床不起或需依靠轮椅者占18%。

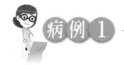

脊髓延髓性肌萎缩症（肯尼迪病）

一、病例介绍

（一）主诉

患者男性，51岁，主因"双下肢无力2年，加重伴双上肢无力7月余"收入神经肌肉病科。

（二）现病史

2年前，患者无明显诱因出现右下肢无力，上楼及蹲下起立费力，活动后有酸沉感，休息后可缓解，尚可正常行走，可行走1000米。后逐渐出现左下肢无力，性质同右下肢，于当地医院就诊，考虑"腰肌劳损"，给予对症治疗，病情无明显缓解。7月余前患者双下肢无力逐渐加重，并出现右上肢无力，表现为抬举费力，长时间活动后酸沉感，后逐渐出现左上肢无力，性质同右上肢，天气寒冷时加重。目前可行走50米。病程中无肢体麻木及踩棉花感，无二便障碍，无喘憋及吞咽困难，今为求进一步诊治，遂来我院就诊。

（三）既往史、个人史、家族史

16年前曾有"右踝部骨折"，保守治疗；10余年前曾有"面神经麻痹"，具体发病不详，未予特殊诊治；10余年前"舌部外伤"，曾给予手术缝合治疗，术后出现言语不清；偶饮酒，否认吸烟及其他不良嗜好；否认药物及食物过敏史。父母及其妹、子女无类似症状。

（四）入院查体

血压126/85 mmHg，心率80次/分。双肺呼吸音清，未闻及干湿性啰音，心律齐，各瓣膜听诊区未闻及明显杂音。腹软，无压痛及反跳痛，肝脾肋下未触及。双侧乳腺发育，双下肢无水肿。神经系统查体：神清，构音障碍，双侧瞳孔等大等圆，直径3 mm，双侧瞳孔直接及间接对光反射灵敏，眼球各项运动充分，未见眼震。双侧面部针刺觉对称，双侧角膜反射正常引出，双侧咀嚼对称有力。双侧额纹、面纹对称，右眼闭合略无力，右侧鼻唇沟浅，示齿口角左偏，可见面肌痉挛。双耳粗测听力可，Weber征居中，Rinne试验双侧气导＞骨导。双侧软腭上抬有力，双侧咽反射存在。双侧转颈、耸肩有力，伸舌居中，舌系带缝合，可见舌肌萎缩及舌肌纤颤。四肢近端、远端肌力5级，双侧肢体肌张力正常，四肢腱反射（+），四肢及胸背部肌肉可见肌束颤动，双侧指鼻及轮替试验协调，双侧跟膝胫试验查体尚稳准，粗测深、浅感觉未见明显异常，双侧掌颏反射、Hoffmann征、巴宾斯基征均阴性。颈软，脑膜刺激征阴性。

（五）辅助检查

1. 入院前检查（发病23个月）

（1）头颅MRI：未见明显异常。

（2）腰椎MRI：腰椎退行性改变，L_2水平以下椎管有效容积减小，L_{2-3}椎间盘偏右后突出，L_{3-4}椎间盘偏左后突出，L_{4-5}椎间盘膨出，$L_5 \sim S_1$椎间盘向后突出。

2. 入院后检查（发病24个月）

（1）自身抗体谱：抗SCL-70抗体弱阳性（+）。

（2）肿瘤标志物：糖类抗原72-4（CA72-4）8.96 U/mL（↑），神经元特异性烯醇化酶18.79 ng/mL（↑）。

（3）生化35项：磷1.26 mmol/L（正常0.87~1.45 mmol/L），总钙224 mmol/L（↓）、甘油三酯2.38 mmol/L（↑），肌酸激酶283.1 U/L（↑）。

（4）垂体性腺8项：催乳素17.7 ng/mL（↑），尿促卵泡素12.3 mIU/mL（↑）、雌二醇74.5 pg/mL（↑），促黄体生成素11.4 mIU/mL（↑）。

（5）尿常规、便常规+潜血、B型钠尿肽、红细胞沉降率、术前8项病毒筛查、甲状腺功能8项、糖化血红蛋白、促甲状腺素受体抗体、类风湿因子、抗链球菌溶血素O、免疫球蛋白4项、凝血6项、免疫电泳、抗中性粒细胞胞质抗体、降钙素、甲状旁腺激素、抗心磷脂抗体、神经元抗原谱抗体IgG检测：均未见异常。

（6）脑脊液检查

1）脑脊液常规：压力110 mmH₂O，脑脊液无色清亮，潘氏试验阴性，白细胞数9/μL。

2）脑脊液生化：腺苷脱氨酶0.5 U/L，糖3.61 mmol/L，蛋白质26.61 mg/dL，乳酸1.6 mmol/L，氯化物126 mmol/L，同期血液葡萄糖7.09 mmol/L（↑）。

3）24h IgG鞘内合成率：脑脊液白蛋白0.18 mg/mL（↑），脑脊液IgG 0.021 mg/mL（↑），较正常值增高，余正常。

4）脑脊液及血液结核分枝杆菌抗体、寡克隆蛋白电泳分析、郎飞结5项：均阴性。

（7）肺功能：肺通气功能轻度减低，限制型。

（8）心脏彩超：二尖瓣、三尖瓣少量反流，左心室舒张功能减低。

（9）腹部彩超：肝胆胰脾肾未见占位性病变。

（10）CT胸部平扫：两肺炎性改变，部分呈慢性改变；右肺下叶磨玻璃结节，右肺上叶小结节，硬结灶可能；两侧胸膜局部增厚。未见胸腺瘤及胸腺增生。

（11）肌电图

1）上下肢周围神经源性损害，颏舌肌静息时可见自发电位，胸锁乳突肌神经源性损害，胸段脊旁肌（T_{10-12}）静息时未见自发电位（表5-2至表5-5）。

表5-2　感觉神经传导检查

	神经位点	记录位点	起始潜伏期（ms）	峰潜伏期（ms）	峰—峰波幅（μV）	负波波幅（μV）	距离（mm）	速度（m/s）
R正中神经—Ⅰ、Ⅲ指	Ⅰ指	腕	1.8	2.3	7.2（83%↓）	3.5	100	55
	Ⅲ指	腕	2.1	2.6	8.1	2.2	120	58
R尺神经—Ⅴ指	Ⅴ指	腕	2.1	2.6	2.5（87%↓）	0.98	110	53
R足底内侧神经—Ⅰ趾	Ⅰ趾	踝	—	—	—	—	未见肯定波影	

续表

	神经位点	记录位点	起始潜伏期（ms）	峰潜伏期（ms）	峰—峰波幅（μV）	负波波幅（μV）	距离（mm）	速度（m/s）
L足底内侧神经—Ⅰ趾	Ⅰ趾	踝	—	—	—	—	未见肯定波影	
R腓总神经—小腿（踝）	踝	腓骨小头下	6.0	7.3	0.55（77%↓）	0.24	310	52
L腓总神经—小腿（踝）	踝	腓骨小头下	—	—	—	—	未见肯定波影	
R腓肠神经—踝（小腿）	小腿	踝	2.6	3.3	3.5	2.4	125	48
L腓肠神—踝（小腿）	小腿	踝	2.9	4.0	2.0（85%↓）	0.97	140	48

表5-3 运动神经传导检查

	神经位点	潜伏期（ms）	峰—峰波幅（mV）	距离（mm）	速度（m/s）	负波波幅（mV）	负波波幅节段变化（%）	负波时限（ms）	负波时限节段变化（%）	负波面积（mV·ms）
R正中神经—APB	掌	2.0	10.3	—	—	7.2	100	4.06	100	18.1
	腕	3.4	10.1	68	48	6.7	92.9	4.48	110	16.6
	肘	7.3	9.7	218	56	6.9	103	4.53	101	17.4
R尺神经—ADM	腕	2.5	16.9	—	—	11.8	100	5.16	100	30.7
	肘下	5.6	16.1	180	59	10.8	91.7	5.26	102	30.6
	肘上	7.1	15.8	100	64	10.4	96.2	5.16	98	30.7
R胫神经—AH	踝	3.5	23.8	—	—	14.7	100	5.26	100	28.6
	腘窝	12.4	17.3	405	46	11.4	77.6	5.21	99	24.5
L胫神经—AH	踝	4.7	21.9	—	—	15.0	100	5.42	100	34.1
	腘窝	14.6	14.0	415	42	9.5	63.3	6.15	113	27.6
R腓总神经—EDB	踝	3.6	4.7	—	—	2.9	100	5.21	100	8.4
	腓骨小头	10.4	4.7	340	46	3.1	106	5.57	107	9.9
	腘窝	12.4	4.5	105	53	2.8	89.8	5.57	100	8.8
L腓总神经—EDB	踝	4.0	5.5	—	—	2.8	100	4.84	100	7.2
	腓骨小头	10.2	4.7	280	45	3.0	105	5.36	111	7.4
	腘窝	12.4	3.9	110	48	2.6	87.7	5.47	102	6.4

表5-4 F波

神经	R尺神经—ADM	R胫神经—AH	L胫神经—AH
M波平均潜伏期（ms）	2.7	3.7	4.9
F波最小潜伏期（ms）	24.8	45.0	46.2
F波平均潜伏期（ms）	25.3	46.4	47.5
F波最大潜伏期（ms）	25.8	47.1	48.4
F波出现率（%）	100	100	100
距离（mm）	690	—	—
F波速度（m/s）	65.5	—	—

表5-5 针极肌电图

EMG总表								
肌肉	自发电位					运动单位动作电位（MUAP）			募集
肌肉	IA	Fib	PSW	Fasc	HF	波幅	持续时间	多相波比例	募集相
R.颏舌肌	N	1+	1+	N	N	—	—	—	—
L.颏舌肌	N	2+	1+	N	N	—	—	—	—
R.胸锁乳突肌	N	N	N	N	N	1384（168%↑）	13.7（40%↑）	70%	单纯相6.4
L.指总伸肌	N	1+	N	N	N	2029（257%↑）	15.6（29%↑）	50%	单混相6.5
R.指总伸肌	N	2+	1+	N	N	2590（350%↑）	15.1（25%↑）	—	单混相5.0
R.第一骨间背侧肌	N	N	N	N	N	942（152%↑）	12.7（28%↑）	20%	单混相4.0
R.T$_{10}$脊旁肌	N	N	N	N	N	—	—	—	—
R.T$_{11}$脊旁肌	N	N	N	N	N	—	—	—	—
R.T$_{12}$脊旁肌	N	N	N	N	N	—	—	—	—
R.L$_4$脊旁肌	N	N	N	N	N	—	—	—	—
R.L$_5$脊旁肌	N	N	N	N	N	—	—	—	—
R.S$_1$脊旁肌	N	N	N	N	N	—	—	—	—
R.胫骨前肌	N	N	2+	N	N	1497（245%↑）	17.0（24%↑）	60%	单混相6.0
L.胫骨前肌	N	1+	2+	N	N	1278（195%↑）	17.1（25%↑）	30%	单混相6.0
L.腓肠肌	N	1+	2+	N	N	—	—	—	单混相6.4

注：所检肌肉可见神经源性损害。

IA.插入电位；Fib.纤颤；PSW.正锐波；Fase.束颤电位；HF.高频放电。

2）交感神经皮肤反应（SSR）示双上肢波幅降低，重复性尚可，潜伏期正常；双下肢波幅正常，重复性尚可，潜伏期正常（表5-6）。

3）R-R间期变化率（心率变异趋势图）示平静呼吸时，变化率正常，深呼吸时，变化率降低，E/I降低，提示副交感神经功能障碍不除外（表5-7）。

4）重复神经电刺激示刺激尺神经，小指展肌记录，低频未见递减，高频未见递增及递减；刺激正中神经，拇短展肌记录，低频未见递减，高频未见递增及递减；刺激腋神经，三角肌记录，低频未见递减；刺激副神经，斜方肌记录，低频未见递减；刺激面神经，眼轮匝肌记录，低频未见递减。

检测结果未见异常，建议定期复查（表5-8和表5-9）。

表5-6 交感神经皮肤反应

神经位点		潜伏期（s）	峰-峰波幅（mV）
交感神经-（2Ch）	左掌	1.12	0.4（↓）
	右掌	1.11	0.8（↓）
	左足	2.38	1.5
	右足	2.36	0.5

表5-7 R-R间期变化率（心率变异趋势图）

记录	迷走神经-心率变异率	
循环	静息	6次呼吸
变异率（%）	3.54	3.46
最小心率（bpm）	71	76
最大心率（bpm）	81	89
标准差（bpm）	2.64	2.77
平均心率（bpm）	74.8	80.0
比例（%）	12.7	14.6（↓）
最大/最小时长比	1.14	1.16（↓）
最大时长（ms）	847	787
最小时长（ms）	745	677
平均时长（ms）	803.6	751.2

注：bpm，次/分；ms，毫秒。

表5-8　重频刺激（低频）

部位		频率（Hz）	波幅（mV）	4-1波幅（%）	末波-1波波幅（%）	面积（mV·ms）	4-1面积（%）	末波-1波面积（%）
R拇短展肌 -（正中神经）	@1 Hz	1	7.7	-0.3	-1.2	18.5	1	0.3
	@3 Hz	3	7.7	-3.4	-2.6	18.8	-6.2	-8.2
	@5 Hz	5	7.8	-2.7	-2.1	18.4	-9.3	-9.1
R小指展肌 -（尺神经）	@1 Hz	1	11.2	-1.7	-2.4	30.2	-2	-3.2
	@3 Hz	3	11.1	-0.6	-0.5	29.8	-3.3	-5.8
	@5 Hz	5	11.2	-1.4	-2.5	29.5	-6.1	-8
R三角肌 -（腋神经）	@1 Hz	1	9.6	-2.3	-1.3	68.1	-10	-7.3
	@3 Hz	3	10.0	-7.2	-7.6	68.7	-13.6	-16.1
	@5 Hz	5	10.0	-5.8	-6	69.1	-17.3	-16.4
R斜方肌（上） -（副神经）	@1 Hz	1	8.0	0.6	0.8	54.4	-5.5	-6.1
	@3 Hz	3	8.0	-5.4	-12	51.7	-9.2	-13.2
	@5 Hz	5	7.6	-4.6	-12.9	52.2	-15.7	-19.3
R眼轮匝肌 -（面神经）	@1 Hz	1	1.0	6.3	3.2	1.7	10.7	6
	@3 Hz	3	1.0	6.4	2.8	1.7	9.2	10.6
	@5 Hz	5	1.0	8.3	15.8	1.8	12.1	30.3
L眼轮匝肌 -（面神经）	@1 Hz	1	1.1	-4.6	-4	3.1	-7.3	-3.1
	@3 Hz	3	1.0	4.6	6.4	2.8	0.8	0.3
	@5 Hz	5	1.0	5.4	3.7	2.7	3.4	1.6

表5-9　重频刺激（高频）

部位	R正中神经-APB	R尺神经-ADM
	@20 Hz	@20 Hz
频率（Hz）	20	20
波幅（mV）	7.8	11.3
末波-1波波幅（%）	-21.8	11
面积（mV·ms）	18.7	29.9
末波-1波面积（%）	-56.1	-32.9
4-1波幅（%）	-4	9.6
4-1面积（%）	-23.8	-11.3

APB，拇短展肌；ADM，小指展肌。

（12）基因测序（二代测序+MLPA）：根据毛细管电泳和测序结果，该样本雄激素受体（AR）基因1号外显子CAG重复次数为46次，检测准确度在1~2个CAG重复，提示患者CAG重复次数超出正常范围（正常人该序列重复次数不超过34次）。

（六）入院时诊断

1.定位诊断

下运动神经元、周围神经、自主神经、右侧面神经。

（1）依据患者肢体无力、言语不清，查体四肢多发肌肉萎缩、束颤，舌肌萎缩、纤颤，定位于下运动神经元。

（2）依据肌电图以感觉神经波幅下降为主，定位于周围神经。

（3）依据患者SSR、R-R间期变化率异常，定位于自主神经。

（4）依据患者右侧周围性面瘫，定位于右侧面神经。

2.定性诊断

脊髓延髓性肌萎缩症。

依据患者中年男性，慢性进展性肢体无力、肌萎缩，伴舌肌萎缩，查体以下运动神经元损害为主，双侧乳腺发育，肌电图亦支持神经源性损坏（脊髓前角病变为主，感觉神经同时受累）。经基因测序雄激素受体（AR）基因1号外显子CAG重复次数为46次，超出正常范围（正常人该序列重复次数不超过34次）。综合该患者的临床表现、电生理与基因学检查结果，符合脊髓延髓性肌萎缩症的确诊标准，故予以诊断。

二、讨论

脊髓延髓性肌萎缩症（spinal and bulbar muscular atrophy，SBMA），即肯尼迪病（Kennedy disease，KD），1968年由William R.Kennedy博士等描述，为X连锁隐性遗传，成年期起病，缓慢进展，是一种以肢体和延髓支配肌萎缩、无力及束颤为特征的下运动神经元疾病。

该病主要是由雄激素受体（AR）基因（Xq12）1号外显子CAG异常重复扩增引起的。因为运动神经元和肌肉纤维各自表达AR，每个都代表触发SBMA的候选位点。突变型AR可通过直接损害运动神经元或肌肉纤维的功能而引起同样的远端轴突病。在一种情况下，远端轴突病是由受影响运动神经元的顺行信号改变引起的，而在另一种情况下，轴突病是通过受影响肌肉纤维的逆行信号改变间接引起的。根据几种SBMA小鼠模型，轴突病变发生在疾病过程的早期，可能与运动神经元轴突运输有关。随着疾病的进展，这种轴突病导致功能性失神经肌肉纤维，引发肌肉萎缩和运动神经元细胞死亡，这是SBMA的两个主要病理特征。AR在两种细胞类型中的作用也有可能诱导SBMA症状的完全表达，并且AR在两个部位的作用都是关键性的。需要进行研究以充分认识AR在运动神经元和肌肉纤维引起SBMA中的作用。

CAG重复次数与疾病发病年龄呈负相关，但与疾病进展或严重程度无关。在正常健康人中，CAG重复次数为14~32次，平均21次。然而，SBMA患者的CAG重复次数为40~55，平均重复47次。流行病学方面，SBMA罕见，发病率估计为每年140万，多发病于成年男性，发病年龄在30~50岁之间，病情进展缓慢，预期寿命几乎不受影响。

SBMA的临床表现主要包括：

（1）神经肌肉系统症状：①肌无力（97%），下肢无力（86.7%）＞上肢无力（22.2%），常出现在35~40岁；②延髓麻痹相关症状，声音嘶哑、咽反射消失、舌肌萎缩、吞咽困难、呼吸肌无力；③周围神经症状，表现为下肢远端神经痛、四肢振动觉下降、自主神经功能障碍；④其他症状，常早于肌无力，包括手抖、肌肉痉挛、肌痛、易疲劳和运动耐力下降、脚麻。

（2）全身症状：①内分泌症状，表现为乳房发育女性化、睾丸萎缩导致生育能力下降、无精子症、少精症、勃起功能障碍和性欲下降；②其他症状，包括腹型肥胖、血脂异常、肝功能不全和糖耐量下降。

（3）神经心理症状：①认知功能障碍，表现为执行功能下降，短期和长期记忆力下降等；②其他，包括敏感、不自信、注意力不集中等。

该患者根据基因检测CAG扩增数、临床表现和辅助检查，可明确诊断为SBMA。

SBMA需与以下疾病进行鉴别（表5-10）：

表5-10　脊髓延髓性肌萎缩症（SBMA）的鉴别诊断

疾病分类	疾病
其他运动神经元病	肌萎缩侧索硬化
	变异型肌萎缩侧索硬化
	脊髓性肌萎缩症3型和4型
神经-肌肉接头病	重症肌无力
周围神经病	慢性吉兰-巴雷综合征
	远端遗传型运动神经病
肌病	多肌炎
	代谢性肌病
	进行性肌营养不良
	面肩肱型肌营养不良症
内分泌疾病	甲状腺功能亢进/减退综合征
	甲状旁腺功能亢进综合征

此病的治疗主要包括基因与遗传学咨询、生活方式指导、合理的有氧运动与物理治疗，及对症支持治疗、语言与肢体康复等综合性治疗方案。对于神经病理性疼痛，可选用

钙通道阻滞剂（如普瑞巴林、加巴喷丁）、三环类抗抑郁药物（如阿米替林）等改善患者生活质量；抽筋等肌肉痉挛症状可试用硫酸奎宁缓解症状。此外，临床医生还应注意患者并发症的防治，如吸入性肺炎、代谢综合征等。其他可能有效的试验性治疗还包括亮丙瑞林–促性腺激素释放激素、杜他菊酯–5α还原酶抑制剂。

三、专家点评

脊髓延髓型肌萎缩症（SBMA）是一种较为少见的下运动神经元综合征，突出临床表现为下运动神经元功能障碍、周围神经受累、内分泌及性腺异常。当对该疾病认识不充分时，临床上容易误诊为肌萎缩侧索硬化。当临床上遇到疑似肌萎缩侧索硬化的患者，若合并以下情况，需要想到并鉴别SBMA：①纯下运动神经元受累而无上运动神经元受累体征；②伴感觉异常或肌电图存在感觉纤维普遍受累的临床证据；③男性乳房发育；④伴有家族史。性腺激素检查、肌电图检查以及基因检测可协助诊断。SBMA预后相对良好，虽然目前治疗手段较单一，但是正确的诊断可减少误诊，为肌萎缩侧索硬化给患者带来的精神心理负担。

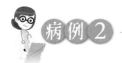 病例 2

Isaacs综合征（获得性神经性肌强直）

一、病例介绍

（一）主诉

患者男性，40岁，主诉"面部感觉异常、阵发性左侧面部抽动10余天"。

（二）现病史

患者20天前（2020–10–23）出现感冒症状，伴发热，最高体温37.3℃，感冒症状持续3天后好转。17天前患者开始出现口周麻木及右侧脸颊部麻木，持续不缓解，13天前患者出现阵发性左侧面部不自主抽搐，左侧口角抽动明显，伴牙关紧闭，发作时无眼睑闭合及额纹变化，无意识水平下降、肢体抽搐、小便失禁，持续数秒至十余秒，频繁发作，影响说话及进食，伴有双侧舌部咬伤。舌咬伤后有舌体肿大，言语不清。进食、说话等张口动作后可诱发发作。当地医院行MRI检查提示DWI右侧基底节高信号，考虑脑梗死，予以脑血管病对症治疗，氯硝西泮、盐酸苯海索对症治疗无效。频繁发作3天后抽搐好转。11天前复查头部MRI右侧基底节异常信号消失。1周前出现左侧鼻翼及鼻孔瘙痒感，不敢触碰，触碰后瘙痒感明显，伴左鼻孔抓痕。3天前于我院门诊就诊后，予以奥卡西平0.6 g 2次/日、泛昔洛韦0.25 g 3次/日治疗，自觉牙关紧闭缓解，左侧面部不自主抽动较前减少。否认发病过程中有头痛、肢体麻木无力，否认近期有明显记忆力减退及精神行为异常。自起病以来，二便正常，睡眠正常，体重未见明显下降。

（三）既往史、个人史、家族史

出生发育正常。面部有外伤史，左侧鼻唇沟可见瘢痕。否认高热惊厥、脑炎、头外伤病史。否认药物过敏史。

（四）入院查体

内科查体：体温36.8℃，脉搏79次/分，血压110/70 mmHg，呼吸18次/分。双肺呼吸音清，未闻及明显干湿啰音。心律齐，未闻及明显杂音。腹软，无压痛及反跳痛，肝脾肋下未触及。

神经系统查体：神志清楚，高级皮质功能检查未见异常，因舌体破溃疼痛导致说话费力。双侧瞳孔等大正圆，直径3 mm，对光反射灵敏。双眼各向运动充分，右侧水平眼震。右侧面部针刺觉减退，触觉双侧对称，口周双侧针刺觉对称。张口下颌不偏。左侧面纹浅，左鼻唇沟可见瘢痕，闭目有力，示齿口角不偏。双侧听力正常。伸舌居中，双侧舌体边缘破溃，舌体肿胀。转头、耸肩有力。躯体感觉对称正常。四肢肌力5级，肌张力正常。双侧指鼻稳准、轮替动作正常。四肢腱反射对称引出。双侧Hoffmann征（−），双侧Babinski征（−）。脑膜刺激征（−）。

（五）辅助检查

1.实验室检查

（1）血常规（发病19天）：红细胞绝对值4.14×10^{12}/L（↓）。

（2）血生化（发病19天）：同型半胱氨酸17.95 μmol/L（↑），葡萄糖3.6 mmol/L（↓）。

（3）糖化血红蛋白（发病19天）：5.0%（正常）。

（4）血液系统3项（发病19天）：叶酸2.96 ng/mL（↓），维生素B_{12} 892 pg/mL，铁蛋白242.8ng/mL。

（5）肿瘤标志物（发病19天）：糖类抗原72-4（CA72-4）9.59 U/mL（↑），神经元特异性烯醇化酶23.25 ng/mL（↑），糖类抗原19-9（CA19-9）34.92 U/mL（↑）。

（6）抗中性粒细胞胞质抗体谱（发病19天）：阴性。

（7）自身抗体谱（发病19天）：阴性。

（8）抗心磷脂抗体（发病19天）：阴性。

（9）促甲状腺激素受体抗体（发病19天）：阴性。

（10）甲状腺功能8项（发病19天）：三碘甲状腺原氨酸（T_3）0.96 nmol/L（↓），甲状腺素（T_4）69.88 nmol/L（↓），促甲状腺激素0.26 μIU/mL（↓）。

（11）复查甲状腺功能8项（发病26天）：T_3 0.86 nmol/L（↓），T_4 49.95 nmol/L（↓），游离T_4 6.68 pmol/L（↓），游离T_3 2.93 pmol/L（↓）。

（12）尿常规（发病19天）：尿酮体2+（↑），尿白细胞±（↑），白细胞9/ μL（↑）。

2.腰穿脑脊液检查（发病23天）

（1）压力190 mmH$_2$O，脑脊液常规和生化正常。

（2）神经元抗原谱抗体IgG检测（脑脊液＋血液）：抗−PNMA2抗体、抗−Ri抗体、抗−Amphiphysin抗体、抗−Hu抗体、抗−Yo抗体、抗−CV2抗体均阴性。

（3）自身免疫性脑炎相关抗体筛查（脑脊液+血液）：抗NMDAR、抗CASPR 2、抗AMPA 1、抗AMPA 2、抗LGI 1、抗GABABR、抗GAD 65抗体均阴性。

（4）24h IgG鞘内合成率：4.83（正常）。

（5）结核分枝杆菌抗体（脑脊液+血液）：阴性。

（6）神经系统感染病毒抗体：阴性。

（7）脑脊液IgG寡克隆区带：阴性。

3.长程脑电图监测（发病19~21天）

发作间期背景节律正常存在，未见癫痫样放电及慢波等。监测到多次发作表现，但同期脑电图未见癫痫样异常放电。

4.肌电图（发病22天）

（1）双侧正中神经受损。

（2）左侧口轮匝肌、降眉肌及咬肌可见肌颤搐、束颤及肌痉挛放电。

（3）瞬目反射：双侧R1、R2波形分化尚可，重复性尚可，潜伏期正常。交感皮肤反应、R-R间期变化率、SEP正常。

5.头部MRI增强（发病23天）

未见明显异常。

6.胸部CT（发病27天）

左肺上叶微小结节，双侧胸膜局部增厚；肝内多发低密度，脾大，建议结合腹部检查结果分析。

7.甲状腺超声（发病30天）

甲状腺右叶囊性结节，TI-RADS分类2类。

（六）入院时诊断

1.定位诊断

右侧皮质运动区中央前回下部及右侧皮质脑干束或左侧面神经颊支、右侧三叉神经脊束核下部、三叉神经上颌支及上行传导通路。

（1）右侧皮质运动区中央前回下部及右侧皮质脑干束或左侧面神经颊支：左侧面部不自主抽动，无眼睑闭合及额纹变化，由左侧面肌（颊肌）控制。支配下部面肌的神经元受对侧皮质脑干束控制，故可定位于右侧皮质脑干束。发作症状为刺激性症状，故可定位于右侧皮质运动区中央前回下部及右侧皮质脑干束。患者发作时牙关紧闭，由双侧咬肌控制。咬肌由同侧三叉神经运动核发出神经支配，三叉神经运动核受双侧皮质脑干束支配，结合发作时患者有左侧眼裂以下面部不自主抽动，故可定位于右侧皮质运动区中央前回下部及右侧皮质脑干束或左侧面神经颊支。

（2）右侧三叉神经脊束核下部：右侧面颊部针刺觉减退、口周双侧针刺觉对称，触觉双侧对称，故右侧面颊部痛觉减退而触觉存在，为右侧面部洋葱皮样分离性感觉障碍，可定位于右侧三叉神经脊束核下部。

（3）三叉神经上颌支及上行传导通路：口周麻木及左侧鼻孔和鼻翼瘙痒，口周及左侧鼻孔、鼻翼感觉异常，由三叉神经上颌支配，左侧三叉神经上颌支传导通路受刺激，可出现上述症状。左侧三叉神经上颌支止于同侧三叉神经脊束核上部，再发出纤维交叉到对侧，止于丘脑腹后内侧核，再发出纤维终止于中央后回感觉中枢下1/3区。

2.定性诊断

症状性癫痫？周围神经过度兴奋综合征？

患者青年男性，亚急性病程，主要表现为左侧面部不自主抽动，神经系统查体可见左侧面部眼裂以下不自主抽动，右侧面部分离性感觉障碍。考虑发作性症状待查，需完善脑电图及肌电图等辅助检查，进行鉴别诊断。

（七）住院后诊疗经过

患者入院后行血常规、血生化等常规检查，完善腰椎穿刺、长程视频脑电图监测、头部MRI增强、肌电图等相关检查。患者左侧面部抽搐，监测发作期脑电图，未见癫痫样放电。完善肌电图检查显示：①双侧正中神经受损。②左侧口轮匝肌、降眉肌及咬肌可见肌颤搐、束颤及肌痉挛放电。③瞬目反射：双侧R1、R2波形分化尚可，重复性尚可，潜伏期正常。交感皮肤反应、R-R间期变化率、SEP正常。腰穿脑脊液压力正常，脑脊液常规和生化正常，神经元抗原谱抗体IgG阴性，自身免疫性脑炎相关抗体阴性。血神经元抗原谱抗体IgG及自身免疫性脑炎相关抗体亦为阴性。头部MRI增强未见明显异常。根据临床表现及辅助检查结果，诊断为周围神经过度兴奋综合征神经性肌强直。发病后31~35天，予以丙种球蛋白0.4 g/(kg·d)，连用5天治疗。住院期间予以患者阿昔洛韦抗病毒治疗，肌注甲钴胺、维生素B₁营养神经对症治疗，及奥卡西平、加巴喷丁、氯硝西泮等对症治疗。

（八）出院时情况

好转。左侧面部、鼻翼、左侧上颚仍有痒感，瘙痒范围减少。面部抽搐次数明显减少。

二、讨论

该患者亚急性起病，反复发作性病程。临床症状表现为阵发性左侧面部抽动及牙关紧闭，具有短暂性、重复性、刻板性、发作性的特点，不除外癫痫发作。故以发作性症状待查收入癫痫内科病区。入院后进行连续3天脑电图监测，发作期脑电图未见癫痫样放电及节律变化。同时完善头部增强MRI未发现异常改变。进一步完善肌电图，发现左侧口轮匝肌、降眉肌及咬肌可见肌颤搐、束颤及肌痉挛放电。结合临床症状和肌电图检查，可定位于左侧面神经、三叉神经末梢。腰穿脑脊液压力正常，脑脊液常规和生化正常，神经元抗原谱抗体IgG（血+脑脊液）阴性，自身免疫性脑炎抗体筛查（血+脑脊液）阴性。胸部CT胸腺未见明显异常。因此我们定性诊断考虑为周围神经过度兴奋综合征神经性肌强直。患者发病前有感冒病史，故病因考虑病毒感染后继发周围神经异常兴奋。住院期间予以抗病毒及丙种球蛋白治疗后，症状好转。

患者的临床表现极易误诊为癫痫发作，因此在这类疾病的诊断中需注意癫痫发作与周围神经刺激致兴奋性症状的鉴别。

周围神经过度兴奋综合征（peripheral nerve hyperexcitability syndrome，PNHS）是一组罕见的神经系统疾病，其特点是肌肉抽搐、痉挛、僵硬和针极肌电图中存在自发运动电位异常放电。该综合征是由源自运动神经纤维的自发放电引起，并导致肌肉活动的增加。有研究者将PNHS分为原发性和继发性两类。其中，原发性PNHS包括Isaacs综合征、Morvan综合征和痉挛-束颤综合征（cramp-fasciculation syndrome，CFS），具有广泛的临床症状和体征，而无明显的周围神经病变。继发性PNHS通常见于周围神经系统的局灶性或弥漫性疾病、运动神经元病中的前角细胞变性、中毒性神经病变以及遗传性疾病，神经末梢易受激惹，导致肌肉过度活动。既往研究表明自身免疫、副肿瘤和遗传机制在PNHS的病理生理学中具有主要作用。自身免疫机制在PNHS的病理生理学中占主导地位，主要通过干扰VGKC复合物的功能而致病。VGKC复合物抗体的两个主要靶标是接触素相关蛋白2（CASPR 2）和富含亮氨酸的胶质瘤失活蛋白1（LGI 1）。Vernino和Lennon认为16%的PNHS患者伴有肿瘤，其中在少数PNHS患者中胸腺瘤和小细胞肺癌是最常见的与PNHS相关的肿瘤，已有基因突变（钾通道亚基、TRPA 1）与遗传性神经病共存的报道。PNHS患者的神经电生理检查发现运动神经传导和F波测定时可有M波后放电和F波后放电，肌电图见自发神经性肌强直放电、肌颤搐电位或呈双联或三联或多联放电、痉挛放电、束颤电位。常规感觉和运动神经传导包括晚反应（F波和H反射）通常是正常的。

三、小结

在对病例诊断的过程中，要层层剖析、步步深入。该患者不仅有发作性症状，还有感觉异常的表现，我们应该想到周围神经异常兴奋，需进行癫痫和周围神经过度兴奋综合征的鉴别。此外，还应注意与莫旺综合征进行鉴别。莫旺综合征可表现为肌肉无规律的收缩、痛性痉挛、无力、多汗、肢体瘙痒、失眠及精神错乱。有学者认为莫旺综合征为Isaacs综合征（获得性神经性肌强直）累及脑部的一种变异型。莫旺综合征患者的血清中存在着一些与VGKC复合物相关的自身抗体，其中抗CASPR 2抗体较LGI 1抗体更为常见，部分患者两种抗体同时存在。大约40%患者伴有肿瘤，以胸腺瘤最多见，部分患者血浆中可以发现抗乙酰胆碱受体抗体、抗Titin抗体、抗MUSK抗体等肌病相关的抗体，这些可能与合并重症肌无力相关。此外，一些重金属中毒也会出现类似莫旺综合征的症状。该患者头部MRI增强未见异常，无脑部中枢神经受累的临床表现，也没有重症肌无力相关临床表现，故不支持莫旺综合征诊断，考虑诊断Isaaca综合征（获得性神经性肌强直）成立。该患者抗CASPR 2抗体及LGI 1抗体阴性、胸部CT未发现胸腺瘤，病因考虑为感染后获得性神经性肌强直。

第六章

中枢神经系统感染性疾病

病原微生物侵犯中枢神经系统（central nervous system，CNS）的实质、被膜及血管等引起的急性或慢性炎症性（或非炎症性）疾病即为中枢神经系统感染性疾病。这些病原微生物包括病毒、细菌、真菌、螺旋体、寄生虫、立克次体和朊蛋白等。临床中依据中枢神经系统感染部位的不同可分为：①脑炎、脊髓炎或脑脊髓炎：主要侵犯脑和（或）脊髓实质；②脑膜炎、脊膜炎或脑脊膜炎：主要侵犯脑和（或）脊髓软膜；③脑膜脑炎：脑实质与脑膜合并受累。病原微生物主要通过三种途径进入CNS：①血行感染：病原体通过昆虫叮咬、动物咬伤损伤皮肤黏膜后进入血液或使用不洁注射器、输血等直接进入血流，面部感染时病原体也可经静脉逆行入颅，或孕妇感染的病原体经胎盘传给胎儿；②直接感染：穿透性颅外伤或邻近组织感染后病原体蔓延进入颅内；③神经干逆行感染：嗜神经病毒（neurotropic virus）如单纯疱疹病毒、狂犬病毒等首先感染皮肤、呼吸道或胃肠道黏膜，经神经末梢进入神经干，然后逆行进入颅内。

第一节　病毒感染性疾病

神经系统病毒感染是指病毒进入神经系统及相关组织引起的炎性或非炎性改变。根据病原学中病毒核酸的特点，病毒可以分为DNA病毒和RNA病毒。能够引起神经系统感染的病毒很多，具有代表性的引起人类神经系统感染的病毒有：DNA病毒中的单纯疱疹病毒、水痘带状疱疹病毒、巨细胞病毒等；RNA病毒中的脊髓灰质炎病毒、柯萨奇病毒等。病毒进入中枢神经系统可以引起急性脑炎和（或）脑膜炎综合征，也可形成潜伏状态和持续感染状态，造成复发性和慢性感染。

一、单纯疱疹病毒性脑炎

单纯疱疹病毒性脑炎（herpes simplex virus encephalitis，HSE）是由单纯疱疹病毒（herpes simplex virus，HSV）感染引起的一种急性CNS感染性疾病，又称为急性坏死性脑炎，是CNS最常见的病毒感染性疾病。本病呈全球分布，一年四季均可发病，无明显性别差异，任何年龄均可发病。

国外HSE发病率为（4~8）/10万，患病率为10/10万；国内尚缺乏准确的流行病学资料。在中枢神经系统中，HSV最常侵及大脑颞叶、额叶及边缘系统，引起脑组织出血性坏死和（或）变态反应性脑损害。未经治疗的HSE病死率高达70%以上。

（一）病因及发病机制

HSV是一种嗜神经DNA病毒，有两种血清型，即Ⅰ型单纯疱疹病毒(HSV-1)和Ⅱ型单纯疱疹病毒(HSV-2)。患者和健康携带病毒者是主要传染源，主要通过密切接触与性接触传播，亦可通过飞沫传播。HSV首先在口腔和呼吸道或生殖器引起原发感染，机体迅速产生特异性免疫力而康复，但不能彻底消除病毒，病毒以潜伏状态长期存在体内，而不引起临床症状。

神经节中的神经细胞是病毒潜伏的主要场所，HSV-1主要潜伏在三叉神经节，HSV-2潜伏在骶神经节。当人体受到各种非特异性刺激使机体免疫力下降，潜伏的病毒再度活化，经三叉神经轴突进入脑内，引起颅内感染。成人超过2/3的HSV-1脑炎是由再活化感染而引起，其余由原发感染引起。而HSV-2则大多数由原发感染引起。在人类大约90%HSE由HSV-1引起，仅10%由HSV-2所致，且HSV-2所引起的HSE主要发生在新生儿，是新生儿通过产道时被HSV-2感染所致。

（二）病理

病理改变主要是脑组织水肿、软化、出血、坏死，双侧大脑半球均可弥漫性受累，常呈不对称分布，以颞叶内侧、边缘系统和额叶眶面最为明显，亦可累及枕叶，其中脑实质中出血性坏死是一重要病理特征。镜下血管周围有大量淋巴细胞浸润形成袖套状，小胶质细胞增生，神经细胞弥漫性变性坏死。神经细胞和胶质细胞核内可见嗜酸性包涵体，包涵体内含有疱疹病毒的颗粒和抗原，是其最有特征性的病理改变。

（三）临床表现

1.任何年龄均可患病，约2/3的病例发生于40岁以上的成人。原发感染的潜伏期为2~21天，平均6天，前驱期可有发热、全身不适、头痛、肌痛嗜睡、腹痛和腹泻等症状。多急性起病，约1/4患者有口唇疱疹史，病后体温可高达38.4~40.0℃，病程为数日至1~2个月。

2.临床常见症状包括头痛、呕吐、轻微的意识和人格改变、记忆丧失、轻偏瘫、偏盲失语、共济失调、多动（震颤、舞蹈样动作、肌阵挛）、脑膜刺激征等。约1/3的患者出现全身性或部分性癫痫发作。部分患者可因精神行为异常为首发或唯一症状而就诊于精神科，表现为注意力涣散、反应迟钝、言语减少、情感淡漠、表情呆滞、呆坐或卧床、行动懒散，甚至生活不能自理；或表现木僵缄默；或有动作增多、行为奇特及行为冲动等。

3.病情常在数日内快速进展，多数患者有意识障碍，表现为意识模糊或谵妄，随病情加重可出现嗜睡、昏睡、昏迷或去皮质状态，部分患者在疾病早期迅即出现昏迷。重症患者可因广泛脑实质坏死和脑水肿引起颅内压增高，甚至形成脑疝而死亡。

（四）辅助检查

1.血常规检查可见白细胞计数轻度增高。

2.脑电图检查常出现弥漫性高波幅慢波，以单侧或双侧颞、额区异常更明显，甚至可出现颞区的尖波与棘波。

3.头颅CT检查大约有50%的HSE患者出现局灶性异常（一侧或两侧颞叶和额叶低密度灶），若在低密度灶中有点状高密度灶，提示有出血。在HSE症状出现后的最初4~5天内，头颅CT检查可能是正常的。

4.头颅MRI检查

头颅MRI对早期诊断和显示病变区域帮助较大，典型表现为在颞叶内侧、额叶眶面、岛叶皮质和扣带回出现局灶性水肿，MRI T_2加权像上为高信号，在FLAIR像上更为明显。尽管90%的患者在1周内可以出现上述表现，但一周内MRI正常不能排除诊断。

5.脑脊液常规检查

压力正常或轻度增高，重症者可明显增高；有核细胞数增多为（50~100）×10^6/L，可高达1000×10^6/L，以淋巴细胞为主，可有红细胞数增多，除外腰椎穿刺损伤则提示出血性坏死性脑炎；蛋白质呈轻、中度增高，糖与氯化物正常。

6.脑脊液病原学检查

（1）检测HSV特异性IgM、IgG抗体：采用Western印迹法、间接免疫荧光测定及ELISA法，采用双份血清和双份脑脊液做HSV-1抗体的动态观察，双份脑脊液抗体有增高的趋势，滴度在1∶80以上，病程中2次及2次以上抗体滴度呈4倍以上增加，血与脑脊液的抗体比值<40，均可确诊。

（2）检测脑脊液中HSV-DNA：用PCR检测病毒DNA，可早期快速诊断，标本最好在发病后2周内送检。

7.脑活检

是诊断单纯疱疹病毒性脑炎的"金标准"。可发现非特异性的炎性改变，细胞核内出现嗜酸性包涵体，电镜下可发现细胞内病毒颗粒。

（五）诊断及鉴别诊断

1 临床诊断

（1）口唇或生殖道疱疹史，或本次发病有皮肤、黏膜疱疹。

（2）起病急，病情重，有发热、咳嗽等上呼吸道感染的前驱症状。

（3）明显精神行为异常、抽搐、意识障碍及早期出现的局灶性神经系统损害体征。

（4）脑脊液红、白细胞数增多，糖和氯化物正常。

（5）脑电图以颞、额区损害为主的脑弥漫性异常。

（6）头颅CT或MRI发现颞叶局灶性出血性脑软化灶。

（7）特异性抗病毒药物治疗有效支持诊断。

确诊尚需选择如下检查：①双份血清和脑脊液抗体检查发现HSV特异性抗体有显著变化趋势；②脑组织活检或病理发现组织细胞核内嗜酸性包涵体，或原位杂交发现HSV病毒核酸；③脑脊液的PCR检测发现该病毒DNA；④脑组织或脑脊液标本HSV分离、培养和鉴定。

2 **本病需要与下列疾病鉴别**

（1）带状疱疹病毒性脑炎：带状疱疹病毒可以长期潜伏在脊神经后根以及脑和脊髓的感觉神经节，当机体免疫力低下时，病毒被激活、复制、增殖，沿感觉神经传到相应皮肤引起皮疹，另一方面沿神经上行传播，进入中枢神经系统引起脑炎或脑膜炎。本病多见于中老年人，发生脑部症状与发疹时间不尽相同，多数在疱疹后数天或数周，亦可在发病之前，或无任何疱疹病史。临床表现包括发热、头痛、呕吐、意识模糊、共济失调、精神异常及局灶性神经功能缺失体征。病变程度相对较轻，预后较好。患者多有胸腰部带状疱疹的病史，头颅CT无出血性坏死的表现，血清及脑脊液检出该病毒抗体和病毒核酸阳性，可资鉴别。

（2）肠道病毒性脑炎：该类病毒除引起病毒性脑膜炎外，也是病毒性脑炎的常见病因之一。多见于夏秋季，呈流行性或散发性发病。表现为发热、意识障碍、平衡失调、癫痫发作以及肢体瘫痪等，一般恢复较快，在发病2~3周后症状即自然缓解。病程初期的胃肠道症状、脑脊液中PCR检出病毒核酸可帮助诊断。

（3）巨细胞病毒性脑炎：本病临床少见，常见于免疫缺陷如艾滋病或长期应用免疫抑制剂的患者。临床呈亚急性或慢性病程，表现出意识模糊、记忆力减退、情感障碍、头痛和局灶性脑损害的症状和体征。约25%患者MRI可见弥漫性或局灶性白质异常，脑脊液正常或有单核细胞增多，蛋白增高。因患者有艾滋病或应用免疫抑制剂的病史，体液检查找到典型的巨细胞，PCR检测出脑脊液中该病毒核酸可资鉴别。

（4）急性播散性脑脊髓炎：多在感染或疫苗接种后急性发病，表现为脑实质、脑膜、脑干、小脑和脊髓等部位受损的症状和体征，故症状和体征表现多样，重症患者也可有意识障碍和精神症状。因病变主要在脑白质，癫痫发作少见。影像学显示皮质下脑白质多发病灶，以脑室周围多见，分布不均，大小不一，新旧并存，免疫抑制剂治疗有效，病毒学和相关抗体检查阴性。而HSE为脑实质病变，精神症状突出，智能障碍较明显，少数患者可有口唇疱疹史，一般不会出现脊髓损害的体征。

（六）治疗

早期诊断和治疗是降低本病死亡率的关键，主要包括抗病毒治疗，辅以免疫治疗和对症支持治疗。

1 **抗病毒药物治疗**

（1）阿昔洛韦（acyclovir）：为一种鸟嘌呤衍生物，能抑制病毒DNA的合成。阿昔洛韦首先在病毒感染的细胞内，经病毒胸苷激酶作用转化为单磷酸阿昔洛韦，再经宿主细胞中激酶作用转变为三磷酸阿昔洛韦，与DNA合成的底物2'-脱氧尿苷发生竞争，阻断病毒DNA链的合成。常用剂量为15~30 mg/（kg·d），分3次静脉滴注，连用14~21天。若病情较重，可延长治疗时间或再重复治疗一个疗程。不良反应有谵妄、震颤、皮疹、血尿、血清转氨酶暂时性升高等。对临床疑诊又无条件做病原学检查的病例可用阿昔洛韦进行诊断性治疗。近年已发现对阿昔洛韦耐药的HSV株，这类患者可试用膦甲酸钠和西多福韦治疗。

（2）更昔洛韦（ganciclovir）：对阿昔洛韦耐药并有DNA聚合酶改变的HSV突变株对更昔洛韦亦敏感。用量是5~10 mg/（kg·d），每12小时一次，静脉滴注，疗程14~21天。主要不良反应是肾功能损害和骨髓抑制（中性粒细胞、血小板减少），并与剂量相关，停药后可恢复。

2 肾上腺皮质激素

对肾上腺皮质激素治疗本病尚有争议，但肾上腺皮质激素能控制HSE炎症反应和减轻水肿，对病情危重、头颅CT见出血性坏死灶以及白细胞和红细胞明显增多者可酌情使用。

地塞米松10~15 mg，静脉滴注，每日1次，10~14天；或甲泼尼龙800~1000 mg，静脉滴注，每日1次，连用3~5天后改用泼尼松口服，每日60 mg清晨顿服，以后逐渐减量。

3 对症支持治疗

对重症及昏迷的患者至关重要，注意维持营养及水、电解质的平衡，保持呼吸道通畅。必要时可小量输血或给予静脉高营养；高热者给予物理降温，抗惊厥；颅内压增高者及时给予脱水降颅内压治疗。并需加强护理，预防压疮及呼吸道感染等并发症。恢复期可进行康复治疗。

（七）预后

预后取决于疾病的严重程度和治疗是否及时。本病如未经抗病毒治疗、治疗不及时或不充分，病情严重则预后不良，死亡率可高达60%~80%。如发病几日内及时给予足量的抗病毒药物治疗，多数患者可治愈。但约10%患者可遗留不同程度的瘫痪、智能下降等后遗症。

二、病毒性脑膜炎

病毒性脑膜炎（viral meningitis）是一组由各种病毒感染引起的脑膜急性炎症性疾病，临床以发热、头痛和脑膜刺激征为主要表现。本病大多呈良性过程。

（一）病因及发病机制

85%~95%病毒性脑膜炎由肠道病毒引起。该病毒属于微小核糖核酸病毒科，有60多个不同亚型，包括脊髓灰质炎病毒、柯萨奇病毒A和B、埃可病毒等，其次为流行性腮腺炎病毒、单纯疱疹病毒和腺病毒。

肠道病毒主要经粪-口途径传播，少数通过呼吸道分泌物传播；大部分病毒在下消化道发生最初的感染；肠道细胞上有与肠道病毒结合的特殊受体，病毒经肠道入血，产生病毒血症，再经脉络丛侵犯脑膜，引发脑膜炎症改变。

（二）病理

脑膜弥漫性增厚，镜下可见脑膜有炎性细胞浸润，侧脑室和第四脑室的脉络丛亦可有炎性细胞浸润，伴室管膜内层局灶性破坏的血管壁纤维化以及纤维化的基底软脑膜炎。

（三）临床表现

1.本病以夏秋季为高发季节，在热带和亚热带地区可终年发病。儿童多见，成人也可罹患。多为急性起病，出现病毒感染的全身中毒症状如发热、头痛、畏光、肌痛、恶心、呕吐、食欲减退、腹泻和全身乏力等，并可有脑膜刺激征。病程在儿童常超过1周，成人病程可持续2周或更长时间。

2.临床表现可因患者的年龄、免疫状态和病毒种类及亚型的不同而异，如幼儿可出现发热、呕吐、皮疹等症状，而颈强轻微甚至缺如；手足－口综合征常发生于肠道病毒71型脑膜炎，非特异性皮疹常见于埃可病毒9型脑膜炎。

（四）辅助检查

脑脊液压力正常或增高，白细胞数正常或增高，可达（10~1000）×10⁶/L，早期以多形核细胞为主，8~48小时后以淋巴细胞为主。蛋白质可轻度增高，糖和氯化物含量正常。

（五）诊断

本病诊断主要根据急性起病的全身感染中毒症状、脑膜刺激征、脑脊液淋巴细胞数轻、中度增高，除外其他疾病等，确诊需脑脊液病原学检查。

（六）治疗

本病是一种自限性疾病，主要是对症治疗、支持治疗和防治并发症。对症治疗如头痛严重者可用止痛药，癫痫发作可选用卡马西平或苯妥英钠等抗癫痫药物，脑水肿在病毒性脑膜炎不常见，可适当应用甘露醇。抗病毒治疗可明显缩短病程和缓解症状，目前针对肠道病毒感染临床上使用或试验性使用的药物有免疫血清球蛋白（immune serum globulin，ISG）和抗微小核糖核酸病毒药物普来可那立（pleconaril）。

三、其他病毒感染性脑病或脑炎

除单纯疱疹病毒性脑炎外，下面简单介绍由特定病毒引起的几种脑炎或脑病，包括进行性多灶性白质脑病、亚急性硬化性全脑炎和进行性风疹性全脑炎。

（一）进行性多灶性白质脑病

进行性多灶性白质脑病（progressive multifocal leucoencephalopathy，PML）是一种由人类多瘤病毒中的JC病毒（又称乳头多瘤空泡病毒）引起的罕见的亚急性致死性的脱髓鞘疾病。常发生于细胞免疫功能低下的患者。

病理改变以中枢神经系统脑白质内广泛多灶性部分融合的脱髓鞘病变为主。亚急性或慢性起病，常以人格改变和智能减退起病，其他神经系统症状和体征包括偏瘫、感觉异常、视野缺损、共济失调等。

脑电图显示非特异的弥漫性或局灶性慢波；CT可发现白质内多灶性低密度区，无增强效应；MRI可见病灶部位T_2均质高信号，T_1低信号或等信号。

本病缺乏有效的治疗方法，α-干扰素可试用于本病治疗。病程通常持续数月，80%的患者于9个月内死亡。

（二）亚急性硬化性全脑炎

亚急性硬化性全脑炎（subacute sclerosing panencephalitis，SSPE）是由麻疹缺陷病毒感染所致，发病率约为（5~10）/100万儿童。

本病多见于12岁以下的儿童，患儿2岁前常患麻疹，经6~8年的无症状期后隐匿起病，缓慢进展，不发热。临床可分为：①早期：表现为认知和行为改变，如健忘、学习成绩下降、淡漠、注意力不集中、性格改变、坐立不安等；②运动障碍期：数周或数月后出现共济失调、肌阵挛（响声可诱发）、舞蹈手足徐动、肌张力障碍、失语和失用症，也可有癫痫发作；③强直期：肢体肌强直，腱反射亢进，Babinski征阳性，去皮质或去大脑强直，可有角弓反张，最终死于合并感染或循环衰竭。

辅助检查脑脊液细胞数、蛋白质、糖含量正常，免疫球蛋白增高，可出现寡克隆带；血清和脑脊液麻疹病毒抗体升高。脑电图可见2~3次/秒慢波同步性暴发，肌阵挛期5~8秒出现一次。CT示皮质萎缩和多个或单个局灶性白质低密度病灶，脑室扩大。

目前尚无有效的治疗方法，以支持疗法和对症治疗为主，加强护理，预防并发症。患者多在1~3年内死亡，偶有持续10年以上的病例。

（三）进行性风疹全脑炎

进行性风疹全脑炎（progressive rubella panencephalitis，PRP）是由风疹病毒感染引起的儿童和青少年的慢性脑炎。多为先天性风疹感染，在全身免疫功能低下时发病，少数为后天获得性感染。自风疹疫苗应用以来，本病发病已非常罕见。

本病约在20岁发病，行为改变、认知障碍和痴呆常为首发症状，小脑性共济失调明显，癫痫和肌阵挛不明显，无头痛、发热和颈强直等症状。病程与SSPE相似，发展至昏迷、脑干受累于数年内死亡。

脑电图为弥漫性慢波，无周期性；CT可见脑室扩大；脑脊液淋巴细胞增多和蛋白升高；血清和脑脊液抗风疹病毒抗体滴度升高。

本病应注意与SSPE鉴别。目前无特异治疗。

第二节　细菌感染性疾病

各种细菌侵害神经系统所致的炎症性疾病称为神经系统细菌感染。细菌感染是神经系统常见疾病之一，病原菌常常侵袭力强，可侵犯中枢神经系统软脑膜、脑、脊髓实质，或感染邻近的组织如静脉窦、周围神经等。本节将对神经系统常见的细菌感染性疾病进行讨论和叙述。

一、化脓性脑膜炎

化脓性脑膜炎（purulent meningitis）是由化脓性细菌感染所致的脑脊膜炎症，是中枢神经系统常见的化脓性感染。通常急性起病，好发于婴幼儿和儿童。

（一）病因及发病机制

化脓性脑膜炎最常见的致病菌为肺炎球菌、脑膜炎双球菌及流感嗜血杆菌B型，其次为金黄色葡萄球菌、链球菌、大肠杆菌、变形杆菌、厌氧杆菌、沙门菌及铜绿假单胞菌等。

感染的来源可因心、肺以及其他脏器感染波及脑室和蛛网膜下腔系统，或由颅骨、椎骨或脑实质感染病灶直接蔓延引起，部分也可以通过颅骨、鼻窦或乳突骨折或神经外科手术侵入蛛网膜下腔引起感染，由腰椎穿刺引起者罕见。

致病细菌经血液循环侵入蛛网膜下腔后，由于缺乏有效的免疫防御，细菌大量繁殖，菌壁抗原成分及某些介导炎性反应的细胞因子刺激血管内皮细胞，促使中性粒细胞进入中枢神经系统，诱发一系列软脑膜的炎性病理改变。

（二）病理

基本病理改变是软脑膜炎、脑膜血管充血和炎性细胞浸润。表现为：①软脑膜及大脑浅表血管充血，脑表面被蛛网膜下腔的大量脓性渗出物所覆盖，脑沟及脑基底池有脓性分泌物沉积；②脑膜有炎性细胞浸润，早期以中性粒细胞为主，后期则以淋巴细胞、浆细胞为主，成纤维细胞明显增多；③蛛网膜下腔出现大量多形核细胞及纤维蛋白渗出物，蛛网膜纤维化，渗出物被局部包裹；④室管膜和脉络膜有炎性细胞浸润、血管充血，严重者有静脉血栓形成；⑤脑实质中偶有局灶性脓肿存在。

（三）临床表现

各种细菌感染引起的化脓性脑膜炎临床表现类似，主要如下：

1.感染症状有发热、寒战或上呼吸道感染表现等。

2.脑膜刺激征表现为颈项强直，Kernig征和Brudzinski征阳性。但新生儿、老年人或昏迷患者脑膜刺激征常常不明显。

3.颅内压增高表现为剧烈头痛、呕吐、意识障碍等。腰穿时检测颅内压明显升高，有的在临床上甚至形成脑疝。

4.局灶症状部分患者可出现局灶性神经功能损害的症状，如偏瘫、失语等。

5.其他症状部分患者有比较特殊的临床特征，如脑膜炎双球菌脑膜炎（又称流行性脑脊髓膜炎）菌血症时出现的皮疹，开始为弥散性红色斑丘疹，迅速转变成皮肤瘀点，主要见于躯干、下肢、黏膜以及结膜，偶见于手掌及足底。

（四）辅助检查

❶ 血常规检查

白细胞计数增加，通常为（10~30）×10^9/L，以中性粒细胞为主，偶可正常或超过 $40×10^9$/L。

❷ 脑脊液检查

压力常升高；外观混浊或呈脓性；细胞数明显升高，以中性粒细胞为主，通常为（1000~10 000）×10^9/L；蛋白质升高；糖含量下降，通常低于2.2 mmol/L；氯化物含量降低。涂片革兰染色阳性率在60%以上，细菌培养阳性率在80%以上。

❸ 影像学检查

MRI诊断价值高于CT，早期可正常，随病情进展MRI的T_1加权像上显示蛛网膜下腔高信号，可不规则强化，T_2加权像呈脑膜高信号。后期可显示弥散性脑膜强化、脑水肿等。

❹ 其他

血细菌培养常可检出致病菌；如有皮肤瘀点，应活检并行细菌染色检查。

（五）诊断

根据急性起病的发热、头痛、呕吐，查体有脑膜刺激征，颅压升高、白细胞明显升高，即应考虑本病。确诊须有病原学证据，包括细菌涂片检出病原菌、血细菌培养阳性等。

（六）鉴别诊断

❶ 病毒性脑膜炎

脑脊液白细胞计数通常低于1000×10^9/L，糖及氯化物含量一般正常或稍低，细菌涂片或细菌培养结果阴性。

❷ 结核性脑膜炎

通常亚急性起病，脑神经损害常见，脑脊液检查白细胞计数升高往往不如化脓性脑膜炎明显，病原学检查有助于进一步鉴别。

❸ 隐球菌性脑膜炎

通常隐匿起病，病程迁延，脑神经尤其是视神经受累常见，脑脊液白细胞计数通常低于500×10^9/L，以淋巴细胞为主，墨汁染色可见新型隐球菌，乳胶凝集试验可检测出隐球菌抗原。

（七）治疗

❶ 抗菌治疗

应掌握的原则是及早使用抗生素，通常在确定病原菌之前使用广谱抗生素，若明确病原菌则应选用敏感的抗生素。

（1）未确定病原菌：三代头孢的头孢曲松或头孢噻肟常作为化脓性脑膜炎首选用药，对脑膜炎双球菌肺炎球菌、流感嗜血杆菌及B型链球菌引起的化脓性脑膜炎疗效比较肯定。

（2）确定病原菌：应根据病原菌选择敏感的抗生素。

1）肺炎球菌：对青霉素敏感者可用大剂量青霉素，成人每天2000万~2400万U，儿童每天40万U/kg，分次静脉滴注。对青霉素耐药者，可考虑用头孢曲松，必要时联合万古霉素治疗。2周为一疗程，通常开始抗生素治疗后24~36小时内复查脑脊液，以评价治疗效果。

2）脑膜炎球菌：首选青霉素，耐药者选用头孢噻肟或头孢曲松，可与氨苄西林或氯霉素联用。对青霉素或β–内酰胺类抗生素过敏者可用氯霉素。

3）革兰阴性杆菌：对铜绿假单胞菌引起的脑膜炎可使用头孢他啶，其他革兰阴性杆菌脑膜炎可用头孢曲松、头孢噻肟或头孢他啶，疗程常为3周。

2 激素治疗

激素可以抑制炎性细胞因子的释放，稳定血脑屏障。对病情较重且没有明显激素禁忌证的患者可考虑应用。通常给予地塞米松10 mg，静脉滴注，连用3~5天。

3 对症支持治疗

颅内压高者可脱水降颅内压；高热者使用物理降温或使用退热剂；癫痫发作者给予抗癫痫药物以终止发作。

（八）预后

病死率及致残率较高。预后与病原菌、机体情况和是否及早有效应用抗生素治疗密切相关。少数患者可遗留智力障碍、癫痫、脑积水等后遗症。

二、结核性脑膜炎

结核性脑膜炎（tuberculous meningitis，TBM）是由结核分枝杆菌引起的脑膜和脊膜的非化脓性炎症性疾病。在肺外结核中大约有5%~15%的患者累及神经系统，其中又以结核性脑膜炎最为常见，约占神经系统结核的70%。近年来，因结核分枝杆菌的基因变异、抗结核药物研制相对滞后和AIDS患者的增多，国内外结核病的发病率及病死率逐渐增高。

（一）病因及发病机制

TBM约占全身性结核病的6%。结核分枝杆菌经血播散后在软脑膜下种植，形成结核结节，结节破溃后大量结核菌进入蛛网膜下腔引起TBM。

（二）病理

脑底处破裂的结核结节周围结核性渗出物在蛛网膜下腔中扩散，至基底池和外侧裂。光镜下渗出物由纤维蛋白网络中带有不同数量细菌的多形核细胞、巨噬细胞、淋巴细胞和红细胞组成。

随着疾病的进展，淋巴细胞和结缔组织占优势。渗出物经过的小动脉和中动脉，以及其他一些血管（毛细血管和静脉）可被感染，形成结核性血管炎，导致血管堵塞，引起脑梗死。慢性感染时，结核性渗出物可使基底池、第四脑室流出通路阻塞，引起脑积水。

（三）临床表现

多起病隐匿，慢性病程，也可急性或亚急性起病，可缺乏结核接触史，症状往往轻重不一，其自然病程发展一般表现为：

1 结核中毒症状

低热、盗汗、食欲减退、全身倦怠无力、精神萎靡不振。

2 脑膜刺激症状和颅内压增高

早期表现为发热、头痛、呕吐及脑膜刺激征。颅内压增高在早期由于脑膜、脉络丛和室管膜炎性反应，脑脊液生成增多，蛛网膜颗粒吸收下降，形成交通性脑积水。颅内压多为轻、中度增高，通常持续1~2周。晚期蛛网膜、脉络丛粘连，呈完全或不完全性梗阻性脑积水，颅内压多明显增高，表现头痛、呕吐和视乳头水肿。严重时出现去脑强直发作或去皮质状态。

3 脑实质损害

如早期未能及时治疗，发病4~8周时常出现脑实质损害症状，如精神萎靡、淡漠、谵妄或妄想，部分性、全身性癫痫发作或癫痫持续状态，昏睡或意识模糊；肢体瘫痪如因结核性动脉炎所致，可呈卒中样发病，出现偏瘫、交叉瘫等；如由结核瘤或脑脊髓蛛网膜炎引起，表现为类似肿瘤的慢性瘫痪。

4 脑神经损害

颅底炎性渗出物的刺激、粘连、压迫，可致脑神经损害，以动眼、外展、面和视神经最易受累，表现视力减退、复视和面神经麻痹等。

5 老年人TBM的特点

头痛、呕吐较轻，颅内压增高症状不明显，约半数患者脑脊液改变不典型，但在动脉硬化基础上发生结核性动脉内膜炎而引起脑梗死较多。

（四）辅助检查

血常规检查大多正常，部分患者血沉可增高，伴有抗利尿激素异常分泌综合征的患者可出现低钠和低氯血症。约半数患者皮肤结核菌素试验阳性或胸部X线片可见活动性或陈旧性结核感染证据。

脑脊液压力增高可达400 mmH$_2$O或以上，外观无色透明或微黄，静置后可有薄膜形成；淋巴细胞数显著增多，常为（50~500）× 10^6/L；蛋白质增高，通常为1~2 g/L，糖及氯化物含量下降，典型脑脊液改变可高度提示诊断。脑脊液抗酸染色仅少数为阳性，脑脊液培养出结核菌可确诊，但需大量脑脊液和数周时间。CT和MRI可显示基底池、皮质脑膜脑实质多灶的对比增强和脑积水。

（五）诊断及鉴别诊断

1 诊断

根据结核病病史或接触史，出现头痛、呕吐等症状，脑膜刺激征，结合脑脊液淋巴细胞数增多、蛋白质增高及糖含量减低等特征性改变，脑脊液抗酸涂片、结核分枝杆菌培养和PCR检查等可作出诊断。

2 鉴别诊断

与隐球菌脑膜炎鉴别，两者的临床过程和脑脊液改变极为相似，应尽量寻找结核菌和新型隐球菌感染的实验室证据。还需要与脑膜癌病相鉴别，后者系由身体其他脏器的恶性肿瘤转移到脑膜所致，通过全面检查可发现颅外的癌性病灶。极少数患者合并脑结核瘤，表现为连续数周或数月逐渐加重的头痛，伴有痫性发作及急性局灶性脑损伤，增强CT和MRI显示大脑半球等部位的单发病灶，脑脊液检查通常正常，此时需要与脑脓肿及脑肿瘤相鉴别。

（六）治疗

本病的治疗原则是早期给药、合理选药、联合用药及系统治疗，只要患者临床症状、体征及实验室检查高度提示本病，即使抗酸染色阴性亦应立即开始抗结核治疗。

1 抗结核治疗

异烟肼（isonictinyl hydrazide，INH）、利福平（rifampicin，RFP）、吡嗪酰胺（pyrazinamide，PZA）或乙胺丁醇（ethambutol，EMB）、链霉素（streptomycin，SM）是治疗TBM最有效的联合用药方案（表6-1），儿童因乙胺丁醇的视神经毒性作用、孕妇因链霉素对听神经的影响而尽量不选用。

表6-1 主要的一线抗结核药物

药物	儿童日用量	成人日用量	用药途径	用药时间
异烟肼	10~20 mg/kg	600 mg，1次/日	静脉滴注或口服	1~2年
利福平	10~20 mg/kg	450~600 mg，1次/日	口服	6~12个月
吡嗪酰胺	20~30 mg/kg	1500 mg/d，500 mg，3次/日	口服	2~3个月
乙胺丁醇	15~20 mg/kg	750 mg，1次/日	口服	2~3个月

（1）异烟肼：异烟肼可抑制结核分枝杆菌DNA合成，破坏菌体内酶活性，对细胞内、外结核分枝杆菌均有杀灭作用。无论脑膜有无炎症，均能迅速渗透到脑脊液中。单独应用易产生耐药性。主要不良反应有末梢神经炎、肝损害等。

（2）利福平：利福平与细菌的RNA聚合酶结合，干扰mRNA的合成，抑制细菌的生长繁殖，导致细菌死亡，对细胞内外结核分枝杆菌均有杀灭作用。利福平不能透过正常的脑膜，只部分通过炎性脑膜，是治疗TBM的常用药物。单独应用也易产生耐药性。主要不良反应有肝毒性、过敏反应等。

（3）吡嗪酰胺：在酸性环境中杀菌作用较强，pH值为5.5时杀菌作用最强，能杀灭酸性环境中缓慢生长的吞噬细胞内的结核分枝杆菌，对中性和碱性环境中的结核分枝杆菌几乎无作用。吡嗪酰胺渗入吞噬细胞后进入结核分枝杆菌体内，菌体内的酰胺酶使其脱去酰胺基，转化为吡嗪酸而发挥杀菌作用。

吡嗪酰胺能够自由通过正常脑膜和炎性脑膜，是治疗结核性脑膜炎的重要抗结核药物。主要不良反应有肝损害、关节酸痛、肿胀、强直、活动受限、血尿酸增加等。

（4）乙胺丁醇：与二价锌离子络合，干扰多胺和金属离子的功能，影响戊糖代谢和脱氧核糖核酸、核苷酸的合成，抑制结核分枝杆菌的生长。对生长繁殖状态的结核分枝杆菌有作用，对静止状态的细菌几乎无影响。主要不良反应有视神经损害、末梢神经炎、过敏反应等。

（5）链霉素：为氨基糖苷类抗生素，仅对吞噬细胞外的结核菌有杀灭作用，为半效杀菌药。主要通过干扰氨酰基–tRNA与核蛋白体30S亚单位结合，抑制70S复合物的形成，抑制肽链延长蛋白质合成，致细菌死亡。链霉素能透过部分炎性的血脑屏障，是结核性脑膜炎早期治疗的重要药物之一。主要不良反应有耳毒性和肾毒性。

WHO的建议应至少选择三种药物联合治疗，常用异烟肼、利福平和吡嗪酰胺，轻症患者治疗3个月后可停用吡嗪酰胺，再继续用异烟肼和利福平7个月。耐药菌株可加用第四种药如链霉素或乙胺丁醇。利福平不耐药菌株，总疗程9个月已足够；利福平耐药菌株需连续治疗18~24个月。由于中国人为异烟肼快速代谢型，成年患者每日剂量可加至900~1200 mg，但应注意保肝治疗，防止肝损害。

2 皮质类固醇激素

用于脑水肿引起的颅内压增高，伴局灶性神经体征和蛛网膜下腔阻塞的重症患者，可减轻中毒症状，抑制炎性反应及减轻脑水肿。成人常选用泼尼松60 mg口服，3~4周后逐渐减量，2~3周内停药。

3 药物鞘内注射

在有蛋白质定量明显增高、有早期椎管梗阻、肝功能异常致使部分抗结核药物停用、慢性、复发或耐药的情况下，在全身药物治疗的同时可辅以鞘内注射，异烟肼50 mg、地塞米松5~10 mg，α–糜蛋白酶400 U、透明质酸酶1500 U，每隔2~3天1次，注药宜缓慢；症状消失后每周2次，体征消失后1~2周1次，直至脑脊液检查正常。脑脊液压力较高的患者慎用此法。

4 降颅内压

颅内压增高者可选用渗透性利尿剂，如20%甘露醇、甘油果糖或甘油盐水等，同时需及时补充丢失的液体和电解质。

5 对症及全身支持治疗

对重症及昏迷的患者至关重要，注意维持营养及水、电解质的平衡，保持呼吸道通畅。必要时可小量输血或给予静脉高营养；高热者给予物理降温，抗惊厥；并需加强护理，预防压疮等并发症。

（七）预后

预后与患者的年龄、病情、治疗是否及时有关，发病时昏迷是预后不良的重要指征；临床症状体征完全消失，脑脊液的白细胞数、蛋白质、糖和氯化物恢复正常提示预后良好。即使经过适当的治疗，仍有约1/3的TBM患者死亡。

第三节　新型隐球菌脑膜炎

新型隐球菌脑膜炎（cryptococcosis meningitis）是中枢神经系统最常见的真菌感染，由新型隐球菌感染引起，病情重，病死率高。本病发病率虽低，但临床表现与结核性脑膜炎颇相似，故临床常易误诊。

一、发病机制

新型隐球菌广泛分布于自然界，如水果奶类、土壤、鸽粪和其他鸟类的粪便中，为条件致病菌，当宿主的免疫力低下时致病。鸽子和其他鸟类可为中间宿主，鸽子饲养者新型隐球菌感染发生率要比一般人群高出几倍。新型隐球菌CNS感染可单独发生，但更常见于全身性免疫缺陷性疾病、慢性衰竭性疾病，如获得性免疫缺陷综合征、淋巴肉瘤等。最初常感染皮肤和黏膜，经上呼吸道侵入体内。

二、病理

大体可见脑膜广泛增厚和血管充血，脑组织水肿，脑回变平，脑沟和脑池可见小的肉芽肿、结节和脓肿，蛛网膜下腔内有胶样渗出物，脑室扩大。镜下早期病变可见脑膜有淋巴细胞、单核细胞浸润，在脑膜、脑池、脑室和脑实质中可见大量的隐球菌菌体，但脑实质很少有炎性反应。

三、临床表现

1.起病隐匿，进展缓慢。早期可有不规则低热或间歇性头痛，后持续并进行性加重；免疫功能低下的患者可呈急性发病，常以发热、头痛、恶心、呕吐为首发症状。

2.神经系统检查多数患者有明显的颈强直和Kernig征。少数出现精神症状如烦躁不安、人格改变、记忆衰退。

大脑、小脑或脑干的较大肉芽肿引起肢体瘫痪和共济失调等局灶性体征。大多数患者出现颅内压增高症状和体征，如视乳头水肿及后期视神经萎缩，不同程度的意识障碍，脑室系统梗阻出现脑积水。由于脑底部蛛网膜下腔渗出明显，常有蛛网膜粘连而引起多数脑神经受损的症状，常累及听神经、面神经和动眼神经等。

四、辅助检查

（一）脑脊液检查

压力常增高，淋巴细胞数轻度、中度增多，一般为（10~500）×10⁶/L，以淋巴细胞为主，蛋白质含量增高，糖含量降低。脑脊液离心沉淀后涂片做墨汁染色，检出隐球菌可确定诊断。脑脊液真菌培养亦是常用的检查方法。

（二）影像学检查

CT和MRI可帮助诊断脑积水。多数患者的肺部X线检查可有异常，可类似于结核性病灶、肺炎样改变或肺部占位样病灶。

五、诊断及鉴别诊断

（一）诊断

诊断依据慢性消耗性疾病或全身性免疫缺陷性疾病的病史，慢性隐匿病程，临床表现脑膜炎的症状和体征，脑脊液墨汁染色检出隐球菌可确诊。

（二）鉴别诊断

由于本病与结核性脑膜炎的临床表现及脑脊液常规检查的结果非常相似，故临床常常容易误诊，脑脊液病原体检查可鉴别。也要注意与部分治疗的化脓性脑膜炎、其他的真菌感染性脑膜炎和细菌性脑脓肿相鉴别。根据临床特点及病原学检测，结合影像学检测手段不难进行鉴别。

六、治疗

（一）抗真菌治疗

1 两性霉素B

是目前药效最强的抗真菌药物，但因其不良反应多且严重，主张与5-氟胞嘧啶联合治疗，以减少其用量；成人首次用两性霉素B 1~2 mg/d，加入5%葡萄糖液500 mL内静脉滴注，6小时滴完；以后每日增加剂量2~5 mg，直至1 mg/（kg·d），通常维持12周；也可经小脑延髓池、侧脑室或椎管内给药，以增加脑的局部或脑脊液中药物浓度。该药副作用较大，可引起高热、寒战、血栓性静脉炎、头痛、恶心呕吐、血压降低、低钾血症、氮质血症等，偶可出现心律失常、癫痫发作、白细胞或血小板减少等。

② **氟康唑（fluconazole）**

为广谱抗真菌药，耐受性好，口服吸收良好，血及脑脊液中药浓度高，对隐球菌脑膜炎有特效，每日200~400 mg，每日1次口服，5~10天血药浓度可达稳态，疗程一般6~12个月。不良反应为恶心、腹痛、腹泻、胃肠胀气及皮疹等。

③ **5-氟胞嘧啶（flucytosine，5-FC）**

可干扰真菌细胞中嘧啶生物合成。单用疗效差，且易产生耐受性，与两性霉素B合用可增强疗效，剂量50~150 mg/（kg·d），分3~4次，一疗程为数周至数月。不良反应有恶心、厌食、白细胞及血小板减少、皮疹及肝肾功能损害。

（二）对症及全身支持治疗

颅内压增高者可用脱水剂，并注意防治脑疝；有脑积水者可行侧脑室分流减压术，并注意水电解质平衡。因本病病程较长、病情重、机体慢性消耗很大，应注意患者的全身营养、全面护理，防治肺部感染及泌尿系统感染。

七、预后

本病常进行性加重，预后不良，死亡率较高。未经治疗者常在数月内死亡，平均病程为6个月。治疗者也常见并发症和神经系统后遗症，可在数年内病情反复缓解和加重。

第四节　自身免疫性脑炎

自身免疫性脑炎（antoimmune encephalitis）是一类由自身免疫机制介导的、针对中枢神经系统抗原产生免疫反应的脑炎，临床主要表现为精神行为异常、认知功能障碍和急性或亚急性发作的癫痫等。

自身免疫性脑炎占所有脑炎病例的10%~20%，其中以抗N-甲基-D-天冬氨酸受体（NMDAR）脑炎最为常见，约占所有自身免疫性脑炎病例的80%，其次为抗富含亮氨酸胶质瘤失活蛋白1（leucine-rich glioma inactivated 1，LGI 1）抗体相关脑炎、抗γ-氨基丁酸B型受体（GABABR）相关脑炎。这些脑炎主要累及边缘系统。

一、病理

病理上主要表现为以淋巴细胞为主的炎细胞浸润脑实质，并在血管周围形成套袖样改变。根据主要受累部位的不同，病理上可以分为三型：灰质受累为主型、白质受累为主型和血管炎型。

二、临床表现

抗NMDAR脑炎常有发热、头痛等前驱症状。

自身免疫性脑炎发病时主要表现为精神行为异常、认知功能障碍、近事记忆力下降、急性或亚急性癫痫发作、语言功能障碍、运动障碍、不自主运动、自主神经功能障碍以及不同程度的意识障碍甚至昏迷等。自身免疫性脑炎可出现睡眠障碍，主要表现为嗜睡、睡眠–觉醒周期紊乱和白天过度睡眠等。

三、辅助检查

（1）脑脊液检查：有核细胞正常或增多，脑脊液自身免疫性脑炎相关抗体检测阳性。

（2）影像学检查：头颅MRI的T_2或者FLAIR可见边缘系统有异常信号。

（3）脑电图检查：可见癫痫样放电、弥漫性或者多灶分布的慢波节律。

四、诊断及鉴别诊断

诊断主要是根据患者的临床表现，结合脑脊液、影像学及脑电图检查，确诊主要依据为脑脊液中自身免疫性脑炎相关抗体检测阳性。需与下列疾病鉴别：

（一）病毒性脑炎

病毒性脑炎急性期脑脊液自身免疫性脑炎相关抗体检测阴性，可检测到相关病毒核酸。少数单纯疱疹病毒性脑炎患者在恢复期可重新出现脑炎的症状，此时脑脊液单纯疱疹病毒核酸检测已为阴性，而抗NMDAR抗体阳性，属于感染后自身免疫性脑炎。

（二）代谢性脑病

包括肝性脑病、尿毒症脑病等，鉴别主要依靠相关病史，且脑脊液自身免疫性脑炎相关抗体检测阴性。

五、治疗及预后

（一）免疫治疗

1 糖皮质激素

可采用甲泼尼龙冲击治疗，开始为甲泼尼龙1000 mg/d，静脉滴注连续3天后改为甲泼尼龙500 mg/d，再连续滴注3天之后，泼尼松口服逐渐减量。

❷ 免疫球蛋白

总剂量按患者体重2 g/kg计算，分3~5天静脉滴注。对于重症患者，可联合使用免疫球蛋白与糖皮质激素。

（二）对症支持治疗

癫痫发作者可给予抗癫痫治疗。精神症状明显者可给予相关抗精神症状治疗。

（三）预后

大部分患者预后良好，部分患者病情好转或稳定后可以复发。

单纯疱疹病毒性脑膜脑炎继发抗NMDA受体脑炎

一、病例介绍

（一）主诉

患者男性，50岁，主诉"头痛伴发热26天，言语不利伴记忆力下降20天"，于2020年11月4日入院。

（二）现病史

患者26天前（2020-10-9）劳累后出现头痛，具体部位及性质不详，尚可忍受，疼痛视觉模拟评分（VAS）2分，未予重视，伴有低热，无明显感冒症状，自觉躯体温度稍高，未测量体温。23天前（2020-10-12）出现高热，体温最高39℃，头痛程度较前加重。20天前（2020-10-15）出现言语不利，表现为理解能力及表达能力下降，并有记忆力下降，伴头昏沉感。病程中无意识丧失，无胡言乱语、大喊大叫等精神行为异常，无肢体抽搐及肢体无力麻木，无恶心、呕吐、饮水呛咳及吞咽困难。

2020年10月17日于我院急诊就诊，完善腰椎穿刺（腰穿）及头MRI等检查，脑脊液病原宏基因组二代测序提示人疱疹病毒1型，考虑为病毒性脑膜脑炎，予阿昔洛韦抗病毒、降温及纠正电解质紊乱等对症支持治疗，治疗期间仍间断发热，睡眠较多，记忆力及理解能力下降，为进一步诊治收入我院。

（三）既往史、个人史、家族史

体健。否认食物及药物过敏史。否认吸烟及嗜酒史。

（四）入院查体

体温36.5℃，血压118/70 mmHg，心率80次/分。双肺呼吸音清，未闻及干湿啰音，心律齐，未及明显杂音。腹软，无压痛及反跳痛，肝脾肋下未触及。神经系统查体：神清，轻度不完全性、混合性失语，查体稍欠合作。

时间、地点、人物定向力减退，记忆力、计算力减退。双侧瞳孔等大等圆，直径 3 mm，双侧瞳孔直接及间接对光反射灵敏，眼球各项运动充分，未见眼震。双侧面部针刺觉对称，双侧角膜反射正常引出，双侧咀嚼对称有力。双侧额纹、面纹对称，闭目及示齿有力。双耳粗测听力可，Weber 征居中，Rinne 试验双侧气导＞骨导。双侧软腭上抬有力，双侧咽反射存在。双侧转颈、耸肩有力，伸舌不配合，四肢肌容积正常，四肢肌力5级，四肢肌张力正常。

双上肢指鼻试验稳准，双下肢跟膝胫试验不配合。四肢、躯干浅感觉正常。四肢腱反射对称引出。双侧掌颏反射、Hoffmann 征、双侧巴宾斯基征阴性。颈强直3横指，脑膜刺激征阴性。

（五）辅助检查

1.实验室检查

（1）血常规（2020-10-17，我院急诊）：白细胞 6.02×10^9/L，淋巴细胞绝对值 0.75×10^9/L（↓），淋巴细胞群相对值12.4%（↓），红细胞绝对值 4.07×10^{12}/L（↓），中性粒细胞相对值78.6%（↑），余无异常。

（2）血生化：Na 131.4 mmol/L（↓），CI 94.3 mmol/L（↓），肝肾功能未见异常。

（3）凝血6项、B型钠尿肽（BNP）、心肌梗死3项：均正常；C反应蛋白：0.28 mg/L，正常；降钙素原：0.1 ng/mL，正常；红细胞沉降率：正常。

（4）血液细菌学检测（2020-10-18）：阴性。

（5）血神经系统感染病毒抗体（2020-10-20）：风疹病毒抗体IgG 25.69IU/mL（+）、弓形虫抗体IgM 53.15 IU/mL（+）、巨细胞病毒抗体IgG 242.8 IU/mL（+）、EB病毒抗体衣壳抗原IgG 4.4 IU/mL（+）、EB病毒抗体核心抗原IgG 4.85 IU/mL（+）。

（6）血肿瘤标志物（2020-11-04）：糖类抗原72-4（CA 72-4）71.28 U/mL（正常值0~6.9 U/mL），余均正常。

（7）甲状腺功能8项、血清维生素B_{12}、铁蛋白、叶酸均正常。

（8）自身抗体谱：抗Jo-1弱阳性，其他阴性。血清抗中性粒细胞胞质抗体、类风湿因子、抗链球菌溶血素O、抗心磷脂抗体均正常。

（9）补体2项：C3 0.770 g/L（↓），C4 0.253 g/L。

（10）血自身免疫性脑炎抗体（2020-11-18）：阴性。

2.脑脊液检查

患者多次腰穿的脑脊液压力和检查结果总结于表6-2。

表6-2 多次腰穿脑脊液压力和检查结果

日期	2020-10-20	2020-11-03	2020-11-18
脑脊液压力（mmH$_2$O）	160	105	80
白细胞数（/μL）	102	100	34
蛋白质（mg/dL）	163	70.3	32.8

续表

氯化物（mmol/L）	121	119	120
糖（mmol/L）	2.66	3.09	3.52
其他	24h IgG鞘内合成率30.61（↑）；神经元抗原谱抗体及寡克隆蛋白电泳（-）；脑脊液培养（-）；神经系统感染病毒抗体：巨细胞病毒抗体IgG（+）；宏基因组二代测序提示人疱疹病毒1型	脑脊液染色、培养未见异常	脑脊液染色、宏基因组二代测序未见异常；自身免疫性脑炎抗体：抗NMDA受体抗体阳性（1:3.2，++）

3.头颅影像学检查

（1）头MRI+MRA（2020-10-19）：左侧颞叶-海马、基底节、岛叶、丘脑、额叶及右侧岛叶见稍长T_1、长T_2信号，FLAIR为高信号，DWI显示局部弥散受限，SWI左侧岛叶见低信号影，病变区脑组织肿胀（图6-1）。头MRA未见明显异常。

A~C：T_1序列，左侧颞叶-海马、基底节、岛叶、丘脑、额叶及右侧岛叶见稍长T_1信号，病变区脑组织肿胀。D~F：T_2序列，左侧颞叶-海马、基底节、岛叶、丘脑、额叶及右侧岛叶见稍长T_2信号，病变区脑组织肿胀。G~I：FLAIR序列，左侧颞叶-海马、基底节、岛叶、丘脑、额叶及右侧岛叶病变区呈高信号。J~L：SWI序列，左侧岛叶见少许低信号影。

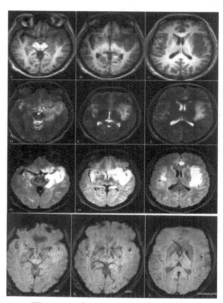

图6-1　头MRI（2020-10-19）

（2）头MRI+增强（2020-10-30）：左侧颞叶-海马、基底节、岛叶、丘脑、额叶及右侧岛叶见稍长T_1、长T_2信号，FLAIR为高信号，DWI显示局部弥散受限，SWI左侧岛叶见多发点状低信号影，边界不清，病变区脑组织肿胀。增强扫描左侧颞叶轻度强化。与2020-10-19片相比，病变范围缩小（图6-2）。

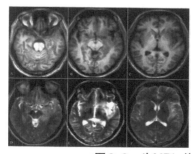
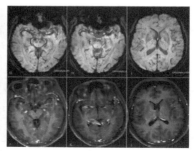

图6-2　头MRI+增强（2020-10-30）

A~C：T₁序列，左侧颞叶－海马、基底节、岛叶、丘脑、额叶及右侧岛叶见稍长T₁信号，混杂少量短T₁信号，病变区脑组织肿胀合并轻度渗血。D~F：T₂序列，左侧颞叶－海马、基底节、岛叶、丘脑、额叶及右侧岛叶病变呈长T₂信号，病变区脑组织肿胀。与2020-10-19片相比，病变范围有所缩小。G~I：SWI序列，可见左侧岛叶多发点状低信号影，考虑为病灶轻度渗血。J~L：T₁增强序列，增强扫描后可见左侧颞叶轻度强化。

（3）头MRI+5增强（2020-11-27）：左侧颞叶－海马、基底节、岛叶、丘脑、额叶见片状T₂稍高及高信号影、T₁稍低及低信号影，DWI局部信号略增高，SWI左侧岛叶及外侧裂可见多发条状低信号影。增强扫描后左侧颞叶强化与2020-10-30片对比减轻，左侧额叶病灶较前稍增大，余病变范围缩小（图6-3）。

A~C：T₁序列，左侧颞叶－海马、基底节、岛叶、丘脑、额叶见片状T₁稍低及低信号影。D~F：T₂序列，左侧颞叶－海马、基底节、岛叶、丘脑、额叶见片状T₂稍高及高信号影，左侧额叶病灶较前稍增大，余病变范围缩小。G~I：SWI序列，左侧岛叶及外侧裂可见多发条状低信号影。J~L：T₁增强序列，增强扫描后左侧颞叶强化较2020-10-30减轻。

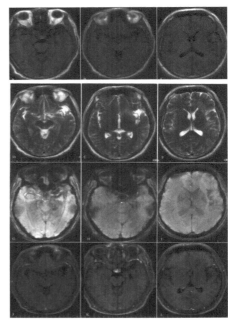

图6-3 头MRI＋增强（2020-11-27）

4.脑电图（2020-11-16）

发作间期可见双侧额颞区为著的弥漫性慢波近持续性发放。

5.认知功能测评（本科学历）

（1）2020-11-23：蒙特利尔认知评估量表（MOCA），10分；简易精神状态检查量表（MMSE），18分。

（2）2020-12-02：MOCA，18分；MMSE，20分。

（六）入院时诊断

1.定位诊断

颅内痛敏结构、额颞岛叶及与海马相连的边缘系统。

（1）颅内痛敏结构：患者主要表现为头痛，查体示颈强直3横指。故定位于脑膜等颅内痛敏结构。

（2）额颞岛叶及与海马相连的边缘系统：患者病程中存在言语不利，表现为理解能力及表达能力下降，查体示轻度不完全性、混合性失语，考虑累及优势半球语言中枢；患者记忆力、计算力、定向力等高级皮质功能下降，脑电图可见双侧额颞区为著的弥漫性慢波，考虑累及额颞岛叶及与海马相连的边缘系统。结合患者头MRI提示左侧颞叶－海马、基底节、岛叶、丘脑、额叶、扣带回及右侧岛叶病变，故定位于额颞岛叶及与海马相连的边缘系统。

2.定性诊断

单纯疱疹病毒性脑膜脑炎。

患者中年男性，急性起病。主要表现为头痛、发热，查体颈强直3横指，伴轻度不完全性、混合性失语及记忆力、计算力、定向力等高级皮质功能下降。脑脊液检查提示白细胞100/μL，蛋白质轻度升高、氯化物及糖含量正常，脑脊液宏基因组二代测序提示人疱疹病毒1型；结合头MRI提示左侧颞叶–海马、基底节、岛叶、丘脑、额叶及右侧岛叶病变，符合单纯疱疹病毒性脑炎典型的临床和影像学表现，故诊断为单纯疱疹病毒性脑膜脑炎。

（七）住院后诊疗经过

入院后考虑患者为单纯疱疹病毒性脑膜脑炎，给予阿昔洛韦抗病毒治疗、激素序贯减量及对症支持治疗。患者未再发热，头痛及不完全性、混合性失语明显好转，记忆力下降轻度好转。11月18日复查腰穿，脑脊液结果回报宏基因组二代测序阴性、自身免疫性脑炎抗NMDA受体抗体阳性，考虑继发自身免疫性脑炎（抗NMDA受体脑炎），给予丙种球蛋白治疗[0.4 g/（kg·d），5天]及激素序贯减量，患者认知功能障碍有所好转，出院。

（八）出院时情况

患者无发热、头痛，记忆力、计算力、定向力较前有所好转，言语理解能力好转，可基本正常交流。

出院查体：神清，语利，记忆力、计算力稍减退，时间、地点定向力稍下降（均较前好转），人物定向力正常。双侧瞳孔等大等圆，直径3 mm，双侧瞳孔对光反射灵敏，眼球各项运动充分，未见眼震。双侧面部针刺觉对称，双侧角膜反射正常引出，双侧咀嚼对称有力。双侧额纹、面纹对称，闭目及示齿有力。双耳粗测听力可，Weber征居中，Rinne试验双侧气导＞骨导。双侧软腭上抬有力，双侧咽反射存在。双侧转颈、耸肩有力，伸舌居中，未见舌肌纤颤。四肢肌容积正常，四肢肌力5级，四肢肌张力正常。双侧指鼻试验及跟膝胫试验稳准。四肢腱反射对称引出。双侧掌颏反射、Hoffmann征、双侧巴宾斯基征阴性。四肢、躯干深浅感觉正常。颈软，脑膜刺激征阴性。

二、讨论

单纯疱疹病毒性脑炎是最常见的病毒性脑炎，通常急性起病，临床表现为发热、癫痫发作、认知功能下降、精神行为异常、意识障碍等。典型病例影像学主要累及颞叶、岛叶和边缘系统。抗NMDA受体脑炎是一种严重的自身免疫性疾病，主要表现为严重的精神症状、记忆力下降、癫痫发作、意识障碍、自主神经功能障碍以及运动障碍。抗NMDA受体脑炎、好发于年轻女性及儿童，通常急性或亚急性起病，主要累及边缘系统。常合并肿瘤，多数为畸胎瘤，少数合并小细胞肺癌、前列腺癌等恶性肿瘤。女性患者合并卵巢畸胎瘤的比例为29%，男性合并肿瘤者较为罕见。抗NMDA受体脑炎典型的脑电图表现为慢波上出现delta节律，也称为"delta刷"。

感染为抗NMDA受体脑炎的诱因之一，26%~70%的抗NMDA受体脑炎患者存在病毒感染样前驱症状或前驱感染事件。其中单纯疱疹病毒性脑炎与抗NMDA受体脑炎的关系较为密切。2012年Pruss等发现在30%的单纯疱疹病毒性脑炎患者中可出现抗NMDA抗体由阴转阳的动态变化。2018年Armangue等的研究发现，27%（14/51）的单纯疱疹病毒性脑炎患者在发病2~16周内（中位时间32天）继发自身免疫性脑炎，以抗NMDA受体脑炎为主，而且抗NMDA受体脑炎患者的血抗NMDA受体抗体滴度一般高于脑脊液抗NMDA受体抗体滴度。单纯疱疹病毒性脑炎继发抗NMDA受体脑炎的患者，随访头颅MR更常见大脑皮质及皮质下脑组织坏死后囊状改变，且随访过程中抗NMDA受体抗体持续阳性患者的残障程度更重。

单纯疱疹病毒性脑炎继发抗NMDA受体脑炎需要与单纯疱疹病毒性脑炎复发相鉴别。前者是单纯疱疹病毒感染后继发自身免疫反应所致，后者则是单纯疱疹病毒再发感染所致；前者脑脊液抗NMDA受体抗体阳性，而后者脑脊液PCR单纯疱疹病毒阳性；前者最常于单纯疱疹病毒性脑炎后4~6周发生，而后者在首次单纯疱疹病毒性脑炎后的发生时间则变化范围较大；前者对免疫抑制治疗有效，而后者则对抗病毒治疗有效；前者头颅影像上没有新发坏死病灶，而后者可见脑内新发坏死病灶。因此，当单纯疱疹病毒性脑炎患者病情有反复时，需要考虑到两种可能性：一种是继发自身免疫性脑炎，尤其是抗NMDA受体脑炎；另一种可能是单纯疱疹病毒性脑炎复发。单纯疱疹病毒性脑炎继发抗NMDA受体脑炎也被称为是"双峰脑炎"，第一峰是以发热、精神行为异常、癫痫发作为主要症状的病毒性脑炎期，经抗病毒治疗后症状缓解；第二峰为自身免疫性脑炎期，以精神行为异常为最突出的表现，还包括记忆力下降、自主神经功能障碍、运动障碍等。抗NMDA受体抗体转为阳性，头MRI示额颞岛叶的异常信号较前有所扩大，提示病程由单纯疱疹病毒性脑炎转变为自身免疫性脑炎。单纯疱疹病毒性脑炎继发抗NMDA受体脑炎患者的一线治疗药物是：糖皮质激素、血浆置换、免疫吸附、丙种球蛋白；二线治疗药物是：利妥昔单抗、环磷酰胺、吗替麦考酚酯等。

本例患者头颅影像学上为典型单纯疱疹病毒性脑炎的表现，脑脊液病原学宏基因组二代测序发现人疱疹病毒1型，因此单纯疱疹病毒性脑炎诊断明确。该患者在病程中行脑脊液抗NMDA受体抗体IgG检测为阳性，考虑为单纯疱疹病毒感染继发抗NMDA受体脑炎的可能性大。研究发现：在一些单纯疱疹病毒性脑炎患者中，随访期内血清或脑脊液中可检出自身免疫性脑炎的抗体，但临床上并无"双峰脑炎"的表现，仅表现为单峰脑炎病程。该患者即为此种类型。

三、专家点评

单纯疱疹病毒性脑炎（herpes simplex virus encephalitis，HSE）是最常见的散发性、致命性脑炎，无明显季节和性别差异。HSE存在两个发病年龄高峰，分别为<20岁和>50岁。超过90%的HSE由单纯疱疹病毒1型引起。95%以上的HSE患者脑脊液存在异常，细胞数轻度增多（通常为10~200/mm^3），多为单核细胞和红细胞，反映了脑实质感染过程中的出血性质。80%以上的患者脑脊液蛋白质轻度升高。脑脊液PCR检测的最佳时间为发病后2~10天。该患者脑脊液病原宏基因组二代测序提示人类疱疹病毒1型。HSE是起于颞叶内侧区域、逐渐向额叶及海马等边缘系统扩展的进行性的炎症过程。病变先累及颞叶，单侧或双侧，双侧呈不对称性，部分病例可向额叶或枕叶发展，但单独发生于额叶或枕叶者非常少见。病灶范围与豆状核边界清楚，凸面向外，呈"刀切征"，是本病最具特征性的表现。发热是起病时最常见的症状之一，对于免疫功能正常者，如果发热缺如应当对诊断产生怀疑。高达90%的HSE患者存在头痛，急性起病，通常少于1周。皮质灰质功能障碍是主要特点（约3/4患者出现人格改变、意识障碍和定向力障碍，半数患者出现癫痫发作）。而局灶性神经功能缺损相对少见，约见于1/3的患者。

肿瘤为抗NMDA受体脑炎的可能病因之一，近年来多个报道显示HSV可引发抗NMDA受体脑炎，因此病毒也是引发抗NMDA受体脑炎的病因之一。抗体检测主要采用间接免疫荧光法，脑脊液与血清的起始稀释度分别为1∶1与1∶10，该患者脑脊液抗NMDA受体抗体1∶3.2，故诊断明确，给予激素及丙种球蛋白治疗有效。

建议对所有自身免疫性脑炎（autoimmune encephalitis，AE）患者进行肿瘤评估。如果没有检出肿瘤，应密切随访，每3~6个月复查1次，持续至少2年。抗NMDA受体脑炎患者一经发现卵巢畸胎瘤应尽快予以切除。对于未发现肿瘤且年龄≥12岁的女性抗NMDA受体脑炎患者，建议病后4年内每6~12个月进行一次盆腔超声检查。自身免疫性脑炎患者如果合并恶性肿瘤，应由相关专科进行手术、化疗与放疗等综合抗肿瘤治疗。在抗肿瘤治疗期间一般需要维持对AE的免疫治疗，以一线免疫治疗为主。

第七章

中枢神经系统脱髓鞘疾病

中枢神经系统脱髓鞘疾病（CNS demyelinating diseases）是一组脑和脊髓髓鞘破坏或髓鞘脱失为主要特征的疾病，脱髓鞘是其病理过程中具有特征性的表现，包括遗传性（髓鞘形成障碍性疾病）和获得性两大类。前者主要是由于遗传因素导致某些酶的缺乏引起的神经髓鞘磷脂代谢紊乱，统称为脑白质营养不良，包括异染性脑白质营养不良、肾上腺脑白质营养不良、球样细胞脑白质营养不良和类纤维蛋白脑白质营养不良等。此类疾病比较罕见，临床表现各异，多有发育迟滞、智能进行性减退、惊厥、进行性瘫痪、肌张力变化、共济失调、视神经萎缩、眼球震颤、感音性耳聋及家族史等，确诊需要病理或酶学等检查。

获得性中枢神经系统脱髓鞘疾病又分为继发于其他疾病的脱髓鞘病和原发性免疫介导的炎性脱髓鞘病。前者包括缺血-缺氧性疾病（如一氧化碳中毒后迟发性白质脑病）、营养缺乏性疾病（如亚急性联合变性）、脑桥中央髓鞘溶解症、病毒感染引起的疾病（如麻疹病毒感染后发生的亚急性硬化性全脑炎和乳头多瘤空泡病毒引起的进行性多灶性白质脑病）等。后者是临床上通常所指的中枢神经系统脱髓鞘病，主要包括中枢神经系统特发性炎性脱髓鞘病（idiopathic infla mmatory demyelinating diseases，IIDDs）。IIDDs是一组在病因上与自身免疫相关，在病理上以中枢神经系统髓鞘脱失及炎症为主的疾病。由于疾病之间存在着组织学、影像学以及临床症候上的某些差异，构成了脱髓鞘病的一组疾病谱。除了多发性硬化（multiple sclerosis，MS）、视神经脊髓炎（neuromyelitis optica，NMO）、同心圆性硬化（Balo病）、急性播散性脑脊髓炎（ADEM）等，还包括临床孤立综合征（clinically isolated syndromes，CIS）等。常见的临床症状有肢体麻木、视力下降、肢体无力、大小便障碍等。这类疾病主要病理特点：①神经纤维髓鞘破坏，呈多发性小的播散性病灶，或由一个或多个病灶融合而成的较大病灶；②脱髓鞘病损分布于中枢神经系统白质，沿小静脉周围炎症细胞的袖套状浸润；③神经细胞、轴突及支持组织保持相对完整，无沃勒变性或继发传导束变性。这部分疾病是本章的主要内容。

第一节　多发性硬化

多发性硬化（multiple sclerosis，MS）是一种免疫介导的中枢神经系统慢性炎性脱髓鞘性疾病。本病最常累及的部位为脑室周围、近皮质、视神经、脊髓、脑干和小脑。主要临床特点为病灶的空间多发性（dissemination of lesions in space，DIS）和时间多发性（dissemination of lesions in time，DIT）。

一、病因学及发病机制

（一）病毒感染与自身免疫反应

MS病因及发病机制迄今不明，MS与儿童期接触的某种环境因素如病毒感染有关，曾高度怀疑一些病毒如EB病毒、人类疱疹病毒6型（HHV-6）、麻疹病毒、人类嗜T淋巴细胞病毒Ⅰ型（human T lymphotropic virus-Ⅰ，HTLV-Ⅰ），但从未在MS患者脑组织证实或分离出病毒。

目前的资料支持MS是自身免疫性疾病。MS的组织损伤及神经系统症状被认为是直接针对髓鞘抗原的免疫反应所致，如针对自身髓鞘碱性蛋白（myelin basic protein，MBP）产生的免疫攻击，导致中枢神经系统白质髓鞘的脱失，临床上出现各种神经功能的障碍。

分子模拟（molecular mimicry）学说认为患者感染的病毒可能与MBP或髓鞘少突胶质细胞糖蛋白（myelin oligodendrocyte glycoprotein，MOG）存在共同抗原，即病毒氨基酸序列与MBP、MOG等神经髓鞘组分的某段多肽氨基酸序列相同或极为相近。推测（外界病原体）感染（机体）后体内激活T细胞并生成相应抗体，在攻击外界病原体的同时，可与神经髓鞘多肽片段发生交叉（免疫）反应从而导致脱髓鞘病变。

（二）遗传因素

MS有明显的家族倾向，两同胞可同时罹患，约15%的MS患者有一个患病的亲属，患者的一级亲属患病风险较一般人群大12~15倍。MS遗传易感性可能受多数微效基因的相互作用影响，与6号染色体组织相容性抗原HLA-DR位点相关。

（三）环境因素

MS发病率随纬度增高而呈增加趋势，离赤道越远发病率越高，南北半球皆然提示日照减少和维生素D缺乏可能会增加罹患MS的风险。MS高危地区包括美国北部、加拿大、冰岛、英国北欧澳洲的塔斯马尼亚岛和新西兰南部，患病率为40/10万或更高。赤道国家发病率小于1/10万，亚洲和非洲国家发病率较低，约为5/10万。我国属于低发病区，与日本相似。

二、病理

MS病理特点为炎性脱髓鞘，进展阶段主要病理为神经元变性。病理可见中枢神经系统白质内多发性脱髓鞘斑块，多位于侧脑室周围，伴反应性神经胶质增生，也可有轴突损伤。病变可累及大脑白质、视神经、脊髓、脑干和小脑。脑和脊髓冠状切面肉眼可见较多粉灰色分散的形态各异的脱髓鞘病灶，大小不一，直径为1~20 mm，以半卵圆中心和脑室周围，尤其是侧脑室前角最多见。镜下可见急性期髓鞘崩解和脱失，轴突相对完好，少突胶质细胞轻度变性和增生，可见小静脉周围炎性细胞（单核、淋巴和浆细胞）浸润。病变晚期轴突崩解，神经细胞减少，代之以神经胶质形成的硬化斑。

三、临床表现

（一）年龄和性别

起病年龄多在20~40岁，10岁以下和50岁以上患者少见，男女患病之比约为1∶2。

（二）起病形式

以急性/亚急性起病多见，隐匿起病仅见于少数病例。

（三）临床特征

绝大多数患者在临床上表现为空间和时间多发性。空间多发性是指病变部位的多发，时间多发性是指缓解−复发的病程。少数病例在整个病程中呈现单病灶征象，单相病程多见于以脊髓症候起病的缓慢进展型多发性硬化和临床少见的病势凶险的急性多发性硬化。

（四）临床症状和体征

由于多发性硬化患者大脑、脑干、小脑、脊髓可同时或相继受累，故其临床症状和体征多种多样，主要特点如下：

① 肢体无力

最多见，大约50%的患者首发症状包括一个或多个肢体无力。运动障碍一般下肢比上肢明显，可为偏瘫、截瘫或四肢瘫，其中以不对称瘫痪最常见。腱反射早期正常，以后可发展为亢进，腹壁反射消失，病理反射阳性。

② 感觉异常

浅感觉障碍表现为肢体、躯干或面部针刺麻木感，异常的肢体发冷、蚁走感、瘙痒感以及尖锐、烧灼样疼痛及定位不明确的感觉异常。疼痛感可能与脊髓神经根部的脱髓鞘病灶有关，具有显著特征性。亦可有深感觉障碍。

③ 眼部症状

常表现为急性视神经炎或球后视神经炎，多为急性起病的单眼视力下降，有时双眼同时受累。眼底检查早期可见视盘水肿或正常，以后出现视神经萎缩。约30%的病例有眼肌麻痹及复视。眼球震颤多为水平性或水平加旋转性。病变侵犯内侧纵束引起核间性眼肌麻痹，侵犯脑桥旁正中网状结构（paramedian pontine reticular formation，PPRF）导致一个半综合征。

④ 共济失调

30%~40%的患者有不同程度的共济运动障碍，但Charcot三主征（眼震、意向性震颤和吟诗样语言）仅见于部分晚期多发性硬化患者。

⑤ 发作性症状

是指持续时间短暂、可被特殊因素诱发的感觉或运动异常。发作性的神经功能障碍每次持续数秒至数分钟不等，频繁、过度换气、焦虑或维持肢体某种姿势可诱发，是多发性硬化比较特征性的症状之一。强直痉挛、感觉异常、构音障碍、共济失调、癫痫和疼痛不适是较常见的多发性硬化发作性症状。其中，局限于肢体或面部的强直性痉挛，常伴放射性异常疼痛，亦称痛性痉挛，发作时一般无意识丧失和脑电图异常。被动屈颈时会诱导出刺痛感或闪电样感觉，自颈部沿脊柱放散至大腿或足部，称为莱尔米特征（Lhermitte sign），是因屈颈时脊髓局部的牵拉力和压力升高、脱髓鞘的脊髓颈段后索受激惹引起。

⑥ 精神症状

在多发性硬化患者中较常见，多表现为抑郁、易怒和脾气暴躁，部分患者出现欣快、兴奋，也可表现为淡漠、嗜睡、强哭强笑、反应迟钝、智能低下、重复语言、猜疑和被害妄想等。可出现记忆力减退、认知障碍。

⑦ 其他症状

膀胱功能障碍是多发性硬化患者的主要痛苦之一，包括尿频、尿急、尿潴留、尿失禁，常与脊髓功能障碍合并出现。此外，男性多发性硬化患者还可出现原发性或继发性性功能障碍。

CIS定义为因首次发生的中枢神经系统脱髓鞘事件所导致的一组临床综合征，临床上既可表现为孤立的视神经炎、脑干脑炎、脊髓炎或某个解剖部位受累后症状体征（通常不包括脑干脑炎以外的其他脑炎），亦可出现多部位同时受累的复合临床表现。常见的有视力下降、肢体麻木、肢体无力、大小便障碍等；病灶特点表现为时间上的孤立，且临床症状持续24小时以上。

多发性硬化尚可伴有周围神经损害和多种其他自身免疫性疾病，如风湿病、类风湿综合征、干燥综合征、重症肌无力等。多发性硬化合并其他自身免疫性疾病的机制是机体的免疫调节障碍引起多个靶点受累。

四、临床分型

美国多发性硬化协会1996年根据病程将MS分为以下四种亚型（表7-1）：复发缓解型MS（relapsing-remitting MS，RR-MS）、继发进展型MS（secondary progressive MS，SP-MS）、原发进展型MS（primary progressive MS，PP-MS）和进展复发型MS（progressive-relapsing MS，PR-MS）。该分型与MS的治疗决策有关：

表7-1　多发性硬化的临床分型

临床分型	临床表现
复发缓解型MS	最常见，80%~85%的MS患者最初表现为复发缓解病程，以神经系统症状急性加重，伴完全或不完全缓解为特征
继发进展型MS	大约50%的RR-MS患者在发病约10年后，残疾持续进展，无复发，或伴有复发和不完全缓解
原发进展型MS	约占10%，发病时残疾持续进展，且持续至少1年，无复发
进展复发型MS	约占5%，发病时残疾持续进展，伴有复发和不完全缓解

注：复发型MS（relapsing MS）包括RR-MS、PR-MIS及伴有复发的SP-MS。

五、辅助检查

脑脊液检查、磁共振成像和诱发电位三项检查对多发性硬化的诊断具有重要意义。

（一）脑脊液（CSF）检查

可为原发进展型MS临床诊断以及MS的鉴别诊断提供的重要依据。

1　CSF单个核细胞（mononuclear cell，MNC）数

轻度增高或正常，一般在15×10^6/L以内，约1/3急性起病或恶化的病例可轻至中度增高，通常不超过50×10^6/L，超过此值应考虑其他疾病而非MS。约40%MS病例CSF蛋白轻度增高。

2　IgG鞘内合成检测

MS的CSF-IgG增高主要为CNS内合成，是CSF重要的免疫学检查。

（1）CSF-IgG指数：是IgG鞘内合成的定量指标，约70%以上MS患者增高，测定这组指标也可计算CNS 24小时IgG合成率，意义与IgG指数相似。

（2）CSF-IgG寡克隆区带（oligoclonal bands，OB）：是IgG鞘内合成的定性指标，OB阳性率可达95%以上。

应同时检测CSF和血清，只有CSF中存在OB而血清缺如，且OB检测需用等电聚焦法检测，才支持MS诊断。

（二）诱发电位

包括视觉诱发电位（VEP）、脑干听觉诱发电位（BAEP）和体感诱发电位（SEP）等，50%~90%的MS患者可有一项或多项异常。

（三）MRI检查

分辨率高，可识别无临床症状的病灶，使MS诊断不再只依赖临床标准。可见大小不一类圆形的T_1低信号、T_2高信号，常见于侧脑室前角与后角周围、半卵圆中心及胼胝体，或为融合斑，多位于侧脑室体部，视神经可见水肿、增粗；脑干、小脑和脊髓可见斑点状不规则T_1低信号及T_2高信号斑块；病程长的患者多数可伴脑室系统扩张、脑沟增宽等脑白质萎缩征象。

六、诊断及鉴别诊断

（一）诊断

1.从病史和神经系统检查，表明中枢神经系统白质内同时存在着两处以上的病灶。

2.起病年龄在10~50岁之间。

3.有缓解与复发交替的病史，每次发作持续24小时以上；或呈缓慢进展方式而病程至少1年。

4.可排除其他病因。

如符合以上四项，可诊断为"临床确诊的多发性硬化"；如1、2中缺少一项，可诊断为"临床可能的多发性硬化"；如仅为一个发病部位，首次发作，诊断为"临床可疑的多发性硬化"。目前国内外普遍采用的诊断标准有Poser诊断标准（表7-2）和McDonald诊断标准（表7-3）。

表7-2　Poser（1983年）诊断标准

诊断分类	诊断标准（符合其中一条）
临床确诊MS（CDMS）	①病程中两次发作和两个分离病灶临床证据；②病程中两次发作，一处病变临床证据和另一部位亚临床证据
实验室检查支持确诊MS（LSDMS）	①病程中两次发作，一个病变临床证据，CSF OB/IgG（+）；②病程中一次发作，两个分离病灶临床证据，CSF OB/IgG（+）；③病程中一次发作，一处病变临床证据和另一病变亚临床证据，CSF OB/IgG（+）
临床可能MS（CPMS）	①病程中两次发作，一处病变临床证据；②病程中一次发作，两个不同部位病变临床证据；③病程中一次发作，一处病变临床证据和另一部位病变亚临床证据
实验室检查支持可能MS（LSPMS）	病程中两次发作，CSF OB/IgG（+），两次发作需累及CNS不同部位，须间隔至少一个月，每次发作需持续24小时

表7-3　2010年修订的McDonald诊断标准

2次或2次以上发作[a]；客观临床证据提示2个或2个以上CNS不同部位的病灶或提示1个病灶并有1次先前发作的合理证据[b]	无[c]

续表

临床表现	附加证据
2次或2次以上发作[a]；客观临床证据提示1个病灶	由以下2项证据的任何一项证实病灶的空间多发性（DIS）：①MS 4个CNS典型病灶区域（脑室周围、近皮质、幕下和脊髓）[d]中至少2个区域有≥1个T_2病灶；②等待累及CNS不同部位的再次临床发作[a]。
1次发作[a]；客观临床证据提示2个或2个以上CNS不同部位的病灶	由以下3项证据的任何一项证实病灶的时间多发性（DIT）：①任何时间MRI检查同时存在无症状的钆增强和非增强病灶；②随访MRI检查有新发T_2病灶和（或）钆增强病灶，不管与基线MRI扫描的间隔时间长短；③等待再次临床发作[a]。
1次发作[a]；客观临床证据提示1个病灶（临床孤立综合征）	由以下2项证据的任何一项证实病灶的空间多发性：①MS 4个CNS典型病灶区域（脑室周围、近皮质、幕下和脊髓）[d]中至少2个区域有≥1个T_2病灶；②等待累及CNS不同部位的再次临床发作[a]。 由以下3项证据的任何一项证实病灶的时间多发性：①任何时间MRI检查同时存在无症状的钆增强和非增强病灶；②随访MRI检查有新发T_2病灶和（或）钆增强病灶，不管与基线MRI扫描的间隔时间长短；③等待再次临床发作[a]。
提示MS神经功能障碍隐袭性进展（PP-MS）	疾病进展1年（回顾性或前瞻性确定）并具备下列3项中的任何2项[d]：①MS典型病灶区域（脑室周围、近皮质或幕下）有≥1个T_2病灶，以证实脑内病灶的空间多发性；②脊髓内有≥2个T_2病灶，以证实脊髓病灶的空间多发性；③CSF阳性结果[等电聚焦电泳证据有寡克隆带和（或）IgG指数增高]。

注：临床表现符合上述诊断标准且无其他更合理的解释时，可明确诊断为MS；当临床怀疑MS，但不完全满足上述诊断标准时，诊断为"可能的MS"；当用其他诊断能更合理地解释临床表现时，可排除MS。

a.一次发作定义为：由患者报告的或客观观察到的，在没有发热或感染的情况下发生在当前或过去，持续24小时以上的一次典型的急性CNS脱髓鞘事件。发作应当由同时期的神经系统检查记录证实。在缺乏神经系统检查证据时某些具有MS典型症状和演化特征的过去事件亦可为先前的脱髓鞘事件提供合理证据。发作性症状的报告（既往或当前）应当是至少持续24小时的多次发作。在确诊MS前，需确定至少有一次发作必须由以下三种证据之一所证实：①神经系统检查的客观发现；②自诉先前有视力障碍患者的阳性VEP结果；③MRI检查发现的脱髓鞘病灶与既往神经系统症状所提示的CNS脱髓鞘区域一致。

b.根据2次发作的客观临床发现所作出的临床诊断最为可靠。在缺乏客观神经系统检查所发现的证据时，证实一次既往发作的合理证据包括具有典型症状和炎性脱髓鞘事件演化特征的过去事件。但至少有1次发作必须被客观发现所支持。

c.不需要附加证据。但基于这些标准对MS作出诊断时，仍需要影像学证据。当所进行的影像学检查或其他检查（如CSF）结果为阴性时，诊断MS需格外谨慎，需要考虑其他诊断。对MS作出诊断前必须满足：临床表现无其他更合理的解释，且必须有客观证据来支持MS的诊断。

d.钆增强病灶不作为诊断DIS的必需条件。对有脑干或脊髓综合征的患者，其责任病灶应被排除，不予计数

（二）鉴别诊断

MS需与以下各类白质病变相鉴别：

① 非特异性炎症

主要与中枢神经系统其他类型的脱髓鞘疾病如急性播散性脑脊髓炎（ADEM）和视神经脊髓炎（NMO）鉴别，具体见第二节和第三节。还应注意与其他系统性疾病累及中枢神经系统鉴别，如桥本脑病、神经白塞病、神经系统结节病、狼疮脑病等。

② 血管病

多发腔隙性脑梗死、CADASIL各种原因造成的血管炎、脊髓硬脊膜动静脉瘘和动静脉畸形等，需通过活检、血管造影等鉴别。

③ 感染

包括莱姆病、HIV、结核、梅毒、Whipple病、热带痉挛性截瘫等，可结合病史、其他系统伴随表现、病原学检查、脑脊液实验室检验结果等进行鉴别。

④ 代谢性/中毒性

脑桥中央髓鞘溶解、Wernicke脑病、亚急性脊髓联合变性、放射性脑病、缺氧性脑病、CO中毒、药物中毒等。

⑤ 先天和遗传性疾病

脑白质营养不良、脊髓小脑变性、Friedreich共济失调、Arnold-Chiari畸形、线粒体病如MELAS、Leigh病、Leber病，可通过临床特点和基因检测协诊。

⑥ 肿瘤相关

原发中枢神经系统淋巴瘤、大脑胶质瘤病、脊髓肿瘤等；此类疾病临床及影像表现可与MS相似，必要时需通过活检进一步鉴别。

⑦ 其他

可逆性脑病、颈椎病脊髓型等。

七、治疗

多发性硬化的治疗包括急性发作期治疗、缓解期治疗及疾病修饰治疗（disease-modifying therapies，DMTs）和对症治疗。急性期治疗以减轻症状、尽快减轻神经功能缺失、残疾程度为主。疾病调节治疗以减少复发、减少脑和脊髓病灶数、延缓残疾累积及提高生存质量为主。

（一）急性发作期治疗

1.大剂量甲泼尼龙（methylprednisolone）冲击治疗是MS急性发作期的首选治疗方案，短期内能促进急性发病MS患者的神经功能恢复。治疗的原则为大剂量、短疗程，不主张小剂量长时间应用。临床上常用两种方法：①对于病情较轻者，甲泼尼龙1g/d加入生理盐水500 mL，静脉滴注3~4小时，3~5天停药；②对于病情较严重者，从1g/d开始，共冲击3~5天，以后剂量阶梯依次减半，每个剂量使用2~3天，直至停药，原则上总疗程不超过3周。若在激素减量过程中病情再次加重或出现新的体征和（或）出现新的MRI病灶，可再次使用甲泼尼龙1g/d冲击治疗。任何形式延长糖皮质激素用药对神经功能恢复无长期获益，并且可能导致严重不良反应。

2.对激素治疗无效者和处于妊娠或产后阶段的患者，可选择静脉注射大剂量免疫球蛋白（intravenous immunoglobulin，IVIg）或血浆置换（plasma exchange）治疗，但疗效尚不明确。IVIg用量为0.4 g/（kg·d），连续用5天为1个疗程，5天后如果没有疗效，则不建议患者继续使用；如果有疗效且疗效明显时，可继续每周使用1天，连用3~4周。血浆置换对既往无残疾的急性重症MS患者有一定治疗效果。

（二）疾病免疫修饰治疗

针对不同时期的MS病理特点，应用疾病修饰药物（disease-modifying drugs，DMDs）进行长期治疗。对复发型MS，目标在于抑制和调节免疫，控制炎症，减少复发；对进展型MS，一方面要控制复发，一方面神经保护和神经修复可能有效。

1 复发型MS

一线DMDs包括β-干扰素（interferon-β，IFN-β）和醋酸格拉默（glatiramer acetate，GA）；对疾病活动性较高或对一线DMDs治疗效果不佳的患者，可选用二线DMDs治疗，包括那他珠单抗（natalizumab）和米托蒽醌（mitoxantrone）。芬戈莫德（fingolimod）和特立氟胺（teriflunomide）是目前被美国FDA批准用于复发型MS患者的两种口服药物，口服DMDs能改善患者的依从性。其他药物包括硫唑嘌呤（azathioprine）和静注入免疫球蛋白（IVIg）。

（1）β-干扰素：IFN-β能抑制T淋巴细胞的激活，减少炎性细胞穿透血脑屏障进入中枢神经系统。推荐用于治疗RR-MS患者，在欧洲也被批准用于治疗SP-MS，包括IFN-β1a和IFN-β1b两类重组制剂。IFN-β1a与人类生理性IFN-β结构基本无差异，IFN-β1b缺少一个糖基，17位上由丝氨酸取代了半胱氨酸。

IFN-β1a有两种规格，22 μg（6 MIU）和44 μg（12 MIU），用法：44 μg皮下注射，3次/周，不能耐受高剂量的患者，22 μg（6 MIU）皮下注射，3次/周。IFN-β1b常用剂量为250 μg皮下注射，隔日1次。IFN-β1a和IFN-β1b通常均需持续用药2年以上，因MS患者使用干扰素-β治疗能产生中和抗体，通常用药3年后临床疗效下降。

常见不良反应为流感样症状（疲倦、寒战、发热、肌肉疼痛、出汗）及注射部位红肿、疼痛，大多数症状可逐渐消失，采用逐渐增量的方法可减少流感样症状的发生，睡前注射或注射前服用非甾体类抗炎药可减轻流感样症状。IFN-β禁用于妊娠或哺乳期妇女。

（2）醋酸格拉默：一种结构类似于髓鞘碱性蛋白的合成氨基酸聚合物，可能通过激活其反应性Th2细胞，促进抗炎性细胞因子的产生，诱导髓鞘反应性T细胞的免疫耐受而发挥抗炎作用。GA被批准用于治疗RR-MS患者。用法：20 mg皮下注射，1次/日。此药耐受性较好，但可引起局部注射反应，包括红肿硬结、压痛、发热、瘙痒。

（3）那他珠单抗：为重组α4-整合素（淋巴细胞表面的蛋白）单克隆抗体，α4-整合素与其在血脑屏障内皮细胞上的配体血管细胞黏附分子1结合后淋巴细胞方可进入中枢神经系统，因此那他珠单抗能阻止激活的T细胞通过血-脑屏障。因其增加进行性多灶性白质脑病发生的风险，通常被推荐用于对其他治疗效果不佳或不能耐受的患者。用法：300 mg静脉注射，每4周1次。

（4）米托蒽醌：一种具有细胞毒性和免疫抑制作用的蒽醌衍生物。通过减少B淋巴细胞，抑制辅助性T淋巴细胞功能，促进抑制性T细胞的活性而发挥免疫抑制作用。推荐用于SP-MS、PR-MS患者及重症RR-MS患者。对心脏功能正常的患者，通常按12 mg/m²给药，静脉滴注，每3个月一次，总累积剂量140 mg/m²（大约为2~3年内8~12次给药剂量）。常见副作用包括胃肠道反应、肝功能异常、脱发、感染、白细胞和血小板减少等，少见但严重的副作用包括心脏毒性和白血病，治疗期间需监测心脏功能、肝功能和血象。

（5）芬戈莫德：一种针对淋巴细胞1-磷酸鞘氨醇（s1P）受体的免疫调节剂，在体内经磷酸化后与淋巴细胞表面的s1P受体结合，改变淋巴细胞的迁移，促使细胞进入淋巴组织，减少中枢神经系统内淋巴细胞的浸润。2010年被美国FDA批准用于治疗RR-MS患者。用法：0.5 mg口服，1次/日。常见不良反应有头痛、流感、腹泻、背痛、肝转氨酶升高和咳嗽等。

（6）特立氟胺：为来氟米特的活性产物，通过抑制线粒体内的二氢乳清酸脱氢酶（dihydroorotate dehydrogenase，DHODH）而抑制嘧啶合成，进而抑制淋巴细胞增殖。用法：7 mg或14 mg口服，1次/日。两种剂量均能降低复发率，高剂量能延缓残疾进展。常见不良反应有腹泻、肝功能损害、流感、恶心、脱发。妊娠妇女和缺乏有效避孕措施的育龄期妇女禁用。

（7）硫唑嘌呤：具有细胞毒性及免疫抑制作用，对降低年复发率可能有效，但不能延缓残疾进展。对无条件应用一、二线DMDs或治疗无效的患者，在充分评估疗效风险比的前提下，可选择硫唑嘌呤治疗。推荐剂量为1~2 mg/（kg·d）口服，1~2次/日，用药期间需严密监测血常规及肝、肾功能，长期应用会增加恶性肿瘤发生的风险。

（8）富马酸二甲酯（Dimethyl fumarate，DMF）：是一种治疗RR-MS的免疫抑制药物，主要是通过激活核转录因子Nrf2发挥其作用。用法：120 mg口服，2次/日或240 mg，2次/日。常见不良反应包括恶心、腹泻、腹痛等胃肠道症状及面部潮红、头痛等。

（9）利妥昔单抗（rituximab）：是一种B细胞CD20⁺抗原抑制剂单克隆抗体，可用于治疗RR-MS及SP-MS，用法：600 mg/24周，共96周（4次）。不良反应为皮疹、头痛、瘙痒、心律失常、鼻炎、荨麻疹等。

（10）奥他丽珠单抗（ocrelizumab）：是一种B细胞CD20⁺抗原抑制剂单克隆抗体，用于治疗RR-MS或PP-MS。用法：开始剂量：300 mg静脉输注，两周以后给予第二次300 mg

静脉输注，随后剂量：每6个月600 mg静脉输注。不良反应：皮肤瘙痒、头痛、呼吸道感染等。

（11）阿仑单抗（alemtuzumab）：是一种靶向CD52细胞溶解单抗，适用于RR-MS、PP-MS特别是已对治疗MS两种或更多药物疗效不佳的患者。用法：第一疗程：12 mg/d，静脉注射连续使用5天；第二疗程：在第一疗程之后1年静脉注射12 mg/d，连续使用3天。常见的不良反应为：皮疹、头痛、发热、恶心、泌尿系感染、疲乏、失眠、关节炎等。

② 继发进展型MS

米托蒽醌为目前被美国FDA批准用于治疗SP-MS的唯一药物，能延缓残疾进展。其他药物如环孢素A（cyclosporine A）、甲氨蝶呤（methorexate，MTX）、环磷酰胺（cyclophosphamide，CTX）可能有效。对不伴复发的SP-MS，目前治疗手段较少。

③ 原发进展型MS

目前尚无有效的治疗药物，主要是对症治疗和康复治疗。β-干扰素及血浆置换治疗无效。环孢素A、甲氨蝶呤、环磷酰胺可能有效。

（三）对症治疗

① 疲劳

药物治疗常用金刚烷胺（amantadine）或莫达非尼（modafinil），用量均为100~200 mg/d，早晨服用。职业治疗、物理治疗、心理干预及睡眠调节可能有一定作用。

② 行走困难

中枢性钾通道拮抗剂达方吡啶（dalfampridine），是一种能阻断神经纤维表面的钾离子通道的缓释制剂，2010年被美国FDA批准用来改善各种类型MS患者的行走能力。推荐剂量为10 mg口服，2次/日，间隔12小时服用，24小时剂量不应超过20 mg。常见不良反应包括泌尿道感染、失眠、头痛、恶心、背痛、灼热感、消化不良、鼻部及喉部刺痛等。

③ 膀胱功能障碍

可使用抗胆碱药物解除尿道痉挛、改善储尿功能，如索利那新（solifenacin）、托特罗定（tolterodine）、非紫罗定（fesoterodine）、奥昔布宁（oxybutynin），此外，行为干预亦有一定效果。尿液排空功能障碍患者，可间断导尿，3~4次/日。混合性膀胱功能障碍患者，除间断导尿外，可联合抗胆碱药物或抗痉挛药物治疗，如巴氯芬（baclofen）、多沙唑嗪（doxazosin）、坦索罗辛（tamsulosin）等。

④ 疼痛

对急性疼痛如Lhermitte sign，卡马西平或苯妥英钠可能有效；度洛西汀（duloxetine）和普瑞巴林（pregabalin）对神经病理性疼痛可能有效；对慢性疼痛如痉挛性疼痛，可选用巴氯芬或替扎尼定（tizanidine）治疗；加巴喷丁（gabapentin）和阿米替林（amitriptyline）对感觉异常如烧灼感、紧束感、瘙痒感可能有效；穿加压长袜或手套对缓解感觉异常可能也有一定效果。

5 认知障碍

目前仍缺乏疗效肯定的治疗方法。可应用胆碱酯酶抑制剂如多奈哌齐（donepezil）和认知康复治疗。

6 抑郁

可应用选择性5-羟色胺再摄取抑制剂（SSRI）类药物。心理治疗也有一定效果。

7 其他症状

如男性患者勃起功能障碍可选用西地那非（sidenafil）治疗。眩晕症状可选择美克洛嗪（meclizine）、昂丹司琼（ondansetron）或东莨菪碱（scopolamine）治疗。

八、预后

急性发作后患者至少可部分恢复，但复发的频率和严重程度难以预测。提示预后良好的因素包括女性、40岁以前发病、单病灶起病、临床表现视觉或感觉障碍、最初2~5年的低复发率等，出现锥体系或小脑功能障碍提示预后较差。尽管最终可能导致某种程度功能障碍，但大多数MS患者预后较乐观，约半数患者发病后10年只遗留轻度或中度功能障碍，病后存活期可长达20~30年，但少数可于数年内死亡。

第二节　视神经脊髓炎

视神经脊髓炎（neuromyelitis optica，NMO）是免疫介导的主要累及视神经和脊髓的原发性中枢神经系统炎性脱髓鞘病。Devic（1894）首次描述了单相病程的NMO，称为Devic病。视神经脊髓炎在中国、日本等亚洲人群的中枢神经系统脱髓鞘病中较多见，而在欧美西方人群中较少见。

一、病因及发病机制

NMO的病因及发病机制尚不清楚。长期以来关于NMO是独立的疾病实体，还是多发性硬化（MS）的亚型一直存在争议。2004年Lennon等在NMO患者血清中发现了一种较为特异的抗体，其靶抗原位于星形胶质细胞足突的水通道蛋白4（aquaporin-4，AQP4），在NMO的发病机制中发挥了重要作用。

目前认为NMO的可能发病机制为，AQP4-Ab与AQP4特异性结合，并在补体参与下激活了补体依赖和抗体依赖的细胞毒途径，继而造成星形胶质细胞坏死、炎症介质释放和炎性反应浸润，最终导致少突胶质细胞的损伤以及髓鞘脱失。由于NMO在免疫机制、病理改变、临床和影像改变、治疗和预后等方面均与MS有差异，故大部分学者认为NMO是不同于MS的疾病实体。

二、病理

NMO的病灶主要位于视神经和脊髓，部分患者有脑部非特异性病灶。病理改变是白质脱髓鞘、坏死甚至囊性变，脊髓病灶长于3个椎体节段，病灶位于脊髓中央，脱髓鞘及急性轴索损伤程度较重。

浸润的炎性细胞包括巨噬细胞、淋巴细胞（以B淋巴细胞为主）、中性粒细胞及嗜酸性粒细胞。血管周围可见抗体和补体呈玫瑰花环样沉积，可见病灶血管透明性变。

三、临床表现

1.多在5~50岁发病，平均年龄39岁，女性多发，女：男比例为（5~10）∶1。

2.单侧或双侧视神经炎（optic neuritis，ON）以及急性脊髓炎（acute myelitis）是本病主要表现，其初期可为单纯的视神经炎或脊髓炎，亦可两者同时出现，但多数先后出现，间隔时间不定。

3.视神经炎可单眼、双眼间隔或同时发病。多起病急、进展快，视力下降可致失明，伴眶内疼痛，眼球运动或按压时明显。眼底可见视盘水肿，晚期可见视神经萎缩，多遗留显著视力障碍。

4.横贯性脊髓炎，症状常在几天内加重或达到高峰，表现为双下肢瘫痪、双侧感觉障碍和尿潴留，且程度较重。累及脑干时可出现眩晕、眼震、复视、顽固性呃逆和呕吐、饮水呛咳和吞咽困难。根性神经痛、痛性肌痉挛和Lhermitte征也较为常见。

5.部分NMO患者可伴有其他自身免疫性疾病，如系统性红斑狼疮、干燥综合征、混合结缔组织病、重症肌无力、甲状腺功能亢进、桥本甲状腺炎、结节性多动脉炎等，血清亦可检出抗核抗体（ANA）、抗SSA/SSB抗体、抗心磷脂抗体等。

6.经典Devic病为单时相病程，80%~90%的NMO患者呈现反复发作病程，称为复发型NMO，常见于亚洲人群。此外，有一些发病机制与NMO类似的非特异性炎性脱髓鞘病，其NMO-IgG阳性率亦较高。Wingerchuk将其归纳并提出了视神经脊髓炎谱系疾病（neuromyelitis optica spectrum disorders，NMOSDs）的概念。

NMOSDs有六组核心临床症状，除上述视神经炎、急性脊髓炎外，还可以有下列特征性表现的一项或多项：

（1）最后区综合征：可为单一首发症状，表现为顽固性呃逆、恶心、呕吐，不能用其他原因解释。

（2）急性脑干综合征：可发生在脑干及第四脑室周边，表现为头晕、复视、共济失调等。

（3）急性间脑综合征：病变主要位于下丘脑，可有嗜睡、发作性睡病样表现、顽固性低钠血症、体温调节异常等症状。

（4）大脑综合征：主要损害大脑半球白质或胼胝体，具体表现为意识水平下降、认知语言等高级皮质功能减退、头痛等。部分病变无明显临床表现。

四、辅助检查

（一）脑脊液

细胞数正常或轻中度增高，约1/3的单相病程及复发型患者MNC＞50×10^6/L；复发型患者CSF蛋白轻中度增高，脑脊液蛋白电泳可检出寡克隆区带，但检出率较MS低。

（二）血清NMO-IgG（AQP4抗体）

NMO血清AQP4抗体多为阳性，而MS多为阴性，为鉴别NMO与MS的依据之一。血清NMO-IgG是NMO的相对特异性自身抗体标志物，其强阳性提示疾病复发可能性较大。

（三）MRI检查

NMO患者脊髓MRI的特征性表现为脊髓长节段炎性脱髓鞘病灶，连续长度一般≥3个椎体节段，轴位像上病灶多位于脊髓中央，累及大部分灰质和部分白质。病灶主要见于颈段、胸段，急性期病灶处脊髓肿胀，严重者可见空洞样改变，增强扫描后病灶可强化。颈段病灶可向上延伸至延髓下部，恢复期病变处脊髓可萎缩。

视神经MRI提示受累视神经肿胀增粗，T$_2$加权像呈"轨道样"高信号。增强扫描可见受累视神经有小条状强化表现。

超过半数患者最初脑MRI检查正常，随病程进展，复查MRI可发现脑内脱髓鞘病灶，多位于皮质下区、下丘脑、丘脑、第三脑室、第四脑室周围、大脑脚等部位，这些病灶不符合MS的影像诊断标准。

（四）视觉诱发电位

P100潜伏期显著延长，有的波幅降低或引不出波形。在少数无视力障碍患者中也可见P100延长。

（五）血清其他自身免疫抗体

NMO患者可出现血清ANAs阳性，包括ANA、抗双链DNA（dsDNA）、抗着丝粒抗体（ACA）、抗SSA抗体、抗SSB抗体等。

五、诊断及鉴别诊断

（一）诊断

根据同时或相继发生的视神经炎、急性横贯性脊髓炎的临床表现，结合脑和脊髓MRI以及NMO-IgG血清学检测结果可做出临床诊断。目前国内外普遍采用2006年Wingerchuk

修订的NMO诊断标准（表7-4）和2015年国际NMO诊断小组（IPND）制定的NMOSD诊断标准（表7-5）。新的诊断标准将NMO纳入NMOSD统一命名，着重强调了AQP4-IgG的诊断特异性。

表7-4　2006年Wingerchuk修订的NMO诊断标准

必要条件	视神经炎
	急性脊髓炎
支持条件	脊髓MRI异常病灶≥3个椎体节段
	头颅MRI不符合MS诊断标准
	血清NMO-IgG阳性
诊断	具备全部必要条件和支持条件中的任意2条，即可诊断NMO

表7-5　成人NMOSD诊断标准（IPND，2015）

AQP4-IgG阳性的NMOSD诊断标准	至少1项核心临床特征	
	用可靠的方法检测AQP4-IgG阳性[推荐细胞分析法（CBA）]	
	排除其他诊断	
AQP4-IgG阴性或AQP4-IgG未知状态的NMOSD诊断标准	在1次或多次临床发作中，至少2项核心临床特征并满足下列全部条件	至少1项核心临床特征为视神经炎、急性长节段横贯性脊髓炎或延髓最后区综合征
		空间多发（两个或以上不同的核心临床特征）
		满足MRI附加条件
	用可靠的方法检测AQP4-IgG阴性或未检测	
	排除其他诊断	
核心临床特征	视神经炎	
	急性脊髓炎	
	最后区综合征，无其他原因能解释的发作性呃逆、恶心、呕吐	
	急性脑干综合征	
	症状性发作性睡病、间脑综合征，同时脑MRI伴有NMOSD特征性间脑病变	
	大脑综合征伴有NMOSD特征性大脑病变	
AQP4-IgG阴性或未知状态下的NMOSD MRI附加条件	急性视神经炎：需脑MRI有下列表现之一	脑MRI正常或仅有非特异性白质病变
		视神经长T_2或T_1增强信号＞1/2视神经长度，或病变累及视交叉
	急性脊髓炎：长脊髓病变≥3个连续椎体节段，或有脊髓炎病史的患者相应脊髓萎缩≥3个连续椎体节段	
	最后区综合征：延髓背侧/最后区病变	
	急性脑干综合征：脑干室管膜周围病变	

注：NMOSD：视神经脊髓炎谱系疾病；AQP4-IgG：水通道蛋白4抗体

（二）鉴别诊断

NMO主要与MS相鉴别，根据两者不同的临床表现、影像学特征、血清NMO-IgG以及相应的临床诊断标准进行鉴别（表7-6）。

表7-6　视神经脊髓炎与多发性硬化的临床及辅助检查的鉴别

临床特点	视神经脊髓炎	多发性硬化
种族	亚洲人多发	西方人多发
前驱感染或预防接种史	多无	可诱发
发病年龄	5~50岁多见，中位数39岁	儿童和50岁以上少见，中位数29岁
性别（女：男）	（5~10）：1	2：1
发病严重程度	中重度多见	轻、中度多见
发病遗留障碍	可致盲或严重视力障碍	致盲率较低
临床病程	>85%为复发型，少数为单时相型，无继发进展过程	85%为复发-缓解型，最后大多发展成继发-进展型，10%为原发-进展型，5%为进展-复发型
血清NMO-IgG	大多阳性	大多阴性
脑脊液细胞	多数患者白细胞>5×10^6/L，少数患者白细胞>50×10^6/L，中性粒细胞较常见，甚至可见嗜酸性粒细胞	多数正常，白细胞<50×10^6/L，以淋巴细胞为主
脑脊液寡克隆区带阳性	较少见（<20%）	常见（>70%~95%）
IgG指数	多正常	多增高
脊髓MRI	脊髓病灶>3个椎体节段，轴位像多位于脊髓中央，可强化	脊髓病灶<2个椎体节段，多位于白质，可强化
脑MRI	早期可无明显病灶，或皮质下、下丘脑、丘脑、延髓最后区、导水管周围有斑片状、片状高信号病灶，无明显强化	近皮质下白质、小脑及脑干、侧脑室旁白质有圆形、类圆形、条片状高信号病灶，可强化

此外，还应与Leber视神经病、亚急性坏死性脊髓病、亚急性联合变性、脊髓硬脊膜动静脉瘘、梅毒性视神经脊髓病、脊髓小脑性共济失调、遗传性痉挛性截瘫、脊髓肿瘤、脊髓血管病热带痉挛性截瘫及某些结缔组织病，如系统性红斑狼疮、白塞氏病、干燥综合征、系统性血管炎等伴发的脊髓损伤相鉴别。

 六、 治疗

视神经脊髓炎的治疗包括急性发作期治疗、缓解期治疗和对症治疗。

（一）急性发作期治疗

以减轻急性期症状、缩短病程、改善残疾程度和防治并发症为目的，主要治疗方法有糖皮质激素、血浆置换以及静脉滴注免疫球蛋白（IVIg），对合并其他自身免疫疾病的患者，可选择激素联合其他免疫抑制剂如环磷酰胺治疗。

❶ 糖皮质类激素

首选大剂量甲泼尼龙冲击疗法，能减轻炎性反应、促进NMO病情缓解。从1 g/d开始，静脉滴注3~4小时，共3天，此后改为500 mg/d，250 mg/d，直至减量至60~80 mg时改为口服，酌情逐渐减量，对激素依赖性患者，激素减量过程要慢，每周减5 mg，至维持量（15~20 mg/d），小剂量激素维持时间应较MS长一些。

❷ 静脉滴注免疫球蛋白（IVIg）

无血浆置换条件的患者，可使用静脉滴注免疫球蛋白（IVIg）治疗，用量为0.4 g/（kg·d），静脉滴注，一般连续用5天为一个疗程。

❸ 血浆置换

对大剂量甲泼尼龙冲击疗法反应较差的患者，应用血浆置换疗法可能有一定效果。一般建议置换3~5次，每次用血浆2~3L，多数置换1~2次后奏效。

❹ 激素联合其他免疫抑制剂

在激素冲击治疗收效不佳时，尤其是合并其他自身免疫疾病的患者，可选择激素联合其他免疫抑制剂治疗。

（二）缓解期治疗

主要通过抑制免疫达到降低复发率、延缓残疾累积的目的，需长期治疗。一线药物包括硫唑嘌呤、吗替麦考酚酯（mycophenolatemofetil，MMF）、利妥昔单抗（rituximab）和甲氨蝶呤。二线药物可选用环磷酰胺、米托蒽醌、那他珠单抗等。

❶ 硫唑嘌呤

按2~3 mg/（kg·d）单用或联合口服小剂量泼尼松[0.75 mg/（kg·d）]。通常在硫唑嘌呤起效后（4~5个月）将泼尼松渐减量至小剂量长期维持。其副作用主要为白细胞降低、肝功能损害、恶心呕吐等胃肠道反应。用药期间需严密监测血常规及肝、肾功能。

❷ 吗替麦考酚酯

又称霉酚酸酯，其活性产物是霉酚酸，后者是高效、选择性、非竞争性、可逆性的次黄嘌呤单核苷酸脱氢酶抑制剂，可抑制鸟嘌呤核苷酸的经典合成途径，对淋巴细胞具有高度选择作用。通常1~3 g/d，分2次口服，单用或联合口服小剂量泼尼松，其不良反应主要为胃肠道症状、骨髓抑制和机会性感染。

❸ 利妥昔单抗

一种针对B细胞表面CD20的单克隆抗体，用法：1000 mg静脉滴注，共用2次（间隔2周）为一个疗程，或按体表面积375 mg/m²静脉滴注，每周1次，连用4周为一疗程。间隔

6~9月可进行第二疗程治疗。每次静脉滴注前1小时使用止痛药（如对乙酰氨基酚）和抗过敏药（如苯海拉明），可减少输注相关不良反应的发生并降低其程度。

4 甲氨蝶呤

甲氨蝶呤耐受性及依从性较好，适用于不能耐受硫唑嘌呤副作用的患者。一般推荐15 mg/w单用，或者与小剂量泼尼松合用。

5 环磷酰胺

对降低年复发率可能有效，按7~25 mg/kg静脉滴注，每月1次，共用6个月。可同时静脉滴注美司钠（uromitexan），以预防出血性膀胱炎。用药期间需监测血常规，肝肾功能。

6 米托蒽醌

每月12 mg/m^2，共6个月，之后每3个月12 mg/m^2，共9个月。

7 那他珠单抗

一种选择性地与整合素α4结合的重组人单克隆抗体，对其他治疗效果不佳的患者可能有效。用法：300 mg静脉注射，每4周1次。长期应用会增加进行性多灶性白质脑病的发生风险。

（三）对症治疗

见本章第一节多发性硬化。

七、预后

NMO的临床表现较MS严重，且多数NMO早期的年复发率高于MS，导致全盲或截瘫等严重残疾。单相型病损重于复发型，但长期预后如视力、肌力、感觉功能均较复发型好，不复发且遗留的神经功能障碍不再进展。单相型患者5年生存率约90%，而复发型患者5年生存率约68%，1/3患者死于呼吸衰竭。复发型NMO预后差，5年内约有半数患者单眼视力损伤较重或失明，约50%复发型NMO患者发病5年后不能独立行走。与MS不同，NMO基本不发展为继发进展型。

第三节 急性播散性脑脊髓炎

急性播散性脑脊髓炎（acute disseminated encephalomyelitis，ADEM）是广泛累及脑和脊髓白质的急性炎症性脱髓鞘疾病，通常发生在感染后、出疹后或疫苗接种后。其病理特征为多灶性、弥散性髓鞘脱失。

一、病因及发病机制

ADEM 的发病机制不清。可能的机制：是机体在病毒感染、疫苗接种后机体免疫功能被过度激活，导致自身免疫反应，或是由于某种因素引起了隐蔽抗原的释放，机体错误识别这些抗原，从而导致机体发生针对自身髓鞘的免疫攻击。

二、病理

病理表现主要是静脉周围出现炎性脱髓鞘，病变散布于大脑、脑干、小脑、脊髓的灰质和白质，以白质为主，病灶多围绕在小和中等静脉周围，自 0.1 mm 至数毫米（融合时）不等，脱髓鞘区可见小神经胶质细胞，血管周围有炎性细胞浸润形成的血管袖套。常见多灶性脑膜浸润，程度多不严重。

三、临床表现

该病好发于儿童和青壮年，多为散发，无季节性，感染或疫苗接种后 1~2 周急性起病，患者常突然出现高热、头痛、头昏、全身酸痛，严重时出现痫性发作、昏睡和深昏迷等；脊髓受累可出现受损平面以下的四肢瘫或截瘫；锥体外系受累可出现震颤和舞蹈样动作；小脑受累可出现共济运动障碍。急性坏死性出血性脑脊髓炎（acute necrotizing hemorrhagic encephalomyelitis）又称为急性出血性白质脑炎，亦称 Weston-Hurst 综合征，认为是 ADEM 暴发型。常见于青壮年，病前 1~2 周内可有上呼吸道感染病史，起病急骤，病情凶险，症状体征在 2~4 日内到高峰，死亡率高。表现为高热、意识模糊或昏迷进行性加深、烦躁不安、痫性发作、偏瘫或四肢瘫；CSF 压力增高、细胞数增多；EEG 弥漫慢活动；CT 见大脑、脑干和小脑白质不规则低密度区。

四、辅助检查

1.外周血白细胞增多、血沉加快。脑脊液压力增高或正常，CSF 单核细胞（MNC）增多，急性坏死性出血性脑脊髓炎则以多核细胞为主，红细胞常见，蛋白轻度至中度增高，以 IgG 增高为主，可发现寡克隆带。

2.EEG 常见弥漫的 θ 和 δ 波，亦可见棘波和棘慢复合波。

3.CT 显示白质内弥散性多灶性大片或斑片状低密度区，急性期呈明显增强效应。MRI 可见脑和脊髓灰白质内散在多发的 T_1 低信号、T_2 高信号病灶。

五、诊断及鉴别诊断

（一）诊断

根据感染或疫苗接种后急性起病的脑实质弥漫性损害、脑膜受累和脊髓炎症状，CSF-MNC增多、EEG广泛中度异常、CT或MRI显示脑和脊髓内多发散在病灶等可作出临床诊断。

临床特征：①中枢神经系统炎性脱髓鞘疾病的首次临床发作；②急性或亚急性起病；③中枢神经系统的进行性多脑白质病变；④表现为多个神经系统受累症状；⑤出现脑病症状：精神行为异常、刺激症状和（或）睡眠障碍及意识障碍；⑥临床和（或）头颅MRI改变；⑦排除其他原因。

头颅MRI FLAIR和T_2像上的病变特征及变化：①严重的（病灶＞1~2 cm）进行性多发脑白质病灶，呈高信号，双侧大脑半球均累及，左右可不对称，幕上、皮质下白质受累为主，头颅MRI偶尔也会只在脑白质产生严重的（病灶＞1~2 cm）突发病变；②灰质、基底节区、下丘脑也可出现病灶；③头颅MRI的异常、各段脊髓MRI异常提示髓内病变。头颅MRI无法显示出之前所破坏的脑白质的变化过程。

（二）鉴别诊断

1 单纯疱疹病毒性脑炎

单纯疱疹病毒性脑炎高热、抽搐多见，急性播散性脑脊髓炎相对较少见，脑脊液检查前者单纯疱疹病毒抗体滴度增高，病程中2次及2次以上抗体滴度呈4倍以上增加，且单纯疱疹病毒性脑炎MRI表现大脑颞叶、额叶的长T_1、长T_2异常信号，而ADEM则表现为弥漫性的长T_1、长T_2异常信号，以白质损害为主。

2 多发性硬化

ADEM与MS的鉴别要点见表7-7。

表7-7 急性播散性脑脊髓炎与多发性硬化的鉴别要点

临床特点	ADEM	MS
性别	无性别差异	女＞男
"感冒样"前驱	经常有	不一定有
脑病症状	常见	疾病早期很少
发病次数	单次或多次，少数为复发型或多相型	多次
MRI的灰白质大片病灶	经常见到	很少
MRI追踪改变	病灶可消失或仅有少许后遗症	有复发和新病灶出现
CSF白细胞增多	不同程度	很少见（若有，不多于50个）
寡克隆带	多为一过性阳性	经常阳性
对皮质激素反应	优于MS	很好

六、治疗

早期足量应用糖皮质激素是治疗ADEM的主要方法，作用机制是抑制炎性脱髓鞘的过程，减轻脑和脊髓的充血水肿，保护血脑屏障。目前主张静滴甲泼尼龙500~1000 mg/d或地塞米松20 mg/d进行冲击治疗，以后逐渐减为泼尼松口服。对糖皮质激素疗效不佳者可考虑用血浆置换或免疫球蛋白冲击治疗。

七、预后

ADEM多为单相病程，病程历时数周，预后与发病诱因和病情的严重程度有关，多数患者可以恢复。据报道死亡率为5%~30%，存活者常遗留明显的功能障碍，儿童恢复后常伴精神发育迟滞或癫痫发作等。

第四节　弥漫性硬化和同心圆性硬化

一、弥漫性硬化

弥漫性硬化（diffuse sclerosis）是亚急性或慢性广泛的脑白质脱髓鞘疾病。Schilder（1912）首先以弥漫性轴周脑炎（encephalitis periaxalis diffusa）报告，故又称为Schilder病。

（一）病因和病理

病因迄今未明确。一般认为属于自身免疫性疾病，其依据是：脱髓鞘病灶内血管周围有淋巴细胞浸润，约半数患者的脑脊液IgG升高。因此有人认为本病是发生于幼年或少年期严重MS的变异型。

脱髓鞘病变常侵犯大脑半球或整个脑叶，病变常不对称，多以一侧枕叶为主，也可对称性受累。视神经、脑干和脊髓也可发现与MS相似的病灶，新鲜病灶可见血管周围淋巴细胞浸润和巨噬细胞反应，晚期胶质细胞增生，也可见组织坏死和空洞。

（二）临床表现

1.幼儿或青少年期发病，男性较多。多呈亚急性、慢性进行性恶化病程，停顿或改善极为罕见，极少为缓解 – 复发型。

2.视力障碍可早期出现如视野缺损、同向性偏盲及皮质盲等；也常见痴呆或智能减退、精神障碍、皮质聋、不同程度偏瘫或四肢瘫和假性延髓麻痹等；可有癫痫发作、共济失调、锥体束征、视盘水肿、眼肌麻痹或核间性眼肌麻痹、眼球震颤、面瘫、失语症和尿便失禁等。

（三）辅助检查

1 脑脊液

细胞数正常或轻度增多，蛋白轻度增高，一般不出现寡克隆带。

2 脑电图

可见高波幅慢波占优势的慢波出现。多见视觉诱发电位（VEP）异常，与视野及视力障碍一致。

3 CT

显示脑白质大片状低密度区，以枕、顶和颞区为主，累及一侧或两侧半球，多不对称。MRI可见脑白质T_1低信号、T_2高信号的弥漫性病灶。

（四）诊断及鉴别诊断

1 诊断

儿童或青少年发病，病程表现为进行性发展，临床多为视力障碍、智能障碍、精神衰退及运动障碍等脑白质广泛受损的表现，影像学上多为脑内白质，尤其是单侧枕叶的大片状脱髓鞘改变，根据这些病史、病程及特征性临床表现，并结合神经影像学、CSF、EEG等辅助检查综合判定，可做出临床诊断。

2 鉴别诊断

本病临床上易与肾上腺脑白质营养不良（adrenoleukodystrophy，ALD）混淆，ALD为性连锁遗传，肾上腺萎缩伴周围神经受累及神经传导速度（NCV）异常，血极长链脂肪酸（VLCFA）含量增高。

（五）治疗

本病目前尚无有效的治疗方法，主要采取对症及支持疗法，加强护理。文献报告用糖皮质激素和环磷酰胺可使部分病例的临床症状有所缓解。

（六）预后

本病预后不良。发病后呈进行性恶化，多数患者在数月至数年内死亡，平均病程6.2年，但也有存活十余年的病例，死因多为合并感染。

二、同心圆性硬化

Balo同心圆性硬化（concentric sclerosis）又称Balo病，较少见，是具有特异性病理改变的大脑白质脱髓鞘疾病，即病灶内髓鞘脱失带与髓鞘保存带呈同心圆层状交互排列，形成树木年轮状改变，故名之。镜下可见淋巴细胞为主的炎性细胞浸润，病变分布及临床特点与多发性硬化相似，一般认为本病是MS的变异型。

本病临床表现：①患者多为青壮年，急性起病，多以精神障碍，如沉默寡言、淡漠、反应迟钝、无故发笑和重复语言等为首发症状，之后出现轻偏瘫、失语、眼外肌麻痹、眼球浮动和假性延髓麻痹等；②体征包括轻偏瘫、肌张力增高及病理征等；③MRI显示额、顶、枕和颞叶白质洋葱头样或树木年轮样黑白相间类圆形病灶，直径1.5~3 cm，低信号环为脱髓鞘区，等信号为正常髓鞘区，共有3~5个环相间。

治疗上可试用糖皮质激素，多数患者可恢复，部分患者死于并发症。

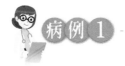

多发性硬化

一、病例介绍

（一）主诉

患者男性，36岁，主因"间断右下肢无力、右面部麻木8年，再发9个月"，以"多发性硬化"收入院。

（二）现病史

第1次发作：患者8年前（2010-04）劳累后出现头晕伴视物旋转、视物成双，右面部及右侧肢体麻木，下肢为著，伴言语不清、口角左偏、饮水呛咳。头MRI+增强（2010-04-12，本院）示脑桥、延髓、双侧脑室旁多发长T_1、长T_2信号，予甲泼尼龙治疗（剂量不详），症状在6个月内完全缓解。

第2次发作：6年前（2012-03）出现右眼视物不清、四肢远端麻木、双手活动不利。头MRI（2012-03-29，本院）示延髓背侧、双侧脑室旁长T_1、长T_2信号，予激素治疗（甲泼尼龙500 mg×5日、甲泼尼龙240 mg×3日、甲泼尼龙120 mg×3日、醋酸泼尼松60 mg口服逐渐减量）后症状完全好转。

第3次发作：3年前（2015-05）无诱因出现右下肢无力、右眼视物模糊，伴言语不清，偶有饮水呛咳。头MRI（2015-05-12，本院）示左侧小脑、延髓、左侧脑桥背侧、右侧丘脑、双侧脑室旁、双侧额叶白质小片状稍长T_1、T_2信号影，予激素治疗（甲泼尼龙1000 mg×5日）、硫唑嘌呤片50 mg 2次/日，口服，右下肢无力较前稍好转，遗留走路拖曳。

第4次发作：患者2年前（2016-12）无明显诱因出现右下肢无力加重，右侧面部麻木感。头MRI（2016-12-28，本院）示右侧脑室旁、左额叶白质病灶增多，予激素治疗（甲泼尼龙500 mg×3日、环孢素胶囊100 mg 2次/日）后症状略有好转。

第5次发作：患者9个月前（2018-03）出现右手不灵活、右下肢无力、右侧面部麻木加重，自行口服醋酸泼尼松5 mg 1次/日、环孢素胶囊100 mg 2次/日至1周前，症状无明显好转。

（三）既往史、个人史、家族史

7岁曾患肾炎，已愈。2年前诊断前列腺增生。1个月前行左侧踝骨骨折术。

（四）入院查体

右侧卧位血压127/68 mmHg，心率80次/分，双肺呼吸音清，未闻及干湿啰音，心律齐，未闻及明显杂音。腹软，无压痛及反跳痛，肝脾肋下未触及。神经系统查体：神清，构音障碍，时间、地点、人物定向力、计算力、记忆力正常。双侧瞳孔等大等圆，直径3 mm，双侧瞳孔直接及间接对光反射灵敏，双眼左视及右视均可见水平眼震。右侧面部针刺觉减弱，左侧面部针刺觉正常。左侧鼻唇沟浅，示齿左侧口角下垂。双耳粗测听力可，Weber征居中，Rinne试验双侧气导＞骨导。软腭上抬有力，双侧咽反射引出。双侧转颈、耸肩有力，伸舌居中。右下肢肌力4级+，余肢体肌力5级，四肢肌张力正常。双下肢腱反射亢进，双侧踝阵挛（+）。双侧指鼻、跟膝胫试验稳准。双侧针刺觉及音叉振动觉对称。双侧掌颏反射、Hoffmann征阴性。双下肢巴宾斯基征阳性。颈软，脑膜刺激征阴性。

（五）辅助检查

1.寡克隆区带（OB）（发病8年，血+脑脊液）

阳性。

2.头MRI+增强（发病1个月，本院）

脑桥、延髓、双侧脑室旁多发长T_1、长T_2信号（图7-1）。

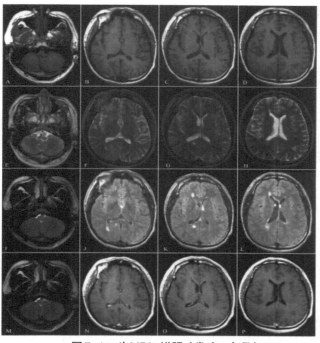

图7-1　头MRI+增强（发病1个月）

脑桥、延髓、双侧脑室旁多发长T_1、长T_2信号。A~D：T_1序列；
E~H：T_2序列；I~L：FLAIR序列；M~P：增强序列

3.颈椎MRI+增强（发病1个月，本院）

延髓可见斑片状长T_1、长T_2信号（图7-2）。

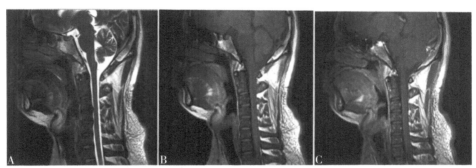

图7-2 颈椎MRI+增强（发病1个月）

延髓可见斑片状长T_1、长T_2信号（A～C）

4.胸椎MRI+增强（发病1个月，本院）

未见明显异常（图7-3）。

5.头MRI（发病2年，本院）

延髓背侧、双侧脑室旁、胼胝体多发长T_1、长T_2信号（图7-4）。

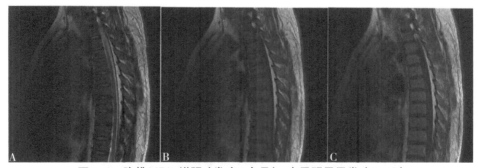

图7-3 胸椎MRI+增强（发病1个月），未见明显异常（A～C）

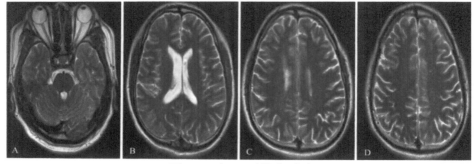

图7-4 头MRI（发病2年）

延髓背侧、双侧脑室旁、胼胝体多发长T_2信号（A～D）

6.头MRI+增强（发病5年，本院）

左侧小脑、脑干、右侧丘脑、双侧脑室旁、胼胝体、额顶叶白质多发小片状稍长T₁、T₂信号影（图7-5）。

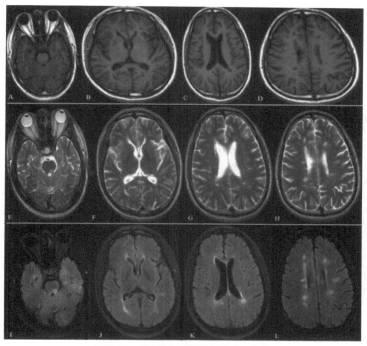

图7-5　头MRI+增强（发病5年）

左侧小脑、脑干、右侧丘脑、双侧脑室旁、胼胝体、额顶叶白质多发小片状稍长T₁、T₂信号影

A~D：T₁序列；E~H：T₂序列；I~L：FLAIR序列

7.头MRI+增强（发病6年，本院）

左小脑半球、左侧脑桥、双侧脑室旁白质及半卵圆中心多发片状稍长T₁长T₂信号，与前次片（发病5年）比较，右侧脑室旁、左额叶白质病灶增多（图7-6）。

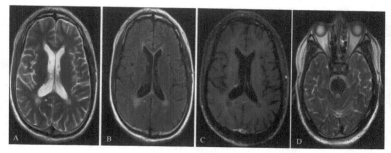

图7-6　头MRI+增强（发病6年）

左小脑半球、左侧脑桥、双侧脑室旁白质及半卵圆中心多发片状稍长T₁长T₂信号

与前次片比较，右侧脑室旁、左额叶白质病灶增多（A~D）

8. 头 MRI+ 增强（发病8年，本院）

延髓内、脑桥内、双侧脑室旁及额叶皮质下散在小片状混杂信号影，与前比较病灶增多（图7-7）。

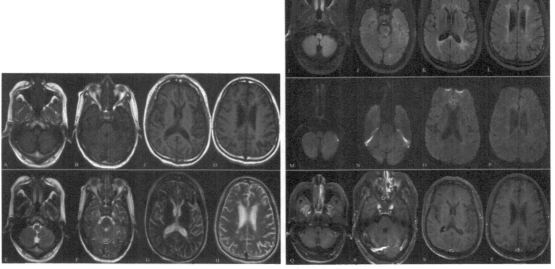

图7-7　头MRI+增强（发病8年）

延髓内、脑桥内、双侧脑室旁及额叶皮质下散在小片状混杂信号影，与前比较病灶增多

A ~ D: T_1序列；E ~ H: T_2序列；I ~ L: FLAIR序列；M ~ P: DWI序列；Q ~ T: 增强序列

9. 颈椎 MRI+ 增强（发病8年，本院）

C_2~T_1椎体水平髓内多发异常信号影（图7-8）。

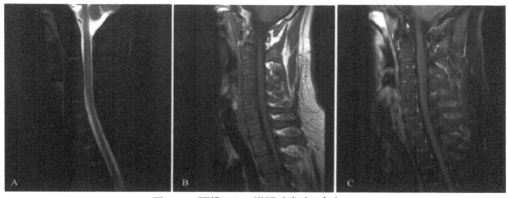

图7-8　颈椎MRI+增强（发病8年）

C_2~T_1椎体水平髓内多发异常信号影（A~C）

（六）入院时诊断

1.定位诊断

脑干、额顶叶皮质下、小脑及其纤维束、双侧脑室周围、右侧丘脑、胼胝体。

（1）脑干：①右侧皮质脑干束受累，因患者既往口角偏斜，查体见左侧鼻唇沟浅，示齿左侧口角下垂。②三叉神经脊束核及三叉神经受累，因患者右面部麻木，查体右侧面部针刺觉减弱。结合头MRI示脑桥、延髓长T_1、T_2信号影，故定位于脑干。

（2）额顶叶皮质下：双侧皮质脊髓束受累，因患者双下肢麻木无力，查体右下肢肌力4级+，双下肢腱反射亢进，双侧踝阵挛（+），双下肢巴宾斯基征阳性。结合头MRI示额顶叶白质稍长T_1、T_2信号影，故定位于此。

（3）小脑及其纤维束：患者既往眩晕，查体双眼左视及右视均可见水平眼震。结合头MRI示左侧小脑稍长T_1、T_2信号影，故定位于此。

（4）双侧脑室周围：头MRI示双侧脑室旁稍长T_1、T_2信号影，故定位于此。

（5）右侧丘脑、胼胝体：头MRI示右侧丘脑、胼胝体稍长T_1、T_2信号影，故定位于此。

2.定性诊断

多发性硬化（复发-缓解型）。

患者中年男性，反复发作性病程，8年病程中共有5次反复发作的肢体无力、言语不清等症状，既往MRI可见皮质下、脑室旁、幕下长T_1长T_2信号影，符合时间多发性及空间多发性特点，根据2017年McDonald诊断标准，多发性硬化诊断明确。

（七）住院后诊疗经过

患者入院后完善各项常规检查，进一步完善腰穿、头颈胸MRI+增强、诱发电位及免疫相关检查。患者此次入院后病情无加重，复查MRI未见新发病灶，故不考虑为一次临床急性发作事件，未予以激素治疗。因患者既往硫唑嘌呤和环孢素使用期间复发，调整为特立氟胺口服进行疾病修正治疗。

（八）出院时情况

患者病情平稳，查体同入院。

（九）随访情况

患者出院后目前已用特立氟胺（14 mg 1次/日）1年余，病情稳定，定期复查血常规及肝、肾功能均正常，未出现头痛、脱发等不良反应。

二、讨论

本例患者为青年男性，总病程8年，共有5次发作，从发病到明确MS诊断用了2年时间。早期激素治疗效果好，前两次激素冲击治疗后症状可完全缓解，但因经济原因未进行预防期治疗（如特立氟胺），后期出现残疾累积。病程中曾应用传统免疫抑制剂（硫唑嘌呤和环孢素）亦效果不佳，且病灶逐渐增多，后期出现脑萎缩，应用特立氟胺予以疾病修正治疗后病情稳定，无复发及不良反应等。

该患者第1次发病于2010年，病灶累及延髓和侧脑室旁，根据2010年McDonald诊断标准中对有脑干或脊髓综合征的患者，责任病灶不在病灶数统计之列，即脑干和脊髓作为空间多发性证据时，必须为无症状病灶。该患者延髓为第1次发病的责任病灶，不能计在病灶数统计之列，不能满足空间多发性证据，而时间多发性方面也没有证据支持，所以当时只能诊断为临床孤立综合征。到了2017年McDonald诊断标准进行了修订，如果根据2017年McDonald诊断标准的空间多发性方面，此时已无须区分症状性和无症状性病灶，该患者第1次发病有延髓、侧脑室旁2处病灶，符合空间多发的诊断标准；在时间多发性方面，新标准纳入脑脊液寡克隆区带（OB）阳性这一标准，即该患者亦可满足时间多发性的诊断标准。因此，如果按照2017年的诊断标准，该患者在第1次发病时即可明确诊断为MS，而无须等待第2次发病。有研究纳入了250名复发-缓解型MS患者，2010年版诊断的中位时间是7.4个月，2017年版诊断的中位时间是2.3个月，诊断时间提前5.1个月。结合病理机制，MS早期以炎症脱髓鞘为主，晚期以不可逆神经损伤为主。如果能够早诊断，即可以在早期开始控制炎症反应的治疗，从而得到更好的预后。

该患者病程中曾因经济原因先后分别给予传统免疫抑制剂硫唑嘌呤和环孢素治疗，但效果不佳，均复发，并出现了残疾进展。

在4个有关硫唑嘌呤治疗多发性硬化（multiple sclerosis，MS）的随机对照研究中，只有1项研究支持硫唑嘌呤延缓残疾进展，1项研究支持硫唑嘌呤降低复发，其他结果均不支持硫唑嘌呤在降低复发和延缓残疾进展方面有效；同时，这些研究均提示有胃肠功能紊乱、白细胞减少、肝酶异常甚至肿瘤等不良反应。另外1项随机对照研究发现，普通剂量环孢素对MS无益，使用大剂量环孢素时，虽然在减少复发和延缓残疾进展方面均较有效，但大剂量环孢素同时引起了更多的不良反应，如高血压、肾功能不全、贫血等，严重程度足以抵消其获益。

该患者具有复发次数高、复发未完全恢复、不良神经系统症状、多灶性表现、MRI上提示T_2病灶多、强化病灶、T_1低信号病变、脑萎缩、幕下病变、脑脊液OB阳性等诸多危险因素，符合高疾病活动度MS的诊断。特立氟胺对于高疾病活动度MS的疗效通过TEMSO和TOWER研究得到了证实。

根据患者入选研究前的疾病活动度，定义2种高疾病活动度亚组，该患者满足亚组B的定义。结果证实，亚组A中，特立氟胺降低了33.5%的年复发率，降低了45.7%的残疾进展发生率；亚组B中，特立氟胺降低了35.3%的年复发率，降低了46.5%的残疾进展发生率。该患者应用特立氟胺治疗后随访1年无复发及不良反应的出现，均证实了高疾病活动度MS患者选择特立氟胺治疗是可以获益的。

三、专家点评

病理生理以及临床研究均已表明，MS在发病最开始2年的复发情况及疾病活动情况，均显著影响MS患者的长期预后。因此，MS一旦诊断，应尽快启动疾病修正治疗（disease modifying treatment，DMT），这一点是目前国际上公认的观点。2017年McDonald诊断标准使得MS的诊断时间明显提前，为患者赢得了更多的治疗时间。小剂量激素和传统免疫抑制剂均由于缺乏临床证据以及明显的副作用而未被纳入MS的治疗。对于高疾病活动度MS患者，特立氟胺也显示出良好的治疗效果。

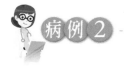

急性播散性脑脊髓炎

一、病史

患者，女性，21岁。主诉：间断头痛2个月，头晕伴饮水呛咳、步态不稳、语不清1个月。

（一）现病史

2个月前患者出现头痛，为急性持续性、搏动性、全头痛，病程中有一过性发热，服用抗生素后好转，无恶心、呕吐。1个月前逐渐出现饮水呛咳、言语不清、说话费力、步态不稳，需别人搀扶，吞咽无力，吃饭掉饭粒，小便失禁一次，病情逐渐加重，继而出现左下肢麻木及右侧面部麻木。当地检查行TCD检查示"脑动脉痉挛"，头MRI示：脑干、双侧放射冠多发长T_1、T_2异常信号，予活血化瘀治疗好转。为进一步诊治收入我院。

（二）既往史

2003年行阑尾切除术，半年来有尿频、尿急。

（三）个人史与家族史

无特殊。

二、检查

（一）体格检查

查体：神清，言语欠清，左侧眼睑稍下垂，双眼上视见垂直的不持续眼震，左侧额纹、左侧鼻唇沟浅，双侧咽反射迟钝，抬头力弱。四肢肌张力正常。双上肢肌力4+级，双下肢肌力4+~5级。双侧病理征、掌颌反射（+），针刺觉正常，深感觉正常。双侧轻度袜套征。双侧轮替、指鼻动作差，Romberg征（+），步基增宽。

患者有眼震、小脑性共济失调、锥体束等体征，提示病变以小脑、脑干为主，与影像学检查相符，但是否还存在其他部位的病变，还需进一步检查，病程中有发热，病因不清，是否有感染性因素或免疫介导，是否与疾病相关，为了明确病变性质，也需要相关的辅助检查。

（二）辅助检查

1.主要检查

（1）血常规、尿常规+沉渣、便常规+OB、肝肾功能、血沉、PT+A正常。

（2）感染指标：感染七项、RPR、ASO、PPD试验均阴性；血TORCHRV-IgG（+）（1∶64），CMV-IgG（+）（1∶64），HSV-IgG（+）（1∶128）。

（3）免疫指标：ANA、D-SDNA、ANCA、RF（−）。

（4）代谢方面：血乳酸、甲状腺功能（包括T_3、T_4、TSH）均正常。

（5）肿瘤标记物：血β-HCG、ACE、CA系列、肺癌筛查正常。

（6）腹部及子宫附件B超：肝胆胰脾双肾、子宫附件未见明显异常。UCG：提示少量心包积液。

（7）脑脊液检查：腰穿压力190 mmH$_2$O，常规、生化、墨汁染色、抗酸染色、细菌培养、TORCH、OB、隐球菌抗原鉴定均正常。β-HCG（2.3 IU/mL），细胞学：白细胞300个，淋巴细胞80%，单核细胞20%，轻度淋巴细胞-单核细胞炎症。IgG 24小时合成率-5.407（没有单位。因为是率）。

（8）头MRI+增强：脑干、左桥臂、左颞叶、两侧额叶皮质下多发异常信号，与其既往在本院的MRI对比，病变不同程度略有缩小，强化减轻；颈椎MRI未见明显异常。

2.定位

双侧闭目无力，伴双侧长束体征，定位双侧面神经，核性可能性大，核下性不除外。有双侧眼睑下垂，左眼睑下垂明显，考虑有动眼神经不全损害，定位动眼神经核性可能性大，核下性不除外。构音障碍、吞咽困难、悬雍垂偏左侧，咽反射迟钝，定位双侧舌咽、迷走神经，核性可能性大，考虑为真性延髓性麻痹可能性大，定位于延髓。

双侧轮替、指鼻差，Romberg征（+），步基增宽，定位于小脑及其联系纤维。双侧病理征阳性，定位双侧锥体束；双侧上视见垂直的不持续眼震，定位脑干；双侧掌颌反射（+），定位于皮质脑干束。

3.定性

患者为年轻女性，病情有复发-缓解的特点，头颅MRI可见颅内多发病变，累及脑干、侧脑室旁及半卵圆中心，病灶长轴与侧脑室略呈垂直，时间上虽为首次发病，但空间上示幕上下都有病灶，以幕下多发，幕上病灶垂直侧脑室趋势，颅内炎性脱髓鞘病可能性大，可进一步行腰穿脑脊液检查和电生理检查。

三、诊断

综合以上分析初步诊断为：颅内多发炎性脱髓鞘病变可能性大，急性播散性脑脊髓炎。

（一）诊断依据

患者为年轻女性，病情有复发-缓解的特点，头颅MRI可见颅内多发病变，累及脑干、侧脑室旁及半卵圆中心，病灶长轴与侧脑室略呈垂直，时间上虽为首次发病，但空间上示幕上、幕下都有病灶，以幕下多发，幕上病灶垂直侧脑室趋势，颅内炎性脱髓鞘病可能性大。

（二）鉴别诊断

1.需除外胶原血管病/血管炎，患者无系统性结缔组织病的多系统损害的症状体征，不支持结缔组织病，免疫指标检查也无阳性结果。原发性中枢神经系统血管炎，一般病程在半年以上，头痛症状较突出，全脑DSA有一定的阳性率。

2.肿瘤

病灶水肿不明显，无占位效应，病灶特点亦不符合转移特点，不太支持。

3.Bickerstaff脑干脑炎

多继发病毒感染后，临床出现眼肌麻痹，共济失调，腱反射下降，头CT、头MRI常有脑干或小脑病灶，癫痫，锥体束、锥体外系、精神症状，腰穿脑脊液有阳性发现，病情进展较快，部分患者可死亡，一般激素治疗有效。

4.代谢性脑病

病史无运动不耐受，无卒中样发作，无营养缺乏史，无糖尿病、尿毒症等病史，代谢性脑病证据不足。

四、治疗和随访

给予营养神经、激素冲击、补液、对症支持治疗。患者症状明显好转，无吞咽困难，可自己行走、转身，精神睡眠可。查体：神清，言语较清晰，左侧额纹、左侧鼻唇沟略浅，抬头有力。四肢肌张力正常。双上肢肌力5级，双下肢肌力5级。双侧病理征（±）。双手轮替灵活，指鼻及跟膝胫准确。直线行走稳，Romberg征（−）。复查头MRI，颅内病灶减少并且体积减小。

五、小结

该病主要根据临床表现、影像学特点及治疗反应来进行临床诊断，尽管患者此次恢复较好，但还应定期随访，观察症状变化，是单相病程还是多相病程，是否出现新的症状或病灶，这些对明确诊断有重要意义。

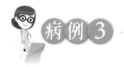

炎性脱髓鞘病

一、病史

患者，女性，31岁。主诉：发热1个月，突发意识障碍、发作性抽搐、视力听力异常半个月。

（一）现病史

患者约1个月前无明显诱因出现发热，体温最高39℃，伴咽痛，持续3~4天，退烧以后曾出现皮疹。皮疹持续近10天左右，基本消退。约两周前患者先后出现突发倒地抽搐，伴意识丧失，呼之不应，双上肢屈曲，双下肢强直，持续2~3分钟。除此之外，患者还伴有右上肢阵挛样抽动，发作性右下肢麻木，每次持续3~5分钟，每日发作5~6次。发病过程中自觉视物模糊不清，眼前多个光点或人影晃动。患者出现发作性双耳耳鸣，自觉似乎很多声音在说话，且听力下降，听不清家人讲话，其家属须在其耳边大声、慢速言语才能听清。在急诊已给予卡马西平0.1 g，2次/日控制癫痫发作，予激素及脱水药物治疗，患者未再有大发作，右上肢抽动症状较前好转，幅度减小，双耳发作性听力异常持续时间缩短，仍有发作性右下肢感觉异常。

发病以来患者言语一直欠清晰，自觉听力视力下降，饮食尚可，大小便正常，体重无明显改变。平素易患口腔溃疡，无光过敏、脱发、关节痛及雷诺现象。发病前没有疫苗接种史。

（二）既往史

体健。

（三）个人史与家族史

无特殊。

二、检查

（一）体格检查

查体：全身可见新旧不等的斑片状皮疹，可见融合、脱屑。心肺腹无异常发现。神清，语言欠流利。高级智能活动包括记忆力、定向力、判断力、计算力等正常。脑神经（−），四肢肌力5级，肌张力正常。双侧Hoffmann征、Rossolimo征、双侧Babinski征、Chaddock征均（−）。深浅感觉正常。共济运动正常。脑膜刺激征（−）。偶见右上肢阵挛性抽动。

因患者在发病过程中是以发作性症状为主，故以上查体阳性体征不多，但可以提示患者目前没有脑干、脊髓损害，病变局限于双侧大脑半球，在发作间期神经系统检查基本正常，给予抗癫痫及激素等药物治疗有效。

（二）辅助检查

1.血常规、肝肾功能基本正常。

2.胸片、心电图、腹部B超、颈部血管超声均未见异常。

3.腰穿

压力150 mmH$_2$O，常规生化正常，细胞学检查符合以淋巴细胞为主的炎症。TORCH（−），墨汁染色、抗酸染色（−）。OB未见寡克隆区带。MBP 1.31 nmol/L，24小时IgG合成率：3.378 mg/24h。

4.肿瘤筛查（−）。

5.免疫指标

dsDNA，ANA，ENA，ACL，ANCA（−）。

6.脑电图

中度不正常。

7.VEP+BAEP

大致正常。

8.头MRI

双侧颞叶、枕叶、顶叶皮质、皮质下多发长T$_1$、T$_2$异常信号，双侧外囊区条状长T$_1$、T$_2$信号，Flair高信号。

9.皮肤活检结果及皮科会诊

表皮轻度角化过度伴灶性角化不全，棘层轻度肥厚，棘层细胞内、细胞间水肿。真皮浅层血管周围少量炎症细胞浸润。考虑"寻常性银屑病"可能性大。

三、诊断

综合以上结果，初步诊断为：①炎性脱髓鞘病；②急性播散性脑脊髓炎可能性大；③症状性癫痫；④寻常型银屑病可能性大。

诊断依据：急性播散性脑脊髓炎的临床特点主要为儿童或青壮年急性起病，单项病程，有前驱感染病史或疫苗接种史，弥漫性的脑实质受累，可以有意识障碍、嗜睡、惊厥及癫痫发作，肌阵挛样运动异常，视力听力障碍，如为脊髓炎性也可以有脊髓的横贯性或部分性损害，表现为截瘫或四肢瘫，膀胱、直肠功能障碍等。头颅MRI可以表现为皮质及皮质下多发长T_1、长T_2信号。脑电图有广泛中度以上的异常。

本例患者症状体征辅助检查基本符合上述诊断要点，可以诊断。在鉴别诊断上应注意与多发性硬化（MS）相鉴别。一般从症状来讲，多发性硬化前驱感染史不明显，发病时一般无高热抽搐，全脑受损的症状不突出，病程上有复发–缓解的特点，急性播散性脑脊髓炎（ADEM）多为单向病程，病前多有较明确的感染和疫苗接种史，病情更严重，且弥漫性脑损害症状明显。还应与病毒性脑炎、自身免疫病引起的系统性血管炎、肿瘤相鉴别，所以，腰穿、影像学、肿瘤及免疫指标筛查很重要。

四、治疗和随访

患者入院时处于疾病急性期，在急诊留观时已开始静脉给予地塞米松15 mg 1次/日及脱水抗癫痫治疗，入院后继续静脉给予地塞米松15 mg 1次/日共7天，减量至地塞米松10 mg 1次/日共5天，改口服泼尼松片60 mg 1次/日，2周后每周减量5 mg，至40 mg每两周减5 mg。静滴阿昔洛韦500 mg 1次/8小时抗病毒治疗，卡马西平加至300 mg 2次/日抗癫痫治疗，并口服补钙、补钾抑酸药物。住院治疗两周，偶见左侧口角及右手抽搐。余神经系统查体（–）。治疗后复查头颅MRI+增强：MRI仅见双侧外囊尚残留少许病变，且较前好转，原MRI所示双侧额、枕叶皮质及皮质下病变基本消失。

出院后随访病情稳定，视力及听力正常，未再出现癫痫大发作。

五、小结

本病例从症状、体征到辅助检查均属比较典型，诊断起来应不困难，但也有一些不典型之处，如在判断患者起病过程中出现的皮疹上，因ADEM可以伴发皮疹，且脑脊髓炎一般是在皮疹消退后2~4天开始出现症状，所以最初认为皮疹症状为疾病过程中的表现之一，但经过皮科会诊及皮肤活检，诊断为寻常型银屑病可能性大。由此判断患者的皮疹并非由常见的水痘或流感病毒感染所致。患者为青年女性，平时易患口腔溃疡，该症状虽不典型，但可以在多种风湿免疫病中出现，在诊断中也应注意排除免疫系统疾病。

第八章

发作性疾病

第一节　癫痫

癫痫是一种脑部疾患，特点是持续存在能产生癫痫发作的易感性，并出现相应的神经生物学、认知、心理学及社会等方面的后果。癫痫的定义是国际抗癫痫联盟（ILAE）于2005年制订，并于2014年修订，需满足以下任一条件才能诊断为癫痫：①至少2次相隔时间大于24小时的非诱发或非反射的癫痫发作；②一次非诱发或非反射的癫痫发作，并且未来10年再发风险与2次非诱发性发作后的再发风险相当，至少大于60%；③诊断为癫痫综合征。

一、病因

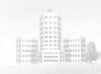

癫痫的病因十分复杂，临床上按照病因可分为：

（一）特发性癫痫

与遗传因素有较密切的关系，脑部无可以解释症状的结构变化或代谢异常，常在某一特殊年龄阶段起病，具有特征性临床及脑电图表现，有较明确的诊断标准。并非临床上找不到原因就是特发性癫痫。

（二）症状性癫痫及癫痫综合征

是各种明确或可能的中枢神经系统病变所致，如脑炎、脑膜炎、脑脓肿、炎性肉芽肿等中枢神经系统感染性疾病，以及颅内肿瘤、颅脑外伤、脑血管病、脑发育异常、脑萎缩等。

（三）状态关联性癫痫发作

这类癫痫发作与特殊状态有关，如高热、缺氧、内分泌改变、电解质失调、药物过量、长期饮酒戒断、睡眠剥夺等，这类发作一旦去除有关状态即不再发作。

（四）隐源性癫痫

临床表现提示为症状性癫痫，但未找到明确病因，也可能在特殊年龄阶段起病，但无特定的临床和脑电图特征。

二、病理

特发性癫痫脑部无明显结构变化，症状性癫痫病理改变则视其原发疾病的不同而各异。在症状性癫痫和实验动物癫痫模型病灶中，其中心部位有神经元坏死缺失，而邻近部位神经元群结构紊乱，胶质增生，并可有血供障碍。受损神经元的树突缩短，其分支和棘突减少。

三、诊断

（一）临床表现

每一位癫痫患者可只有一种发作类型或可有一种以上的发作类型。痫性发作为临床表现，有一种或数种发作类型而且反复发作者即为癫痫症。痫性发作的国际分类如下：

1 局灶性发作

局灶性发作系指痫性发作起始的异常放电仅限于一侧大脑半球的局部。再根据其发作过程是否伴有意识障碍及进一步扩展为继发性全身性发作，可分为：

（1）单纯部分性发作：不伴意识障碍。痫性发作的起始症状提示病灶在对侧脑部皮质的相应区域。可再分为以下亚型：

1）部分性运动性发作：表现为局部肢体的重复抽动，多见于一侧口角、眼睑、手指或足趾，或一侧面部，或一个肢体的抽动。部分性运动性发作后遗留短暂的局部肢体无力以至于瘫痪，称为Todd瘫痪。

2）杰克逊发作：发作自一处开始，后按大脑皮质运动区的分布缓慢地移动，例如自一侧拇指沿手指、腕部、肘肩部扩展，不应扩展至全身。

3）扭转发作：双眼及头部向一侧偏斜，接着躯干亦向一侧扭转。

4）体感性发作：表现为一侧或双侧肢体的针刺感、麻木感、触电感或肢体的本体感觉异常。

5）特殊感觉发作：其中包括视觉性发作（简单的或较复杂的幻觉）、听觉性发作（幻听），嗅觉性发作（幻嗅）、味觉性发作（幻味）及眩晕发作。

6）自主神经发作：如上腹疼痛、胃气上升、呕吐、多汗、苍白、潮红、竖毛、瞳孔扩大、尿失禁等。

7）精神性发作：包括有各种遗忘症（如似曾相识症、旧事如新症、快速回忆往事）、识别障碍（如梦样状态，不真实感、人格解体）、情感异常（发作性抑郁、欣快恐惧等）、错觉（视物变大或变小）及结构性幻觉等发作。

（2）复杂部分性发作：发作中伴不同程度的意识障碍，有3种表现。①自动症：患者呈部分性或完全性对环境接触不良，做出一些表面上似有目的的动作，如搓手、抚面、解扣、脱衣或吸吮、咀嚼、舔唇，甚至游走、奔跑等，发作后有遗忘。②上述单纯部分性发作的同时，伴有不同程度的意识障碍。③仅有发作性意识障碍，但无其他症状。

（3）局灶性发作继发为全面性发作：①单纯部分性发作继发；②复杂部分性发作继发。

2 全面性发作

痫性发作起始的异常放电为双侧大脑半球同时受累，意识障碍是最早的表现。

（1）失神发作：表现为突然发生和突然停止的意识丧失，一般仅持续2~15秒，发作时患者停止原来的活动，呼之不应，不倒地，双眼瞪视前方，手持物落地，可伴有眼睑、口角和上肢的3次/秒颤抖或简单的自动症，每日可发作数次至数百次，事后立即清醒，可继续原来的动作，对发作无记忆。发作时，EEG呈双侧对称3周/秒棘-慢或多棘-慢波，背景波形正常。

（2）不典型失神发作：意识障碍的发生和停止均较典型失神发作缓慢，而肌张力改变较明显，常见于Lennox-Gastaut综合征。EEG呈慢而不规则的棘-慢波或尖-慢波，背景活动正常，持续时间常超过30秒。

（3）肌阵挛发作：呈突然、短暂、快速的肌收缩，可局限于面部躯干、肢体的单块肌肉或肌群，也可遍及全身。可仅单个发生，但常见的为快速重复多次发作。一般不伴有意识障碍。

（4）强直性发作：为全身强烈的强直性痉挛，无阵挛。肢体直伸，头、眼偏向一侧，躯干呈角弓反张。伴短暂意识障碍、呼吸暂停、瞳孔扩大、颜面苍白、发绀等。

（5）阵挛性发作：为全身重复性阵挛发作，无强直。

（6）全身强直-阵挛性发作（GTCS）：过去称之为大发作，以意识丧失和全身抽搐为特征。半数患者可有各种先兆。发作分为3期：

1）强直期：全身骨骼肌呈强直性持续性收缩，上睑上牵、眼球上翻、喉部痉挛发出尖叫声、四肢伸直、颈及躯干反张、瞳孔散大、对光反应消失。起初皮肤和结膜充血，血压升高，继之呼吸肌强直收缩，呼吸暂停而全身缺氧，面唇和肢体发绀。此期历时10~30秒后，肢端出现微细的震颤。

2）阵挛期：肢端震颤幅度增大并延及全身，成为间歇的痉挛即进入阵挛期。阵挛频率逐渐减慢，最后在一次强烈痉挛后，抽搐突然停止。此期一般持续1~3分钟，少有超过5分钟。此期内可有大小便失禁，口吐泡沫。

3）惊厥后期：阵挛期后，患者仍昏迷不醒，继而昏睡，历时十多分钟至数小时不等，醒后自觉头痛、全身肌肉酸痛、疲乏，对发作过程无记忆。

全身强直-阵挛性发作若在短期内频繁而持续地出现，形成一种固定而持久的状态，发作间歇期意识不完全恢复，或一次癫痫发作持续30分钟以上，称之癫痫持续状态，常伴高热、脱水及酸中毒。

（7）失张力性发作：部分肌群或全身肌肉的肌张力突然降低，以致头下垂、肢体下垂或跌倒。

③ 未知性发作

包括一些资料不足、难以分类的发作（如婴儿的多种发作多属此类）。

④ 常见的癫痫综合征

（1）婴儿痉挛症（West综合征）：是婴幼儿时期一种特有的癫痫，多在出生后一年内发病，3~8个月为发病高峰，男：女比例为2:1。典型的发作表现为快速点头样痉挛，双上肢外展，下肢和躯干屈曲，偶可表现为伸展性肌痉挛或二者合并存在。本病可分为原发性与继发性婴儿痉挛症两类，以后者多见。可由脑炎、产伤、脑外伤、宫内感染和缺氧等多种病因引起，故预后不佳，约90%的患儿有精神运动发育落后，脑电图呈特征性高峰节律失常。

（2）Lennox-Gastaut综合征：又称小发作变异型。它是由多种病因引起的综合征，如各种脑病、中枢神经系统感染、脑外伤、代谢变性病等，发作形式多样，有失张力性发作、肌阵挛性发作、不典型失神发作、全身强直-阵挛发作或数种形式混合存在。发作次数频繁，较难控制，预后不良，多有智能障碍。脑电图呈不同步的非典型2~2.5次/秒的棘-慢波，双侧不对称。

（3）良性儿童中央-颞区棘波癫痫：或称良性儿童局限性癫痫，或良性中央区癫痫，占儿童癫痫的15%~20%，好发于3~13岁（9~10岁为发病高峰），在15岁以后发作自行停止。多数在夜间入睡后前2小时或清晨睡眠的最后1小时（或刚醒时）发作，白天很少发作。发作时表现为一侧口角及一侧面部抽搐或强直，伴言语困难，抽搐可累及同侧上下肢，历时短暂，意识保持清楚，但可发展为全面性发作。脑电图可见一侧或两侧中央区高波幅棘波。

（4）良性儿童枕叶癫痫：儿童期发病（平均发病年龄为6岁）多数在19岁自行停止发作，常有癫痫家族史，表现为发作性视觉症状如黑蒙、闪光、视幻觉、错觉、视物变小等，历时短暂。有的在发作后出现头痛或自动症或一侧阵挛性抽搐。脑电图显示在闭目时出现一侧或两侧枕区或颞区阵发性高波幅棘-慢波或尖波，睁眼时消失。

（二）实验室检查

对于特发性癫痫，一般实验室检查多无异常，而症状性癫痫则视其原发疾病的不同而各异。

（三）辅助检查

1 脑电图检查

脑电图检查对癫痫的诊断及分型具有十分重要的意义。脑电图记录可以发现棘波、尖波、棘-慢综合波及爆发活动等癫痫样波。但是常规脑电图检查由于记录时间短、阳性率较低，必须结合多种诱发试验、特殊的电极（如蝶骨电极、皮质电极、深部电极等），以及各种新的监测技术，如24小时磁带记录脑电图、有线电视录像等监测可使脑电图的阳性率达90%以上。

2 电子计算机断层扫描（CT）及磁共振成像（MRI）

对癫痫的诊断无特殊意义，但对发现癫痫的病因有较大意义，如可发现颅内占位性病变、脑血管疾病（包括血管畸形）、脑穿通畸形、皮质异位、结节性硬化等疾病。

3 单光子发射计算机断层扫描（SPECT）

能测定脑局部血流，间接反映脑代谢。在癫痫发作期，癫痫灶局部血流灌注明显增加，而在发作间期，癫痫灶局部血流灌注降低。故在癫痫灶定位阳性率方面，SPECT较脑电图、CT、MRI高。

4 正电子断层扫描（PET）

癫痫发作间歇期，癫痫灶有局部代谢率降低，而发作期则增高。分辨率优于SPECT，对海马硬化敏感性可高达100%。

（四）诊断要点

传统观念主张将癫痫的诊断分为三步：首先明确是否为癫痫，在明确是癫痫的情况下，继续分清是原发性或是症状性癫痫，最后明确癫痫的病因。最近国际抗癫痫联盟提出了癫痫国际诊断新方案，要求将癫痫的诊断分为五步：首先对发作现象进行标准化的术语描述→根据发作现象的标准化描述对发作现象进行分类→根据分类和伴随症状判断是否是特殊的癫痫综合征→进一步寻找患者可能的病因→按世界卫生组织制定的《国际损伤功能和残障》分类标准评定患者残损程度。传统的诊断方法过于简单，新的诊断步骤有待进一步完善和发展，将二者结合起来用于临床更有利于癫痫的诊断与治疗。

1 首先确定是否为癫痫

（1）有无癫痫的两个主要特征，即癫痫的临床发作和脑电图上的痫样放电。详尽、完善、准确的病史是诊断癫痫的主要依据，包括首发症状，发作时的姿态、面色，有无意识障碍、倒地、跌伤，有无肢体抽搐及其发作顺序，有无大小便失禁、舌咬伤等。同时脑电图检查对癫痫的诊断具有十分重要的意义，结合多种诱发方法以及特殊电极，至少80%的癫痫患者可发现脑电图异常，如果采用视频脑电图，则更有利于提高癫痫诊断正确率；脑电图的检查还有助于痫性发作的分类，如全面强直性阵挛发作的典型EEG为双侧对称的尖-慢波、棘-慢波，肌阵挛发作典型改变为多棘波或多棘-慢波，失神发作主要表现为每秒3 Hz的棘-慢波等；另外，脑电图检查有助于确定致痫灶。但必须强调的是，只有脑电图上的痫样放电而无临床发作者不能诊断为癫痫，因为部分正常人及非痫性发作的患者如偏头痛也可能有脑电图上的痫样放电。

（2）发作是否具有癫痫的共性和个性，癫痫发作的共性与不同发作类型的个性共同组成了癫痫最为重要的诊断依据。共性是指所有癫痫发作都有的共同特征，即发作性、短暂性、重复性、刻板性。发作性指癫痫突然发生，突然停止；短暂性指患者发作持续时间都非常短，数秒钟或数分钟，很少超过10分钟；重复性指癫痫都有反复多次发作的特征；刻板性指患者的临床表现及每次发作的症状相对一致。个性，即不同类型癫痫所具有的特征，这是癫痫的一种类型区别于另一种类型的主要依据。如全身强直-阵挛发作的特征是意识丧失、全身抽搐，如仅有全身抽搐而无意识丧失则考虑为假性发作或低钙性抽搐；失神发作的特征是突然发生、突然终止的意识丧失，一般不出现跌倒，如意识丧失时伴有跌倒，则晕厥的可能性比失神发作的可能性大；自动症的特征是意识模糊，看似有目的、实际无目的的异常行为，如发作后能复述发作的细节也不支持癫痫自动症的诊断。当患者的发作具备了癫痫的共性和不同类型发作的特征时，需进行脑电图检查以寻找诊断的佐证，另外尚需排除其他非痫性发作性疾病。

2 明确癫痫发作的类型或癫痫综合征

在明确癫痫诊断后还需仔细区别癫痫发作的类型及明确是否是癫痫综合征。癫痫发作类型是一种由独特的病理生理机制和解剖基础所决定的发作性事件，是一个具有病因、治疗和预后含义的诊断。不同类型的癫痫需用不同的方法进行治疗，发作类型诊断错误，可能导致药物治疗失败，如将自动症诊断为失神发作选用卡马西平治疗就可能加重病情。癫痫综合征则是由一组体征和症状组成的特定癫痫现象，它所涉及的不仅仅是发作类型，还包括其特殊的病因、病理预后、转归，选药上也与其他癫痫不同，需仔细鉴别。

❸ 明确癫痫的病因

明确了诊断，还需确定癫痫的病因。癫痫都是有病因的，由于对癫痫认识的局限性，有些病因为我们所知，有些则在研究探讨之中。特发性癫痫的病因目前尚不清楚，但临床上更倾向于由基因突变和某些先天因素所致，有明显的遗传倾向。继发性癫痫的病因很多，且与年龄有着很大的关联性。

为进一步探讨癫痫病因的性质，可以从以下几个方面入手：①详细的病史，包括出生史、生长发育史、热性惊厥史、家族史、发作史、其他病史等，可对病因及性质提供依据。②全面的体检，特别重视神经系统的检查，原发性癫痫常无阳性体征，而继发性癫痫可出现阳性体征。③辅助检查，如EEG、头颅CT、磁共振及功能影像学检查等。④其他实验室检查，如血液学检查、尿常规及遗传代谢病的筛查、脑脊液检查等。

（五）鉴别诊断

近年来国际上许多学者提出痫性发作与非痫性发作的概念，所谓非痫性发作是指不伴有脑电图痫样放电的阵发性临床发作，而癫痫的鉴别诊断实际上是痫性发作与非痫性发作的鉴别。

❶ 神经症性发作，又称癔症，假性发作（表8-1）。

表8-1 癔症与癫痫鉴别

	癔症	癫痫
性别年龄	多见于青年女性	各年龄段
发作场合	常有精神创伤诱因、转换障碍	任何情况下
发作形式	多样化、表演性	刻板
意识障碍	无	有
瞳孔	正常，对光反应存在	散大，对光反应消失
伴随症状	双眼紧闭，眼球乱动，无摔伤、舌咬伤、小便失禁	双眼上翻或斜向一侧，可有摔伤、舌咬伤、小便失禁
持续时间	长，可达数小时	多短暂，数分钟
终止方式	安慰、暗示	多自行缓解
EEG	多正常	可见痫样放电

❷ TIA

一般表现为神经功能的缺失症状，症状迅速达到高峰，然后逐渐缓解。失语性发作、短暂全面性遗忘（TGA）与复杂部分性发作，尤其需鉴别抖动型TIA与局灶性癫痫发作。

③ 偏头痛

发作前多有闪光，暗点等视觉先兆，发作期持续时间长，可达数天。多无意识障碍，肢体抽搐，EEG有助于鉴别。

④ 晕厥

为各种原因引起的脑血流灌注不足而发生的一种短暂、突发的意识丧失，多有精神紧张、焦虑、疼痛等诱因，体位多为站立或坐位，发作前常有先兆，如头晕、双眼发黑、心悸等，发作时常伴大量冷汗、面色苍白，两眼微睁或闭着，一般无肢体抽搐，数秒及数分钟清醒，醒后不能回忆，感全身酸软，嗜睡。发作时EEG为非特异性慢波，发作间期EEG多正常，可有慢波。

⑤ 发作性睡病

多见于青少年，临床特点为发作性睡眠（不分时间、场合的不可抗拒的睡眠），猝倒症（常为情感因素诱导的猝倒，为肌张力丧失所致，意识常保存），睡眠麻痹（入睡前幻觉），EEG监测正常。

⑥ 梦游症（睡行症）

最常见于学龄前儿童，临床表现为睡眠中突然起床，下地走动，意识处于朦胧状态，可有一些较复杂的动作，持续时间较长，对外界无反应，或答非所问，事后不能回忆。EEG监测正常。

⑦ 夜惊（睡惊症）

常见于学龄前儿童，为睡眠中突然出现的一种惊恐症状，表现为深睡中突然坐起尖叫、哭喊、表现惊恐，常伴自主神经症状，意识呈朦胧状态，事后不能回忆，睡眠EEG监测无痫样放电。

⑧ 屏气发作

5岁以内发病，尤以6~18个月多见，多在清醒时发作，病前常有疼痛及惊吓或发怒等精神因素，继而出现呼吸暂停，面色青紫或苍白；先发绀后惊厥，角弓反张较常见，少部分患儿伴意识丧失及全身强直，甚至肢体抽动。可有尿失禁。一般发作不超过1分钟。EEG监测正常。

⑨ 情感性交叉腿发作

常见于1~3岁的女性患儿，发作时双大腿交叉夹紧，伴有摩擦动作，面部涨红，双眼凝视，但意识始终清楚。一般1~2分钟可缓解，可被外界强行制止。与癫痫的鉴别是发作时意识清楚，转移注意力可终止发作，脑电图正常。

⑩ 非痫性强直发作

常见于婴儿期，清醒期发病，发作多局限在眼、嘴及头颈部，表现为凝视、咬牙、头颈部伸缩及左右摆动，无意识丧失。

四、癫痫的治疗

癫痫治疗可以参考以下流程（图8-1）。

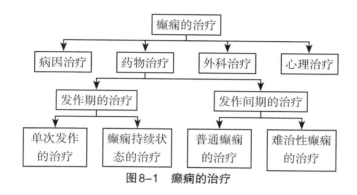

图8-1　癫痫的治疗

（一）癫痫治疗的目标

完全控制癫痫发作，提高患者生活质量。

（二）病因治疗

有明确病因的癫痫，应针对病因进行治疗。如对脑寄生虫病所引起的癫痫，应给予驱虫治疗，对颅内占位性病变包括脑肿瘤、脑脓肿等应予手术治疗，针对低血糖、低血钙、尿毒症等代谢紊乱病因有目的治疗。

（三）药物治疗

目前对绝大多数癫痫患者来说，药物治疗仍是主要的治疗措施。20世纪80年代以来，新型抗癫痫药物相继问世，与传统的抗癫痫药物相比，有许多优点：抗癫痫谱广，安全性高，不良反应少，呈线性药代动力学特征，很少与血浆蛋白结合，不诱导肝酶代谢，与其他抗癫痫药物无或很少相互作用。新型药物的出现为癫痫的药物治疗提供了更好的选择。

1 发作间期的治疗

原则上癫痫的诊断一旦成立，应及时、规律地服用抗癫痫药物。对首次发作可暂不进行治疗，对此观点还有争议，因为仅有1/3的患者会有第二次发作。对于一年或数年发作一次者，可暂不服药，但对有家族史或高热惊厥史而脑电图不正常者，应开始服药。长期服药并定期进行药物不良反应监测。避免随意换药、减量或停药，否则会使发作加重或发生癫痫持续状态。

（1）药物的选择：有人提出最理想的抗癫痫药物应是在不引起镇静或其他中枢神经系统不良反应的剂量下控制发作；要能口服、价廉和长效的；不产生耐药性；没有全身性毒副作用（包括皮肤或骨髓的特异性反应）；更理想的是对所有发作均有效，且最好直接作用于发作灶。在目前所有的抗癫痫药物中，完全符合上述要求的理想药物还没有，因此根据发作类型选药是一个很重要的原则。各型癫痫发作选药的次序：

1）部分性发作（单纯及复杂部分性发作，部分性继发全身强直-阵挛发作）：首选卡马西平、苯妥英钠、丙戊酸钠、苯巴比妥，其次为拉莫三嗪、托吡酯、加巴喷丁、左乙拉西坦。

2）全身强直阵挛发作：首选丙戊酸钠、卡马西平、苯妥英钠、苯巴比妥，其次为拉莫三嗪、托吡酯，加巴喷丁、氯硝西泮

3）典型失神发作：首选乙琥胺，其次为丙戊酸钠、氯硝西泮。

4）肌阵挛发作：首选丙戊酸钠，其次为乙琥胺、氯硝西泮。

5）失张力性发作：首选丙戊酸钠，其次为氯硝西泮。

6）婴儿痉挛症：首选ACTH，其次为丙戊酸钠、氯硝西泮、托吡酯。

（2）传统抗癫痫药物：均经肝脏代谢，多数易与血浆蛋白结合，药物相互作用复杂，使用时应注意其不良反应。

卡马西平（CBZ）：是部分性发作（单纯及复杂部分性发作，部分性继发全身强直-阵挛发作）的首选药，为肝酶诱导剂。常见不良反应有头晕、嗜睡、乏力、恶心、皮疹、呕吐、偶见粒细胞减少、可逆性血小板减少，甚至引起再生障碍性贫血和中毒性肝炎等，应定期检查血象。偶见过敏反应，应抗过敏治疗。

丙戊酸钠（VPA）：是一种广谱的抗癫痫药物。胃肠吸收迅速而完全，与血浆蛋白结合率高；主要分布在细胞外液和肝、肾、肠和脑组织等；大部分由肝脏代谢，使用时应注意对肝脏的影响；可作为GTCS的首选药物。

苯妥英钠（PHT）：对GTCS和部分性发作有效，可加重失神和肌阵挛发作。不良反应为剂量相关的神经毒性反应，如皮疹、牙龈增生、毛发增多及面容粗糙，另外还干扰叶酸的代谢。

苯巴比妥（PB）：适应证与苯妥英钠相同。临床常作为小儿癫痫的首选药物，对GTCS疗效好，也可用于单纯及复杂部分性发作，对少数失神发作或肌阵挛发作也有效。镇静的不良反应常见，可致儿童兴奋多动和认知障碍，应尽量少用。

（3）单药治疗还是多药治疗：单药治疗是应遵守的基本原则。一般认为大多数类型的癫痫开始都应用单药治疗。

有以下情况可考虑多药治疗：①有多种发作类型。②对难治性癫痫单药治疗无效者以及小发作变异型，也可考虑多药治疗。③针对药物的副作用，如用苯妥英钠治疗部分性发作时出现的失神发作，除选用广谱抗癫痫药物外，也可合用氯硝西泮。④针对患者的特殊情况，如月经性癫痫患者在月经前可加用乙酰唑胺，以提高治疗效果。

联合药物治疗时应注意以下几点：①选择药理作用机制不同的药物联合应用；②尽量避开具有相同副作用的药物合用；③不能将多种药物联合作广谱抗癫痫药物应用；④合并用药时要注意药物的相互作用，如一种药物的肝酶诱导作用可加速另一种药物的代谢。

然而，长期服用多种抗痫药物也有弊端：①容易发生药物慢性中毒；②药物之间的相互作用、拮抗作用可降低疗效或增强作用导致中毒；③不能对各个抗痫药的疗效作出正确的评价；④有时可使发作增多；⑤缩小了以后选择药物的余地；⑥加重患者经济负担。

（4）服药、撤换药与停药：应从小剂量开始服药，逐渐调整药物剂量，并要坚持长期服药。在按以上正规治疗过程中，偶尔出现一些发作并不意味着治疗无效，不应急于换药或另加用药，如果第一种药物产生部分疗效，可适当增加剂量，但应观察有无副作用。若第一种药物剂量已稍高于一般治疗剂量仍不能控制发作，则可考虑换药。

当要撤换某种抗癫痫药物时，不能采取突然停止，马上改换新药的方法，而是递减拟撤换的药物，同时递增第二种药物，否则会引起癫痫发作或癫痫持续状态。

关于停药问题，一般说来，全身强直-阵挛性发作、强直性发作、阵挛性发作完全控制4~5年后，失神发作停止半年后可考虑停药。但停药前应有一个缓慢减量的过程，这个时期一般不少于12~18个月。有自动症的患者可能需要长期服药。停药与否主要依据发作情况，以脑电图作为参考，但这不是决定条件，因为有的患者脑电图仍然异常，停药以后亦无复发，如果脑电图有发展倾向，则不应停药。

（5）难治性癫痫的治疗：癫痫患者中70%~80%用药物治疗可以得到很好的控制，仍有约30%的患者长期反复发作成为慢性或难治性癫痫。目前对难治性癫痫，国内外学者尚未给出统一的定义，美国抗癫痫联盟认为难治性癫痫是指用目前的治疗方法仍不能阻止其继续发作的癫痫，一般认为难治性癫痫是指用一线药物仍不能阻止其继续发作的癫痫或被临床实践证实是难治的癫痫或癫痫综合征。我国学者认为难治性癫痫是指临床经过迁延、癫痫频繁发作至少每月4次、应用适当的一线抗癫痫药物正规治疗、血中的药物浓度在有效范围内、无严重的药物不良反应、至少观察2年仍不能控制发作、影响日常生活、同时并无进行性中枢神经系统疾病或占位性病变者，目前国内对难治性癫痫的诊断多以此为标准。对难治性癫痫的抗癫痫药治疗，多数学者倾向于遵循以下原则：

1）先按发作类型选用一种抗痫药，逐渐增加剂量至发作控制同时不出现药物的副作用。

2）第一种药物无效时，根据患者情况，换用第二种药物或添加治疗，再无效，可再换第三种药物或添加药物治疗，剂量均需加至足够量。

3）在联合用药时应注意各药物之间的相互作用。

新型抗癫痫药物也是治疗难治性癫痫的主要手段，国内常用新型抗痫药有托吡酯（TMP）、拉莫三嗪（LTG）、加巴喷丁（GBP）、左乙拉西坦（LEV）、奥卡西平（OXC）等。

② 发作期的治疗

（1）单次发作的治疗：癫痫发作有自限性，发作短暂，多数患者不需特殊处理。强直-阵挛发作时，可让患者平卧，防止跌伤；解开衣领及腰带，头偏向一侧，有利于分泌物流出，防止窒息，以利于保持呼吸通畅；用压舌板（外裹纱布）或手帕塞入齿间，防止咬破舌头；正当抽搐时，给患者背后垫一软枕且不宜用力压住肢体，以免发生骨折或脱臼。对多次发作者，可予以肌内注射苯巴比妥0.2 g或氯硝西泮1~2 mg。如抽搐频繁、发作间期意识一直不能恢复，则应按癫痫持续状态抢救处理。

（2）癫痫持续状态的治疗

1）治疗原则：①治疗应强调综合治疗，首先应从速终止癫痫发作：选择起效快、作用强、不良反应小的药物静脉给药及时控制癫痫发作。②抽搐控制后，应立即给予维持剂量，清醒后改为口服抗癫痫药物。③维持生命体征稳定，预防及治疗并发症，避免发生脑水肿、酸中毒、肺部感染、呼吸循环衰竭等。④寻找病因，进行病因治疗。

2）药物选择：控制癫痫持续状态的理想药物应具备4个条件。①抗惊厥能力强；②能静脉给药；③起效快，能迅速进入大脑，作用时间长；④对呼吸循环系统无抑制作用，对意识影响较小及无明显全身副作用。但目前无这样理想的药物。

较为合适的药物如下：

地西泮（DZP）：是治疗癫痫持续状态最有效的药物，不论成人或儿童均为目前公认的首选药物。其特点是起效作用快，但静脉注射地西泮后半衰期短，停药后易复发。为了维持疗效，有时可用地西泮50~100 mg，稀释于生理盐水500 mL中缓慢滴注。另外为了弥补地西泮失效快的缺点，我们常常补以长效药物，如苯巴比妥0.2 g肌内注射以延长疗效。地西泮有呼吸抑制、血压降低及呼吸道分泌物增加的不良反应，使用中应特别注意。用法及用量：成人剂量10~20 mg，单次最大剂量不超过20 mg，每分钟2~5 mg；儿童用量为0.3~0.5 mg/kg，最大剂量婴儿不超过2~5 mg，儿童不超过5~10 mg，最大10 mg，注射速度每分钟1 mg，可重复应用，日总量以不超过120 mg为宜；另外可用地西泮100~200 mg稀释于生理盐水或5%糖盐水中，于12小时内缓慢静脉滴注。

劳拉西泮（LZP）：其抗惊厥作用较地西泮强5倍，其作用时间亦是地西泮的3~4倍，半衰期长达12~16小时，用量为0.1 mg/kg，以每分钟1~2 mg的速度静脉注射。首次治疗最大剂量不超过5 mg，一般注射后2~3分钟内可控制发作。其缺点亦是对呼吸有抑制作用，使用时应注意患者呼吸情况。劳拉西泮是较为理想的抗惊厥药物，但国内尚未有厂家生产。

氯硝西泮：其抗惊厥疗效是地西泮的5倍，半衰期长，为22~32小时，一次静脉注射1~4 mg，对各型癫痫持续状态疗效俱佳，对呼吸和心脏的抑制作用与地西泮相近，是较为理想的抗惊厥药物。

咪达唑仑（MID）：是一种新型的水溶性苯二氮䓬类药物，其特点是水溶性稳定，刺激性小，吸收快，代谢迅速，代谢产物无活性，因而作用时间短，在中枢神经系统作用的时间较长。它不仅可用于静脉，也可以肌内注射和口腔黏膜给药。用法及用量常为先0.2 mg/kg静脉注射，后以每小时0.1~0.6 mg/kg维持静脉滴注。

苯巴比妥钠（PB）：该药起效缓慢，肌内注射20~30分钟才起作用，需1~12小时才可以达到最高血药浓度。主要用于地西泮控制癫痫发作后作为长效抗癫痫药使用。成人每次0.2~0.38 g，儿童每次4~7 mg/kg，肌内注射，每隔4~6小时注射1次。静脉给药时用生理盐水稀释，按5 mg/kg、每小时1~4 mg/kg的速度静脉滴注。此药对脑水肿、脑缺氧有保护作用，但剂量过大时可以抑制呼吸，并对肝、肾功能可能有影响。

丙戊酸钠（VPA）：成人首次剂量400~800 mg，静脉缓慢推注3~5分钟。根据病情首次剂量可用至15 mg/kg，以后按每小时0.5~1.0 mg/kg持续滴注。总量20~30 mg/kg，日剂量最大不超过2500 mg。它具有广谱、耐受性好、无呼吸抑制及降压的不良反应等优点。使用时注意患者的肝肾功能。

磷苯妥英（FPHT）：商品名为Cerebyx，为苯妥英钠的前体，是目前最为理想的急救新药。具有水溶性，可以肌内注射。吸收完全，达脑峰浓度需37分钟，半衰期为7.5分钟。据报道，本药与劳拉西泮联合应用是抗癫痫持续状态最好的配伍组合。

10%水合氯醛：成人25~30 mL，小儿0.5~0.8 mL/kg，加等量植物油保留灌肠，每8~12小时灌肠1次，适用于肝功能不全或不宜使用苯巴比妥类者。

氯甲噻唑：对顽固性癫痫持续状态有效。该药半衰期很短（仅46分钟），因此以静脉连续滴注为宜。成人以0.8%溶液、每小时滴入0.5~0.7 g，可在数小时内控制发作，但尚需维持滴注数日以免复发。其副作用为高热、血栓性静脉炎。

难治性癫痫持续状态（RSE）：是指若足量、规范使用一线及二线抗癫痫药物，1小时后仍不能控制癫痫发作，则为难治性癫痫持续状态，治疗应考虑使用全身麻醉，应在ICU监护下进行，并持续监测脑电图和脑功能，随时观察麻醉下癫痫控制的情况，在癫痫发作控制后，至少维持2小时，再缓慢撤药。

常用药物有3种。①硫喷妥钠：为快作用巴比妥类药物，在其他药物无效时试用。静脉注射或肌内注射，开始缓慢静脉注射，每次剂量4 mg/kg，少数可为8 mg/kg，最大不超过10 mg/kg，静脉注射速度2~8 mg/min（或1 mL/min）。之后将硫喷妥钠用10%葡萄糖溶液稀释成1%~2%溶液，2 mg/min滴注，至发作停止。本药有较强的中枢性呼吸抑制的不良反应，事先备好气管插管或呼吸机，随时准备呼吸的抢救。治疗成功与否取决于癫痫的潜在病因及癫痫持续时间。②异丙酚：自20世纪90年代后期开始用于控制难治性癫痫，其疗效逐渐得到重视，目前欧美的几个癫痫治疗指南中已经推荐其用于治疗难治性癫痫。用法：首先以100 mg静脉缓推，至少5分钟，然后以2 mg/（kg·h）静脉滴注维持。使用前必须做好呼吸循环支持的准备。若药物治疗仍不能控制癫痫发作，可考虑手术切除致痫灶以挽救患者生命。致痫灶定位需结合临床症状、脑电图、结构成像（MRI）及功能成像（SPECT或PET）结果进行综合分析。手术后仍需进行脑电图监测，如脑电图监测无痫样放电，亦无临床发作，仍需口服抗癫痫药1年以上。③利多卡因（lidocaine）：对苯巴比妥治疗无效的新生儿癫痫持续状态有效，中止发作的首次负荷剂量为1~3 mg/kg，大多数患者发作停止后仍需静脉维持给药。虽在控制癫痫发作的1.5~2.0 mg/kg范围内很少有毒副作用发生，但在应用利多卡因的过程中仍应注意其常见的不良反应，如烦躁、谵妄、精神异常、心律失常及过敏反应等。

❸ **一般治疗**：①吸氧，保持呼吸道通畅，必要时气管插管或气管切开。②立即使用血压、呼吸脉搏、心电全套监护。③常规鼻饲，防止误吸，及时口服抗癫痫药物。④注意电解质紊乱，及时纠正酸中毒，治疗呼吸循环衰竭、高热、感染，纠正水、电解质失调等，以维持生命体征稳定。⑤静脉滴注20%甘露醇及地塞米松，防治脑水肿。⑥使用广谱抗生素，预防继发性感染。⑦加强营养支持治疗。

❹ **心理治疗**：癫痫患者一般都伴有各种各样的心理或行为方面的改变，这可能是多种因素作用的结果，包括脑部结构的改变、抗癫痫药物的副作用及存在的心理和社会问题。针对患者出现的心理或行为方面的改变进行及时的卫生宣教、心理疏导和针对性的治疗可以提高患者的生活质量。

第二节 头痛

一、概述

头痛即头部（眉弓、耳郭上部和枕外隆凸连线以上）的疼痛，是最为常见的临床症状之一。有些头痛本身就可以是一个独立疾病，有些则可能是神经系统或其他系统疾病的一个症状。前者多为原发性头痛，即至今尚未明确病因及发病机制的头痛；后者则为继发性头痛，也称症状性头痛。

疼痛虽然最终是由大脑所感知，但脑组织内并无痛觉感受器分布，因而如果只刺激脑组织（如腔隙性脑梗死等）并不会引起疼痛。室管膜、蛛网膜和硬脑膜（靠近血管部分除外）对疼痛也不敏感。头部的痛觉敏感组织包括一些颅内结构（颅内血管周围的硬脑膜、第Ⅴ、Ⅶ、Ⅸ和Ⅹ脑神经、Willis环及其分支、脑膜动脉和颅内大静脉）和大部分颅外结构（如皮肤、肌肉、黏膜、神经、颈外动脉及其分支）。当头部痛觉敏感组织受到物理的、化学的刺激时即可出现头痛。

头痛是医学上诊断分类最多的病症，共有300多种原因。本章采用2018年国际头痛学会（IHS）头痛分类委员会的最新分类，即《国际头痛疾患分类》第3版（ICHD–Ⅲ）进行阐述，重点介绍几个常见原发性头痛的诊治及研究进展。

（一）头痛的分类

IHS头痛分类委员会于1988年首次制定了头痛疾患的分类及诊断标准，已被各国临床医师和研究人员所了解，该标准在我国众多神经病学专家和医生的努力下，也得到了推广和应用。该分类委员会于2005年又对1988年的诊断及分类标准进行了修订，发表了第2版《国际头痛疾患分类》（ICHD–Ⅱ），在2013年发表试行版ICHD–Ⅲ–β后经过充分的临床检验和讨论，ICHD–Ⅲ于2018年正式发表，并已全文翻译成中文。分类及诊断标准的制定主要依据临床症状、患者群体的纵向研究、流行病学研究、治疗结果以及遗传学、神经影像学和病理生理学的研究成果，兼顾了临床使用和科研的需要。使临床诊断得以统一，为头痛的临床研究、流行病学调查、新药物疗法的研发提供了国际交流和合作平台。

ICHD–Ⅲ将头痛分为3大部分14个类型（表8–2）：第一部分，原发性头痛，即目前尚未明确病因的头痛疾患；第二部分，继发性头痛（已明确病因的头痛）；第三部分，痛性颅神经病变和其他面痛及其他类型头痛。

表8–2 ICHD–Ⅲ头痛疾患的分类

	偏头痛
原发性头痛	紧张型头痛
	三叉神经自主神经性头痛
	其他原发性头痛

续表

继发性头痛	缘于头颈部创伤的头痛
	缘于头颈部血管性疾病的头痛
	缘于颅内非血管性疾病的头痛
	缘于某种物质的或物质戒断性头痛
	缘于感染的头痛
	缘于内环境紊乱的头痛
	缘于头颅、颈部、眼、耳、鼻、鼻窦、牙、口腔或其他面部或颈部构造疾病的头面痛
	缘于精神障碍的头痛
痛性颅神经病变和其他面痛及其他类型头痛	缘于颅神经病变和其他面痛
	其他类型头痛

（二）头痛诊断的一般原则

头痛的种类繁多，病因复杂，易于误诊漏诊。应首先通过详细询问病史和体格检查，发现有无提示继发性头痛的症状与体征，结合适当的辅助检查，以明确继发性头痛的类型。若无相关症状与体征，则可以考虑原发性头痛，这时应分析患者头痛的临床特征是否符合某一类型原发性头痛的诊断标准，如不完全符合则应重新审视有无继发性头痛的可能。只有充分排除继发性头痛后方可确定为原发性头痛，最后根据临床特点确定为何种类型的原发性头痛。

头痛是患者的主观体验，因此病史采集尤为重要。应着重了解头痛的起病时间、是持续性还是发作性、头痛的部位、性质、程度和伴随症状，如是发作性头痛应了解发作频率、持续时间、前驱症状、诱发因素、加重或缓解的因素，注意头痛对日常生活的影响。此外，还需要全面了解患者的生活工作习惯、既往所患疾病及治疗情况、外伤史、家族史等。体格检查除了常规内科检查及神经系统专科检查外，应特别注意眼底、颅周肌肉的触压痛、病理反射和脑膜刺激征。如发现以下情况，应警惕继发性头痛的可能，须考虑进一步检查以明确诊断：①突然发生的头痛；②逐渐加重的头痛；③伴有系统性疾病（如发热、颈强直、皮疹）的头痛；④伴有视盘水肿、神经系统局灶症状与体征、认知障碍的头痛；⑤50岁以后新发的头痛；⑥妊娠期或分娩后头痛；⑦癌症或AIDS患者出现的头痛。

头痛患者患有某种可以引起头痛的疾病，并非说明该患者的头痛一定是继发性头痛，继发性头痛的诊断应明确头痛症状与此疾病是否存在因果关系。诊断原发性头痛起码应该满足下列中的一项：①病史和体检不提示有可以造成头痛的器质性疾病或明确病因；②虽提示有患继发性头痛的可能，但进一步的检查予以排除；③虽有此类疾病或病因，但与患者的头痛无因果关系。

当怀疑患者存在多种头痛类型或亚型时，强烈推荐患者用诊断性头痛日记来记录每次发作时的头痛特征。研究表明头痛日记可提高诊断准确性，并更精确地判断药物的治疗效果。

另外，还要注意应用ICHD–Ⅲ分类及诊断标准时，可能会遇到某位特殊头痛患者同时符合两个不同疾病的诊断标准，如既符合偏头痛也符合紧张型头痛的诊断标准，那就需要获取其他的信息来将它诊断为哪一个更准确。这包括头痛病史演变、家族史、药物的影响、与月经的关系、年龄、性别和一系列其他特征。如确实无法区分，则同时下两个诊断。

（三）头痛研究的难点及优先领域

头痛是人类特有的疾患，需要语言的表达，无客观的评价指标，且无可以完全模拟人类头痛的动物模型，这些是头痛研究的难点。头痛研究应着重于原发性头痛，继发性头痛则应偏重于致痛疾病本身的研究。从国内外主要基金支持的头痛研究课题看，目前的优先领域有：

① 头痛及其共病（如与情感障碍、肠激惹综合征等）的流行病学调查

了解头痛及其相关疾患的患病规律和影响因素，以及对社会经济和对患者生活质量的影响。

② 头痛分子生物学研究

研究与遗传有关的头痛疾患，如偏头痛的突变基因筛查与鉴定。

③ 神经生物学研究

通过建立可靠的动物模型，研究头痛疾患的病理生理学基础，如痛觉传导的神经网络及神经递质的变化，探寻新的治疗靶点。

④ 脑功能成像研究

研究各种头痛疾患的功能损害部位及网络连接。

⑤ 新药物、新技术、新疗法的多中心随机双盲对照研究。

二、偏头痛

偏头痛是一种反复发作的血管性头痛。其特点为位于一侧（少数为双侧）头部的搏动性疼痛，常伴恶心、呕吐；发作时，对光声音刺激敏感；少数典型偏头痛患者发作前有视觉、感觉及运动先兆；部分患者有家族史。成年人中偏头痛患病率为7.7%~18.7%，平均成年男性为1%~19%，成年女性为3%~29%；男性儿童为6.6%，女性儿童为14.1%。部分女性发作与月经周期相关，部分患者在不良环境、特殊气味、特殊食物影响下发病。

（一）病因

偏头痛的确切发病机制目前尚不完全清楚。遗传因素在偏头痛的发病机制上占有重要地位，从家族成员患病分布上看，可能属于常染色体显性遗传伴有不完全性的外显率。

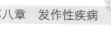

（二）发病机制

发病机制尚不清楚，可能与多种因素作用相关。发作时中枢神经系统出现阵发性功能紊乱，发作期间出现脑血流量降低相和颅外血管扩张。一系列证据表明，无论是末梢还是中枢，5-羟色胺、脑啡肽、去甲肾上腺素等神经介质在偏头痛的发生中起重要作用。

（三）诊断

1 偏头痛的分类

偏头痛可分为以下几类：

（1）有先兆的偏头痛：又称典型偏头痛，显著的临床特点是头痛发作之前有先兆症状。

1）视觉先兆：①闪光幻觉：占视觉先兆的75%，表现为双侧视野出现视幻觉，有的无一定形状，有的有形状，如星状、斑点状、环形、多角形等。②黑蒙：短暂性黑蒙，表现为视力障碍，由两侧开始逐渐进展累及两鼻侧视野，部分患者由中心暗点扩大至整个视野。黑蒙区域常出现锯齿状闪光图案。③视物变形：表现为视小症或巨视症，部分患者感到环境倾斜或颠倒。④城堡样光谱：10%患者的先兆症状表现为城堡样光谱。

2）感觉异常：偏头痛先兆的感觉异常分布多选择面部和手，表现为刺痛和麻木感，多持续数秒钟至数十分钟，偶见数小时至数天。

3）其他先兆症状：可出现运动性先兆，一过性失语或精神症状。

（2）无先兆的偏头痛：又称普通偏头痛，是偏头痛最常见的类型。

（3）常为偏头痛前驱的儿童周期综合征：临床少见，包括腹型偏头痛、周期性呕吐、儿童良性阵发性眩晕等。

（4）视网膜性偏头痛。

（5）偏头痛并发症：包括慢性偏头痛，偏头痛持续状态，无梗死的持续先兆，偏头痛性脑梗死，偏头痛诱发的痫样发作等。

（6）很可能的偏头痛。

2 偏头痛发作的临床表现

偏头痛发作通常在白天，少数夜间发作，但应是患者从睡眠中醒后才发生。半数以上患者头痛局限于头的一侧，少数表现为全头痛。头痛发生后逐渐加重，数分钟至数小时达高峰，持续数小时至数天后逐渐减弱至消失。头痛呈搏动性或敲打性，程度中到重度，行走、咳嗽、打喷嚏等简单活动均可加重头痛。压迫头痛部位的动脉或病侧颈动脉或病侧眼球可使头痛减轻，解除压迫3~5秒后疼痛又恢复至原来程度。头痛发作时常伴有恶心、呕吐、腹泻等胃肠道症状；伴视觉症状、神经功能障碍、自主神经功能紊乱症状及高级神经功能障碍。

3 实验室检查

大约85%的偏头痛患者头痛发作期尿内5-羟色胺及5-羟色氨酸增加；血小板结合性及血浆游离的5-羟色胺降低，并出现血浆5-羟色胺释放因子。偏头痛患者脑脊液常规和生化检查通常正常，少数患者淋巴细胞轻度增高。偏头痛先兆期血小板聚集性增加，头痛期下降。

4 辅助检查

（1）脑电图：偏头痛患者的脑电图可有轻度改变，但不具备特异性。

（2）经颅多普勒超声：偏头痛患者在发作期或间歇期经颅多普勒超声的主要改变是两侧血流不对称，一侧偏高或一侧偏低。

（3）腰椎穿刺：主要用来排除蛛网膜下腔出血、颅内感染、脑膜癌病及异常颅内压所导致的头痛。

（4）脑血管造影：一般情况下，偏头痛患者不需进行脑血管造影，当偏头痛合并眼肌麻痹和（或）长束体征时，需与颅内动脉瘤、动静脉畸形和颅内占位性病变鉴别时才进行脑血管造影。无疑偏头痛患者的脑血管造影绝大多数是正常的。

5 鉴别诊断

（1）局部脑功能损害的先兆症状显著而头痛轻微者，需与癫痫的局限性发作鉴别。

（2）头痛伴有腹痛、恶心、呕吐的腹型偏头痛在头痛轻微时，需与消化系统疾病鉴别。

（3）颅内肿瘤早期，脑血管畸形及颅内动脉瘤也可出现与偏头痛类似的头痛表现，疾病初期鉴别困难但肿瘤、血管疾病引起的头痛常固定于一侧，随病程进展时可出现颅内压增高、癫痫、蛛网膜下腔出血及感觉运动障碍。

（四）治疗

1 一般治疗

偏头痛发作急性期，应使患者保持安静，解除心理上的紧张和恐惧，让患者在光线较暗的房间卧下，保持适度睡眠，同时尽可能从各方面寻找头痛发作的诱因。有偏头痛的患者尽量避免服用硝酸甘油、肼屈嗪、利舍平、维生素A、氯米芬、甲状腺素和吲哚美辛，避免食用可诱发偏头痛的含酪胺的食物。

2 偏头痛发作期的治疗

偏头痛的发作期治疗药物分为非特异性药物和特异性药物两类。

（1）非特异性药物

1）巴比妥类及苯二氮䓬类镇静药可使患者进入睡眠状态，如地西泮10 mg，肌内注射；苯巴比妥钠100 mg，肌内注射。

2）口服非甾体抗炎药，如对乙酰氨基酚、阿司匹林、布洛芬、萘普生等药物。

3）剧烈头痛可应用可待因、吗啡等阿片类镇痛药及曲马朵。

（2）特异性药物

1）曲坦类药物：曲坦类药物为5-羟色胺受体激动剂，能特异性地控制偏头痛的发作，包括舒马曲坦（英明格）、佐米曲坦、利扎曲坦等。舒马普坦25~50 mg口服，或者6 mg皮下注射能有效缓解发作，每日最大剂量不超过300 mg。

2）麦角碱类药物：包括酒石酸麦角胺、双氢麦角胺等，多用于发作期重症患者的治疗。常用复方制剂为麦角胺咖啡因（每片含麦角胺1 mg、咖啡因100 mg），先兆或头痛发生时服用1~2片，半小时无效再服1片，每天用量不超过4片，每周总量不超过12片。本品不宜长期或过量应用，少数对麦角胺高度敏感患者，短期中等剂量用药后可出现心肌梗死、脑梗死和肾动脉狭窄。

3 偏头痛的预防性治疗

中等或严重偏头痛每月发作3次以上者，可考虑使用预防性治疗药物。

（1）5-羟色胺受体拮抗剂

1）甲基麦角酰胺：主要通过其代谢产物发挥作用，对抗5-羟色胺的致痛作用。用法：每日2~6 mg，连续用药不应超过半年，以免出现腹膜后及肺的纤维化。

2）苯噻啶：本药具有末梢性5-羟色胺拮抗作用，预防偏头痛的有效率达70%。用法：每次0.5 mg，开始每晚服用；逐渐增至每日3次，每次1 mg，最大量每日6 mg。连续服用2~3个月。不良反应为嗜睡、体重增加。

（2）抗癫痫药物：丙戊酸（至少每日600 mg）的随机对照试验结果证实其对偏头痛预防有效。需定时检测血常规、肝功能和淀粉酶，对于女性患者更需注意体重增加及卵巢功能异常（如多囊卵巢综合征）。托吡酯（每日25~100 mg）是另一个有试验证据支持的抗癫痫药物，且对慢性偏头痛有效。

（3）β-受体阻滞剂：普萘洛尔预防偏头痛发作与其β-受体阻滞作用关系不大，主要是其可阻断颈外动脉系统的血管扩张，干扰血小板对5-羟色胺的摄取；此外，普萘洛尔对脑5-羟色胺受体有立体特异亲和力，有抑制血栓烷的合成及抑制血小板集聚等作用。用法：一般从小剂量开始，20 mg，每日2次，每周增加剂量，直到获得最好疗效，剂量范围40~320 mg/d。不良反应：疲乏、胃肠道不适、直立性头晕。心力衰竭及房室传导阻滞者禁用。

（4）钙通道阻滞剂

1）盐酸氟桂利嗪（西比灵，sibelium）：本药能有效通过血-脑脊液屏障，具有对抗血管平滑肌收缩、减少血小板积聚及释放5-羟色胺的作用，预防偏头痛发作有效率达80%。用法：5~10 mg，每晚睡前顿服。常见不良反应有嗜睡、疲乏、体重增加。

2）尼莫地平（nimodipine）：具有抗缺血及抗血管收缩作用，能抑制和解除各种血管活性物质如5-羟色胺、去甲肾上腺素、前列腺素引起的血管收缩。用法：20~40 mg，每日3次。不良反应较少，偶有消化道不适、头晕、血压下降。

（5）抗焦虑、抗抑郁药：阿米替林能阻断中枢和外周神经系统儿茶酚胺和5-羟色胺防治偏头痛。用法：每晚25~50 mg。不良反应为嗜睡、心律失常。充血性心力衰竭患者禁用。

（6）其他：如活血素，本药为α-二氢麦角隐亭的水溶液，可改善脑血管张力和微循环，促进神经系统的代谢及功能。口服吸收较快，约0.5小时达到血药浓度峰值，血浆半衰期为5.5~18小时。用于偏头痛治疗，每日2次，每次2~4 mL，坚持用药1~3个月，多数偏头痛患者发作明显减少或消失。

（7）偏头痛的中医治疗：中医认为偏头痛属"头风"范畴，对于发病机制，各家论述不同，辨证常以肝经见证，一般认为系肝虚痰火郁结、肝阳上亢、肝血不足等。治法上多用平肝潜阳、活血化瘀、调气养血之法。目前，预防和治疗偏头痛的方剂甚多，据临床报道都有一定的疗效，可根据辨证施治原则选用。常用预防和治疗偏头痛的中成药有正天丸、太极口服液、天麻钩藤丸。

三、紧张型头痛

紧张型头痛是神经内科门诊中最为常见的疾病，表现为慢性头部紧束样或压迫性疼痛，通常为双侧头痛，起病时可能与心理应激有关，转为慢性形式后常没有明显的心理因素。关于其命名过去一直比较混乱，曾将其称为肌肉收缩性头痛、紧张性头痛、心因性肌源性头痛、应激性头痛、日常性头痛、原发性头痛、特发性头痛、心因性头痛。直到1988年国际头痛学会才将其确定为紧张型头痛，并制定了统一的分类与诊断标准。该标准推出后受到大多数国家的广泛认同与应用。

（一）紧张型头痛的分类

ICHD-Ⅲ将紧张型头痛分为偶发性、频发性、慢性和很可能的紧张型头痛四个类型（表8-3）。前3个类型主要按照头痛发生的频率进行分类，每个类型又按触诊时有无颅周压痛增强分为2个亚型：即伴有颅周压痛的和不伴有颅周压痛的紧张型头痛。颅周压痛可以通过手法触诊测量，检测包括前额、颞部、咬肌、翼状肌、胸锁乳突肌、夹肌和斜方肌等部位。

表8-3 紧张型头痛的分类（ICHD-Ⅲ）

偶发性紧张型头痛	伴颅周压痛的偶发性紧张型头痛
	不伴颅周压痛的偶发性紧张型头痛
频发性紧张型头痛	伴颅周压痛的频发性紧张型头痛
	不伴颅周压痛的频发性紧张型头痛
慢性紧张型头痛	伴颅周压痛的慢性紧张型头痛
	不伴颅周压痛的慢性紧张型头痛
很可能的紧张型头痛	很可能的偶发性紧张型头痛
	很可能的频发性紧张型头痛
	很可能的慢性紧张型头痛

（二）各型紧张型头痛诊断标准

紧张型头痛的发作形式并没有特异性，部分原发性头痛或继发性头痛也表现为紧张型头痛样头痛，需要排除后才能诊断。另外，许多偏头痛患者同时也合并紧张型头痛，需仔细询问病史进行区分，或者通过记录头痛的日记进行鉴别。各种类型的紧张型头痛诊断标准见表8-4。

表8-4 ICHD-Ⅲ中关于各型紧张型头痛的诊断标准

项目	偶发性紧张型头痛	频发性紧张型头痛	慢性紧张型头痛
频率	每月发作＜1天（每年＜12天），至少发作10次	平均每月发作1~14天，超过3个月（每年≥12天且＜180天），至少发作10次	每月发作≥15天，持续超过3个月（每年≥180天）
持续时间	30分钟至7天	30分钟至7天	数小时至数天或呈持续性不缓解
头痛性质	至少符合下列特点中的2条：①双侧头痛；②性质为压迫性或紧箍样（非搏动性）；③轻至中度头痛；④日常活动（如行走或爬楼梯）不加重头痛		
其他	完全符合以下2条：①无恶心和呕吐；②畏光或畏声（两项中不超过一项）		完全符合以下2项：①畏光、畏声和轻度恶心3项中最多只有1项；②既无中、重度恶心也无呕吐
	不能用ICHD-Ⅲ中的其他诊断更好地解释		

很可能的紧张型头痛也分为很可能的偶发性、频发性和慢性紧张型头痛三个亚型，它们的诊断标准见表8-5。

表8-5 ICHD-Ⅲ很可能的紧张型头痛的诊断标准

很可能的偶发性紧张型头痛	偶发性紧张型头痛诊断标准1~4中仅一项不满足
	发作不符合ICHD-Ⅲ里其他类型头痛的诊断标准
	不能用ICHD-Ⅲ中的其他诊断更好地解释
很可能的频发性紧张型头痛	频发性紧张型头痛诊断标准1~4中仅一项不满足
	发作不符合ICHD-Ⅲ里其他类型头痛的诊断标准
	不能用ICHD-Ⅲ中的其他诊断更好地解释
很可能的慢性紧张型头痛	慢性紧张型头痛诊断标准1~4中仅一项不满足
	发作不符合ICHD-Ⅲ里其他类型头痛的诊断标准
	不能用ICHD-Ⅲ中的其他诊断更好地解释

（三）紧张型头痛的治疗

首先应建立起患者对医生的信任，进行适当的心理疏导，鼓励患者建立良好的生活习惯。尽可能采用非药物治疗如松弛治疗、物理治疗（冷/热敷，按摩）、生物反馈及针灸等治疗。研究表明，手法治疗与药物治疗相比，疗效无显著性差异，提示两种治疗方式同等有效。

对症治疗：对发作性紧张型头痛，特别是偶发性紧张型头痛，适合对症治疗，治疗可采用非甾体抗炎药，可单一用药如阿司匹林、对乙酰氨基酚等，也可应用复合制剂。必须注意切勿滥用镇痛药物，因为非甾体抗炎药本身也可引起药物性头痛。遇下列情况应考虑药物过量：①开始头痛缓解，后头痛持续性加重；②停用药物后头痛减轻；③每月规律服用单纯非甾体抗炎药≥15天，或复方止痛药≥10天；④每月规律服用一种或多种阿片类药物≥10天。

预防治疗：对于频发性和慢性紧张型头痛，应采用预防性治疗。其治疗方法有：①抗焦虑药物，三环类药物如阿米替林，NaSSA类药物米氮平，SNRI类药物文拉法辛均提示有效，但SSRI类药物多提示疗效不佳。②肌肉松弛剂，如盐酸乙哌立松、巴氯芬等。③部分抗癫痫药物如丙戊酸、托吡酯、加巴喷丁。④肉毒毒素A注射治疗，近来越来越多的临床研究表明该治疗具有较好的治疗前景。

（四）临床诊治难点及研究方向

由于紧张型头痛的临床症状缺乏特异性，且常与其他疾病共存，给诊断带来不少困难。临床上常与以下疾病相混淆：

❶ 情感性精神障碍

虽然紧张型头痛是人群中最常见的原发性头痛，但是神经科门诊的头痛患者很少是单以紧张型头痛就诊的，很多患者合并焦虑抑郁，因而有时难以与心因性头痛相鉴别。研究表明，紧张型头痛除非合并药物过量或者发展为慢性，其仅与焦虑轻度相关，与抑郁的相关性并不显著。所以临床如果遇见合并严重焦虑抑郁的紧张型头痛，同时还合并头晕、胸闷气短、胃肠道不适等躯体症状，则高度怀疑心因性头痛。

❷ 偏头痛

偏头痛通常伴有颈部疼痛和压痛，20%~40%患者头痛表现为双侧头痛，可能有压力诱发，也可合并焦虑或者抑郁，所以偏头痛患者经常被诊断为紧张型头痛。实际上，按IHS的诊断标准，有10%的偏头痛患者符合紧张型头痛的诊断标准。此外，有些紧张型头痛患者对曲普坦类药物有反应，因而在生物学上可能类似偏头痛。国际上也就偏头痛和紧张型头痛属于同一谱系疾病还是两种病产生了讨论。就此，自第2版头痛分类标准起，提出了更为严格的紧张型头痛诊断标准，以区分类似于紧张型头痛的偏头痛，但是这种更严格的诊断标准增加了特异性的同时，降低了诊断的敏感性。两种标准诊断的临床特征、病理生理机制及对治疗的反应差异或许可成为进一步研究的方向。

❸ 颈源性头痛

紧张型头痛的患者常有颈部肌肉的张力增高和触压痛，最近有人对其颈部肌肉行MRI和肌电图检查，提示有颈部肌肉的肥厚或肌筋膜的改变，其颈椎也常有生理曲度的改变、骨质增生、椎间盘突出、椎管狭窄等颈椎病的表现，因而有时很难与颈源性头痛相鉴别。另外，目前对颈源性头痛的诊断不同学科间也存在不少分歧，给两者的鉴别带来更大的困难。两者的鉴别主要通过颈神经阻滞能否消除头痛，从而确定头痛是否为颈源性。

在治疗方面，也存在巨大的挑战。一方面，由于其发病机制不清，缺乏极具针对性的治疗药物；另一方面，不同患者头痛的频率差异极大，偶发者可以一生只有一次发作，频发者可以每天都有持续性头痛，何时需要治疗尚无严格界定。

目前对慢性紧张型头痛需要治疗无争议，但对发作性紧张型头痛究竟发作频率超过多少需要治疗尚无定论，主要依据医生的经验和患者的意愿。目前紧张型头痛发病机制尚不清楚，可能有外周的因素，如肌筋膜炎导致痛觉传入增多，更重要的可能为中枢因素，即中枢对痛觉的超敏所致。

目前，国内外尚无理想的紧张型头痛的动物模型，现有的模型仅能反映外周的因素，对中枢因素了解极少。现已开始不少临床电生理（如三叉神经诱发电位和颈肌诱发电位、肌电图以及颈肌MRI、MRS）的研究。肌肉核磁显示，慢性紧张型头痛患者头后小直肌和头后大直肌肉显著萎缩，但半棘肌和夹肌的肌肉萎缩不明显，且头后小直肌的萎缩与肌肉压痛有显著相关性。Marchand等学者研究发现，与对照组相比，紧张型头痛患者的颈伸肌群耐力测试并没有明显减低，但Wanderley等学者通过表面电极的方法测量胸锁乳突肌及颈长肌的单个电位波幅及中等频率刺激下的电位波幅，发现紧张型头痛患者胸锁乳突肌活性减低。应用脑磁图记录感觉皮层神经元兴奋性，发现紧张型头痛的患者较偏头痛患者及正常对照者的兴奋性均增高，提示中枢的失抑制。这些研究均提示了周围及中枢机制的存在。

第三节 发作性睡病

发作性睡病是一种原因不明的睡眠障碍，主要表现为发作性的、不可抗拒的睡眠。多数患者伴有一种或数种其他症状，如猝倒症、睡眠瘫痪症、入睡幻觉，统称为发作性睡病四联症。

 病因及发病机制

原发性发作性睡病找不到确切病因，个别病例有家族史。症状性发作性睡病常有脑炎或颅脑损伤史，也可出现在脑炎的急性期。此外，也可见于丘脑下部或脑干头端肿瘤、脑动脉硬化、蛛网膜下腔出血后及多发性硬化。

本病是快速眼动睡眠（REM）相关的异常睡眠，睡眠时没有经过非快速眼动睡眠（NREM）过程，REM的突然插入所导致的睡眠发作。脑干附近蓝斑的去甲肾上腺能神经元和中缝背核的5-羟色胺能神经元调节REM的"开"与"关"，二者的平衡失调导致了REM的突然插入。临床上丘脑下部、中脑灰质被盖网状结构，受累者可表现为睡眠发作和猝倒发作。

二、诊断

(一) 临床表现

1　睡眠发作

（1）好发于儿童及青年，以10~20岁最多。

（2）在任何环境下均可入睡，每次发作持续数分钟至数小时，大多数10~20分钟。睡眠程度不深，易唤醒，醒后一段时间内保持清醒。每日可发作数次。

（3）脑电图：患者夜间入睡时，快速眼动睡眠（REM）提早出现，日间发作时也如此。

（4）神经系统检查无阳性体征。

2　猝倒发作

（1）约70%的发作性睡病患者伴猝倒发作，多在患病后一年至数十年发生。

（2）常在强烈的情感刺激下发生，尤其是大笑或过度激动时。

（3）患者突发短暂全身肌张力减退和运动抑制，严重时猝然倒地，意识清醒，历时数秒钟至数分钟缓解。

3　睡眠瘫痪

（1）见于20%~30%的发作性睡病病例，也可单独出现。

（2）入睡时或睡醒后短时间出现全身弛缓性瘫痪，四肢不能活动，但可睁眼和讲话。历时数分钟，偶可长达数小时，可自行缓解；或他人触及，剧烈振动患者身体可中止发作。

4　入睡幻觉

（1）约30%的发作性睡病患者有之，也常与睡眠瘫痪症并见。

（2）表现为嗜睡和睡眠之间出现的视、听幻觉，以视幻觉多见，幻觉的内容鲜明，多为日常经历，常伴恐惧感。

（3）体检无异常，少数呈现肥胖和低血压。

(二) 诊断要点

主要依据发作性睡病临床四联症诊断，临床诊断可依据以下症状表现。

1　白天突然进入睡眠或频繁小睡，症状持续3个月以上。

2　猝倒发作。

3　嗜睡或突然的全身无力感觉发作。

4　睡眠瘫痪、睡眠幻觉、夜间自动行为或频繁觉醒。

5　多导睡眠图提示以下至少1项

睡眠潜伏期<10分钟；REM潜伏期<20分钟；多次小睡潜伏期试验（MSLT）平均潜伏期<5分钟，出现两次以上的REM直接入侵睡眠。

6　遗传学检出HLA-DQB1*0602等易感基因。

⑦ 可伴有其他睡眠障碍。

⑧ 临床表现不能用其他的躯体或精神疾病解释。

符合1、2两项即可诊断，符合3、4、5项亦可诊断。目前认为多导睡眠图的MSLT的各项指标是诊断本病的客观标准，但必须结合临床症状，提倡多次MSLT，排除影响多导睡眠图阳性的其他因素。

（三）鉴别诊断

① **癫痫失神发作**

好发于学龄前及低龄儿童，为极短暂的意识丧失，无入睡及猝倒发生，脑电图可见3周/秒的棘-慢波综合。

② **周期性睡眠综合征**

又称周期性睡眠饥饿综合征，是一组呈周期性发作，睡眠过多，合并有严重的饥饿感、运动不安、易激惹和轻度意识障碍的病症。

③ **肥胖性呼吸困难嗜睡综合征**

表现为高度肥胖、嗜睡、周期性呼吸、每周期呼吸时将睡眠打断，脑电图见入睡至深睡变化时间短，出现觉醒的同时，周期性呼吸即已开始。

三、治疗

本症的发病机制尚未明了，治疗以对症为主，通常以药物治疗为主，辅以精神心理治疗的综合疗法。药物治疗主要是中枢兴奋药的应用，常用的中枢兴奋药物有：哌甲酯（利他林），10~20 mg，每日2~4次；莫达非尼，200~400 mg/d。

另外，三环类抗抑郁剂以及5-羟色胺再摄取抑制剂（如氟西汀等）对该病亦有治疗效果。盐酸米帕明：25~50 mg，每日3次；盐酸地昔帕明（盐酸去甲丙米嗪）：25~50 mg，每日3次；盐酸氯米帕明：50~100 mg/d，晨顿服或分2~3次服用。同时应加强对患者的心理治疗，消除对疾病的紧张恐惧，并且要加强患者及家属的宣教，避免从事危险工作，以防意外发生。

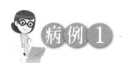

隐藏在癫痫背后的抗GAD65抗体相关自身免疫性脑炎

一、病例介绍

（一）主诉

患者，男，35岁，主诉"发作性意识不清、肢体抽搐18年，行走困难、言语不清11年"。

（二）现病史

患者18年前无明显诱因出现第一种发作，表现为夜间突发意识不清、大叫、双眼上翻或右侧偏斜随后四肢抽搐，持续4~5 min好转，约半月发作一次，均在夜间，发作前无明显先兆，初次发作后就诊于当地医院，行脑电图检查提示"尖波"，诊断为"癫痫"，开始服用丙戊酸钠、苯巴比妥治疗，发作频率如前述。11年前开始出现言语不清、步态不稳、走路困难，自觉右上肢、双下肢乏力，进食、饮水正常，无记忆力下降、肌肉僵硬等，上述症状逐渐加重。10年前开始出现第二种发作，表现为夜间出现头眼及口角向右侧偏斜、呼之不应，伴咂嘴、右手摸索，无明显抽搐、僵硬等，持续2~3 min好转，发作后觉头晕、视物模糊，最初每年1~2次，7年前起第二种发作增多，约每周1次，继续服用丙戊酸钠、苯巴比妥治疗无改善，3年前就诊于外院，行左额颞开颅、颅内电极置入术及左额致痫灶切除术，术后服用左乙拉西坦0.5 g 2次/日、氯硝西泮0.5 mg 2次1日、卡马西平0.2 g 3次1日，第一种发作消失，第二种发作约每周1次，后因步态不稳将左乙拉西坦减量至0.25 g 2次1日。2个月前患者发作增多，表现为愣神、呼之不应、四肢动作停止，持续2~20 min，每天1次。

（三）既往史、个人史、家族史

甲状腺功能亢进20年，12年前行放射性^{131}I治疗，目前未服药；4年前诊断1型糖尿病，目前三餐前注射门冬氨酸胰岛素14 IU、睡前注射甘精胰岛素24 IU治疗，近期空腹血糖约8 mmol/L，餐后血糖未监测，余无特殊。母亲患甲状腺功能亢进，父亲及其兄弟三人、爷爷、奶奶均患糖尿病，父亲口服降糖药血糖控制可，其余亲属具体情况不详。否认其他家族遗传史。

（四）入院查体

血压156/110 mmHg，体温36.5℃，呼吸20次/分，心率81次/分，双侧突眼。神经系统查体：神清，构音障碍，高级皮质功能粗测正常。左侧眼睑痉挛，余脑神经查体未见异常。四肢肌容积正常，四肢肌力5级。双侧指鼻试验欠稳准，双侧跟膝胫试验尚可。四肢深、浅感觉查体未见异常，双侧腱反射对称减低，病理征未引出。站立不稳，Romberg征无法完成。颈软，脑膜刺激征阴性。

（五）辅助检查

1.入院前检查

（1）脑脊液检查（腰穿）：压力110 mmH₂O，无色透明。脑脊液常规、生化检查均正常。抗NMDAR抗体系列及副肿瘤抗体系列检测：抗GAD65抗体1∶100（脑脊液+血液）。

（2）头部FDG-PET/CT（发病后13年）：未见明显异常。

（3）头部MRI（发病后13年，本院）：小脑、左颞及海马萎缩。

（4）头部MRI（发病后15年，本院）：①左额部术后改变；②左侧颞极蛛网膜囊肿、脑萎缩、双侧小脑为著；③胼胝体膝部形态欠佳，左侧颞叶及海马体积缩小；④左侧眶突骨质内结节影，必要时进一步检查。

（5）手术病理（发病后15年，外院）：右额叶送检切片会诊，镜下见大脑皮质及白质结构，局部脑膜增厚，分子层可见胶质增生带，局灶区域见神经元轻度减少，白质内见小团灰质异位灶，大脑灰质及白质内见胶质细胞增生，符合诊断：灰质异位。免疫组化结果：NeuN（＋）、GFAP（＋）、Olig-2（＋）、Syn（＋）、Reelin（＋）、MAP-2（＋）、NF（＋）、CD334（血管＋）、SMI-32P（－）。

2.入院后检查

（1）实验室检查

1）空腹葡萄糖10.15 mmol/L（↑），糖化血红蛋白8.2%（↑）。

2）血脂：甘油三酯9.28 mmol/L（↑）、总胆固醇6.81 mmol/L（↑）、低密度脂蛋白4.19 mmol/L（↑）、载脂蛋白-B 1.2 g/L（↑）。

3）风湿免疫相关筛查：抗核抗体筛查试验显示核颗粒型1：320、胞质颗粒型1：100，抗线粒体M2亚型抗体弱阳性（±）、抗Ro-52抗体阳性（＋）、补体C4 0.059 g/L（↑）、抗心磷脂抗体64.554 RU/mL阳性（＋）；余风湿3项、抗中性粒细胞胞质抗体（ANCA）、补体等未见明显异常。

（2）胸部X线片：双肺纹理重。

（3）胸部CT+增强：右肺下叶纤维素条影，双侧胸膜肥厚；甲状腺左叶密度欠均匀；双肾小囊肿。

（4）腹部超声：肝胆脾胰肾未见异常。

（5）蒙特利尔认知评估（MOCA）(大学本科)：22分[视空间与执行－2，注意－1（误拍手，可能与共济差有关），延迟回忆－4，定向－1]。

（6）脑电图（发病后18年）：发作间期，可见左额、前中颞区较多中幅棘波散发，右侧前中颞区少量中幅尖波及慢波散发，左侧中颞区大量中幅6 Hz左右θ节律。发作期，临床表现为清醒期突发目光呆滞，呼之不应，约持续1.5 min缓解。同期脑电图可见，最先出现节律性改变的位置在左额、中央、前中颞区。

（7）肌电图（发病后18年）：①右侧正中神经感觉纤维受损；②右侧T10脊旁肌和腹直肌记录，安静状态可见运动单位电位持续发放，静脉推注地西泮5 mg后可见发放明显减少。

（六）入院时诊断

1.定位诊断：大脑皮质、小脑蚓部及双侧小脑半球、右侧锥体束

根据患者愣神，伴口咽部及右上肢自动症，定位于颞叶内侧；发作后无回忆，考虑左侧可能性大；发作时头眼向右侧偏斜、口角右侧歪斜，定位于左侧大脑皮质；意识丧失、四肢强直抽搐，定位于广泛大脑皮质；患者步态不稳、言语不清，查体构音障碍、四肢肌张力偏低、双侧指鼻试验欠稳准，站立不稳，Romberg无法完成，定位于小脑系统；蚓部及双侧小脑半球均受累，以蚓部为主，查体左侧Hoffman征阳性，定位于右侧皮质脊髓束。综合以上，考虑定位于大脑皮质、小脑蚓部及双侧小脑半球、右侧锥体束。

2.定性诊断：抗GAD65抗体相关自身免疫性脑炎

患者为青年男性，慢性病程，表现为一组发作性症状和以步态不稳、言语不清为表现

的小脑症状，其中发作性症状符合重复性、刻板性、短暂性等特点，脑电图可见痫性放电，考虑癫痫诊断明确，根据发作期临床表现，考虑发作类型为单纯部分性发作继发复杂部分性发作、继发全面性强直-阵挛发作。患者青春期起病，合并小脑症状及体征，考虑为症状性癫痫，结合患者为药物难治性癫痫，有甲状腺功能亢进及1型糖尿病病史，临床及肌电图提示僵人综合征（临床表现为言语不清、步态不稳、走路困难、肢体乏力；肌电图于右侧T10脊旁肌和腹直肌记录，安静状态可见运动单位电位持续发放，静脉推注地西泮5 mg后可见发放明显减少），及外院腰穿提示血及脑脊液抗GAD65抗体阳性，病因考虑为抗GAD65抗体相关自身免疫性脑炎。

（七）住院后诊疗经过

入院后给予2次丙种球蛋白治疗，吗替麦考酚酯0.5 g 2次/日抑制免疫治疗；左乙拉西坦0.5 g 2次/日、卡马西平0.2 g 2次/日抗癫痫治疗；氯硝西泮0.5 mg 2次/日缓解僵人综合征；盐酸舍曲林50 mg 1次/日改善情绪治疗。

（八）出院时情况

出院查体：双侧突眼。神清，构音障碍，高级皮质功能粗测正常。余脑神经查体未见异常。四肢肌张力偏低，四肢肌力5级。双侧指鼻试验欠稳准，双侧跟膝胫试验尚可。四肢深、浅感觉查体未见异常，双侧腱反射对称减低（+），病理征未引出。宽基底步态，Romberg征无法完成。一字步行走不能。

（九）随访情况

患者半年后复查时走路不稳明显好转，可独立行走，仍有癫痫发作，较前略有减少，2~3个月发作一次，仍有腰部及双下肢僵硬感，将氯硝西泮加量为1 mg 2次/日。

二、讨论

僵人综合征（stiff-person syndrome，SPS）最早于1956年由Moersch和Woltman首次报道，表现为后背、腹部及大腿肌肉的僵硬。随后，随访32年发现这些患者呈逐渐进展的波动性僵硬、痛性痉挛，导致患者呈木僵状态，故称为僵人综合征。1988年，在僵人综合征患者发现抗谷氨酸脱羧酶（GAD）抗体，随后发现僵人综合征与抗Amphiphysin、抗gephyrin、抗GABAAR抗体有关。

（一）定义

僵人综合征（SPS）是一种罕见疾病，其临床特征为累及中轴肌的进行性肌肉僵硬、强直及痉挛，从而导致行走功能严重受损。SPS常伴1型糖尿病。

（二）发病机制

主要为免疫机制。SPS相关抗体可导致GABA能神经元突触传递障碍，抗原主要包括突触前膜的GAD与Amphiphysin，以及突触后膜的gephyrin与GABAAR。SPS相关抗体不引起GABA能神经元的结构损伤，主要是通过抗体阻断抗原发挥作用。SPS相关抗体识别的优势抗原为GAD，GAD是细胞质内参与脑和脊髓γ-氨基丁酸（GABA）合成的酶，因此抗GAD抗体可导致GABA合成异常。GAD分为GAD65和GAD67两种形式。抗GAD65抗体与

SPS、糖尿病、小脑性共济失调、边缘叶脑炎有关。SPS常与各种自身免疫性疾病一起出现，例如1型糖尿病、甲状腺炎、白癜风、恶性贫血等。大多数SPS患者脑脊液寡克隆区带阳性。除作用于中枢神经系统外，抗GAD抗体也可识别胰岛β细胞，因此僵人综合征与1型糖尿病密切相关。SPS患者脑脊液中抗GAD抗体浓度高于血清浓度。

（三）分类

1.自身免疫性亚型

包括抗GAD抗体、抗胰岛细胞抗体、其他器官特异性自身抗体，这类患者常出现其他自身免疫性疾病。

2.副肿瘤亚型

包括患相关肿瘤、存在循环性非器官特异性自身抗体（但无抗GAD抗体和抗胰岛细胞抗体）的患者，这些患者切除肿瘤和使用糖皮质激素治疗后经常可缓解。副肿瘤相关SPS仅占5%。

3.特发性亚型

既无证据显示有自身抗体产生，也不伴其他明显临床特征的SPS患者，大约占35%。

（四）常见临床特点

SPS罕见，患病率1/100万，大约60%的病例因为血中发现抗GAD65抗体才诊断。SPS平均起病年龄为41.2岁（29~59岁），女性多见，新生儿病例罕见。典型的临床表现为轴肌发作性疼痛和僵直，可逐渐进展到四肢远端。随着疾病进展，患者很难进行日常活动。僵直起始于躯干，逐渐发展至腹部及腰部。脊柱过度前突是由于腰椎的发作性疼痛和僵硬导致，是SPS的典型表现。僵直进展到身体的其他部位，累及胸肌引起呼吸困难，面肌受累则引起面具脸。痛性痉挛常由听觉和触觉诱发，类似于破伤风患者。某些病例可由突发痉挛引起关节错位或骨折。感觉、运动和智能保留，常合并心理疾病。肌电图可见连续性运动单位电位发放。血中可检测到抗GAD65抗体。

（五）治疗和预后

治疗药物包括：①苯二氮䓬类药物、巴氯芬（口服或鞘内注射）；②免疫治疗，包括丙种球蛋白、血浆置换、激素、免疫抑制剂（利妥昔单抗）；③其他GABA能药物，包括加巴喷丁、噻加宾（视野缺损）、丙戊酸、左乙拉西坦。

苯二氮䓬类药物是一线药物，需逐渐加量，突然大剂量起始容易出现危险事件，例如呼吸抑制、嗜睡、构音障碍等。抗Amphiphysin对激素、血浆置换、原发病（如乳腺癌）的治疗反应好。抗GAD65对丙种球蛋白、地西泮和氯硝西泮的治疗反应好。当对常规药物及免疫治疗无效时，可考虑利妥昔单抗。

SPS患者常合并焦虑，研究表明44%的患者由于焦虑出现严重的运动症状，心理和行为治疗可改善焦虑，进而改善患者的临床症状。经典SPS对治疗的反应良好，但10%的病例由于自主神经功能异常可突然死亡。反复痉挛或突发撤药也可以导致自主神经功能异常，引起突然死亡。

（六）文献回顾

谷氨酸脱羧酶65（GAD65）是一种在胰腺β细胞和抑制神经元突触前膜高度表达的细胞内抗原。抗-GAD65抗体阳性患者的临床表现具有明显的异质性，可表现为自身免疫性脑炎（AE)(包括边缘叶脑炎)、药物难治性癫痫、僵人综合征（SPS)、小脑性共济失调、自主神经病变和其他神经系统疾病。尽管抗GAD65抗体合并肿瘤的发生率较低，但在一些病例中也发现了癌症，表明抗GAD65抗体与一些肿瘤（胸腺瘤、乳腺癌、甲状腺癌等）有关。抗GAD65抗体阳性的患者经常与一种或多种自身免疫性疾病共病，例如甲状腺功能亢进、1型糖尿病、风湿免疫性疾病等。在不明原因的成人癫痫患者中，最近的3项研究发现，血清抗GAD65抗体的阳性率分别为1.7%、16.1%、21.7%，其中边缘叶脑炎患者的阳性率为17.0%。在实践中抗GAD65抗体相关疾病的发生率可能被严重低估。目前关于抗GAD65抗体相关神经系统疾病的治疗并没有统一意见。

与抗GAD65抗体相关的神经系统综合征患者，通常不被认为具有很高的癌症风险，他们的预后似乎与其他传统的副肿瘤性神经系统综合征有很大的不同：研究表示，成人自身免疫性小脑性共济失调患者中，抗GAD65抗体阳性患者相比传统副肿瘤抗体阳性患者，具有更好的免疫治疗反应和神经系统预后，与神经元表面抗体阳性患者相似。但在边缘叶脑炎患者中，免疫治疗对副肿瘤患者的癫痫发作频率和认知能力有明显的改善作用，而对抗GAD65抗体阳性患者则无明显改善作用。此外，可以明确的是，抗GAD65抗体阳性患者和抗电压门控钾离子通道抗体阳性患者相比，前者对抗癫痫药物和免疫治疗的疗效差，呈现慢性、进展性病程。

为了探索抗GAD65抗体相关自身免疫性脑炎的治疗和预后，比较静脉注射免疫球蛋白（IVIg）治疗和静脉内甲泼尼龙（IVMP）治疗的有效性，我们进行文献检索及分析。通过回顾这些研究，在大多数情况下，这种AE是一种慢性、非缓解性疾病，这与其他研究人员的观点是一致的。考虑到本统计得出的阴性结果，以及目前所有的建议都是基于个案，我们无法推荐最佳治疗方案，但是，长期的免疫治疗可能是最好选择。

三、小结

总结此病特点：①抗GAD65抗体阳性的患者临床表现具有明显的异质性，自身免疫性脑炎（AE)、药物难治性癫痫、僵人综合征（SPS)、小脑性共济失调为常见的神经系统表现，这些表现可能以不同的组合形式出现；②患者多合并自身免疫性疾病，如甲状腺疾病、1型糖尿病等，有些有自身免疫性疾病家族史，对诊断具有提示作用；③抗GAD65抗体和细胞膜表面抗体相比，对抗癫痫药物和免疫治疗的疗效差，呈现慢性、进展性病程；④IVMP与IVIg相比，疗效无明显统计学差异；⑤僵人综合征可能对苯二氮䓬类药物反应较好。

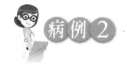

紧张型头痛

一、病例介绍

（一）主诉

患者男性，55岁，主因"头部胀痛8年，加重2年"，以"紧张型头痛"于2020年8月27日收入头痛科病区。

（二）现病史

患者8年前无诱因出现头痛，表现为右侧顶枕部及颈部胀痛，发紧感，疼痛视觉模拟评分（VAS）为3分，呈持续性，不缓解，伴嗜睡和困乏感，无畏声、畏光，无恶心、呕吐，无肢体麻木无力，无视物旋转或视物模糊；近2年来困乏感加重，头痛性质同前。自患病以来，患者饮食、睡眠可，无入睡困难，无多梦、噩梦，二便正常，体重无明显变化，自觉情绪以低落为主。

（三）既往史、个人史、家族史

平素健康状况良好。否认高血压、冠心病、糖尿病史，否认脑血管病、精神病史，否认肝炎、疟疾、结核史，否认手术、外伤、输血史，否认过敏史，预防接种史不详。生于河南，久居本地，无疫区、疫情、疫水接触史，无牧区、矿山、高氟区、低碘区居住史，无化学性物质、放射性物质、有毒物质接触史，无工业毒物、粉尘接触史。否认冶游、嗜酒、吸烟史。已婚。父母及兄弟姐妹体健，否认家族性遗传病史。

（四）入院查体

血压126/73 mmHg，心率80次/分。双肺呼吸音清，未闻及干湿啰音，心律齐，未闻及明显杂音。腹软，无压痛及反跳痛，肝脾肋下未触及。神经系统查体：神清，语利，时间、地点、人物定向力正常，记忆力、计算力正常。双侧瞳孔等大等圆，直径3 mm，双侧瞳孔直接及间接对光反射灵敏，眼球各项运动充分，未见眼震。双侧面部针刺觉对称。双侧角膜反射正常引出，双侧咀嚼对称有力。双侧额纹、面纹对称，闭目及示齿有力。双耳粗测听力可，Weber征居中，Rinne试验双侧气导＞骨导。双侧软腭上抬有力，双侧咽反射存在。双侧转颈、耸肩有力，伸舌居中，未见舌肌纤颤。四肢肌容积正常，四肢肌力5级，四肢肌张力正常。双侧指鼻、跟膝胫试验稳准，闭目难立征阴性。双侧针刺觉及音叉振动觉对称。四肢腱反射对称引出。双侧掌颏反射、Hoffmann征阴性。双侧巴宾斯基征阴性。颈软，脑膜刺激征阴性。

（五）辅助检查

1.实验室检查

（1）生化：谷丙转氨酶8.9 U/L，谷草转氨酶15.1 U/L，白蛋白38.7 g/L，总胆红素8.5 μmol/L，直接胆红素2.1 μmol/L，肌酐55.5 μmol/L，尿酸341.7 μmol/L，总钙2.29 mmol/L，

甘油三酯1.98 mmol/L（↑）。

（2）肿瘤标志物：糖类抗原72-4（CA72-4）1198 U/mL（↑），余未见异常。

（3）神经系统感染病毒抗体：阴性。

（4）红细胞沉降率：7 mm/60 min。

（5）糖化血红蛋白：5.8%。

（6）抗心磷脂抗体：5.72 RU/mL（阴性）。

（7）25-羟基维生素D：20.74 ng/mL。

（8）血常规、类风湿因子、抗链球菌溶血素O、自身抗体谱、抗中性粒细胞胞质抗体、尿常规、便常规、甲状腺功能8项、术前8项、凝血4项、血液系统3项、垂体3项：未见明显异常。

2.影像学检查

（1）头部MRI+MRA：MRI未见明显异常，MRA示双侧后交通动脉开放。

（2）胸部CT：左上肺微小结节，建议复查；两下肺少许索条影；两侧胸膜局限性稍厚；心影饱满。

（3）腹部CT平扫+冠状位重建：肝S4微小低密度，建议增强扫描；副脾；左侧臀部皮下点状钙化；双侧胸膜增厚。

（4）颈椎X线：椎顺列欠佳，颈椎5、6骨质增生，相应椎间孔、椎间隙稍窄，项韧带及前纵韧带部分钙化。余未见异常。

（5）经颅多普勒（TCD）增强试验：阴性，未见栓子信号。

（6）颈部血管超声：左侧椎动脉内径细。

（7）颈内静脉超声：双侧颈内静脉血流未见明显异常。

（8）心脏超声：左心室舒张功能减低。

（9）腹部超声：肝、胆、胰、脾、双肾未见明显异常。

（10）下肢静脉超声：双下肢深静脉血流通畅。

（11）下肢动脉超声：双侧下肢动脉斑块形成。

（12）生殖器浅表超声：双侧睾丸、附睾未见占位。

3.电子胃镜

非萎缩性胃炎伴糜烂，十二指肠球部假性憩室。胃底病理：表浅黏膜组织急慢性炎症，固有层可见红细胞，部分腺体伴轻度非典型增生，个别腺体肠化。

4.精神心理及认知测评

（1）蒙特利尔认知评估（MOCA）量表：26分，正常。

（2）简易精神状态检查（MMSE）量表：27分，正常。

（3）匹兹堡睡眠质量指数（PSQI）评分：15分（0~21分），睡眠质量一般。

（4）PHQ-9抑郁症筛查量表：4分，无抑郁。

（5）广泛性焦虑障碍量表（GAD-7）：2分，无焦虑。

（六）入院时诊断

1.定位诊断：颅内和颅外痛敏结构

依据患者临床表现为频繁发作性头痛，无其他神经系统局灶性症状和体征，故考虑定位于硬脑膜、静脉窦、颅骨骨膜、头皮、颅内外动脉、头颈部肌肉等颅内和颅外痛敏结构。

2.定性诊断：不伴颅周压痛的慢性紧张型头痛，继发性头痛待除外

患者头痛平均每月发作时间超过15天，持续超过3个月，头痛为持续性，头痛性质为胀痛、发紧感，轻中度头痛，日常活动不加重头痛；无畏声、畏光，无恶心、呕吐，手法触诊不加重头痛，故考虑诊断不伴颅周压痛的慢性紧张型头痛。患者伴有睡眠异常及情绪低落，故需完善汉密尔顿焦虑测评，检查有无缘于躯体化障碍的头痛；患者近2年头痛加重，需完善头颅MRI、眼底等相关检查，排除有无继发性头痛的可能。

（七）住院后诊疗经过

患者入院后完善血常规、生化检查等入院常规检查，完善垂体3项、TCD增强试验、头MRI+MRA等排除继发性头痛。患者不伴颅周压痛的慢性紧张型头痛诊断明确，给予丙戊酸钠缓释片500 mg 2次/日、普瑞巴林75 mg 2次/日、盐酸乙哌立松片50 mg 2次/日缓解头痛，盐酸文拉法辛缓释胶囊75 mg 1次/日、利培酮0.5 mg 2次/日改善情绪、睡眠治疗，给予雷贝拉唑肠溶胶囊20 mg 1次/日抑酸护胃治疗。患者电子胃镜示非萎缩性胃炎伴糜烂，胃底病理回报表浅黏膜组织急慢性炎症，固有层可见红细胞，部分腺体伴轻度非典型增生，个别腺体肠化。腹部CT示肝S4微小低密度，暂未处理。嘱出院后可行腹部增强CT、肠镜检查进一步明确诊断，定期复查胃肠镜、全腹CT、肿瘤标志物等检查。患者头痛好转，病情平稳，出院后继续随访。

（八）出院时情况

心肺查体未见异常。神清，语利。双侧瞳孔等大等圆，直径3 mm，双侧瞳孔对光反射灵敏，双侧眼球运动充分，未见眼震。双侧面部针刺觉对称存在，双侧角膜反射正常引出，双侧咀嚼对称有力。双侧额纹、面纹对称，闭目及示齿有力。四肢肌力5级，四肢肌张力正常。双侧指鼻、跟膝胫试验稳准，闭目难立征阴性。双侧针刺觉及音叉振动觉对称。四肢腱反射对称引出。双侧病理征阴性。

二、讨论

紧张型头痛（tension-type headache，TTH）是原发性头痛最常见的类型，不同研究显示它在普通人群中的终生患病率达30%~78%，对社会经济造成很大影响。在丹麦的一项基于人群的研究中，TTH的终生患病率高达78%，但大多数人都是偶发性罕见的TTH（每月1天或更少），不需要特殊的医疗护理。然而，24%~37%的人1个月有几次TTH，10%的人每周都有TTH，2%~3%的人患有慢性TTH，通常会持续一生的大部分时间。男女患TTH的比例为4∶5，这表明，与偏头痛不同，女性只比男性略受影响。在横断面流行病学研究中，TTH患者的平均发病年龄高于偏头痛患者，为25~30岁。患病率在30~39岁达到高峰，并随着年龄的增长而略有下降。

（一）危险因素和发病机制

据报道，不良的自我评定健康状况、下班后不能放松、每晚睡眠时间少是发生TTH的危险因素。紧张型头痛的发病机制尚不十分明确，周围性疼痛机制在偶发性紧张型头痛和频发性紧张型头痛中占主要地位，而中枢性疼痛机制在慢性紧张型头痛中占主要地位。手法触诊产生的颅周压痛增加为紧张型头痛最有特征性意义的异常表现。颅周压痛在发作间期也出现，在发作期会进一步增强，且与头痛的程度和频率相关。增加的颅周压痛是最具病理生理学价值的现象。因此，第2版国际头痛分类标准通过有无颅周压痛将紧张型头痛分为2个亚型，并且在第3版国际头痛分类标准上继续沿用此分类。颅骨骨膜压痛可以通过手法触诊很容易地测量和记录。食指、中指在前额、颞部、咬肌、翼状肌、胸锁乳突肌、夹肌和斜方肌等部位轻微旋转和固定加压（触诊器来辅助尤佳），对每块肌肉的局部压痛评分（0~3分），各块肌肉压痛分值相加作为个人总压痛评分。触诊的结果可进一步指导治疗，同时也增加了向患者解释病情时的价值和可信度。

（二）诊断标准

1.偶发性紧张型头痛（2.1）

头痛发作不频繁，持续数分钟到数天。典型的头痛为轻到中度双侧压迫性或紧箍样头痛，不因日常体力活动而加重。不伴随恶心，但可伴随畏光或畏声。

诊断标准：

（1）平均每月发作＜1天（每年＜12天），至少发作10次并符合诊断标准（2）~（4）。

（2）头痛持续30 min到7天。

（3）头痛至少符合下列4项中的2项：①双侧头痛；②性质为压迫性或紧箍样（非搏动性）；③轻或中度头痛；④日常活动如走路或爬楼梯不加重头痛。

（4）符合下列全部2项：①无恶心或呕吐；②畏光、畏声中不超过1项。

（5）不能用ICHD–Ⅲ中的其他诊断更好地解释。

当头痛同时符合很可能的偏头痛（1.5）和偶发性紧张型头痛（2.1）（或符合任何亚型的诊断标准），根据普遍规则，确定的诊断优于可能的诊断，故编码为2.1偶发性紧张型头痛。

1）伴颅周压痛的偶发性紧张型头痛（2.1.1）诊断标准：①发作符合偶发性紧张型头痛（2.1）诊断标准。②手法触诊可加重颅周压痛。

2）不伴颅周压痛的偶发性紧张型头痛（2.1.2）诊断标准：①发作符合偶发性紧张型头痛（2.1）诊断标准。②手法触诊不加重颅周压痛。

2.频发性紧张型头痛（2.2）

头痛发作频繁，持续数分钟到数天。典型的头痛为轻到中度双侧压迫性或紧箍样头痛，不因日常体力活动而加重。不伴随恶心，但可伴随畏光或畏声。

诊断标准：

（1）平均每月发作1~14天超过3个月（每年≥12天且＜180天），至少发作10次并符合诊断标准（2）~（4）。

（2）头痛持续30 min到7天。

（3）头痛至少符合下列4项中的2项：①双侧头痛；②性质为压迫性或紧箍样（非搏动性）；③轻或中度头痛；④日常活动如走路或爬楼梯不加重头痛。

（4）符合下列全部2项：①无恶心或呕吐；②畏光、畏声中不超过1项。

（5）不能用ICHD–Ⅲ中的其他诊断更好地解释。

当头痛同时符合很可能的偏头痛（1.5）和频发性紧张型头痛（2.2）（或符合任何亚型的诊断标准），根据普遍规则，确定的诊断优于可能的诊断，故编码为2.2频发性紧张型头痛。

频发性紧张型头痛（2.2）经常与无先兆偏头痛（1.1）同时存在。由于彼此的治疗方法截然不同，因而最好是通过记录头痛日记的方式来鉴别这两种疾患。教育患者如何区分这两种头痛而选择正确的治疗方法非常关键，这样可避免服药过量而发展为药物过量性头痛。

1）伴颅周压痛的频发性紧张型头痛（2.2.1）诊断标准：①发作符合频发性紧张型头痛的诊断标准。②手法触诊可加重颅周压痛。

2）不伴颅周压痛的频发性紧张型头痛（2.2.2）诊断标准：①发作符合频发性紧张型头痛（2.2）的诊断标准。②手法触诊不加重颅周压痛。

3.慢性紧张型头痛（2.3）

从频发性紧张型头痛（2.2）进展而来，每天或非常频繁发作的头痛，典型的头痛为轻到中度双侧压迫性或紧箍样头痛，时间持续几小时到几天或不间断。头痛不因日常体力活动而加重，但可以伴有轻度恶心、畏光或畏声。

诊断标准：

（1）头痛平均每月发作时间≥15天，持续超过3个月（每年≥180天），并符合诊断标准B~D。

（2）头痛持续数小时至数天或持续性。

（3）头痛至少符合下列4项中的2项：①双侧头痛；②性质为压迫性或紧箍样（非搏动性）；③轻或中度头痛；④日常活动如走路或爬楼梯不加重头痛。

（4）符合下列全部2项：①畏光、畏声和轻度恶心3项中最多只有1项；②既无中、重度恶心，也无呕吐。

（5）不能用ICHD–Ⅲ中的其他诊断更好地解释。

慢性紧张型头痛（2.3）和慢性偏头痛（1.3）均需要头痛至少每月发生15天。对于慢性紧张型头痛，至少15天的头痛必须符合频发性紧张型头痛（2.2）的诊断标准B~D；而对于慢性偏头痛，至少8天的头痛必须符合无先兆偏头痛（1.1）的诊断标准B~D。因此，1个患者可以同时符合这两种诊断，比如每个月头痛25天，其中8天符合偏头痛的诊断标准，17天符合紧张型头痛的诊断标准。对于这种病例，只需要诊断慢性偏头痛。

慢性紧张型头痛（2.3）可由频发性紧张型头痛（2.2）转换而来，当头痛符合A~E的诊断标准，并能够明确自从首次发作24h内呈每日或持续性发作，可以诊断为新发每日持续头痛（4.10）。当忘记头痛的起病方式或无法确定时，诊断为慢性紧张型头痛（2.3）。

很多不确定的患者存在药物过量使用。当同时符合药物过量性头痛（8.2）任意亚型的诊断标准B和慢性紧张型头痛（2.3）的诊断标准时，应同时诊断慢性紧张型头痛和药物过量性头痛。当药物戒断后，诊断应重新进行评估：通常情况下，将不再符合慢性紧张型头痛的诊断标准，会逆转为其他发作性亚型。而当药物戒断后，依然为慢性头痛，则可以撤除药物过量性头痛的诊断。

1）伴颅周压痛的慢性紧张型头痛（2.3.1）诊断标准：①头痛符合慢性紧张型头痛（2.3）的诊断标准。②手法触诊可加重颅周压痛。

2）不伴颅周压痛的慢性紧张型头痛（2.3.2）诊断标准：①头痛符合慢性紧张型头痛（2.3）的诊断标准。②手法触诊不加重颅周压痛。

4.很可能的紧张型头痛（2.4）

紧张型头痛样的头痛除1项特征外，其余均符合上述紧张型头痛某亚型的诊断标准，同时又不符合其他类型头痛的诊断标准。

符合下述诊断标准的患者可能也符合很可能的无先兆偏头痛（1.5.1）的诊断标准。对于这种情况，通常的等级规则为，将偏头痛及其亚型的诊断放在紧张型头痛及其亚型之前。

（1）很可能的偶发性紧张型头痛（2.4.1）诊断标准：①一次或多次头痛发作符合偶发性紧张型头痛（2.1）A~D中除1项外的全部。②不符合ICHD–Ⅲ里其他类型头痛的诊断标准。③不能用ICHD–Ⅲ中的其他诊断更好地解释。

（2）很可能的频发性紧张型头痛（2.4.2）诊断标准：①头痛发作符合频发性紧张型头痛（2.2）A~D中除1项外的全部。②不符合ICHD–Ⅲ里其他类型头痛的诊断标准。③不能用ICHD–Ⅲ中的其他诊断更好地解释。

（3）很可能的慢性紧张型头痛（2.4.3）诊断标准：①头痛发作符合慢性紧张型头痛（2.3）A~D中除1项外的全部。②不符合ICHD–Ⅲ里其他类型头痛的诊断标准。③不能用ICHD–Ⅲ中的其他诊断更好地解释。

（四）鉴别诊断

紧张型：头痛与轻度无先兆偏头痛的鉴别诊断有时存在困难，而当患者同时患有此两型头痛时区分更加困难。曾有学者建议制订更严格的紧张型头痛的诊断标准，以排除表现类似于紧张型头痛的偏头痛。但是这种更严格的诊断标准增加特异性的同时，降低了诊断的敏感性，使得一大部分患者只能诊断为很可能的紧张型头痛或很可能的偏头痛。目前尚无证据证明其益处，而此严格的诊断标准仍在附录中保留，仅用于科研。分类委员会建议可进行两种标准诊断的临床特征、病理生理机制及对治疗反应的差异比较。

（五）治疗

紧张型头痛的治疗包括非药物治疗和药物治疗。

1.非药物治疗

对于紧张型头痛患者，首先应建立起患者对医生的信任，进行适当的心理疏导，鼓励患者建立良好的生活习惯。尽可能采用非药物治疗，如松弛治疗、物理治疗、生物反馈及针灸等治疗。

2.药物治疗

（1）对症治疗：对发作性紧张型头痛，特别是偶发性紧张型头痛患者，适合对症治疗，治疗可采用非甾体抗炎药物。可单一用药，如阿司匹林、对乙酰氨基酚等，也可应用复合制剂。必须注意切勿滥用镇痛药物，因为其本身也可引起药物性头痛。遇到下列情况应考虑到药物过量的可能：①治疗开始后头痛缓解，此后头痛持续性加重；②停用药物后头痛减轻；③阿司匹林剂量＞每周45g；④吗啡制剂用量＞每周2次。

（2）预防性治疗：对于频发性和慢性紧张型头痛，应采用预防性治疗，主要方法包括：①抗抑郁药物，主要是三环类抗抑郁药，如阿米替林、多塞平，也可试用5-羟色胺去甲肾上腺素再摄取抑制剂（SNRI）；②肌肉松弛剂，如盐酸乙哌立松、巴氯芬等；③部分抗癫痫药物，如丙戊酸；④A型肉毒杆菌毒素注射治疗，适用于口服药物无效或不能耐受的顽固性头痛患者。此外，中药目前广泛应用于治疗紧张型头痛，但需要进一步的循证医学证据的支持。

三、小结

紧张型头痛（TTH）是神经内科门诊中最为常见的疾病，通常表现为双侧头部紧束样或压迫性疼痛。发病机制不明，可能与心理因素、中枢痛觉超敏、颅周肌肉收缩和肌筋膜炎、神经递质因素等相关。TTH是最无特征的原发性头痛，由于许多继发性头痛可能表现为TTH，因此诊断TTH需要基于患者的病史和神经系统检查，并且排除其他疾病。

虽然过去认为此类头痛是原发性心因性疾病，但是自国际头痛疾病分类（第1版）（ICHD-Ⅰ）出版后，多个研究证实至少紧张型头痛的严重亚型是存在神经生物学基础的。ICHD-Ⅰ将紧张型头痛分为发作性和慢性2种亚型是非常实用的。在ICHD-Ⅱ中，发作性亚型进一步分为发作小于每月1次的偶发性子亚型和发作超过每月1次的频发性子亚型。频发性紧张型头痛可导致一定的失能，有时也需要接受昂贵的药物治疗。相反，偶发性紧张型头痛，几乎发生于所有人，对患者的影响很小，不需要引起医生关注，也不需要药物治疗。此分类避免了将整个人群都诊断为患有显著的头痛疾病，但是允许他们的头痛包含在分类标准中。

对于频发性和慢性紧张型头痛，应采用预防性治疗。欧洲神经病学学会联盟（EFNS）紧张型头痛治疗指南中关于预防性治疗的药物推荐见表8-6。

表8-6　紧张型头痛预防性治疗的药物推荐

	药物	每日剂量	推荐等级	不良反应	禁忌证
首选药物	阿米替林	25~75 mg	A	口干、嗜睡、视物模糊、排尿困难、便秘、心悸	严重心脏病、青光眼、尿潴留、麻痹性肠梗阻、癫痫等
次选药物	米氮平	30 mg	B	食欲增加、体重增加、疲倦、镇静	过敏者
	文拉法辛	150 mg	B	口干、视物模糊、性功能异常、嗜睡	过敏、闭角型青光眼、癫痫等
	盐酸乙哌立松	150 mg	B	过敏、无力感	过敏者
第三选择药物	氯米帕明	75~150 mg	B	口干、视物模糊、排尿困难、嗜睡、震颤、直立性低血压等	严重心脏病、癫痫、青光眼、尿潴留等
	马普替林	75 mg	B	皮疹、口干、便秘、排尿困难等	癫痫、青光眼、尿潴留等
	米安色林	30~60 mg	B	偶有造血功能障碍、癫痫发作、轻度躁狂等	孕妇、哺乳期妇女、躁狂症等

　　慢性紧张型头痛是一种高度致残性疾病，严重影响患者的生活质量。最近对全球头痛流行率和负担的回顾表明，TTH作为社会负担的残疾程度大于偏头痛，这表明TTH的总体成本高于偏头痛。丹麦的2项研究表明，与偏头痛患者相比，TTH患者错过的工作日数是偏头痛患者的3倍。美国的一项研究也发现，由于TTH而旷工的人数相当多。

　　临床工作中，医生要重视紧张型头痛尤其是慢性紧张型头痛的识别和诊断，及早干预，规范治疗，从而减少患者痛苦，减轻疾病负担。

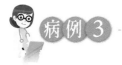

慢性偏头痛

一、病例介绍

（一）主诉

　　患者女性，39岁，主诉"间断性头痛3年余，频繁加重11个月"。

（二）现病史

　　患者3年余前无明显诱因出现后枕部胀痛，伴有畏光、畏声，疼痛视觉模拟评分（VAS）为3~4分，每次持续数小时，每日均有发作，口服盐酸氟桂利嗪等药物，发作半月后缓解，此后2年未发作。1年半年前患者再次出现头痛，头痛部位、程度、性质、频率较前无明显变化。11个月前患者生气后出现头痛加重，表现为持续性后枕部及双颞部胀痛，VAS评分为6~8分，并且劳累后头痛加重，按压头部后头痛会有所缓解；头痛与月经周期无明显关系，且头痛时不伴有流涕、流泪、鼻塞、结膜充血；近1年患者有睡眠障碍，表现为入睡困难、早醒、不做梦，伴情绪低落、烦躁。患者自患病以来，饮食可，睡眠不良，二便如常，体重无明显变化。

（三）既往史、个人史、家族史

平素健康状况良好；高血压病史3年，血压最高150/90 mmHg，间断口服氯沙坦钾，未规律监测血压；2年前体检发现甲状腺结节；否认冠心病、糖尿病、脑梗死、精神病史，否认青光眼病史，否认手术和外伤史，无烟酒嗜好；无疫区、疫情、疫水接触史；无头痛家族史。

（四）入院查体

血压121/73 mmHg，心率70次/分。双肺呼吸音清，未闻及干湿啰音；心律齐，未闻及明显杂音。腹软，无压痛及反跳痛，肝脾肋下未触及。神经系统查体：神清，语利，时间、地点、人物定向力准确，记忆力、计算力正常。双眼视力：右0.8，左1.0；眼压：右13 mmHg，左13 mmHg；眼底：双视盘边清色正，视网膜平；视野：双眼粗测正常；双侧瞳孔等大等圆，直径3 mm，双侧瞳孔直接及间接对光反射灵敏，眼球各向运动充分，未见眼震。双侧面部针刺觉对称，角膜反射正常引出，双侧咬肌咀嚼对称有力。双侧额纹、面纹对称，闭目及示齿有力。双耳粗测听力正常，Weber试验居中，Rinne试验双侧气导＞骨导；双侧软腭上抬有力，双侧咽反射存在；双侧转颈、耸肩有力，伸舌居中，未见舌肌纤颤及萎缩。四肢肌容积正常，四肢肌力5级，四肢肌张力对称适中；双侧指鼻、跟膝胫试验稳准，闭目难立征阴性；双侧针刺觉及音叉振动觉对称存在；四肢腱反射对称引出。双侧掌颏反射、Hoffmann征阴性，双侧巴宾斯基征阴性；颈软，脑膜刺激征阴性。

（五）辅助检查

1.实验室检查

（1）生化全项：肝肾功能未见明显异常。

（2）空腹血糖、血脂未见异常。

（3）电解质：钾3.48 mmo/L（↓），后复查血清钾恢复正常；血钠及血氯未见异常。

（4）同型半胱氨酸（HCY）：正常。

（5）血液系统：铁蛋白5.6 ng/mL（↓），叶酸、维生素B_{12}水平均正常。

（6）25-羟基维生素D：9.54 ng/mL（正常）。

（7）垂体激素3项：催乳素、生长激素、皮质醇测定均正常。

（8）血常规、凝血功能、C反应蛋白（CRP）、抗链球菌溶血素O（ASO）、类风湿因子（RF）、HbA1c、红细胞沉降率、甲状腺功能及其相关抗体、肿瘤标志物（女性）、传染病筛查、自身免疫抗体、抗中性粒细胞胞质抗体（ANCA）谱：均未见异常。

（9）尿常规、便常规+潜血：未见明显异常。

2.精神心理及认知测评

（1）简易精神状态检查（MMSE）量表：29分，正常。

（2）蒙特利尔认知评估（MoCA）量表：29分，正常。

（3）匹兹堡睡眠质量指数（PSQI）评分：15分（0~21分），中度失眠。

（4）汉密尔顿焦虑量表（HAMA）：15分，提示轻度焦虑。

（5）汉密尔顿抑郁量表（HAMD）：14分，提示轻度抑郁。

3.影像学检查

（1）头颅MRI+MRA：FLAIR像及T_2像提示左额、右顶皮质下散在点状白质高信号，DWI和SWI像未见异常信号；垂体变薄，蝶鞍内可见脑脊液样信号影，提示部分空蝶鞍；鼻窦黏膜增厚。头颅MRA提示颅内各大血管分布及形态正常，未见明显异常血管影。

（2）经颅多普勒超声（TCD）：血流未见异常。TCD增强试验阴性，未见栓子信号。

（3）颈动脉超声：提示双侧颈动脉、椎动脉及锁骨下动脉血流未见异常。

（4）颈静脉超声：提示双侧颈内静脉血流通畅，Valsalva试验未见反流现象。

（5）甲状腺超声：提示甲状腺双侧叶实性结节（左叶多发），TI-RADS 3类。

（6）超声心动图：提示二尖瓣、三尖瓣少量反流，左心室舒张功能减低。

（7）腹部超声：提示肝、胆、胰、脾、双肾未见明显异常。

4.光学相干断层扫描（optical coherence tomography，OCT）

提示双侧视网膜神经纤维层（RNFL）和节细胞复合体（GCC）大致正常。

（六）入院时诊断

1.定位诊断

颅内和颅外痛敏结构。

依据患者临床上开始表现为发作性后枕部胀痛，后期表现为双侧颞部及后枕部持续性胀痛，无其他神经系统局灶性症状和体征，故考虑定位于硬脑膜、静脉窦、颅骨骨膜、头皮、颅内外动脉、头颈部肌肉等颅内和颅外痛敏结构。

2.定性诊断

慢性偏头痛（ICHD-Ⅲ编码，1.3）。

依据患者为中青年女性，呈慢性病程，临床上开始表现为发作性后枕部胀痛，伴有畏光、畏声，VAS评分3~4分，发病初期每次发作数小时，每日均有发作；近11个月逐渐发展为每天持续性头痛，并且劳累后头痛加重，VAS评分可达6~8分，疼痛累及双侧颞部及后枕部，综合分析患者的病史经过，病程超过3个月，每月头痛天数超过15天，且每月超过8天表现为偏头痛样发作特征，结合头颅MRI提示脑内少许散在点状白质高信号，MRA提示各大血管分布及形态正常，未见明显异常血管影；TCD增强试验、颈内静脉超声、眼底和眼压等检查未见异常，可排除继发性头痛，参照ICHD-Ⅲ诊断标准，满足慢性偏头痛的诊断条件，故考虑为慢性偏头痛。

3.其他诊断

发作性偏头痛，睡眠障碍，焦虑状态，抑郁状态。

（七）住院后诊疗经过

结合患者的病史及查体，初步诊断考虑为慢性偏头痛，完善血、尿、便常规检查，以及生化全项、超声心动图、颈动脉超声、颈静脉超声、TCD增强试验、眼底和眼压检查等，完善头颅MRI+MRA检查，明确颅内结构及功能无异常，排除继发性头痛可能。进一步完善匹兹堡睡眠质量指数（PSQI）评分、汉密尔顿焦虑量表（HAMA）、汉密尔顿抑郁量表（HAMD）、MMSE评分，考虑患者合并抑郁状态、焦虑状态、睡眠障碍。治疗上应用丙戊酸钠500 mg 1次/日，抑制GABA受体，增加氯离子内流；盐酸文拉法辛150 mg 1次/日，双通道抑制中枢神经系统5-羟色胺（5-HT）及去甲肾上腺素（NA）的再摄取，调节情绪；普瑞巴林75 mg 2次/日，抑制中枢神经系统兴奋性递质去甲肾上腺素、多巴胺等的释放，减轻头痛发作；同时给予口服米氮平15 mg 1次/晚、奥氮平5 mg 1次/晚，调节和改善睡眠，患者头痛及睡眠较入院时明显好转。血压控制良好，食欲无明显增加，便秘好转。患者超声提示甲状腺结节，请普外科会诊后考虑甲状腺3类结节，良性可能大，建议门诊定期复查甲状腺彩超。患者双手可见湿疹，皮肤科会诊建议避免手部接触刺激性物质，卤米松外用，每日2次（用1周），皮肤症状改善。现患者头痛和睡眠明显缓解，情绪控制良好，病情改善，建议出院后门诊随访。

（八）出院时情况

内科系统查体：未见明显异常。神经系统查体：神清，语利，高级皮质功能正常，脑神经查体未见异常，四肢肌力、肌张力、肌容积、深浅感觉、共济运动正常，病理反射阴性，脑膜刺激征阴性。

二、讨论

偏头痛是一种由神经血管功能紊乱所致的原发性头痛，世界卫生组织2016年全球疾病负担调查研究结果显示，偏头痛是人类居第二位的致残性神经系统疾病。而慢性偏头痛（chronic migraine，CM）患者对药物反应性差，容易出现心理或躯体上的症状，如抑郁、焦虑、消化不良、前列腺疾病、肠易激综合征、癫痫、慢性鼻窦炎等多种疾病，严重影响患者的工作和生活。

（一）流行病学

根据世界各地的流行病学调查，慢性偏头痛的发病率在1.4%~2.2%之间，但不同区域的发病率有些差异，如美国的人群调查中慢性偏头痛的发病率为1.3%~4.1%，略低于巴西625人的小样本研究（5.1%），欧洲地区研究中报告的发病率为0%~2.4%。亚洲地区中，俄罗斯2025人的大样本调查研究报告得，发作大于15天/月的慢性头痛的发病率为10.4%，这种差异可能反映了不同地区的人口学差异及所使用的慢性偏头痛的定义不同。美国偏头痛流行病学和预防研究（AMPP）数据显示慢性偏头痛占偏头痛患者的8%，且随着年龄增大比例有所增加，慢性偏头痛中女性发病率有2个年龄高峰，分别为18~29岁和40~49岁，而男性30~59岁为发病率高峰，女性发病率高于男性。

全球流行病学调查显示，每年约有3%发作性偏头痛进展为慢性偏头痛。慢性偏头痛和药物过度使用有明显的相关性，在亚洲地区临床研究中，平均有54%的慢性偏头痛患者合并有药物过度使用，而中国流行病学调查研究发现慢性每日头痛（chronic daily headache，CDH）中有60%合并有药物过度使用。

（二）病理生理机制

偏头痛由发作性向慢性转化的病理生理机制尚不完全清楚，目前发现可能与疼痛调控异常、中枢敏化、皮质高兴奋性及神经源性炎性反应有关。偏头痛的慢性化是一个渐进的过程，反复头痛发作，导致三叉神经血管系统激活，脑干下行疼痛调控系统功能减弱，皮质兴奋性增高。经颅磁刺激研究发现慢性偏头痛患者枕叶皮质兴奋性高于发作性偏头痛患者。神经影像学研究发现大脑皮质疼痛处理相关区域灰质神经元减少，导水管周围灰质、红核、基底节区铁沉积。另有研究表明血管活性肽所致神经炎性反应在头痛的病理生理机制中起重要作用，也有研究发现慢性偏头痛患者血浆降钙素基因相关肽（CGRP）水平较发作性偏头痛患者明显增高。

皮肤异常疼痛是三叉神经血管复合体二级神经元敏化后的体征。慢性偏头痛患者中高达70%在间歇期存在自发性皮肤疼痛（如颜面痛、眶周痛、头皮痛、颈项痛等）。慢性偏头痛合并枕大神经痛的比例较发作性偏头痛明显偏高，对枕大神经痛进行治疗可有效提高偏头痛的治愈率。

（三）慢性偏头痛的转化因素

慢性偏头痛过去在ICHD-Ⅱ头痛分类中属于偏头痛并发症，因为发作性偏头痛随着头痛频率增加可转化为慢性偏头痛。流行病学调查显示1年后发作性偏头痛的转归中，约83.9%仍为发作性偏头痛，而约3%转化为慢性偏头痛，AMPP研究显示每年约有2.5%发作性偏头痛会转化为慢性偏头痛。影响偏头痛转化的危险因素包括肥胖、打鼾、睡眠障碍、过度摄入咖啡因、精神疾病、频繁使用止痛药物、社会经济地位低、合并其他疼痛疾病、头颈部外伤史以及皮肤痛觉超敏。其次，重大生活事件，如离婚、结婚、就业状况以及其他应激事件，同样会增加转化为慢性偏头痛的风险。

频繁使用急性止痛药物，特别是复合止痛药物，是头痛慢性化的一个重要危险因素。在全球流行病学研究中，慢性偏头痛合并药物过度使用的发病率为0.3%~1.1%，其中报道的药物过度使用在慢性偏头痛中的比例从1/3至2/3不等，而临床研究中慢性偏头痛合并药物过度使用的比例高达50%以上。发展为慢性偏头痛的风险与使用急性止痛药物的种类和频率有关，相关风险最高的有巴比妥类药物（OR1.7，临界值为5天/月）和阿片类药物（OR1.4，临界值为8天/月）。过度使用偏头痛特异性药物，如曲普坦类药物，同样会增加头痛慢性转化风险，尽管风险较巴比妥类、阿片类药物相对小。非甾体消炎药物对于头痛小于10天/月的患者可能降低其慢性转化风险，但对于头痛10~14天/月的患者也会增加相关风险。

同样，慢性偏头痛也可逆转为发作性偏头痛，在AMPP流行病学研究中，383名慢性偏头痛患者在2年随访中只有34%始终为慢性偏头痛，而有26%逆转为头痛少于10天/月的低频率发作性偏头痛。影响慢性偏头痛缓解及逆转的因素包括基线头痛频率的高低（15~19天/月vs25~31天/月；OR0.29，95% CI 0.11~0.75）、有无皮肤痛觉超敏（OR0.45，95% CI 0.23~0.89）、是否使用预防性药物（OR0.41，95% CI 0.23~0.75）。韩国的136名慢性偏头痛的临床回顾性研究显示，1年随访中有70%慢性偏头痛逆转为发作性偏头痛，而除了使用预防性药物以外，停用止痛药物（P＜0.001）及规律锻炼（P＝0.04）同样具有保护作用。

（四）临床特征

偏头痛是一种最常见的原发性头痛，以单侧搏动性头痛、活动后加重、恶心、呕吐、畏光、畏声为特征性表现，其中典型偏头痛伴有视觉、感觉、言语、运动、脑干或视网膜先兆。根据头痛天数，偏头痛可分为发作性偏头痛和慢性偏头痛。慢性偏头痛定义为每月头痛天数≥15天，其中偏头痛样头痛天数至少8天。一般而言，慢性偏头痛多由于发作性偏头痛随着头痛频率逐渐增加转化而来，因此过去称之为转化性偏头痛，其中多种因素可导致偏头痛的慢性化。慢性偏头痛是临床上一种严重的原发性头痛类型，和发作性偏头痛相比，慢性偏头痛具有高的致残性，使患者生活质量明显下降，特别是合并药物过度使用的患者，对家庭及社会造成严重的经济负担。

（五）诊断

在ICHD-Ⅲ分类中，慢性偏头痛（CM）有明确的诊断标准。根据临床表现和辅助检查，排除药物过度使用性头痛（medication-overuse headache，MOH）、慢性紧张型头痛（chronic tension-type headache，CTTH）和其他继发性慢性每日头痛（CDH），每月至少15天出现头痛，持续至少3个月，且每月符合偏头痛特点的头痛天数至少8天，通常可确诊。

1.诊断步骤

慢性偏头痛的诊断依赖于详细询问病史，包括头痛特征和伴随症状等，以及有根据的临床查体和辅助检查。第一步筛选危险信号，以排除继发性头痛。临床上常见的危险信号包括：系统性疾病的症状及危险因素（如发热、体重下降、HIV感染等）、神经系统的症状或体征、视盘水肿、突发的严重头痛或进行性加重、老年患者、新发的头痛或头痛性质改变、咳嗽或性活动等诱发的中重度头痛、怀孕或产后新发的头痛。很多有这些危险信号的患者并没有继发性头痛，但是当这些危险因素存在时需警惕及进一步检查。第二步识别原发性头痛类型，按照头痛发作的频率将原发性头痛分为发作性头痛和慢性头痛。

2.诊断标准

（1）慢性偏头痛（1.3）诊断标准

1）符合B和C的头痛（偏头痛样头痛或紧张型样头痛）每月发作至少15天，至少持续3个月。

2）符合无先兆偏头痛（1.1）诊断标准B~D和（或）有先兆偏头痛（1.2）诊断标准2）和3）的头痛至少发生5次。

3）头痛符合以下任何1项，且每月发作大于8天，持续时间大于3个月：①无先兆偏头痛（1.1）的3）和4）；②有先兆偏头痛（1.2）的2）和3）；③患者所认为的偏头痛发作可通过服用曲普坦类或麦角类药物缓解。

4）不能用ICHD-Ⅲ中的其他诊断更好地解释。

（2）无先兆偏头痛（1.1）诊断标准

1）符合B~D标准的头痛至少发作5次。

2）头痛发作持续4~72 h（未治疗或治疗效果不佳）。

3）至少符合下列4项中的2项：①单侧；②搏动性；③中重度头痛；④日常体力活动加重头痛或因头痛而避免日常活动（如行走或上楼梯）。

4）发作过程中，至少符合下列2项中的1项：①恶心和（或）呕吐；②畏光和畏声。

5）不能用ICHD–Ⅲ中的其他诊断更好地解释。

（3）有先兆偏头痛（1.2）诊断标准：

1）至少有2次发作符合2）和3）。

2）至少有1个可完全恢复的先兆症状：①视觉；②感觉；③言语和（或）语言；④运动；⑤脑干；⑥视网膜。

3）至少符合下列6项中的3项：①至少有1个先兆持续超过5 min；②2个或更多的症状连续发生；③每个独立先兆症状持续5~60 min；④至少有一个先兆是单侧的；⑤至少有一个先兆是阳性的；⑥与先兆伴发或在先兆出现60 min内出现头痛。

4）不能用ICHD–Ⅲ中的其他诊断更好地解释。

（六）鉴别诊断

慢性头痛包括慢性偏头痛（CM）、慢性紧张型头痛（CTTH）、持续性偏侧头痛（hemicrania continua，HC）、新发每日持续性头痛（new daily persistent headache，NDPH），因此诊断时首先需详细询问患者是否为固定于单侧的头痛，以及有无自主神经症状如结膜充血、流泪、鼻塞、流涕等，如有则需考虑HC，可予以吲哚美辛试疗；如患者能十分清晰地回忆起病的时间点及情况，则需考虑NDPH的可能性；如没有以上特点，则需根据患者是否有每月8天及以上的偏头痛样头痛来考虑是否满足CM的诊断，而慢性紧张型头痛相对来说特征性少，需排除以上3种头痛之后再考虑。此外，慢性偏头痛需与鼻窦性头痛、颈源性头痛等相鉴别。

（七）治疗

慢性偏头痛的治疗以预防性治疗为主，包括药物性和非药物性治疗，同时限制止痛药物的使用量。在慢性偏头痛的诊断确立后，找到合适而有益的治疗就成为新的挑战，首先要严格控制诱发因素，尤其是急性治疗药物的过度使用。

急性药物过度使用性慢性偏头痛的最佳治疗方案仍有争论。欧洲神经病学学会联盟（EFNS）建议尽早停止急性期药物的过度使用（或逐渐减少其用量），并联合使用预防性偏头痛治疗。而相比之下，有些医者主张，至少对于那些简单的药物过度使用性头痛（MOH）患者（MOH病程短、急性治疗药物的用量相对较小、精神病症状很少，以及停药后无复发者），应首选单独停用急性期治疗药物，并在停药2~3个月后，再决定是否使用预防性治疗。尽管调查慢性偏头痛预防性治疗的独立试验已经表明，有或无MOH的偏头痛患者都可以在没有明显脱瘾治疗的情况下受益于预防性治疗，但有关上述两个选项之间的选择争论仍在继续。由于缺少专门比较单纯停用急性期治疗药物和单纯早期预防性治疗，以及停用急性期治疗药物联合早期预防性治疗效果的随机对照试验（RCT），目前还无法针对MOH做出明确的、基于循证依据的推荐建议。

根据2016年发表的、针对现有MOH研究所进行的一项系统性回顾所示，与单纯停用急性期治疗药物相比较，目前支持停药或逐渐减量并联合早期预防性治疗方案的证据更多。此外，帮助患者了解急性治疗药物过量的不利影响和停止过度使用药物的必要性，对于降低偏头痛复发风险也至关重要。除了严格控制触发因素以外，慢性偏头痛还有多种治疗选项，包括使用偏头痛预防性药物进行标准的药物治疗、注射A型肉毒毒素，以及有创和无创的神经调制或神经刺激疗法等。

1.标准的药物治疗

对于发作已经开始的慢性偏头痛患者，单纯使用止痛药或特异性头痛药物是无效的，且应予避免，因为其需要经常性摄入急性治疗药物，并诱发MOH。与之相反，此类患者的治疗应以预防偏头痛的发作为目的。

标准的预防性治疗药物包括β-受体阻滞剂、托吡酯、丙戊酸钠等。所有这些药物预防偏头痛发作的总体效果，均被证明优于安慰剂，但只有少数研究专门评估了其对慢性偏头痛的疗效。

托吡酯是在慢性偏头痛背景下，唯一进行过一个以上RCT的药物。其可以有效减少患者的头痛日数，且耐受性良好：感觉异常和疲劳是其最常见的不良反应。托吡酯还可显著改善患者的各种生活质量指标，并减少偏头痛伴发畏光、畏声和呕吐的频率。

此外，托吡酯已被建议用于预防发作性偏头痛向慢性偏头痛进展，并可能诱导发作性偏头痛和慢性偏头痛的缓解。但在托吡酯干预偏头痛发作转化（INTREPID）试验中，托吡酯治疗（每天100 mg，连续26周）没能预防高频发作性偏头痛进展为慢性每日头痛。

另一项开放标签的研究表明，托吡酯联合β-受体阻滞剂治疗，可使其他药物难治性偏头痛患者进一步获益，其中也包括难治性慢性偏头痛。相反，一项调查普萘洛尔联用托吡酯治疗慢性偏头痛效果的RCT研究表明，联合治疗并不比托吡酯单用有更多获益。此外，也有研究显示，托吡酯可缓解急性药物过量而没有停止过度使用药物患者的慢性偏头痛。总之，托吡酯是迄今唯一具有高质量证据，明确表明其对慢性偏头痛安全、有效的口服药物。但考虑到其不良反应，以及慢性偏头痛和抑郁症的高共病率，该药可能不适合伴发抑郁的慢性偏头痛患者。

其他已被单个RCT证实对慢性偏头痛有效的预防性药物包括坎地沙坦、阿米替林、丙戊酸钠、加巴喷丁和替扎尼定等。此外，一项针对30例慢性每日头痛合并躁郁症患者的小型开放标签研究显示，度洛西汀可以改善受试者的每周头痛日数和抑郁症状。这些药物的作用机制可能是抑制皮质扩散性抑制（cortical spreading depression，CSD），长期（而不是短期）使用托吡酯、丙戊酸钠或普萘洛尔等药物，已被证明可以减少大鼠的皮质扩散性抑制。

有些慢性偏头痛患者使用上述口服预防性药物后，没有显示出症状改善。对于这类药物难治性偏头痛，可选用一些新兴疗法，如抗CGRP及其受体抗体疗法。在已经确立的治疗方法中，A型肉毒毒素注射和神经调制方法，或能为难治性慢性偏头痛患者提供帮助。

2.A型肉毒毒素

A型肉毒毒素对有或无MOH的慢性偏头痛有效。迄今为止，A型肉毒毒素（BoNT-A）是唯一专门批准用于慢性而不是发作性偏头痛的治疗方法。两项评估偏头痛治疗的大型Ⅲ期RCT研究PREEMPT1和PREEMPT2显示，按照标准的PREEMPT方案使用BoNT-A，可有效减少有或无急性药物过度使用性慢性偏头痛患者的总头痛日数，而且这一结果已在进一步的研究中得到了验证。该PREEMPT方案的具体用法为：使用最小剂量为155 U的BoNT-A，注射在额、颞、枕和颈部肌肉内，每12周一次，并分别在治疗24周和56周时观察治疗效果。此外，一项系统回顾和meta分析显示，使用BoNT-A治疗慢性每日头痛和慢性偏头痛，具有轻到中度的获益。BoNT-A治疗和标准预防性用药相比较的研究显示，BoNT-A预防慢性偏头痛发展的效果与托吡酯和阿米替林相似。值得注意的是，A型肉毒毒素对于存在慢性药物过度使用的慢性偏头痛患者也有效，并能减少慢性偏头痛患者和并发抑郁症患者的抑郁症状。

目前还没有肉毒毒素治疗安全性、疗效和耐受性方面的长期数据，但相关研究正在进行，如慢性偏头痛A型肉毒毒素长期疗效开放标签（COMPEL）研究，就是要观察A型肉毒毒素每12周注射一次、连续注射9次时的长期安全性、耐受性和疗效。

最近的研究已经显示出BoNT-A缓解头痛的一些可能机制。鉴于中枢疼痛敏化和外周疼痛刺激被认为是偏头痛慢性化的关键机制，肉毒毒素对于致敏疼痛性传入刺激的影响，尤其值得关注。有研究证实，肉毒毒素能逆转大鼠感受疼痛的脑膜C纤维的敏化效应，而其作用机制可能是因为BoNT-A被外周疼痛感受器摄取并转运到硬脑膜传入神经内，进而抑制了CGRP的释放。和这一学说一致，也有研究显示BoNT-A可降低慢性偏头痛患者发作间期的CGRP水平，并缓解头部异常疼痛，提示其能减少中枢的疼痛敏化。此外，肉毒毒素也能减少大鼠三叉神经节培养细胞的炎症蛋白表达，从而抑制神经源性炎症。这些研究结果表明，肉毒毒素可能有神经肌肉以外的作用机制，进而产生逆转中枢敏化状态的特别效果。

3.神经调制疗法

虽然慢性偏头痛的一线治疗是药物疗法，但上述药物缓解头痛的效果有限，且会产生不良反应。而非药物治疗和管理，如生物反馈、运动疗法、认知疗法、应激管理、手法治疗和电刺激技术（电子疗法），已被用于慢性偏头痛的治疗，只是评价其疗效且有良好对照的临床试验还很少。

用于治疗慢性偏头痛的神经调制疗法可分为两大类，即外周神经调制法和中枢神经系统某一部分调制法。前者包括枕大神经药物阻滞疗法，以及枕神经、眶上神经或迷走神经电刺激治疗等；后者包括经颅磁刺激（transcranial magnetic stimulation，TMS）和经颅直流电刺激（transcranial direct current stimulation，tDCS）等。

（1）枕大神经（greater occipital nerve，GON）药物阻滞疗法：与更具侵入性的神经刺激技术相比较，GON药物阻滞的患者耐受性相对较好，但其作为慢性偏头痛预防性治疗的有效性还不确定。一项针对发作性和慢性偏头痛患者的双盲RCT显示，活性药物和安慰剂治疗组患者之间的治疗效果无显著性差异；而另一个双盲RCT表明，使用布比卡因进行GON阻滞可有效预防慢性偏头痛发作。

（2）枕神经刺激疗法：与GON药物阻滞疗法相比较，枕神经电刺激（occipital nerve stimulation，ONS）疗法是常被推荐用于药物难治性慢性偏头痛的更有效治疗，且已在临床上使用了十余年。多个试验已经证实了这种疗法的安全性和有效性，但也有2个观察偏头痛（包括慢性偏头痛）患者使用ONS效果的RCT研究，未能达到其主要终点，即在治疗12周后，受试者平均每日视觉模拟评分（VAS）至少减少50%的应答者比例，或每月头痛日数的改变存在统计学差异。

此外，2015年发表的一项系统回顾和meta分析显示，ONS对慢性偏头痛有中度的整体效果。ONS对于其他疗法难治性慢性偏头痛的有效率令人鼓舞，但其严重的长期并发症，如感染、皮肤糜烂、刺激器头部移位和（或）破损，以及和刺激器或刺激相关的慢性疼痛等，都是该疗法不容忽视的重要问题。因此，使用ONS前，必须仔细评估其可能的风险与收益。

（3）眶上神经刺激疗法：近年一项针对发作性和慢性偏头痛患者的研究表明，与假性刺激相比较，眶上神经电刺激（supraorbital nerve stimulaion，SONS）疗法能显著降低受试者每月的头痛日数。此外，也有研究显示，与ONS单用相比较，侵入性的SoNs与ONS联用，可以更有效地预防慢性偏头痛发作。

（4）迷走神经刺激疗法：小型病例系列报告显示，侵入性迷走神经刺激（vagus nerve stimulation，VNS）技术有显著的缓解头痛作用。目前也已开发了无创经皮VNS（transcutaneous VNS，tVNS）的不同设备。一项双盲RCT显示，在耳部使用1 Hz频率进行经皮迷走神经电刺激，可有效减少慢性偏头痛每28天的头痛日数。此外，一项针对颈部tVNS的开放标签研究发现，该方法可大幅减少发作性和慢性偏头痛的偏头痛发作频率、强度，及持续时间。因此，tVNS是频繁出现急性偏头痛发作患者在急性期治疗时一个非常有效的工具，而且对慢性偏头痛也可能是这样。虽然有创和无创VNS都被证明对大鼠的皮质扩散性抑制有效，但其缓解偏头痛的机制仍不完全清楚。

（5）中枢神经调制技术：中枢刺激方法（如TMS和tDCS）对于偏头痛的疗效，还没有经过较大规模的RCT研究。一个涉及11例患者的小型非盲法先导试验显示，采用高频重复性TMS（rTMS）刺激背外侧前额叶皮质（DLPFC），可改善慢性偏头痛患者的发作频率、头痛指数及其急性药物摄入量，而低频rTMS在预防偏头痛发作方面并不比安慰剂更有效。单脉冲TMS只被用于发作性偏头痛急性发作时的治疗，其对慢性偏头痛的可能益处仍不清楚。一项评估tDCS对于偏头痛有效性的研究显示，其对头痛频率的影响和安慰剂之间没有显著性差异。总之，中枢神经刺激方法还没有得到充分研究，以支持其对慢性偏头痛的疗效和治疗建议。

三、小结

（一）关于慢性偏头痛（CM）诊断的几点说明

1.之所以将慢性偏头痛（1.3）与发作性偏头痛区分开来是因为在频繁发作或持续存在的偏头痛中，单次发作是难以分辨的。事实上，这类患者的头痛性质每天都可能不同，甚至一天内也有变化。对于这种患者，我们很难阻止患者服药来观察头痛的自然病程。在这种情况下，有先兆或无先兆以及紧张型头痛都需要计算在内（但不包括继发性头痛）。反复头痛发作的患者需每天记录头痛日记并坚持至少1个月，记录内容包括疼痛信息及伴随症状。

2.由于慢性偏头痛（1.3）的诊断标准涵盖了紧张型头痛（2），所以慢性偏头痛的诊断需排除紧张型头痛或其类型的诊断。新发每日持续性头痛（4.10）可具有慢性偏头痛的特点，后者由无先兆偏头痛（1.1）和（或）有先兆偏头痛（1.2）发展而来。因此，当头痛第1次发作后每日均有发作，24h内不缓解且同时符合慢性偏头痛（1.3）诊断标准中的A、C标准时，则应诊断为新发每日持续性头痛；如发病形式无法回忆或不确切，则应诊断为慢性偏头痛。

3.慢性偏头痛最常见的原因是药物过量。50%的慢性偏头痛在撤药后恢复到发作性偏头痛，这种患者诊断慢性偏头痛是有问题的；另一半撤药后无效的患者诊断药物过量性头痛也是有问题的（假设药物过量导致的慢性化大多是可逆的）。鉴于上述原因，当患者同时符合慢性偏头痛（1.3）和药物过量性头痛（8.2）诊断标准时二者均应诊断。撤药后，可能会变成发作性偏头痛，也可能仍是慢性头痛，但需要再重新诊断。

（二）关于CM的治疗

1.慢性偏头痛的治疗目的是将其逆转为发作性偏头痛，主要包括急性和预防性药物治疗。曲普坦类药物和非甾体抗炎药是最常用的急性期治疗药物，必要时可加入止吐药，阿片类药物应避免使用。预防性用药选择的证据相对较少，托吡酯和A型肉毒毒素是目前最常用的偏头痛预防性药物。

2.患者教育在慢性偏头痛的治疗中至关重要，当患者有精神科共病等情况时，有针对性地选择用药可以事半功倍。

3.治疗过程应同时防治药物过度使用性头痛，当药物使用过量时应及时停药，限制新的急性药物使用可以防治慢性偏头痛。

（三）关于CM研究的展望

1.慢性偏头痛是一种罕见但可致残的疾病，可产生严重的社会经济后果。偏头痛慢性化的各种风险因素已经确定，但其病理生理机制仍不清楚。

2.了解导致偏头痛从发作性偏头痛的低频发作到高频发作，直至最终向慢性偏头痛转化的病理生理机制，是开发新的可用以防止或逆转偏头痛慢性化进程的关键一环。虽然目前已有多种治疗方案可用，但其疗效仍远远不够，且相关的重要数据仍然缺乏。

3.虽然一些研究支持外周神经刺激方法在慢性偏头痛治疗中的使用，但大多数的神经刺激和神经调制治疗方案，仍需要进一步研究。在未来几年里，偏头痛相关领域将会出现令人鼓舞的局面，目前的研究范围将会持续扩大，并逐步加深我们对于慢性偏头痛这一复杂综合征的了解。

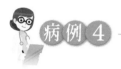

持续性头痛

一、病例介绍

（一）主诉

患者男性，34岁，主诉"持续性头痛16年"。

（二）现病史

患者16年前因颈部按摩后出现头痛，位于头顶部，性质为隐痛，非搏动性，呈轻－中度疼痛（VAS评分3~4分），不伴恶心、呕吐，无畏光、畏声，无流泪、流涕、结膜充血、鼻塞等症状，活动后不加重。

疼痛为持续性，每日均发作，时轻时重，自述少有缓解。偶有程度加重（VAS评分5~6分），疼痛位于头顶部及双侧颞部，性质及伴随症状同前。偶尔服用布洛芬止痛药物，效果不明显。自发病来，患者情绪低落，对外界事物兴趣减低，偶有情绪烦躁不安；睡眠质量欠佳，易醒，多梦；饮食可，二便如常，体重无明显变化。

（三）既往史、个人史、家族史

平素健康状况良好。颈椎病5年。否认高血压、青光眼病史，否认手术和外伤史，无烟酒嗜好。无家族史。

（四）入院查体

血压122/79 mmHg，心率76次/分。双肺呼吸音清，未闻及干湿啰音，心律齐，未闻及明显杂音。腹软，无压痛及反跳痛，肝脾肋下未及。神经系统查体：神清，语利，时间、地点、人物定向力准确，记忆力、计算力正常。双眼矫正视力：右1.2，左1.0；眼压：右13 mmHg，左12.7 mmHg；眼底：双视盘边清色正，视网膜平；视野：双眼大致正常；双侧瞳孔等大等圆，直径3 mm，双侧瞳孔直接及间接对光反射灵敏，眼球各向运动充分，未见眼震。双侧面部针刺觉对称，双侧角膜反射正常引出，双侧咀嚼对称有力。双侧额纹、面纹对称，闭目及示齿有力。双耳粗测听力正常，Weber试验居中，Rinne试验双侧气导＞骨导；双侧软腭上抬有力，双侧咽反射存在；双侧转颈、耸肩有力，伸舌居中，未见舌肌纤颤及萎缩。四肢肌容积正常，四肢肌力5级，四肢肌张力对称适中；双侧指鼻、跟膝胫试验稳准，闭目难立征阴性；双侧针刺觉及音叉振动觉对称存在；四肢腱反射对称引出。双侧掌颏反射、Hoffmann征阴性，双侧巴宾斯基征阴性；颈软，脑膜刺激征阴性。

（五）辅助检查

1. 实验室检查

（1）血常规：血小板绝对值 $120 \times 10^9/L$（↓），余正常。

（2）血生化：谷丙转氨酶（ALT）62.1 U/L（↑），钾 3.44 mmol/L（↓），同型半胱氨酸（HCY）15.8 μmol/L（↑），余正常。

（3）凝血功能：凝血酶原时间 11.8 s，国际标准化比值（INR）1.07，纤维蛋白原 1.9 g/L（↓），凝血酶时间 15.4 s，活化部分凝血活酶时间 30.3 s。

（4）甲状腺功能及其抗体：三碘甲状腺原氨酸（T_3）1.31 nmol/L，甲状腺素（T_4）83.2 nmol/L，游离 T_4（FT_4）10.08 pmol/L，游离 T_3（FT_3）4.51 pmol/L，抗甲状腺球蛋白抗体（TgAb）＜0.9 IU/mL，抗甲状腺过氧化物酶抗体（TPOAb）0.49 IU/mL，促甲状腺激素（TSH）1.447 μIU/mL，甲状腺球蛋白 7.81 ng/mL，均在正常范围。

（5）快速C反应蛋白（CRP）：0.1 mg/L。

（6）红细胞沉降率（ESR）：2 mm/60 min。

（7）类风湿因子（RF）10.1 IU/mL，抗链球菌溶血素O（ASO）96.7 IU/mL。

（8）血液系统：叶酸 7.11 ng/mL，维生素 B_{12} 水平 433 pg/mL，铁蛋白 330.7 ng/mL（↑）。

（9）肿瘤标志物：糖类抗原 72-4（CA72-4）9.05 U/mL（↑），余正常。

（10）25-羟基维生素D：14.4 ng/mL（正常）。

2. 精神心理及认知测评

（1）简易精神状态检查（MMSE）量表：29分，正常。

（2）蒙特利尔认知评估（MoCA）：25分（复述句子-1分，延迟回忆-4分），存在认知功能障碍。

（3）匹兹堡睡眠质量指数（PSQI）评分：7分（0~21分），轻度失眠。

（4）Epworth嗜睡量表：7分，轻度嗜睡。

（5）汉密尔顿焦虑量表（HAMA）：3分，没有焦虑。

（6）汉密尔顿抑郁量表（HAMD）：13分，可能有轻微抑郁。

3. 影像学检查

（1）头颅MRI：头颅MRI未见异常，MRA左侧椎动脉颅内段未见显示。

（2）颈部MRI：颈第4-5椎间盘膨出。

（3）经颅多普勒超声（TCD）：血流未见异常。TCD增强试验：阴性，未见栓子信号。TCD血流图微栓子监测：未见栓子信号。

（4）颈内静脉超声：颈内静脉血流充盈良好，未见明显异常；Valsalva试验未见反流现象。

（5）颈部动脉超声：左侧椎动脉内径细，流速低。右侧锁骨下动脉内-中膜增厚。

（6）心脏超声：左心室舒张功能减低。

（7）腹部超声：肝、胆、胰、脾、双肾未见明显异常。

（8）胸部CT平扫：两肺野未见明显异常。纵隔内局部血管壁有钙化灶。

4.光学相干断层扫描仪（OCT）

双侧视网膜神经纤维层（RNFL）和节细胞复合体（GCC）大致正常。

（六）入院时诊断

1.定位诊断

颅内和颅外痛敏结构。

依据患者临床表现为持续性头痛，无其他神经系统局灶性症状和体征，故考虑定位于硬脑膜、静脉窦、颅骨骨膜、头皮、颅内外动脉、头颈部肌肉等颅内和颅外痛敏结构。

2.定性诊断

新发每日持续性头痛（ICHD-Ⅲ编码，4.10）。

依据患者为青壮年男性，慢性病程，病程长达16年，呈持续性头痛，头痛开始有颈部按摩诱因，以后每天均有头痛发作，持续24h不缓解，持续时间大于3个月，多发生于头顶部及双侧颞部，呈轻-中度头痛（VAS评分3~6分），符合新发每日持续性头痛诊断标准；结合患者既往没有头痛病史，头颅MRI平扫、TCD增强试验、颈内静脉超声、眼底和眼压等检查正常，可排除继发性头痛，最终考虑新发每日持续性头痛（new daily persistent headache，NDPH）诊断成立。

（七）住院后诊疗经过

入院后完善常规检查及头痛相关检查，如头颅MRI平扫、TCD增强试验、颈内静脉超声，眼底和眼压检查，排除继发性头痛，考虑新发每日持续性头痛，诊断明确；进一步行匹兹堡睡眠质量指数（PSQI）评分、汉密尔顿焦虑量表（HAMA）、汉密尔顿抑郁量表（HAMD）评分，考虑合并抑郁状态、睡眠障碍、思绪多，给予口服奥氮平片5 mg 1次/日、普瑞巴林胶囊150 mg 1次/晚、米氮平片30 mg 1次/晚、盐酸文拉法辛缓释胶囊150 mg 1次/日、托吡酯50 mg 2次/日、阿戈美拉汀25 mg 1次/晚、多塞平25 mg 1次/晚，控制头痛、调节情绪、改善睡眠、调节睡眠节律。治疗1周，头痛较前好转，情绪相对稳定，但仍有头顶部轻度疼痛，建议患者出院，并长期随访。

（八）出院时情况

神经系统查体：神清，语利，高级皮质功能正常，脑神经查体未见异常，四肢肌力、肌张力、肌容积、深浅感觉、共济运动正常，病理反射阴性，脑膜刺激征阴性。

二、讨论

新发每日持续性头痛（NDPH）是一种特殊类型的慢性每日头痛（CDH），是一种罕见的原发性头痛，最早由Vanast于1986年描述，Vanast称之为"良性每日持续性头痛综合征"，认为是一种"良性或自限性"头痛。其特征是持续性头痛具有特殊的时间特征，因为它从发病第1天开始，发病时间清楚，并以每天的模式持续，没有缓解；NDPH主要影响既往无头痛病史的个体。然而其后的研究发现，NDPH可能是最难以治疗的原发性头痛之一。虽然新发每日持续性头痛罕见，但因为它的持续性和难治性，被认为是重要的，它通常是致残的，可能会严重影响个人的生活质量，并可能导致精神疾病。

（一）流行病学

NDPH被认为是一种罕见疾病，但直到最近才有关于其流行病学的有限研究。第一个基于人群的NDPH研究由Castillo等于1999年发表，对来自西班牙普通人群的1883名受试者进行研究，发现NDPH的1年患病率为0.1%（仅2例）。挪威的一项研究使用更严格的ICHD–Ⅱ标准对普通人群中的3万人进行了研究，结果显示30~44岁年龄组NDPH的1年患病率为0.03%。由于ICHD–Ⅲ对NDPH有更广泛的标准，故NDPH的发病率可能会更高。另外，三级头痛中心的研究表明，儿童和青少年的NDPH患病率高于成年人。在慢性每日头痛（CDH）患者中，他们发现儿童NDPH患病率为21%~28%，而成人患者为1.7%~10.8%。

NDPH可能女性发病多于男性，根据一些研究，女：男的比例是（1.3~2.5）：1，但日本和印度的2项研究表明，女：男的比例是0.8：1。发病年龄为8~78岁不等，成人的平均发病年龄女性为32.4岁、男性为35.8岁，儿科人群平均发病年龄为14.2岁。

（二）发病机制

目前尚不完全清楚。对NDPH发病机制的研究很少，相当一部分NDPH患者描述，在头痛开始时经历了感染或流感样疾病。有研究者将NDPH与EB病毒（EBV）感染联系起来。在一项病例对照研究中显示，在32名NDPH患者中，84%（27人）有活动性EBV感染的证据，而在性别和年龄匹配的对照组中，这一比例为25%。在另一项研究中，40例NDPH患者中有23%（9例）EBV血清学呈阳性。Li和Rozen对7名NDPH患者进行了EBV滴度测试，发现7名患者中有5名EBV滴度升高呈阳性，提示以前有EBV感染。Meinei等在18例NDPH患者中，没有发现任何EBV感染，但他们发现33%（6例）和11%（2例）分别有最近感染单纯疱疹病毒（HSV）和巨细胞病毒（CMV）的证据。其他报道也有与带状疱疹病毒、腺病毒、弓形虫病、沙门菌、链球菌感染和大肠埃希菌尿路感染有关。

考虑到有些患者在感染后出现新月体增生症，Rozen和Swidan提出新月体增生症可能是在持续的全身或中枢神经系统炎症过程中因促炎细胞因子的释放而发生的，因此观察了新月体增生症患者脑脊液和血清中肿瘤坏死因子–α（TNF–α）的水平，确认中枢神经系统炎症导致的促炎细胞因子水平升高是否会导致新月体增生症的演变。研究人员在头痛病房的20例NDPH患者中，发现有19例脑脊液样本中TNF–α水平较高。然而，大多数患者血清TNF–α水平均在正常范围。因此作者提出，在NDPH中，疼痛可能是由于慢性中枢神经系统炎症、细胞因子的产生和持续的胶质细胞激活对突发性事件的反应所引起的。

（三）触发事件（因素）

以前多项研究表明，许多因素可能导致NDPH发生，识别触发事件可能有助于了解NDPH的发病机制。Rozen在2016年研究了头痛专科诊所人群中97名NDPH患者的触发事件。对于男性和女性，大多数（53%）都不能识别触发因素；47%的患者记录到触发事件，感染和流感样疾病是最常见的（22%），而9%的患者记录到生活应激事件，9%的NDPH是由外科手术插管触发的。

男性和女性在触发事件或任何触发因素的出现频率上均无显著性差异。外科手术后亚组的平均发病年龄（63.3 岁）显著高于生活应激事件组（28.1 岁）、无诱发事件组（30.4 岁）和感染后组（31.8 岁）。有偏头痛病史与无偏头痛病史患者之间没有显著差异。

在一项对 40 名 NDPH 儿童患者的研究中，88% 的人观察到有触发事件：43% 有发热，23% 有轻微的颅脑损伤，10% 接受颅脑或颅外手术。

在大多数随后的研究中，感染、生活应激事件和颅外手术被认为是导致 NDPH 发生的主要触发因素。其他已报道的触发因素包括停用选择性 5- 羟色胺再摄取抑制剂（SSRI）类药物、接种人类乳头瘤病毒疫苗、月经初潮和产后状态、黄体酮对激素的调节、毒素和药物暴露、颈部按摩治疗和甲状腺疾病。这些研究中没有一项讨论，在出现触发事件的情况下，NDPH 的诊断是否还成立。如果出现头部外伤或感染，诊断为"因头部受伤而头痛"或"因感染而头痛"会更恰当。

（四）临床表现

新发每日持续性头痛（NDPH）的典型表现是突发性头痛，从第 1 天开始，持续无缓解。患有 NDPH 的人可以确定他们头痛开始的确切日期。虽然在以前的研究中 20%~100% 的患者回忆起头痛的确切日期是高度可变的，但根据目前的 ICHD-Ⅲ 分类，明确和清楚地记住头痛发作时间是诊断所必需的。NDPH 多发生在双侧，可发生在头部任何部位，强度从轻度到重度（大多数情况下是中度）。疼痛是持续性的，缺乏特殊特征，但在某些情况下会具有偏头痛的特征（包括单侧疼痛、搏动性疼痛、因体力活动而加重疼痛、畏光、畏声、恶心和呕吐等）。

NDPH 通常发生在既往无头痛病史或无明显头痛病史的个体中。然而，如果头痛发作与先前的头痛性质不同，既往有发作性头痛的患者也不能排除 NDPH 的诊断。

NDPH 患者的共病症状包括睡眠障碍、头晕目眩、视物模糊、颈部僵硬、注意力不集中、感觉障碍（如麻木或刺痛）、嗜睡和其他非特异性症状。与健康受试者相比，情绪障碍在 NDPH 患者中更为普遍。在一项关于 NDPH 患者精神共病的研究中，65.5% 的人出现严重焦虑症状，40% 的人出现严重抑郁症状。

（五）诊断标准

在 ICHD-Ⅲ 分类中，有明确的诊断标准。根据临床表现和辅助检查，排除慢性偏头痛、慢性紧张型头痛和其他继发性慢性每日头痛（CDH），通常可确诊。新发每日持续性头痛的 ICHD-Ⅲ 诊断标准如下。

1. 新发每日持续性头痛（4.10）诊断标准

（1）持续性头痛符合标准（2）和（3）。

（2）有明确的并能准确记忆的发作起始时间，在 24h 内变为持续、不缓解的疼痛。

（3）持续时间 ＞3 个月。

（4）不能用 ICHD-Ⅲ 中的其他诊断更好地解释。

2. 很可能的新发每日持续性头痛（4.10.1）诊断标准

（1）持续性头痛符合标准（2）和（3）。

（2）有明确的并能准确记忆的发作起始时间，在24 h内变为持续、不缓解的疼痛。

（3）持续时间≤3个月。

（4）不符合ICHD-Ⅲ中的其他类型头痛的诊断标准。

（5）不能用ICHD-Ⅲ中的其他诊断更好地解释。

（六）鉴别诊断

原发性NDPH的诊断须在适当的情况下排除其他一系列慢性每日头痛。需要记住，NDPH要求在发病3天内每天持续发生，这有助于区分NDPH与慢性偏头痛（CM）和慢性紧张型头痛（CTTH），后两者始于发作性类型，逐渐升级成慢性。症状可能与持续性偏侧头痛（HC）重叠，因为11%的NDPH病例可能是单侧的，随着病情的加重，可能会出现自主神经症状。然而，吲哚美辛对持续性偏侧头痛有完全和持续的止痛作用，但对NDPH无效。

多项研究提示，在NDPH的诊断中，神经影像检查会提供有益的信息。Wang等回顾了402例成年患者的医疗记录和磁共振成像，这些患者主诉为慢性头痛（持续3个月或更长时间），没有其他神经系统症状或发现。其中15名患者（3.7%）发现了重大异常（肿块引起的占位效应，被认为是头痛的可能原因），包括胶质瘤、脑膜瘤、转移瘤、硬膜下血肿。在0.6%的偏头痛患者、1.4%的紧张型头痛患者、14.1%的非典型头痛患者和3.8%的其他类型头痛患者中发现了这些情况。因此，诊断NDPH还需要考虑继发性头痛或类似NDPH的症状，包括药物滥用、脑膜炎后头痛、慢性脑膜炎、蝶窦炎、脑肿瘤、慢性硬膜下血肿、创伤后头痛、高血压、自发性低颅压、假瘤（特发性和继发性高颅压）、颈部动脉夹层、脑静脉血栓形成、动静脉畸形、硬脑膜动静脉瘘、未破裂的颅内囊状动脉瘤等。

（七）治疗

NDPH被认为是最难治的原发性头痛类型之一。到目前为止，只有几个针对NDPH治疗的研究综述，在缺乏双盲对照研究的情况下，对其治疗没有明确的具体策略。在临床实践中，大多数头痛专家根据突出的头痛表型来治疗NDPH。然而，即使积极治疗，通常也是无效或只是部分有效。

1.甲泼尼龙

在一项研究中，Prakash和Shah观察了9名感染后NDPH患者对5天大剂量甲泼尼龙的冲击治疗反应，其中6例在静脉注射甲泼尼龙后继续口服类固醇2~3周。所有患者均报告有改善，7名患者在2周内几乎完全康复，而另外2名患者在开始治疗后1~2个月内头痛完全缓解。这项研究的不足之处在于，9名患者中有5名在头痛开始几周后就接受了治疗，而ICHD-Ⅲ的诊断标准要求至少3个月的头痛才能诊断为NDPH。

2.四环素衍生物

多西环素是公认的抑制肿瘤坏死因子-α的药物。在Rozen报道的一项小型开放性试验中，4名脑脊液（CSF）中肿瘤坏死因子-α水平升高的难治性NDPH患者接受了为期3个月的多西环素治疗每日2次100 mg。报告说3名患者的头痛是由感染引起的，所有患者在开始使用多西环素后3个月内均有改善。2例NDPH患者CSF的TNF-α水平最高，疼痛也完全缓解，1例疼痛强度下降80%，1例严重头痛发作次数减少50%以上，头痛严重程度也略有减轻。

3.孟鲁司特（顺尔宁）

Rozen报道了孟鲁司特（10 mg，每天2次）与多西环素或米诺环素联合治疗NDPH有一些效果。然而，文献中没有证据支持单独使用孟鲁司特治疗NDPH有效。

4.托吡酯和加巴喷丁

Rozen描述了5例NDPH患者，对加巴喷丁或托吡酯有良好的反应，但同样没有很好的科学证据支持使用这些药物治疗NDPH有确定疗效。

5.美西律

Marmura等对难治性慢性每日头痛患者进行回顾性研究，其中3例NDPH患者应用美西律治疗，报告3例疼痛强度降低，仅1例头痛频率降低，并在治疗期间出现了严重不良反应。

6.神经阻滞

Robbins等应用0.5%布比卡因对23例NDPH患者进行疼痛区神经阻滞。60%患者出现快速反应，疼痛强度降低至少1天。在一篇回顾性综述中，Hascalovici等报道了3例NDPH患者周围神经阻滞治疗的有效率为67%。他们认为神经阻滞是治疗老年NDPH患者的一种安全有效的策略。Puledda等报道了22例NDPH的儿童和青少年患者，其中13例（59%）接受了1%利多卡因和甲泼尼龙的枕大神经阻滞治疗，发现有一定疗效。

7.A型肉毒毒素（BoNT-A）

Spears用3轮BoNT-A注射治疗了一名67岁的NDPH患者，并报告每次治疗后有8~12周的绝对无痛期。Trucco和Ruiz报告了一例难治性NDPH的19岁女性患者，在第1次注射BoNT-A后疼痛部分缓解，第3次注射治疗后疼痛几乎完全缓解。Tsakadze和Wilson报告，在每隔3个月接受BoNT-A注射治疗的难治性NDPH患者中，1例疼痛缓解75%，1例疼痛缓解100%。

8.静脉注射利多卡因

Marmura等回顾性研究68例顽固性慢性每日头痛（CDH）患者，其中12例NDPH患者静脉注射利多卡因。25.4%的受试者表现为完全应答，57.1%的受试者表现为部分应答。结果提示NDPH患者可以从静脉注射利多卡因治疗中受益。Akbar报告了一名16岁NDPH男性患者，对数种积极的住院治疗无效后，接受了静脉注射利多卡因治疗，头痛在2周内完全缓解，严重程度和频率在近3个月内下降。

9.静脉注射双氢麦角胺（DHE）

Nagy等探讨静脉注射DHE治疗难治性原发性头痛的疗效。在他们的研究中，11例NDPH病例中有2例报告仅有轻微获益。他们据此提出，与静脉注射DHE治疗慢性偏头痛的效果相比，静脉注射DHB治疗NDPH，特别是那些具有非偏头痛特征的NDPH，疗效不那么令人乐观。

10.静脉注射氯胺酮

在 Pomeroy 等的回顾性研究中，用低于麻醉剂量的氯胺酮输注治疗了14例NDPH患者，这些患者以前曾在门诊或住院期间进行积极治疗失败。8例（57.1%）NDPH患者接受氯胺酮治疗后迅速出现反应，其中4例患者持续有效。由于耐受性良好，在难治性NDPH病例中试用氯胺酮可能被认为是合理的。

11.骨科手法治疗

Alexander 报告了1例患NDPH的15岁女孩，在骨科手法治疗后疼痛得到缓解。他提出骨科手法治疗可能对药物疗效差的NDPH病例有帮助。

12.尼莫地平

Rozen 等报告1例46岁女性患者，以霹雳性头痛开始，随后13个月内每天头痛并伴有失算。服用尼莫地平30 mg，每日2次，所有症状迅速完全缓解。他提出这个病例是由于脑脊液TNF-α水平迅速升高引起的持续性脑动脉血管痉挛的一种新月体增生症亚型，这是尼莫地平治疗NDPH有效的唯一报告。

13.多种药物联合应用

Prakash 等用甲泼尼龙、丙戊酸钠、抗抑郁药（阿米替林或多塞平）、萘普生联合治疗NDPH 37例，疗程至少3~6个月，平均随访9个月后，37%的NDPH患者临床反应为"优"（每月无或少于1次头痛），30%的NDPH患者临床反应为"良好"（头痛频率或每月天数减少50%）。

综上所述，对于普通预防药物无效的患者，输注氯胺酮、A型肉毒毒素、静脉注射利多卡因、静脉注射甲泼尼龙和神经阻滞是可能的治疗选择。部分研究提示，如果在NDPH病程早期（在NDPH发病后3~12个月内）给予适当的治疗，会有更好的反应。

三、小结

（一）关于NDPH的诊断

1.新发每日持续性头痛（4.10）是一种特殊类型头痛，发作起始即为每日持续性头痛，典型者既往无头痛病史。此型患者能回忆并清楚地描述头痛发作的具体时间，否则就需要考虑其他诊断。既往有头痛病史（偏头痛或紧张型头痛）的患者不能排除此诊断，但新发每日持续性头痛发作前不应有头痛频率增加。同样，既往有头痛病史的患者如考虑此型头痛，应排除止痛药物过量使用所致。

2.新发每日持续性头痛（4.10）可以具有偏头痛或紧张型头痛的特点。即使患者头痛也符合慢性偏头痛（1.3）和（或）慢性紧张型头痛（2.3）的诊断标准，但只要符合新发每日持续性头痛的诊断标准，就应该诊断为后者。但是相反，当同时符合新发每日持续性头痛和持续性偏侧头痛（3.4）诊断标准时，则应诊断为持续性偏侧头痛。

3.止痛药物的使用可能会超出引起药物过量性头痛（8.2）的时限。在这些病例中，除非患者头痛发作的起始时间点明确早于药物过量使用的时间，否则不能诊断为新发每日持续性头痛。如果每日头痛发作的起始时间点明确早于药物过量使用的时间，则应同时诊断为新发每日持续性头痛（NDPH）和药物过量性头痛（MOH）。

4.在所有NDPH病例中，其他继发性头痛，如缘于头部创伤的急性头痛（5.1）、缘于脑脊液压力增高的头痛（7.1）和缘于脑脊液压力减低的头痛（7.2），均应通过适当的检查予以排除。遗憾的是，本例患者未进行腰椎穿刺、颅内压测定、脑脊液感染免疫学筛查、病毒TORCH、头MRI增强扫描等，用以排除更多的继发性疾病，因此对该患者应继续密切随访。

（二）关于NDPH的预后

NDPH预后最初被认为是良性的。然而，在随后的研究和临床实践中，NDPH更有可能持续多年，对治疗无效。新发每日持续性头痛有2个亚型：自限型和难治型，前者在数月内无治疗而自愈，后者对各种治疗无效，此2个亚型在ICHD-Ⅲ中没有单独编码。

目前，我们对NDPH仍知之甚少，但个体疾病负担很大。建议进行多中心随机对照试验，以更好地了解NDPH并建立循证治疗。

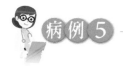

家族性皮质肌阵挛性震颤伴癫痫

一、病例介绍

（一）主诉

患者男性，48岁，主诉"发作性头晕、闪光、意识丧失3年，精细动作差2年"。

（二）现病史

患者于3年前午饭后海边散步时，晒"强光"后出现眼前闪红光、头晕、旋转感，继而意识丧失，无目击者，无尿失禁及舌咬伤。约5min后恢复意识，自觉全身乏力、恍惚，仍有头晕，出现恶心、呕吐，呕吐胃内容物。未诊治。之后患者间断有眩晕、眼前闪光，多于"强光"刺激后出现，每次持续约1min，转至阴凉处好转，需戴墨镜出门。2年前患者出现手抖，多于精细动作、紧张时出现，精细动作变差，双小腿乏力，爬楼明显，未诊治。

20余天前患者行走时日晒刺眼，后出现头晕、旋转感，意识丧失，四肢抖动，牙关紧闭，同事诉其发作时口唇发紫，持续约2min后肢体抖动缓解，40余分钟后完全清醒。醒后不能回忆，自觉乏力、头晕，伴恶心、呕吐数次。

（三）既往史、个人史、家族史

手抖10余年，未诊治。高血压25年，最高达160/120 mmHg，服用10年利血平，近期换用苯磺酸氨氯地平2.5 mg 1次/日；足月顺产，无产伤、窒息等，无发热惊厥史；1岁余时曾有左额部外伤，具体不详。2009年阑尾炎术后。有磺胺类药物过敏史。父亲30余岁时出现手抖、抽搐，奶奶、姑姑、叔叔有类似抽搐病史，60~70岁去世，具体不详。

（四）入院查体

体温36.3℃，血压134/74 mmHg，脉搏80次/分。神经系统查体：意识清楚，言语流利。双侧瞳孔等大正圆，直径3 mm，对光反射灵敏。双眼各向运动充分，可见水平眼震。双侧面部痛觉对称，张口下颌不偏。双侧额纹对称、闭目有力，示齿口角不偏。双侧听力粗测正常。伸舌居中，转头、耸肩有力。双手可见姿势性震颤。躯体感觉对称正常。四肢肌力5级，肌张力正常。双侧指鼻试验稳准、轮替快速正常。双下肢跟膝胫试验稍不稳。Romberg征阴性。四肢腱反射对称引出。双侧Hoffmann征（−），双侧Babinski征未引出。脑膜刺激征（−）。

（五）辅助检查

1.入院前检查（发病后3年）

（1）头颅磁共振：右侧侧脑室枕角旁脑缺血灶，MRA符合轻度脑动脉硬化表现。

（2）脑电图：双侧弥漫性棘慢综合波。

（3）实验室检查：尿酸525.2 μmol/L（↑），肌酸激酶997.0 U/L（↑）；同型半胱氨酸54.62 μmol/L（↑）；血钾3.23 mmol/L（↓）。

2.入院后检查（发病后3年）

（1）实验室检查

1）尿常规+有形成分分析：红细胞11/ μL（↑），镜检透明管型3/LPF（↑）。

2）血常规+血型：血常规大致正常；血型为O型。

3）B型钠尿肽：11.1 pg/mL。

4）凝血6项：纤维蛋白原降解产物0.73 μg/mL，D−二聚体定量0.6 μg/mL，凝血酶原时间11.4 s，国际标准化比值1.04，纤维蛋白原2.43 g/L，凝血酶时间14.7 s，活化部分凝血活酶时间36.4 s。

5）糖化血红蛋白：5.6%。

6）促甲状腺激素受体抗体：阴性。

7）术前8项病毒筛查：乙型肝炎表面抗体127.670 mIU/mL（↑），阳性。

8）类风湿因子：9.7 IU/mL；抗链球菌溶血素O：38 IU/mL。

9）离子3项：钾3.18 mmol/L（↓）。

10）铜蓝蛋白：168.75 mg/L（↓）。

11）肌酸激酶：541.9 U/L（↑）。

（2）认知评估

1）简易精神状态检查（MMSE）：30分（教育水平：大专）。

2）蒙特利尔认知评估（MoCA）：24分（教育水平：大专）。

（3）影像学检查

1）头颅MRI（图8-2）：双侧枕叶萎缩。

2）心脏超声：左心房稍大，主动脉窦增宽，左心室舒张功能减低。

3）腹部超声：脂肪肝。

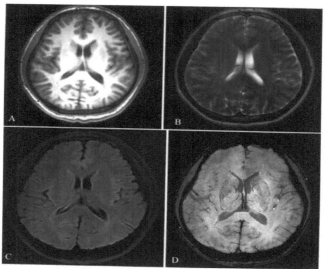

图8-2　头颅MRI示双侧枕叶萎缩。A.T₁像；B.T₂像；c.FLAIR序列；D.SWI序列

（4）神经电生理检查

1）肌电图检查：所检神经未见神经源性及肌源性损害。

2）视频脑电图报告：发作间期，脑电图示清醒和睡眠各期双侧枕区棘波，睡眠期F₇、T₃尖波；间断闪光刺激时，双上肢及眼睑阵挛，精神紧张、意识清楚。同期脑电图示，广泛性中波幅类似棘-慢样波形，闪光刺激停止后即消失，考虑为光肌源性反应。

3）躯体感觉诱发电位（SEP）-上肢：分别刺激左、右侧正中神经，双侧N9、N13、N20波形分化尚可，重复性尚可，峰潜伏期及峰间潜伏期正常，峰潜伏期及峰间潜伏期的侧间差正常，但双顶N20~25波幅大于10μV，呈巨大SEP。

4）SEP-下肢、脑干听觉诱发电位（BAEP）未见异常。

5）视觉诱发电位（VEP）：患者不配合，无法检测。

6）震颤分析：双上肢姿势性、意向性震颤。

（5）动态心电图：窦性心律，偶发室上性期前收缩，ST-T改变。

（6）基因检测：检测结果提示患者在SAMD 12基因处疑似存在结构为（TTTTA）exp（TTTCA）exp的TTTCA多核苷酸重复插入致病变异，建议结合临床进一步分析。针对以下疾病：进行性肌阵挛癫痫（PME）、遗传性家族性小脑共济失调型癫痫、线粒体脑肌病，未检测到明确与临床表型相关的致病或疑似致病性变异。

（六）入院时诊断

1.定位诊断

广泛大脑皮质、前庭小脑系统、锥体外系。

（1）广泛大脑皮质：患者发作时出现意识丧失，四肢强直、抽搐，脑电图示双侧弥漫性棘-慢综合波，考虑广泛大脑皮质受累。患者"强光刺激"后出现眼前闪光，视觉症状考虑枕叶起源可能。

（2）前庭小脑系统：患者发作时有头晕、视物旋转感，查体共济稍差，故定位于前庭小脑系统。

（3）锥体外系：患者双手震颤，可能累及锥体外系，故定位于此。

2.定性诊断

症状性癫痫。

中年男性，以发作性眩晕、眼前闪光、意识丧失为主要表现，患者病程中有2次全面性强直-阵挛发作。患者具备发作性、短暂性、重复性、刻板性，结合脑电图结果，考虑癫痫发作可能性大，发作类型考虑为局灶性发作、继发全面性强直-阵挛发作。

3.病因诊断

家族性皮质肌阵挛性震颤伴癫痫。

中年男性，隐匿性起病，有明确的家族史，临床表现为震颤、癫痫发作，诱发电位显示皮质巨大电位，基因检测于SAMD 12基因变异位点疑似检测到TTTCA重复插入，未检测到明确与线粒体、PME临床表型相关的致病或疑似致病性变异。根据文献报道，家族性皮质肌阵挛性震颤伴癫痫（familial cortical myoclonic tremor with epilepsy，FMSTE）致病基因为SAMD 12基因内含子区"TTTCA/TTTTA"五核苷酸重复序列高度异常扩展。故考虑为FMSTE可能性大。

4.鉴别诊断

（1）家族性遗传性良性震颤：也称特发性震颤，是以震颤为唯一临床表现的疾病，具有常染色体显性遗传易感性。患者有明确的震颤家族史，应考虑本病可能，但患者除震颤外，还有癫痫发作的临床表现，脑电图显示有明确的痫样放电，故排除此诊断。

（2）进行性肌阵挛癫痫（PME）：此类综合征包括多种少见的神经系统遗传代谢性疾病或变性疾病，以癫痫性肌阵挛、共济失调、进行性痴呆及各种神经系统异常症状和体征为特征。病情进行性加重，预后差。本患者病程长达10年，进展缓慢，基因检测未发现与PME相关的变异。

（七）住院后诊疗经过

患者入院后给予口服抗癫痫药，口服及静脉补钾治疗。为确定癫痫病因：进一步完善头颅MRI、长程视频脑电图监测、躯体感觉诱发电位、震颤分析等系列检查，完善基因检测。患者家族史具有遗传背景，临床症状表现为光刺激诱发癫痫发作、共济失调、震颤、轻度认知障碍等。发作间期脑电图提示，清醒和睡眠各期双侧枕区棘波，睡眠期F_7、T_3尖波。头颅MRI提示双侧枕叶萎缩。SEP-上肢示双顶N20-25波幅大于10 μV，呈巨大SEP，SEP-下肢、BAEP未见异常。震颤分析示双上肢姿势性、意向性震颤。肌酸激酶541.9 U/L。电测听提示双耳4 Hz区受损。眼科检查未见K-F环及樱桃红斑。

综合患者临床表现及辅助检查，首先考虑家族性皮质肌阵挛性震颤伴癫痫，完善动态基因筛查，结果显示SAMD 12基因变异位点疑似检测到TTTCA重复插入，未检测到明确与线粒体脑肌病、PME临床表型相关的致病或疑似致病性变异。完善血尿筛查。患者高血压发病年龄早，合并低钾血症，补钾效果欠佳，原发性醛固酮增多症不除外，外院肾上腺

CT未见异常，内分泌科会诊建议：完善肾上腺CT薄扫＋增强、动脉血气、24 h尿钾及留尿日血钾，检测卧立位肾素－血管紧张素Ⅱ－醛固酮。同时继续口服补钾，定期监测血钾。经治疗患者病情平稳，无癫痫发作。

（八）出院时情况

内科系统查体未见异常。神经系统查体：神志清楚，语言流利，高级皮质功能粗测正常，双侧瞳孔等大正圆，直径3 mm，对光反射灵敏。双眼各向运动充分，可见水平眼震。余脑神经查体大致正常。双手可见姿势性震颤。躯体感觉对称正常。四肢肌力5级，肌张力低。双侧指鼻试验欠稳准、轮替快速正常。双下肢跟膝胫试验基本正常。Romberg征阴性。四肢腱反射活跃。双侧Hoffmann征（＋），Rossolimo征阳性，双侧Babinski征未引出。脑膜刺激征（－）。

（九）随访情况

出院后门诊随访：按时服用托吡酯胶囊50 mg 2次／日，曾出现一次下雪后感觉晃眼、心慌、视物不清感，伴行走困难，家人反映患者意识水平下降。复查视频脑电图：双侧中央、顶、枕区多量棘－慢波散发及阵发。建议患者加量托吡酯胶囊为75 mg 2次／日。

3个月后复查：药物加量后感觉良好，生活质量提高。据自我在家记录发作频次：较频繁发作一过性肢体抖动，有时视物不稳、变形、"眼震"感，对阳光敏感，有时头晕、手脚酸软，做手指操可诱发发作。

二、讨论

家族性皮质肌阵挛性震颤伴癫痫（FMSTE）是一种较为罕见的常染色体显性遗传的特发性癫痫综合征，以成年期起病的皮质肌阵挛性震颤与发作频次稀少的癫痫为主要临床表现，本病在世界范围内均有报道，但尚未被国际抗癫痫联盟列入癫痫综合征分类。日本最先报道本病，命名为家族性原发性肌阵挛癫痫（familial esential myoclonus and epilepsy，FEME），荷兰学者回顾报道了该病家系的临床和电生理特点，统一命名为FMSTE，但其发病机制和致病基因仍在探索当中。最近，FMSTE致病基因率先被日本学者克隆，致病突变为SAMD 12基因内含子区"TTTCA/TTTTA"五核苷酸重复序列高度异常扩展。唐北沙教授团队一直致力于神经退行性疾病与神经遗传性疾病致病基因的克隆研究工作，准确检测及鉴定出中国人群FMSTE致病基因SAMD 12的五核苷酸重复序列高度异常扩展的致病变异。这成为继日本学者之后对FMSTE致病基因又一佐证的研究报道。

本病发病年龄多集中在20~40岁，核心症状为皮质震颤、肌阵挛、癫痫，常以皮质震颤和肌阵挛为首发症状（88%）。癫痫的发生率家系间差异很大（5%~88%），平均为57%，在震颤和肌阵挛出现后1~30年内发生，多集中在前1~5年。

多数患者伴有不同程度的肌阵挛，主要见于双上肢、头面部可受累，很少累及躯干。多数症状较轻，也有频发全身肌阵挛和负性肌阵挛的报道。

皮质震颤为本病的特征性表现，其本质为一种节律性皮质肌阵挛，表现为手指或肢端节律性颤动，运动或维持姿势时可诱发或加重，静息时也可出现，睡眠时消失。主要累及四肢远端，以双上肢显著。

全面性强直-阵挛为主要的癫痫发作形式，无失神发作。发作前可有震颤和肌阵挛的加重，或由肌阵挛继发全面性强直-阵挛，光刺激可诱发。伴随症状包括认知障碍、偏头痛。此外，可合并精神情感障碍、锥体外系症状，还有先天性夜盲、精神发育迟滞的报道。

该病的电生理特点为：脑电图上广泛的异常电活动（79%）、巨大的躯体感觉诱发电位（80%）和静息状态下增强的C反射（84%）。肌电图震颤分析示震颤为主动肌和拮抗肌同步或非同步放电，频率8~16 Hz，爆发时程10~50 ms。

本病存在遗传和表现型的异质性，致病基因不同的各家系临床症状不尽相同。根据基因定位可分为4种亚型：FMSTE 1、FMSTE 2、FMSTE 3和FMSTE 4。本例患者临床表现符合FMSTE核心症状（皮质震颤、肌阵挛、癫痫），基因检测结果显示，SAMD 12基因变异位点疑似检测到TTTCA重复插入。给予托吡酯抗癫痫治疗效果良好。综合以上，诊断为家族性皮质肌阵挛性震颤伴癫痫。

三、小结

患者为中年男性，以发作性眩晕、眼前闪光、意识丧失为主要表现，患者病程中有2次全面性强直-阵挛发作，具备发作性、短暂性、重复性、刻板性，故症状性癫痫诊断明确。患者家族史具有遗传背景，除光刺激诱发癫痫症状外，同时存在共济失调、震颤等症状，同时患者外院脑电图提示双侧弥漫性棘-慢综合波，诊疗过程中我们完善血尿代谢筛查、线粒体基因筛查、电测听、眼科会诊、躯体感觉诱发电位等，除外线粒体脑肌病、遗传代谢性疾病可能。震颤分析提示双上肢姿势性、意向性震颤，躯体感觉诱发电位提示双顶N20-25波幅大于10 μV，呈巨大SEP。数字视频脑电图报告：发作间期清醒、睡眠期双侧枕区（左侧为著）中波幅棘波散发及阵发，睡眠期F_7、T_3散在少量中波幅尖波，结合头颅磁共振结果，综合考虑FMSTE不能除外。

家族性皮质肌阵挛性震颤伴癫痫（FMSTE）是一种成年起病的以皮质震颤、肌阵挛和癫痫为核心症状的高外显率染色体显性遗传病，无神经系统退行性变，电生理检查可见巨大皮质诱发电位、增强C反射。其中FMSTE 3定位于5p15.31-p15.1，见于法国和中国家系，发病年龄偏晚，在30岁左右，有部分性癫痫发作，多数由视觉刺激诱发或有视觉先兆，对抗癫痫药反应良好。这一亚型特点是合并锥体外系和额顶叶皮质症状，如步态障碍、帕金森综合征，行为异常、Logopenic失语也有报道。对视觉刺激、感觉刺激敏感，容易加重震颤并诱发癫痫。功能影像检查可见额顶叶、中脑萎缩伴代谢减低。此型致病基因尚未被发现。2005年Van Rootselaar等建议使用FMSTE来描述这一综合征，并提出了诊断标准：

1. 多起病于成年，3代或3代以上连续发病，呈常染色体显性遗传。

2. 以肢体远端震颤或阵挛为主要表现，伴或不伴癫痫发作，部分患者于情绪、光刺激或惊吓时可诱发全面强直发作。

3. 口服抗癫痫药物有效，而口服β-受体阻滞剂无效，为良性病程。

4. 躯体感觉诱发电位支持震颤来源于皮质。

FMSTE相关脑电图监测中发现，患者脑电图背景活动多为正常，发作期脑电图为全面发放的异常波，以多棘波、尖慢、棘慢复合波为主要表现，单个正相、负相、双相尖波或光阵发性反应少见，也可呈额颞区或单纯颞区异常放电。

第九章

运动障碍性疾病

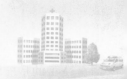

第一节　概述

谈"运动障碍性疾病"

　　运动系统是神经系统掌管的一个大系统，它的重要性可用"生命在于运动"一语形容。骨骼肌随意、自如、精确协调地完成指令动作需要运动系统的各个成员默契配合。任何一个成员或成员间的联系发生障碍，那么，完美的动作都将无法完成。临床上最经典最常见的运动障碍当属锥体系统障碍，受累的肌肉呈现完全或不完全的瘫痪状态。这确实造成了运动障碍，但并不称之为"运动障碍性疾病"，除非这一疾病同时累及锥体系统以外的运动系统，而且表现相当突出。其实"运动障碍性疾病"是个新名词，它的雏形名为"锥体外系疾病"，但随着科学的进展和认识的深入，损伤锥体系统以外运动系统的疾病越来越为医学界所熟悉，于是"锥体外系疾病"这一命名已经不能准确囊括这一大类疾病，因此才诞生了"运动障碍性疾病"这一词。锥体系统已经深入人心，但锥体系以外的运动系统还处于不断认识、继续补充的阶段，目前认为它主要由基底节、小脑以及它们之间的纤维联系组成，而"运动障碍性疾病"甚至于超越了运动系统这一范畴，例如本体感觉障碍造成的共济失调也有人将其列为其中。这么庞大的系统如何识别？其实"运动障碍性疾病"之所以引人注目，其中一个非常重要的原因，也是其最为显赫的特征就是不自主运动，也就是随意肌不再"随意"。辨别各式各样稀奇古怪的动作如抽动（tic）、震颤（tremor）、肌阵挛（myoclonus）、舞蹈症（chorea）、扭转痉挛（torsion spasm）、手足徐动（athetosis）等正是"运动障碍性疾病"专家们的看家本领。

　　除不自主运动之外，肌张力的变化是"运动障碍性疾病"的另一类症状。临床实践中，根据这两大特征，"运动障碍性疾病"被分为肌张力增高－运动减少和肌张力减低－运动增多两大综合征。帕金森病（PD）和亨廷顿病（HD）分别是它们的典型代表。PD是"运动障碍性疾病"中最受关注的疾病，从发病之初的病因探索直到疾病之终极目标的治疗都在近些年的研究中获得了长足进展，它也是本章需要重点阐述的对象。HD虽然在发病机制方面有许多新的进展，但由于其诊断相对简单特异而又缺乏有效的治疗措施，因此不作为本章的阐述对象。肌张力障碍由于其独特的临床表现和背后复杂的病因与发病机制，无论对诊断还是对治疗都是一种挑战，尤其对刚入门的研究生来讲难度更大，因此我们将在本章中亦作一简单介绍，希望能起到抛砖引玉的效果。

"运动障碍性疾病"与基底节环路

　　关于"运动障碍性疾病"的病理生理机制目前还没有获得完美解答。现阶段最为认可的是皮质－纹状体－苍白球－丘脑－皮质运动环路假说。一个理想的模型必须符合现有的解剖知识、生理生化知识，并且能合理地解释患者对各种药物和手术的反应。基底节的运动环路模型正是构建在已知基底节解剖、生理、生化、药理知识基础上的，最能合理地解释经典"运动障碍性疾病"的理想模型。这一模型认为大脑皮质投射兴奋性谷氨酸能纤维至纹状体的特定区域，纹状体再分别通过两条不同的途径（分别称为直接通路和间接通路）投射抑制性神经纤维至基底节的运动输出核－苍白球内侧部（GPi）和黑质网状部（SNr），即GPi-SNr复合体，GPi-SNr复合体又通过纤维投射紧张性抑制丘脑对大脑皮质的兴奋性投射，从而构成了这一环路的循环。其中直接通路是指纹状体直接投射γ－氨基丁酸（GABA）能纤维至输出核GPi-SNr复合体，因此这一环路是个正反馈通路，最终易化运动；而间接通路则是指纹状体投射GABA能纤维至苍白球外侧部（GPe），GPe再投射至丘脑底核（STN），最后由STN投射至GPi-SNr复合体。由于GPe为抑制性投射，STN为兴奋性投射，因此这添加的两个环节最终改变了环路的性质，成为负反馈通路，从而抑制运动。唯有这两条通路处于平衡状态，才能保证运动的协调适度，一旦这种平衡被打破，就会产生异常运动，即不自主运动。

这一运动环路模型之所以被公认为最为理想的模型，其根本原因在于它不断得到动物和临床研究的验证。根据这一假说可以推断，PD患者的运动迟缓症状是输出核过度激活所造成。在注射1－甲基－4－苯基－1，2，3，6－四氢吡啶（MPTP）的PD猴模型和PD患者的脑电活动中也确实记录到GPe的紧张性活动减少，以及STN和GPi的活动增加。

实验也证实通过立体定向毁损STN可明显地改善MPTP猴模型的运动症状。采用苍白球切开术毁损GPi中过度激活的神经元，丘脑切开术毁损过度活动的丘脑腹外侧核，以及深部脑电刺激术（DBS）刺激STN或苍白球抑制其神经元过度激活的方式可以治疗PD的事实也都佐证了这一模型的正确性。同样，在运动增多的病理状态下，研究者们也获得了与这一模型推理相吻合的证据：STN损伤的动物会产生舞蹈症状；HD动物模型中观察到了GPe的过度激活和STN的过低激活。

遗憾的是，这一经典环路模型并非完美，它并不能解释临床中遇到的所有问题。左旋多巴诱导的异动症就是个例子。根据这一模型的推测，异动症的产生应该是由于基底节输出神经元放电频率降低，使得皮质运动区失控性兴奋，从而导致运动增多。虽然在异动症的动物模型和PD患者伴异动症中也确实记录到Gpi神经元放电频率降低的现象，但反过来，导致GPi输出严重降低的丘脑损毁术却没有诱发异动症的产生，这是经典模型所无法解释的。

实际上近些年的研究发现基底节的结构极其复杂，它不仅存在广泛的轴突旁支，而且大部分纹状体神经元共表达D_1受体和D_2受体，因此直接通路和间接通路不像经典模型设想的那样有一个清晰的界限，并且黑质致密部（SNe）的多巴胺（DA）能神经元也并不仅仅支配纹状体，而是为整个基底节区域提供DA能神经支配。更重要的是，DA能神经元是以一种持续性低频放电模式（紧张性放电）对DA受体进行持续性刺激。因此基底节可能更趋向以一种由DA调节的动态地反馈网络形式运行功能，而不是如经典模式设想的依赖放电率的线性模式进行工作。

"运动障碍性疾病"的病理生理机制仍处于不断认识的阶段。虽然目前认为运动障碍主要由基底节运动环路失调所致,但最近的研究认为感觉运动整合异常也可能干扰了运动程序的执行。所谓感觉运动整合是指感觉传入被中枢神经系统整合并协助运动程序执行的这样一个过程。已有越来越多的临床证据显示感觉系统参与某些"运动障碍性疾病"的病理生理过程。例如PD患者在执行运动任务中过度地依赖进行中的视觉信息,提示PD患者很可能存在本体感觉缺陷;体感诱发电位研究、前脉冲抑制研究和事件相关电位研究也都支持PD患者中枢感觉运动整合异常的假设。

同样在HD中,体感诱发电位研究和长潜伏期牵张反射研究也提示,外周传入至大脑的门控缺陷可能通过损坏皮质运动区的感觉运动整合干扰运动程序的加工。局灶性肌张力障碍患者存在一些特殊的感觉功能障碍如运动觉、时空分辨率的障碍等也提示了这一假想的合理性。但这些从临床实践中获得的信息还需要基础研究的进一步证实及相关机制的阐释。相信在这种相互交错、相互验证的过程中,基底节的奥秘终将逐步被揭示,而"运动障碍性疾病"的病理生理机制也终将得到更完美的阐释。

各通路的主要递质分布及其作用如图9-1所示。在直接通路上,纹状体GABA能神经元直接投射到内侧苍白球和黑质网状部;间接通路上,纹状体GABA能神经元先投射到外侧苍白球和丘脑底核,丘脑底核的GABA能神经元再投射到内侧苍白球和黑质网状部。

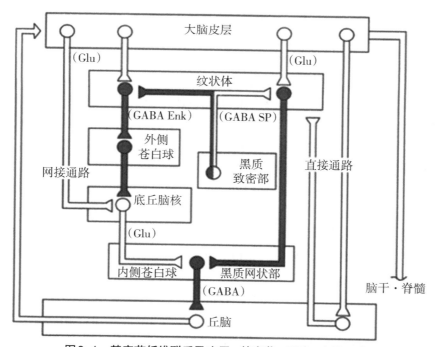

图9-1 基底节纤维联系及皮层-基底节-丘脑-皮层环路
黑色实体圆圈和线条表示抑制性作用,白色圆圈和线条表示兴奋性作用
Glu:谷氨酸;GABA:γ-氨基丁酸;DA:多巴胺;Enk:脑啡肽;SP:P物质

第二节　帕金森病

一、 研究历程的启示

（一）帕金森病，从"昏睡"中醒来

我们重温PD的研究历程，不无惊讶地发现，自1817年詹姆士·帕金森医生首先将它列为一个独立的疾病实体到科学界真正关注这一疾病，PD经历了将近一个世纪的"冷遇"。有学者检索了自帕金森发表An Essay on the Shaking Palsy论文后45年间的英国医学文献，发现这一时期关注和引用该论文的文献竟寥寥无几。在这期间，鲜有新的或个人观察的病例报道，更没有将PD与其他以"震颤"和"麻痹"为特征的疾病实体如强直阵挛发作区分开来，甚至错误地将其运动体征归属于锥体系统而非锥体外系统的功能障碍，也就是说，将运动迟缓或强直归属于肌无力。直到1861年，这一疾病的临床特征才被法国著名神经病学家Charcot所阐述，并与其他神经疾患如多发性硬化区分开来。由于对疾病临床特征的深入观察，Charcot明确了运动迟缓、强直与肌无力的区分，并且发现并非所有的患者都有震颤的特点，他认为"震颤、麻痹"不能准确地反映这一疾病特征，于是在1892年建议将其改称为"帕金森病"。

尽管在19世纪后半叶，PD已经引起了部分学者的关注，但一个疾病真正的发展必须赢得科学界的普遍关注。1916年开始出现并盛行于欧洲大陆10余年（1916~1927年）的昏睡性脑炎（EL）就给了PD一个发展的契机。这场疾病带来的大量患脑炎后的帕金森综合征（PEP）患者，激发了学术界对帕金森病的广泛兴趣。在PD的研究史中，科学技术的进展对于PD研究的推动无疑至关重要，但不能否认，如果没有昏睡性脑炎的降临，没有PEP患者的大量涌现，对PD的认识和研究至少还要延后若干年。无论是对PD的病理还是生化机制研究，PEP都在其中扮演了重要角色：Hassler（1937~1938）和Klaue（1940）通过对几百例PD和PEP患者的尸检研究，进一步确立了PD"黑质神经细胞变性"的观点。奥地利学者Oleh Hornykiewicz和Hebert Ehringer（1960）利用维也纳PEP患者较多的有利条件，收集了6例帕金森病患者（2例原发性PD、4例PEP）、8例其他锥体外系疾病患者和17例非神经疾病患者的尸检标本，首先研究了这些标本脑内DA含量的变化，发现只有PD和PEP患者的纹状体DA含量显著减少。而PEP对于PD研究更重要的贡献在于PEP的出现为PD赢得了众多的"科学目光"，而这些"目光"所产生的级联放大效应对于一个疾病的研究进展意义非凡。PD的研究自此进入了如火如荼的"全盛"时期。

随着流行的结束，昏睡性脑炎也渐渐淡出疾病的"舞台"，但它并没有绝迹，20世纪50年代后仍有陆续的散发病例报道。正如von Economo（昏睡性脑炎的命名者）所预言，"昏睡性脑炎再也不会被遗忘"。但它与PD的联系显然稀疏了，而且研究证实，PEP和PD是两个不同的疾病实体，PEP的神经病理中并无路易小体（LB）的形成，反而存在与阿尔茨海默病（AD）相似的神经元纤维缠结（NFT）。但两者相似的临床特征似乎仍在暗示着它们之间可能存在着某种共同的发病机制，最近的研究也确实显露了一些端倪。

昏睡性脑炎的病因曾被认为是流感病毒的感染，因为它的流行（1916~1927年）与同期发生的席卷整个世界的流感（1918~1919年）恰好存在时间上重合。然而仔细推敲便会产生质疑，因为昏睡性脑炎的发生事实上比流感至少早一年半。而且利用现代科技手段已经确定当时的流感是甲型流感病毒所致，那么，如果昏睡性脑炎确实是当时的流感所致，患者的脑组织中应该能检测出流感病毒的RNA，然而目前的研究却是阴性结果。不仅如此，所有已知的噬神经病毒的检测都没有得到肯定的阳性结果。临床实践也提示即使昏睡性脑炎确由某种病毒所致，那也是目前未知的病毒，因为我们已知的病毒性脑炎极少发生PEP。最近对昏睡性脑炎的病因和发病机制的研究又有了新的提示，认为昏睡性脑炎很可能是A型溶血性链球菌感染后产生的自身免疫反应所致，这与PD免疫炎性机制的再度兴起似乎有了某些暗合之处。但不管它们之间的关系最终如何，不同疾病研究间的相互促进和相互借鉴却是肯定的、必然的。

（二）多巴胺、左旋多巴和帕金森病——从基础到临床的成功接力

左旋多巴替代治疗可以说是PD研究史上一座永远的丰碑。站在今天的角度上看，DA、L-dopa和PD之间的关系显而易见，然而回溯到研究之初的20世纪，对它们之间关系的澄清却也历经坎坷。因为对一个新生事物的接受不仅存在着技术上的壁垒，更存在着思想上的壁垒。

神经递质的发现是20世纪神经科学领域的重大成就之一。乙酰胆碱、去甲肾上腺素、肾上腺素都是当时神经递质研究的热点。虽然DA早在1910年就已被合成，但它的诞生却只是一个"意外"。无论是英国的Barger和Ewens研究小组，还是德国的Mannich和Jacobsohn研究小组，都是在试图合成其他更有可能具有生物活性的化合物过程中无意获得了这一副产品。而它的弱交感特性（1910年英国的Henry Dale对其生物活性作了初步观察，认为有较弱的类似肾上腺素的拟交感作用）又使它在较长时间内被忽视。直到1938年德国药理学家Peter Holuz发现了多巴脱羧酶，并显示在哺乳动物组织匀浆中，尤其在肾脏组织中，它能将L-dopa转化成生物活性胺DA，至此DA的研究才出现了转机。基于这一发现，1939年Hermann Blaschko和Peter Holtz都推测体内存在一条有充分依据的儿茶酚胺（CA）合成途径，即从L-酪氨酸依次生成L-dopa、DA、去甲肾上腺素直到肾上腺素。这一途径将DA定义为合成去甲肾上腺素和肾上腺素过程中地位微薄的中间代谢产物。但1950年左右开始有报道显示，许多外周组织如肾上腺髓质、心脏、肾上腺素能神经中存在少量的DA。那么DA本身是否就具有生理效应？1956年Blaschko提出了这一问题，而这一猜测最终在1957年被Kathleen Montagu所证实，他发现DA存在于多个种属的脑组织中，其中包括人类，此后有关脑内DA和L-dopa的报道开始大量涌现。在Kathleen Montagu的文章发表6个月后，也就是1958年的2月份，瑞典的Arvid Carlsson应用一种新式的特异性分析方法证实了兔脑中含有DA，并发现利血平能耗竭脑内DA，而L-dopa则能增加已经降低的DA水

平。随后，1959年Carlsson实验室的Bertler和Rosengren与日本的Sano等分别在狗和正常人中发现脑内DA主要集中在纹状体，从而第一次清晰地显示了脑（纹状体）DA可能在中枢运动功能的调节、利血平诱导的实验动物和人类帕金森病中发挥作用。

然而这些学者可能受到先入为主的思维束缚，过于专注于利血平的中枢镇静作用与脑5-羟色胺和去甲肾上腺素之间关系的探讨，他们都轻视了DA的重要性。但奥地利学者Hornykiewicz和Ehringer（1960）敏锐地抓住了问题的关键所在。他们收集了17例正常对照、2例亨廷顿病（HD）患者、6例未知病因的锥体外系患者以及6例帕金森病患者（2例原发性PD、4例PEP）的尸检标本，测定了脑组织中的DA和去甲肾上腺素含量。结果发现，在14例锥体外系疾病患者中，只有6例帕金森病患者的尾状核和壳核存在严重的DA丢失。几乎与此同时，Barbeau等（1961）发表了他们的研究结果——帕金森病患者尿液中排泄的DA含量减少。结合先前动物实验中显示的利血平中枢镇静作用与L-dopa和脑DA之间的关系，以及PD患者纹状体DA的特异性缺陷这些研究成果，"用L-dopa来补充PD患者纹状体中丢失的DA"这一设想对Hornykiewicz而言已经是水到渠成。1961年，他将自己珍藏的约2g L-dopa赠予奥地利神经病学家Birkmayer，并说服其对20例PD患者进行静脉注射L-dopa（25~150 mg）临床试验（静脉给药基于两点考虑：一是经济节约，二是已经有学者在人身上试用该方法来对抗利血平的中枢镇静作用）。试验的结果令人震惊，他们对此录像并发表了一篇短篇报道，他们将治疗效应称作"左旋多巴抗少动作用"。在文中他们做了这样的描述："单次注射L-dopa使少动症状完全消失或明显改善：卧床的患者可以坐起来；坐轮椅的患者可以站起来；能站立但不能行走的患者可以走起来，患者用药后可以轻松完成这些动作。不能发声或声音低沉含糊不清的患者讲话可以变得像正常人一样清晰有力。"L-dopa的效果在2~3小时内达到高峰，并以逐渐衰减的方式维持24小时。与此同时，加拿大蒙特利尔的Ted Sourkes和Gerald Murphy也萌发了治疗念头，他们说服加拿大神经病学家Barbeau将小剂量L-dopa（200 mg）口服给予PD患者，并观察到了一些效果，如对少动和强直的改善作用，但由于效果持续时间短，Barbeau没有意识到这可能是PD治疗的重大突破，而恶心和呕吐的副作用也是L-dopa临床应用的巨大障碍。之后5年多的研究或是因为给药剂量偏小，或是因为同时合并应用维生素B$_6$都使得L-dopa的治疗效果不显著。L-dopa作为PD治疗药物的真正突破是在开始研究后的第6年，即1967年George Cotzias采用逐渐增量至大剂量的方案成功克服了L-dopa的恶心呕吐副作用，并获得了显著疗效——16例患者中有8例获得显著改善。旋即，1969年美国Melvin Yahr发表了L-dopa的第一个双盲临床研究，客观地证实了这一氨基酸治疗PD的优越疗效。此后，L-dopa得到广泛的临床应用，进入了真正的"左旋多巴时代"。

值得一提的是，尽管L-dopa在PD治疗上获得了前所未有的成功，然而对它"奇迹般"的效果和应用的科学基础的怀疑却持续了10余年，其中的质疑者不乏资深的权威学者。1966年，在一篇关于脑DA的重要综述中，Bertler和Rosengren他们这样陈述："L-dopa的作用实在太复杂了，因此还不能得出PD患者DA系统紊乱的结论。"另外两位德高望重的神经科学家、蒙特利尔神经病学研究所的Hertbert Jasper和西雅图神经外科专家Arthur Ward，在1969年以相似的口吻表达了这样的观点："L-dopa是建立在错误依据上的正确治疗手段"。即便到了1973年，英国剑桥卓越的神经科学家Marthe Vogt仍怀疑L-dopa治疗的科学基础，她认为"既然L-dopa是使整个大脑都沉浸于DA之中，那么将它的抗PD效应与DA能神经元的天然功能联系起来就可能是个错误"。但Hornykiewicz的博士生Ken Lloyd在1969~1972年的研究（论文发表在1975年）最终驱散了这些疑云。他发现L-dopa治疗的PD患者，其纹状体中的DA水平是非L-dopa治疗患者的9~15倍。DA的水平与最后一剂L-dopa距离患者死亡的时间间隔相关（也就是说，如果最后一剂距离死亡的时间长，尸检时患者脑中的DA水平则低些，反之亦然）。与反应差的患者比，对L-dopa反应良好的患者，其纹状体中DA的水平偏高。而加拿大神经病学家Donald Calne成功试验了DA受体激动剂溴隐亭的抗PD作用也进一步巩固了L-dopa应用的科学基础。至此，科学的异议最终用科学得以澄清。

（三）从吸毒者到成功的动物模型——化毒为宝的典范

一个成功的动物模型无论对疾病的发病机制还是治疗措施的研究都是无价之宝，它积极地推动疾病的研究进展。PD之所以成为所有"运动障碍性疾病"中研究成果最丰硕、进展最迅猛的疾病，与它成功的动物模型是密不可分的。有意思的是，这个在PD研究史上地位显赫的动物模型不是来源于基础研究者的创意，而是获益于临床神经病学专家对吸毒者病例的报道。1979年Davis等首先报道了1例23岁男性静脉注射自己合成的哌替啶类似物1-甲基-4-苯基-丙氧哌啶（MPPP）后出现PD样症状，并且尸检发现其黑质DA能神经元严重死亡，但此报道当时未能引起注意。直到1983年美国学者J.W.Langston等在Science上报道了其他4例药瘾者的类似症状，并证实该药中含有污染物MPTP（化学合成MPPP过程中的副产品）后才引起广泛关注。除起病较急外，MPTP诱发的帕金森综合征患者，其临床表现与原发性PD极其相似，表现出PD的特征性、静止性震颤，并且对L-dopa或DA受体激动剂反应良好。数年后神经病理研究再次证实了MPTP病例与原发性PD的相似性——患者的黑质部都存在中-重度的神经色素细胞缺失（但胞质内缺乏路易小体）。一个近乎理想的"人类PD模型"诞生了，它不仅确立了环境因素在PD发病中的重要位置，而且为PD发病机制和治疗手段的研究打开了激动人心的崭新局面。基础研究者们可以应用MPTP制备多种理想的动物模型来研究PD的发病机制，也可以将这一模型作为筛选PD治疗措施的理想平台。目前有关PD细胞死亡机制的绝大部分证据以及有关DA受体激动剂、铁整合剂、一氧化氮合酶抑制剂、自由基捕获剂和某些钙通道拮抗剂是否具有神经保护作用的研究都是建立在MPTP模型的平台上。

MPTP可以应用于多种动物，但最重要的是MPTP猴模型和MPTP小鼠模型，其中猴模型是MPTP较之于其他神经毒物的绝对优势。猴模型与"人模型"一样，无论临床症状、生化与病理改变都几乎是原发性PD的翻版，因此成为评价PD治疗新策略和新药的金标准。近10年来，在PD治疗方面两个非常重要的进展就是受益于猴模型。其中一个是电生理研究，发现丘脑底核（STN）的过度激活是MPTP猴运动迟缓和强直的关键因素，从而促成了缓解PD症状的STN深部脑刺激（DBS）治疗。另一个是发现预先呈递胶质源性神经营养因子（GDNF）能延缓MPTP猴模型的DA能神经退变，并改善其行为学特征。近年来研究还发现MPTP猴在L-dopa的诱导下同样会出现与原发性PD相似的异动症，由此可以预见该模型在异动症的发生机制和预防治疗策略研究方面将有新的贡献。

对MPTP致病机制的研究提示了PD两大重要的发病机制学说，即线粒体功能障碍和氧化应激学说。MPTP本身具有高度亲脂性，易于通过血-脑屏障进入神经系统，MPTP首先被星形胶质细胞中的B型单胺氧化酶（MAO-B）转换成1-甲基-4-苯基吡啶离子（MPP+）——发挥毒性的活性形式，而后MPP+通过多巴胺转运体（DAT）进入DA能神经元内，并以主动转运方式浓集于线粒体，结合并抑制线粒体复合物Ⅰ，阻碍氧化磷酸化和ATP的生成，导致细胞内钙浓度升高以及自由基生成过多，从而引发细胞能量危机和产生氧化应激损伤，最终造成细胞快速死亡。

但这一模型并非绝对完美，一个显而易见的缺憾就是其神经病理未发现真正的路易小体（原发性PD两大特征性病理学标志之一）。其具体原因未明，推测有可能与MPTP这一模型的急性损伤特性有关，路易小体在这么短的时间内可能无法形成，但也不排除是由MPTP本身的致病机制所致。然而在年老的MPTP猴模型中可以见到与路易小体类似的α-synuclein免疫阳性的蛋白包含体，提示路易小体的形成可能还需要其他因素的参与。也有学者提出疑问，MPTP对DA能神经元选择性损伤是因为它能特异地与DAT结合，这种情况是否符合散发性PD的真实发病状况。众多的质疑引发了对导致PD发生的"真实"环境毒物的探索，而这种环境毒物的标准应该是在致病机制上接近MPTP的鱼藤酮，或者是在化学结构上接近MPTP的百草枯。近些年的研究也确实提示鱼藤酮和百草枯这两种神经毒物可能更接近真实状况，它们都能在残余DA能神经元胞质内生成与路易小体特性相似的蛋白包涵体，而且本身对神经元不具有选择性。

鱼藤酮是世界上广泛应用的杀虫剂和农药，但流行病学研究未能提示它是PD发病的危险因素。与MPTP相似，鱼藤酮高度亲脂，易进入各种器官，也可自由通过所有细胞膜，聚集在亚细胞结构如线粒体中，通过抑制尼克酰胺腺嘌呤二核苷酸（NADH）-泛醌还原酶活性从而破坏氧化磷酸化。另外它还会抑制微管形成，这与DA能神经元退变也密切相关，因为多余的单体微管蛋白具有细胞毒性。虽然鱼藤酮为PD的研究提供了新的手段，但其存在的局限性也是显而易见。首先，它的可复制性差，在不同个体产生的损害程度变数大，因此不适于神经保护方面的研究。其次，对于鱼藤酮是否造成DA能神经元特异性损伤，以及该模型的行为学改变是否由DA纹状体系统损伤特异性导致也都存有疑问，因为它损伤的范围较广，可能更倾向于非典型帕金森病综合征的模型。最后，它对全身其他器官造成的毒性也是它的缺陷性所在。上述种种都是它成为常规PD造模神经毒物之前必须解决的问题。

除草剂百草枯是另一个原型毒物，它之所以惹眼，是因为流行病学研究提示，暴露于百草枯是PD发病的危险因素，而且它的结构与MPP + 极其相似。氧化应激可能是它的损伤机制，但确切的致病机制还有待于阐明。与鱼藤酮类似，现阶段不同研究组的造模结果存在不一致性，因此在成为常规造模毒物之前仍有许多工作待完成。显然，动物模型只有在一定程度上忠实地反映人类的疾病状态才有价值，理想的模型应当精确模拟疾病的病理学、组织学和生化改变以及所引发的功能紊乱。就理想的PD动物模型而言，它应该复制出人类PD的主要特征：即随着时间的推移，DA能神经元选择性地损伤和丢失；纹状体DA进行性耗竭；现存DA能神经元胞质内出现路易小体；不仅表现出运动不能、肌强直和静止性震颤等经典的运动症状，而且还应该能模拟它的非运动症状。模型越是接近理想状态，在此平台上获得的研究成果越是接近疾病真实状态，其价值也就越大。目前无论是MPTP模型还是鱼藤酮和百草枯模型都存在明显的缺陷，因此动物模型的制备仍是未来PD研究的重心。

随着遗传基因的逐步揭秘，除了各种毒物模型外，PD的转基因模型也得到迅猛发展，包括过表达基因模型、基因敲除模型以及基因突变模型等，为探讨PD复杂的发病机制提供了又一重要工具。

（四）遗传因素在帕金森病中的定位——一条曲折的探索之路

遗传因素在PD发病中的地位现已毋庸置疑，但在1997年第一个致病基因α-突触核蛋白确定之前却是备受争议。"历经厚积终薄发"，1997年之前的一百多年研究探索史是应该被致敬的，它为后续遗传工作的开花结果作了深厚的铺垫。Gowers是第一个需要被感谢的人，他在1888年通过遗传流行病学调查首次提出了PD患者的家族史背景。自此以后，PD的遗传研究火热上演，但情节却是跌宕起伏。遵循孟德尔遗传方式的多个PD家系的发现似乎验证了遗传因素的存在，但对于基因易感性研究意义重大的双生子研究却显示单卵双生子和双卵双生子同时患PD的概率都较低，且两者间无统计学差异，这几乎等于否定了PD的遗传易感性。更令人沮丧的是，几乎在同一时期又发现了MPTP诱导的帕金森综合征，而遗传显然与它毫不相干，这一理论再一次面临严峻挑战。但之后有学者提出了"多因素理论"，例如"基因环境相互作用"可能是PD发病的真正病因，由此推进了单基因相关性研究即候选基因相关性研究。当时的热点集中在参与MPTP代谢的酶如CYP2D6、MAO-B等基因多态性的研究上，但结果间的不一致让研究再一次陷入了困境。所幸遗传研究的另一重要分支——病例对照研究在"高潮"来临之前为遗传因素争取了一方领地。研究发现，有10%~15%的PD患者，其第一代亲属也患PD。1996年Marder研究组进行的大规模社区模式病例对照研究进一步验证PD患者的第一代亲属患PD的风险较正常对照增加。

经历一百多年的"黯淡"，遗传理论终于在1996年迎来了期待已久的曙光。1996年Polymeropoulos研究组对Golbe研究组报道的一个来自意大利南部村庄Contursi的PD大家系进行基因连锁分析，并成功地将相关基因定位在4q21.3~22（PARK1）。添加了3个希腊籍的常染色体显性遗传的早发性PD家系后，终于在1997年克隆出了PD遗传史上第一个致病基因α-synuclein基因，这一铁证为这场争议最终画上了休止符。也是1997年，Matsumine研究组通过连锁分析，将常染色体隐性遗传性少年帕金森病（ARJP）的相关基因定位在6q25.2~27（PARK2）。继之，Kitada利用定位克隆技术于1998年克隆出该病的致病基因Parkin基因。遗传硕果接踵而来，1996~2012年定位了10余个不同的PD遗传位点，确定了9个PD致病基因，包括α-synuclein（PARK1和PARK4）、parkin（PARK2）、PINK1（PARK6）、DJ-1（PARK7）、LRRK2（PARK8）、ATP13A2（PARK9）、PLA2G6（PARK14）、FBXO7（PARK15）和VPS35（PARK17）(表9-1)。可以说，遗传理论进入了它的黄金时代。

表9-1　家族性PD相关位点和基因

位点	染色体定位	基因	遗传形式
PARK1/4	4q21.3~22	SNCA	常染色体显性
PARK2	6q25.2~27	Parkin	常染色体隐性
PARK3	2p13	未知	常染色体显性
PARK5	4p13	UCHL-1	常染色体显性
PARK6	1p35~p36	PINK1	常染色体隐性
PARK7	1p36	DJ1	常染色体隐性
PARK8	12q12	LRRK2	常染色体显性
PARK9	1p36	ATP13A2	常染色体隐性
PARK10	1p32	未知	未知
PARK11	2q36~27	未知	常染色体显性
PARK12	Xq21~q25	未知	危险因子
PARK13	2p13.1	HTRA2	常染色体显性或危险因子
PARK14	22q13.1	PLA2G6	常染色体隐性
PARK15	22q12~q13	FBXO7	常染色体隐性
PARK16	1q32	未知	危险因子
PARK17	16q112	VPS35	常染色体显性
PARK18	3q27.1	EIF4G1	常染色体显性

遗传在家族性PD中的作用已得到充分肯定，但在散发性PD中的作用又是怎样？虽然家族性PD只占整个PD的5%~10%，而且其临床特征和病理学表现与散发性PD都有些许出入，但它们之间存在的许多共同之处，如帕金森症状和黑质纹状体DA能变性，提示它们之间很可能存在共同的致病原因和（或）致病机制。但现有的结果离理想还很遥远，这些基因突变即便是在家族性PD中也只占很少一部分，就目前最普遍的LRRK2突变而言，也只在家族性PD中占5.1%~18.7%，而在散发性PD中的比例则更低，为1.5%~6.1%。因此不得不考虑用另一条途径来解密散发性PD的遗传易感性。

这条遗传研究途径即是将PD人群作为一个整体来评估，运用关联研究和非参数连锁分析来确定散发性PD的易感等位基因。这种方法允许在不知道潜在遗传参数（如遗传方式和疾病基因频率）的情况下定位基因。然而不幸的是，这些努力成效甚微。在5个全长基因组扫描研究中（其范围涉及将近200~400个患病双生子家族），虽然每个研究都提供了几个有连锁提示的区域，但至今没能确定一个真正的致病基因，原因之一可能是人群的异质性比原先设想得更加突出和重要。另外，一些连锁区域仍很大，甚至大于100 cM，其中包含数百个基因，这加大了确定致病突变体的难度。

高通量基因分型技术的发展还实现了在散发性PD患者和正常对照这样庞大的人群中运用关联研究方案和庞大的单核苷酸多态性（SNP）控制板进行全基因组扫描的可能。第一个该类型的研究是Maraganore研究组进行的，他们在几百个样本中把基因分型了将近200 000个SNP，产生了大量的可能的相关基因变异体，但其后的随访研究没能证实最可能的13个相关SNP。另一个类似研究用了将近500 000个SNP，同样没有得到确切的证据。尽管如此，这些结果还不能全然否定遗传成分的存在，因为阴性结果可能是研究设计的内在局限性造成的，譬如研究人群的异质性过大或仍不能充分涵盖基因组等。

候选基因的关联研究同样收效甚微，绝大多数的关联都未能被重复出来。这可能是因为研究的样本太小而没有充分的统计学效力，或是因为没有正确地配对对照，也可能因为遗传特性确实在人群中变异很大。为了克服小样本研究的局限性，最近一个大范围的国际合作研究对2692名PD患者和2652名正常对照进行了α-synuclein基因启动子的双核苷酸重复序列（REP1）等位基因的长度变异分析。结果发现REP1的长度变异与PD相关，但与其发病年龄无关。

在经历了家族性致病基因发掘的巅峰后，遗传因素在散发性PD中的研究又遭遇了障碍。如何确定未来遗传研究的方向，需要我们重新梳理思路。

无论如何，家族性PD的致病基因的功能解密以及它们在DA能神经元变性过程中的作用都将对散发性PD发病机制的揭示有重要的提示作用，这些基因所编码的蛋白很可能也是散发性PD发病进程中的关键蛋白。由于一种未知的方式（与遗传变异有关）影响了蛋白正常功能的发挥（哪怕只是蛋白稳态的微小改变），最终启动了PD的整个进程。典型例子如α-synuclein多倍体所致正常氨基酸序列的蛋白水平升高导致PD发生。因此，影响主要病理蛋白表达方式的调节蛋白的编码基因可能是未来研究的候选。另一个问题，现阶段PD人群基因变异研究的受挫很可能是因为遗传危险因素在人群中的变异相当大。如果确实如此，在将来的研究中采用几个小范围的但遗传学特征明确的人群来进行遗传关联研究可能会更有成效。因此将来在患病人群的特征记录方面可能要付出更多的努力。

（五）中医与帕金森病——"颤振"早于"震颤"数百年

历数PD研究史上的一座座丰碑，在欣然受益的同时，也不无遗憾地感慨其中缺乏国人的骄傲。然而翻阅数千年的中医史，我们会发现其实早于詹姆士·帕金森提出"震颤麻痹"约六百年，中医便已有了一例临床症状极似PD的病例报道，这是金代大医学家张子和（公元1151~1231年）在其著作《儒门事亲》中的记载。患者为马氏男性，59岁，颤抖史3年。颤抖出现在他的下颌、手和脚，发作时就像被线牵引的木偶。他不能持物也不能自行进食。他张着嘴，瞪着眼。他企图自杀，但因为手颤抖之故未能上吊成功。他的病情在不断进展，他的家人为此遍寻名医，最后寻得张子和。张子和综合应用"防风通圣散"来发汗、诱导呕吐、疏风、促进气的循环以及食物营养等治疗数月后，患者症状改善，脚不再像以前那样沉重，颤抖也减少了，不但能行走，也能握梳子、拿毛巾、勺子和筷子。虽然张子和将这一病症诊断为"风颤"，但病案表现出来的震颤、肌强直、日常活动不能自理、手指灵活性下降、面部表情呆滞以及抑郁情绪和自杀倾向，都与PD极其相似。

明朝的孙一奎（1522~1619年）对运动障碍的病症做了更深入、全面的研究，在《赤水玄珠》一书中首次把以震颤为主要临床表现的疾病统命名为"颤振"，指出："颤振者，人病手足拨动，如抖擞之状，筋脉约束不住，而莫能任持，风之象也。"并进一步指出："此病壮年鲜有，中年以后，乃有之，老年尤多。夫年老阴血不足，少水不能制盛火，极为难治。"由此可见，中医在早于西方医学数百年便已经有了对PD的最初研究。遗憾的是，古代医家没有将这些症状归结为一种疾病，更无严格对应的诊断名称。而且这些古代的研究资料也只是在最近才昭示于世界医学。西医诚然是源于西方的医学，然而有着数千年深厚医学积淀的我们，应该有智慧也有能力在世界医学的舞台上炫出我们应有的精彩。

二、诊断

（一）临床诊断——貌似简单的复杂

帕金森病（PD）作为一个独立的疾病已有近200年的历史，虽然在最初的一个世纪里发展缓慢，但之后的迅速发展已毫无悬疑地使之成为神经科学和神经病学领域的研究重心。它是继阿尔茨海默病（AD）之后的最常见的神经变性疾病，在65岁以上的老年人群中患病率高达2%左右，成为许多发达和发展中国家公共卫生关注的重点。从病因到治疗手段，PD研究的各个方面都有了很大的进展，尤其是DA替代治疗的进展为它在"运动障碍性疾病"中赢得了最醒目的地位。而处在这样一种汹涌蓬勃的发展态势中，我们却来探讨PD的诊断问题，确实有些不可思议。很难设想，没有诊断，怎么会有独立的疾病实体，更何况于一系列切切实实的研究和治疗进展。但其实稍加冷静思索，我们就不难理解，作为一个疾病"根基"的诊断其实也是个动态发展的过程。有了诊断，就有了对疾病研究的可能，而随着研究的进展、认识的深入，在某个"结点"上反过来评估或修正原有的诊断标准，使其更精确，从而更有利于后续的基础和临床研究，如此螺旋式进展。

任何一位训练有素的内科医生都知晓PD的三大核心临床特征，即静止性震颤、肌强直和运动迟缓。如果患者出现上述典型的临床特征，又没有小脑、锥体系损害等体征，PD的诊断很容易确立。但临床实践中的诊断是不是确实如此直截了当，PD的诊断准确率又是如何？这个答案目前只能从临床病理研究中寻找。

最早的一项临床病理研究（1990年）发现，具备3个核心特征中至少2个特征的患者也只有69%~75%被尸检证实为PD，而20%~25%具备2个核心特征的患者病理诊断为其他疾病——帕金森叠加综合征。更值得关注的是，有13%~19%的患者即使具备所有的3个特征，病理诊断仍否定了PD的诊断。

接着，在1991年，Rajput和他的同事报道了59例"帕金森病"患者的尸检结果。所有的患者都由一个神经内科医生长期随访诊治，其诊断标准是至少具备上述3个特征中的2个，并排除任何可识别的导致帕金森病的原因或其他中枢神经系统病灶。经过长期随访，其中41例被诊断为PD，但最终尸检证实为PD的只有31例，临床诊断的准确率为76%。

尔后，英国PD协会脑研究中心（UKPDSBRC）的Hughes研究组先后报道了3项临床病理研究结果，并在其中检验了英国PD协会脑库（UKPDSBB）临床诊断标准的特异性和敏感性。1992年的研究结果显示了与上述2项研究相似的准确率（76%）：在由不同神经内科医生诊断的100例PD患者中，只有76例尸检诊断为PD（这些患者的生前诊断没有依据一个很好的标准，从症状发生到尸检的间隔时间平均为11.9年）。研究者查看了这些患者的病历记录，并用UKPDSBB临床诊断标准重新作出诊断，结果其中89例符合PD临床诊断，但遗憾的是，也只有82%的患者尸检证实为PD。而如果应用具备所有3个核心特征这一标准，则只有65%尸检诊断为PD的患者适用于这一临床分类。这些研究者此后又收集了100例临床诊断为PD的患者，神经病理检查的结果显示，其中的90例患者病理符合PD诊断，这与近10年前的上一项研究相比，PD临床诊断的准确率提高了14%。而被临床误诊为PD的10例患者尸检证实为多系统萎缩（MSA）6例、进行性核上性麻痹（PSP）2例、脑炎后帕金森综合征（PEP）和血管性帕金森综合征（VPD）各1例。该研究中，作者同时评估了3种常用的PD临床诊断标准，即UKPDSBB标准、Calne等提出的标准和Gelb等建议的标准，发现这些标准并没有进一步提高诊断的准确性，反而降低了灵敏性。与10年前相比，临床诊断准确率的显著提高反映了神经内科医生在诊断过程中更加善于识别陷阱，这与对PD和其他"帕金森症"认识的提高密切相关；而严格的诊断标准没有进一步提高准确率可能是因为90%的准确率已经是临床诊断的极限。然而这一结论很快被推翻，当他们回顾了在一个运动障碍专科诊治的143例"帕金森症"患者的临床和病理特征后，惊讶地发现PD临床诊断的阳性预测值竟高达98.6%。在73例临床诊断为PD的患者中只有1例被病理诊断为其他疾病——PSP。这项研究提示，应用严格的诊断标准能够提高PD临床诊断的正确性，但对这些诊断标准有效性的评估力度仍非常有限，因为在这些研究中非PD患者只占少数，而且目前所有的临床病理研究都只是回顾性研究。2016年，Rizzo等对25年来PD临床诊断的准确性研究进行了系统回顾和荟萃分析，包括Adler等（2014年）的研究，仍然遗憾地发现PD的临床诊断的准确性在20多年的实践中并没有得到根本上的提高，尤其对处在早期阶段的PD。因此临床急需可靠的生物学标志物来帮助提高诊断的准确性。

在评价临床诊断准确性的同时，我们默认了病理诊断的权威性，视之为"金标准"。然而这个"金标准"已经是个毫无争议的定论吗？

PD的病理通常被定义为以黑质脱色素和残存神经元内路易小体（LB）形成为特征，然而随着研究的进展，这一标准显现了它过于简单化的弊端。作为PD病理鉴别诊断标志之一的路易小体同样出现在其他神经变性疾病中，例如路易小体变异型是AD最常见的亚型，而在路易小体痴呆（DLB）中，为数众多的皮质路易小体的存在本身就是它的一个病理特征。事实上，随着年龄的老化，临床无症状个体出现路易小体的概率也随之增加，而这些个体并没有发生神经元丢失，因此引发一个问题，路易小体究竟是无症状PD的标记，还是正常老化的特征？尤其当发现parkin突变导致的常染色体隐性遗传性青少年帕金森综合征（ARJP）患者，其黑质变性并不伴随路易小体的形成时，路易小体在PD神经病理中的重要意义更是受到了极大的挑战。由于这些尚未阐明的因素，PD的神经病理特征至今没有一个广为接受的标准。而一直以病理诊断为"金标准"的临床病理研究自然也就有了这一难以克服的弱点。

尽管存在不少的障碍，继续前进仍是必然的趋势。临床诊断标准需要在未来的临床病理研究中被进一步评估和认证，前瞻性研究是最为期待的。另外，诊断标准的设计也可能需要某些修正，例如把某些特征的分量加重，或者应该量化一些特征的严重性，而不仅仅限于它的存在与否。随着更尖端的以计算机为基础的检测技术的到来，临床特征如肌强直、震颤、运动迟缓和异动症的定量将成为可能。结构和功能神经影像学的进展在将来有可能进一步增加这些诊断标准的敏感性和特异性。当然，继续努力寻找一个恰当的生物学标记对PD早期诊断来说仍是个重中之重。

（二）临床前诊断的期待——寻找理想的生物学标记

帕金森病（PD）的治疗目前仍停留在对症阶段，而有可能从根本上治疗这一疾病的神经保护剂在临床应用中都未能得到证实，其中一个重要的原因可能是临床应用时机的不恰当。临床病理研究显示，当患者的症状明显到能作出临床诊断时，中脑黑质DA能神经元的丢失已达60%~70%，而纹状体中DA的含量已下降80%以上，在这种情况下，神经保护治疗可能已经回天乏术。因此必须在神经变性的早期阶段实行神经保护治疗，才有可能延缓或阻止病变的进一步发展。但这个时期没有典型的运动症状可作为依据，所以想要实现早期诊断只有寻找其他的生物学标记。所谓生物学标记，是指能反映生理过程、病理过程或干预治疗的药理过程的指示剂，而且能被客观地测量和评估。很显然，要寻找到这样一个生物学标记，必须首先了解PD发展的病理生理过程。

通过大量的临床病理研究，Braak提出了PD发展的病理分期假说，他将PD的整个病程发展分为6个病理阶段。第一阶段的病灶只局限于低位延髓和嗅前脑结构，即同时累及迷走神经背侧运动核和嗅前脑结构。第二阶段的病变则扩展至脑桥，除原有的病灶进一步加重外，还累及低位的中缝核，尤其是大的中缝核，以及毗邻的网状结构的大细胞部分。并首次累及去甲肾上腺素能蓝斑结构，但这一阶段的蓝斑病变并不引人注目。病情进展至第三阶段时，病灶超越脑桥，病理改变出现在中脑基底部和前脑，但此时大脑皮层未受累。杏仁体、桥脚间核背盖和基底前脑的大胆碱能核团包括Meynert核都出现了病理改变。

蓝斑病变在这个阶段变得突出，有相当多的神经元丢失。同样低位中缝核和网状结构的病变也进一步加重。由基底前脑发出的、经外囊投射至大脑皮层的胆碱能轴突在这一阶段也出现了病变。PD核心的病变部位——黑质致密部的含色素神经元在这一阶段开始出现病变。进入第四阶段后，位于颞叶的中间皮层开始受累，而新皮质尚保持完好，直至第五阶段和第六阶段。研究发现处于第三阶段的某些患者和处于第四阶段的绝大部分患者都出现了明显的PD相关的运动症状，提示PD患者从无症状期到症状期的跨越。虽然也有学者对Braak的病理分期提出质疑，但不能否认这种分期不仅为已有的临床前诊断候选生物学标记提供了理论依据，也为将来寻找到更理想的临床前诊断生物学标记提供了宝贵线索。

目前PD的生物学标志物被大致分为以下几类：①临床和生理学生物学标志物；②影像学生物学标志物；③基因组学和转录组学生物学标志物；④蛋白质组学和代谢组学生物学标志物；⑤外周组织病理生物学标志物。

1 临床生物学标志物

（1）嗅觉障碍：被认为可能是PD病理最早期的一个生物学标记。确实Braak的病理研究表明嗅前脑在PD发展的第一阶段就已经受累，远早于黑质的受累。1975年PD患者的嗅觉障碍首次被报道，自此以后大量的研究证实，73%~90%的PD患者都存在嗅觉障碍，包括嗅觉阈值的增高、气味确认或鉴别的缺陷。临床研究也提示嗅觉障碍的发生早于运动症状，例如一项研究显示，在常染色体显性遗传的PD家族中，41%的易患亲属存在嗅觉缺陷。而另一项研究发现，散发性PD患者的第一代亲属也存在嗅觉缺陷，这很可能提示亚临床期的黑质纹状体功能紊乱，因为纹状体单光子发射计算机断层扫描（SPECT）显像证实这些个体的多巴胺转运体（DAT）结合率下降，而且其中的2名亲属最终发展为临床PD。

（2）快动眼睡眠行为障碍：作为可能的临床前诊断生物学标记的理论依据是：在Braak病理分期的第二阶段，脑桥和延髓区域出现了路易小体，而这些区域主要负责睡眠控制和眼球运动。据报道，15%~33%的PD患者存在快动眼睡眠行为障碍（RBD），并且还发现RBD可能发生在PD的运动症状出现之前。Schenk研究组进行的一个纵向调查研究显示，初诊为特发性RBD的年长患者，有38%在平均发病12.7年后发展为PD，继续7年的随访发现，最终有65.4%发展为PD。而且特发性RBD患者的SPECT研究显示其DAT结合率下降，提示RBD可能是PD某个亚群的运动前症状。

（3）运动能力测验：可以成为一个早期诊断的生物学标记。前文已述及，当临床表现出典型的PD运动症状时，60%~70%的黑质DA能神经元已经退变，那么依据PD是个缓慢进展的疾病，我们可以推测在小于60%甚至更少的神经元退变时可能已经出现运动症状，只是因为比较轻微或者只在需要更多DA能传递的应激时出现而未引起重视。事实上，经常有患者或其家属回忆，在临床诊断明确之前，患者已经存在轻度的动作缓慢、僵硬、书写困难和轻度的屈曲姿势，这些症状通常间断性出现，有时只在应激时发生。静止性震颤也可在其他运动症状出现前作为单一症状存在。书写、视觉指导的运动或连续性任务等复杂任务的执行是高级运动控制参与的动作，这些高级运动控制系统能掌控运动的方向和速度。研究发现，在运动执行功能受累之前，PD患者已经出现视觉运动配合障碍，例如偏侧PD患者受累和未受累的手在控制运动方向和速度方面都出现了障碍。但在得出结论之前必须考虑这些检测可能会受到情绪和动机的影响。

（4）神经心理障碍：在早期非痴呆PD患者中常见。日常生活中，由于受到外界信号和信息的引导，这些缺陷表现并不明显。但排除了外在暗示或指导的神经心理测验却有可能揭示潜在的工作记忆障碍或执行功能障碍。而且在PD早期阶段，神经心理障碍的类型或程度与运动症状不相关，提示认知障碍很大程度上不依赖于额叶纹状体的DA能缺陷。在病情进展缓慢的PD猴模型研究中发现，认知缺陷甚至有可能早于运动症状的发生。双生子中未患病的同胞也显示有认知功能改变。Dujardin研究组对41例家族性PD患者的第一代亲属进行研究，发现15例表现出执行功能异常，其中9例为全面性执行功能障碍。但同样，这些受累个体是否最后都将发展为PD，还需要进一步的随访评估。

（5）抑郁：常用的生物学标记。大约20%的PD患者回忆起在患病之前数年即有情绪障碍。Beck抑郁量表评估也显示在疾病的早期阶段，40%的PD患者测验结果为阳性。抑郁与腹侧被盖区、中缝核（尤其是5-羟色胺能中缝核）和蓝斑的病灶相关，而这些部位的病变在第二阶段已经开始，因此抑郁有可能发生在运动症状之前是存在病理依据的。但目前的临床资料显示这一症状的检测结果在各研究组间变异较大，可能的原因是PD的早期症状和前驱抑郁症状间有重叠，也有人认为抑郁症状是对PD运动症状的反应，但研究发现抑郁症状与运动症状的严重性不相关，而且在PD中的患病率远比其他造成类似运动残障的疾病高，这至少部分强调了抑郁存在的独立性。现有抑郁评估量表本身的局限性也可能是原因之一，它们并非为捕捉PD相关的早期抑郁症状而专门设计的，因此设计侧重于PD特异的某些抑郁特征如自责或焦虑性抑郁等的量表可能是未来的探索方向之一。

❷ 影像学生物学标志物

（1）经颅超声（TCS）：是近年来兴起的一项技术，它通过耳前的听骨窗探测黑质回声，在PD临床前诊断上可能具有很大潜力。正常情况下，黑质显示为一个小的斑片或领带结形的结构，回声比围绕其外的脑干组织轻度增高。TCS的几项研究显示，90%以上的PD患者其黑质回声区域显著扩展，而且结果的重复性很高。原发性震颤（ET）患者黑质回声不增强，在极少数非典型PD如多系统萎缩（MSA）或进行性核上性麻痹（PSP）患者中可见黑质回声增强，提示黑质高回声确实反映黑质纹状体功能障碍。对健康、无症状但黑质显著高回声的个体进行正电子发射断层扫描（PET）研究，发现60%个体的纹状体^{18}F-dopa摄取减少。对精神安定剂治疗出现锥体外系副作用的精神病患者进行检测，发现有黑质高回声的患者其症状更严重。对于临床尚不能诊断为PD的年长患者，有黑质高回声的与正常回声的对照相比，其出现锥体外系体征如运动迟缓的概率更高。PD患者的第一代亲属中将近50%显示黑质高回声，且和PET显示的^{18}F-dopa摄取下降相关。但这些检出异常的个体有多少会发展为PD？这显然还需要大数据的纵向随访研究。这一技术的无创性、简易性和经济性显然是它的优势所在。

（2）心脏MIBG闪烁照相术：最近被列为候选生物学标记之一。放射性标志的间碘苯甲胍（MIBG）闪烁照相术可用于显示心脏交感神经元的功能。初步研究发现，早期PD患者的心脏交感神经元总的MIBG摄取量减少，但是否在无症状期也同样能检测出异常还未见报道，因此要成为可能的临床前生物学标记还有许多工作要做。理论上仍有支持点，因为临床上经常有患者抱怨早在运动症状明显之前就已经存在便秘、膀胱失调、出汗或脂溢性皮炎等自主神经症状。而病理研究也发现在PD病理的第一阶段，迷走神经背核和延髓背盖等脊髓以上重要的自主神经中枢和脊髓的自主神经中枢已经出现神经变性和病理标志路易小体。甚至在生平未发展为PD的某些个体的自主神经节中也发现了路易小体，因此有理由推测自主神经可能在运动症状出现之前已经受累。

（3）神经功能显像：被用于神经保护治疗的生物学标记，也是临床前诊断生物学标记的候选之一。PET应用放射性配体^{18}F–dopa成像，^{18}F–dopa通过血–脑屏障被DA能神经元摄取转化为^{18}F–DA。研究显示，纹状体^{18}F–dopa的摄取与黑质细胞数目成正相关。SPECT主要应用放射性配体^{131}I–β–CTT和^{123}I–FP–CIT来显像DAT的密度。目前已有几项研究显示这种功能显像能检测到黑质纹状体系统的临床前受损状况，例如在偏侧PD患者中，除了临床受累的对侧，其同侧也出现放射性示踪剂摄取减少。双生子研究发现，临床尚未受累的患者同胞，其示踪剂结合能力已显著下降，而且随访研究发现其中部分个体最后确实发展为典型的PD。但由于PET和SPECT显像在正常个体中的变异范围比较大，因此少于50%的DA能细胞丢失可能很难被检测到。所以将来需要在提高检测特异性上努力，措施包括细化DA能缺陷的分布状况，或者只在PD易患人群中进行检测，如PD患者的家族成员或parkin突变的携带者。而对于一般人群目前还无法确定适宜对象，价格昂贵并可能让健康个体暴露于放射线也是这一生物学标记的局限所在。

但对于神经保护治疗的研究，神经功能显像相对于其他候选生物学标记具有一个突出的优势，也就是它能动态地反映病理生理过程。临床前诊断并不需要一个能反映动态病理变化的指标，但考虑到临床前诊断的终极目标是神经保护治疗，那么最为理想的生物学标记应该是既能反映早期的病理改变，又能随着疾病的进展发生相应的改变。神经功能显像已被多次应用在神经保护剂的临床试验中，但目前应用的PET和SPECT方法会受到抗PD药物的干扰，因此尚不能很可靠、客观地反映疾病的进展。随着新配体的研发，神经功能显像在将来有可能实现客观地、动态地反映病情的目标。

❸ 基因组学、转录组学、蛋白质组学、代谢组学生物学标志物

基因检测似乎应该是最理想的最早期的生物学标记了。遗传因素在家族性PD中的作用是显著的，对于这些家族中的易患成员进行基因检测能确立症状前诊断。但问题是仍有不少家族性PD的致病基因没有确定，而且目前确定的致病基因中除parkin基因和LRRK2基因外，大多数属于少见突变。而另一个难题是，绝大多数PD为散发性，遗传在其中的作用不是那么直截了当。现认为散发性PD在遗传上可能涉及几个轻度危险的易感基因，这些易感基因与其他遗传因素或内源性或外源性毒物相互作用才最终导致PD发生。因此即便确立了易感基因，我们仍很难预测PD的最终发生。除了DNA标志物，RNA标志物以及从多种生物体液（包括血浆和脑脊液）中获得的各种蛋白和代谢物也为PD的诊断提供帮助。

④ 外周组织病理生物学标志物

多巴胺神经元的死亡及残存神经元胞体内LB的形成是PD诊断的病理金标准。显然，如果能在患病前或患病早期找到类似的病理标志物，将大大提高疾病诊断的精准性。Braak等不仅提出了脑内的病理演变阶段理论，也提出了外周到中枢的神经退行性变演变过程。肠道神经系统的退行性变证据可能能为我们提供早期诊断的依据，也确实有研究证实了胃肠道系统存在弥漫的α-synuclein蛋白沉积，而且不仅限于胃肠道，其他外周系统包括下颌下腺、皮肤自主神经及周围神经中都可以发现α-synuclein蛋白的异常沉积。外周组织病理标志物的研究为PD的早期诊断开启了又一个充满希望的方向。

但无论如何，对于临床前的诊断只依赖于一个生物学标记似乎是不可能的。现有的生物学标记都并非只特异性地出现在PD患者，小部分健康或其他疾患的人群也能检测到阳性结果。嗅觉障碍、RBD和抑郁既可以是独立的疾病，也可以是其他疾病的一种表现。自主神经功能紊乱、轻微的神经心理异常和轻度运动症状都是非特异性症状，也只能与其他症状相结合才能作出诊断。即使在单基因遗传的PD，也不能确定携带者是否或什么时候会发展为PD。因此联合应用生物学标记作为早期诊断的标准可能是个必然。但在联合应用之前，必须首先清楚各生物学标记之间的关系以及它们与PD发病之间的关系。一项联合应用嗅觉功能和SPECT检测的大型研究显示，在对PD患者的第一代亲属的2年随访中，发现只有既存在特发性嗅觉功能减退又显示显著DAT结合下降的亲属才发展为PD，其余嗅觉减退的亲属与正常嗅觉的亲属比较，DAT结合减低更明显。这些提示特发性嗅觉障碍确实预测了PD发生的高危性，而且嗅觉障碍早于功能显像异常。进一步的纵向随访研究是至关重要的，只有这样才能确定生物学标记异常的个体最终发展为PD的比例，也才能确定该生物学标记的特异性。

三、多巴胺受体激动剂对左旋多巴的挑战——首选治疗，谁来问鼎

左旋多巴（L-dopa）的应用是帕金森病（PD）治疗史上的一个里程碑，它革命性地改变了PD患者的命运，创造了辉煌的"左旋多巴时代"。然而随着时间的推移，弊端也日渐显露，经过3~5年的"蜜月期"，部分患者出现运动并发症，造成新的残障，寻找能避免运动并发症发生的治疗措施成为一个亟待解决的问题。原先一直处于辅助地位的DA受体激动剂以半衰期长的特性一跃成为最佳的候选对象，但它是否可作为PD治疗的首选药物却一直存在争议。

（一）争端的起源——运动并发症

运动并发症最初特指长期应用 L-dopa 产生的副作用，正是它的出现迫使 L-dopa 从"神坛"上走下来。它有两种表现形式，分别称为异动症和症状波动。异动症为不自主运动，典型表现为舞蹈病样运动障碍，也可有类似肌张力障碍、肌阵挛或其他运动障碍的表现。据统计，30%~50% 的 PD 患者在 L-dopa 治疗 5 年或更长的时间内会出现异动症，尤其是早发型 PD 患者几乎无一幸免，而且往往是严重的异动症。症状波动表现为疗效减退，即每剂药效维持时间缩短，使得下一次用药前疗效减退。L-dopa 治疗 2~5 年，高达 50% 的患者会发生疗效减退。严重时表现为"开关"现象，"开期"对药物反应，但可能并发异动症，"关期"对药物不反应或反应极小。

而一旦出现运动并发症，处理将非常棘手。需重新调整 L-dopa 用药方案，或增加 DA 受体激动剂、单氨氧化酶 B（MAO-B）抑制剂、儿茶酚-氧位-甲基转移酶（COMT）抑制剂、金刚烷胺等药物，但只对部分患者有帮助。功能神经外科治疗可以作为另一种可能有效的选择，但总体效果也并不理想。因此应对运动并发症更明智的举措应该是从治疗之初即考虑长远效果，选择一个能降低或至少是推迟运动并发症发生的方案，要达到此目的，首先必须明确运动并发症的发生机制。

经典的基底节环路模型认为，L-dopa 诱导的异动症是由于基底节输出神经元放电频率降低使得丘脑皮层神经元失抑制，进而皮层运动区失控性兴奋所致。这确实得到了动物实验和临床研究的支持，异动症动物模型的苍白球内侧部（Gpi）神经元放电频率降低，对实施丘脑损毁术的 PD 患者进行术中 GPi 神经元放电频率记录，也发现同样的现象。然而经典模型不能解释为什么丘脑损毁术（该术会严重降低 GPi 的输出）能始终如一地改善而不是诱发异动症。

人们推测运动并发症的发生可能与纹状体突触后膜 DA 受体的波动性刺激有关，因为这种非生理性刺激可能破坏了基底节的功能网络。PD 患者由于纹状体 DA 神经末梢丢失，对纹状体 DA 浓度波动的缓冲能力下降，因此对纹状体 DA 受体容易产生"脉冲"样刺激。而且随着病情的进展、黑质神经元的进一步死亡，纹状体的 DA 水平将越来越依赖于外周左旋多巴的有效浓度。这种情况下，短效 L-dopa 血浆浓度的波动可能被直接传输到纹状体，于是纹状体 DA 受体暴露在忽高忽低的纹状体 DA 水平下，而这种"脉冲"样刺激改变了基底节细胞内的基因和蛋白表达以及基底节输出神经元的放电模式，最终产生运动并发症。PD 猴模型中，短效的 DA 能制剂如 L-dopa 或 DA 受体激动剂 quinpirole、PHNO 和 SKF82958 能很快诱导出严重的异动症，但长效的 DA 受体激动剂如溴隐亭、罗匹尼罗和卡麦角林则不会。更具说服力的是，当短效 DA 受体激动剂以持续方式而非间断方式供给时不会诱发异动症。于是推测，若采取更持续的而非"脉冲"样的方式来刺激纹状体的 DA 受体是有可能起到预防或延缓运动并发症发生的作用。

在运动并发症病理生理机制的揭示过程中，已经清楚地显露了 L-dopa 的短处和 DA 受体激动剂的长处，似乎暗示着DA受体激动剂将取代L-dopa成为初诊早期PD患者用药的第一选择。

（二）难决雌雄——鱼与熊掌不可兼得

基于持续性DA能刺激这一理念，考虑到长半衰期药物可能更趋近于这一目标，于是长效DA受体激动剂受到广泛关注，越来越多的临床医生将其作为初诊早期PD患者的首选药物。

几项临床试验也确实显示DA受体激动剂较L-dopa发生运动并发症的概率低。在这些前瞻性双盲临床试验中，早期PD患者被随机分配到标准L-dopa初始治疗组和DA受体激动剂初始治疗组。如果病情需要，两组患者除服用试验药物外，还可得到公开标明的L-dopa制剂。研究结果显示，不论是否服用公开标明的L-dopa制剂，随机服用DA受体激动剂的患者组其运动并发症的发生率都低于服用L-dopa的患者组。对坚持单药治疗的患者进行比较，发现L-dopa组异动症的发生率是DA受体激动剂组的15倍。若DA受体激动剂与L-dopa合用，则运动并发症的发生概率增加，但仍然比单用L-dopa的患者组发生概率低。这些临床试验结果与在MPTP诱发的PD猴模型实验中观察到的结果相一致，进一步证实L-dopa诱导的运动并发症与其短半衰期有关。

答案似乎很明显，DA受体激动剂应该成为首选药物，但我们不能忽略另一个更重要的问题——缓解PD运动症状的效果。UPDRS评分显示，L-dopa治疗组患者的症状和体征都有更好的改善。而且除了运动并发症外，L-dopa治疗组的其他副作用发生率比DA受体激动剂组都低，所以综合的结果是两组在生活质量评估上没有显著差异。

而重新审视这些临床试验研究，难免会产生一个疑问：两者应用的剂量是否等效？由于DA受体激动剂容易出现恶心、幻觉等副作用，因此临床上应用的剂量自然受到限制（这也是DA受体激动剂抗PD效果较L-dopa差的待排原因之一）。而如果两者剂量不等效，那么对长期应用产生运动并发症概率的比较就有了难以解释的疑点。我们可以这样推测，也许减小L-dopa的剂量也会减少运动并发症的发生率。我们国内学者和Olanow CW等近期提出了L-dopa的剂量不超过400 mg/d则不易产生运动并发症。显然起跑线的不同干扰了对最终结果的科学解释，尽管DA受体激动剂减少运动并发症发生的机制是立足于长半衰期理论之上的。

最后从临床应用的现实角度去考虑，DA受体激动剂的昂贵价格以及更多的非运动副作用，也是一些患者所较难接受的。而L-dopa制剂有相对廉价、显著抗PD效果以及普遍适用性的特点，自然成为它得以广泛应用的资本。因此综合所有因素，我们很难肯定DA受体激动剂作为首选药物的绝对优越性。然而DA受体激动剂在抗争首选地位的过程中还研制了另一个"秘密武器"——神经保护作用，这一特性引发了"更高层次"的探讨。

（三）风云再起——神经保护

PD是一个缓慢进展的神经变性病，疾病早期阶段应用L-dopa或DA受体激动剂等药物能较好地改善症状、提高生活质量。然而随着疾病进入晚期阶段，许多目前药物无法有效对症处理的运动症状如冻结、跌跤、姿势不稳和非运动症状如自主神经障碍、睡眠障碍、抑郁和痴呆等都将出现。因此对PD根本性的治疗应是干预疾病的病理进程，阻止疾病进展，而这正是神经保护治疗的目标。可想而知，神经保护治疗对PD患者的意义是极其重大的。

虽然在体外和动物实验中，DA受体激动剂都显示出显著的神经保护作用，但检验的金标准仍是临床试验。

由于临床终点不能区分症状性治疗效果和神经保护效果，所以在DA受体激动剂的神经保护临床研究中均采用神经功能显像技术测定黑质纹状体功能来作为替代临床终点。一项有关普拉克索的前瞻性双盲试验应用SPECT检测纹状体β–CIT摄取的下降速率（即DAT密度的检测）来比较疾病进展速率。另一项研究罗匹尼罗的相似试验则应用PET技术比较不同组之间纹状体荧光多巴（^{18}F–dopa）摄取的下降速率。两项研究都显示，以DA受体激动剂为初始治疗的PD患者其黑质纹状体功能下降的速率均较接受L–dopa治疗的患者要慢。

这似乎证实了DA受体激动剂具有神经保护作用。然而这些临床试验存在一个致命的弱点，就是作为替代终点的神经影像指标能否真实地反映疾病的病理特点？与L–dopa相比，长期应用DA受体激动剂治疗是否有可能差异性地调节这些被测定的标志物，包括DAT位点、囊泡DAT位点、外周或中枢的芳香族氨基酸脱羧酶（AADC）活性以及COMT活性。如果DA受体激动剂能上调或下调其中的任一蛋白，则该蛋白将不再是DA能神经元完整性的可靠标志物，那么影像学的结果可能是在说明另外的问题，而不是神经保护作用。而且如果DA受体激动剂确实有神经保护作用，那么随着治疗时间的推移，β–CIT和^{18}F–dopa信号绘制的曲线不应该在初始的离散后保持平行，而是应该继续离散。综上，我们可以得出这样的结论：目前的影像学手段没有证明DA受体激动剂治疗相对于L–dopa起到了保护DA能神经元的作用（由于研究未设置安慰剂对照组，所以DA受体激动剂治疗的效果只能相对于L–dopa而言）。

而与DA受体激动剂相反，对于L–dopa，人们似乎更顾虑它是否有神经毒性作用。虽然体外试验提示L–dopa可能对DA能神经元有毒性作用，但体内试验并无此发现，相反却提示L–dopa可能有抗氧化或神经营养作用。一项探讨L–dopa对疾病进程影响的多中心双盲随机对照临床试验（ELDOPA）显示，虽然β–CIT在L–dopa组下降较快，但临床终点UPDRS评分却显示L–dopa非但没有加速疾病的进程，反而可能减慢了速度。两个结果之间的矛盾很可能与影像标记物不能真实反映病理特征的缘故有关。因此就目前的研究结果而言，无论是DA受体激动剂的神经保护作用，还是L–dopa的神经毒性作用都没有获得定论。

（四）中庸之道——取长补短

重新回顾DA受体激动剂和L–dopa作为初诊早期PD患者首选治疗之争的焦点，可以归纳为以下两点：①相对于L–dopa，DA受体激动剂有症状改善的优势吗？②DA受体激动剂有神经保护作用吗？显然目前的答案都是"没有"。因此目前在实际的临床实践中，首选用药主要还是遵循个体化治疗原则，根据患者的具体病情以及主观意愿选择最恰当、最适宜的药物。

事实上，DA受体激动剂和L-dopa相互取长补短、完善自身才是对PD患者最有利的方式。例如通过改善L-dopa制剂的短半衰期特性，实现稳定刺激纹状体DA受体，不仅能保证L-dopa的最佳对症治疗效果，而且能避免运动并发症的发生。将复方L-dopa制剂与COMT抑制剂如恩他卡朋或托卡朋合用，L-dopa的半衰期可延长至2.5小时，增加和稳定了其血浆浓度，最终提升了脑内的有效浓度，从而有可能达到对纹状体突触后DA受体持续稳定的"非脉冲"样刺激。对MPTP诱导的PD猴模型进行实验研究发现，同时频繁地给予复方L-dopa和恩他卡朋可产生稳定的L-dopa血浆浓度，并降低异动症发生的概率。然而遗憾的是，相应的临床试验（STRIDE-PD）却未能显示预期的效果，L-dopa、卡比多巴（carbidopa，一种AADC抑制剂）和恩他卡朋的复方制剂Stalevo不仅没有降低异动症的发生率，反而缩短了发生异动症的时间和增加了异动症的发生频率。分析其原因，可能是试验设计存在缺陷，应用恩他卡朋组的L-dopa等效剂量超过了对照组。因此未来寻找L-dopa的最佳给药方式仍是研究探索的重点。

四、帕金森病的脑深部电刺激——如何量身定制？

在帕金森病的治疗史上，除了左旋多巴，脑深部电刺激（DBS）的应用也可谓是一个里程碑式的进步，目前已被证实是一种有效控制PD运动症状的治疗方式。在药物治疗"黔驴技穷"之时，DBS可能给予"柳暗花明"的希望。

DBS的临床应用始于1948年，最初用于治疗抑郁症和焦虑症。直到70年代，DBS才被用于治疗运动障碍性疾病。1987年，Benabid开创了DBS治疗PD的新纪元，他发现对丘脑腹中间核（VIM）进行长期高频电刺激能有效控制震颤。1997年美国FDA批准丘脑DBS治疗特发性震颤（ET）和PD相关的震颤。1998年Limousin等研究证明了双侧丘脑底核（STN）DBS治疗的安全性和有效性，并且能减少晚期PD患者的多巴胺能用药剂量。2003年STN和内侧苍白球（GPi）DBS被批准用于治疗PD。在近10余年的临床应用中，DBS的疗效得到了进一步的肯定，越来越多的患者从中获益。然而随着应用的推广，许多重要的细则问题也随之凸显出来，这些问题也将是DBS未来应用研究中的重点。

靶点的选择——VIM、STN、GPi、PPN还是其他？靶点的选择也是随着研究的进展而变更的。VIM是第一个被成功应用的靶点，但由于其疗效过于局限性（对上肢震颤最有效，但对于其他核心症状如运动迟缓、肌强直等效果不佳），逐渐被其他靶点所取代。然而对于以上肢震颤为主要致残症状的个别患者，VIM仍可以作为候选靶点。GPi是第二个被发掘的潜在靶点，然而这一靶点很快被STN抢占上风。这不仅因为STN的DBS治疗效果显著，并且在某些患者中，它还能显著减少药物的用量。然而最近的临床试验显示，GPi DBS刺激能获得与STN DBS刺激同样的效果。那么这两个靶点究竟如何抉择？有研究提示，GPi DBS刺激在语言、认知和情感障碍方面的副作用小于STN DBS刺激，而且单侧GPi DBS较单侧STN DBS能获得更好的生活质量，提示对于这类患者GPi可能是更恰当的靶点。

无论是GPi DBS还是STN DBS，现阶段都是针对PD的运动症状和左旋多巴诱发的运动波动或异动症。然而对于PD患者而言，其致残和影响生活质量的症状还包括其他方面，如认知障碍等非运动症状，左旋多巴无反应性的步态障碍和平衡障碍等。DBS能否在这些方面提供新的治疗希望？近期兴起的脑桥核（PPN）DBS研究旨在攻克左旋多巴无反应性的步态和平衡障碍，但目前仍缺乏有效证据。其他如丘脑中央中核和未定区作为潜在的靶点也在研究之中。

五、解读帕金森病治疗指南

自1967年左旋多巴（L-dopa）在临床应用上取得巨大成功以后，PD的治疗有了翻天覆地的变化。如果不是运动并发症的出现，L-dopa极可能成为PD治疗的唯一对症用药。然而长期应用伴发的运动并发症以及随着疾病进展所出现的许多L-dopa治疗效果不佳的症状如冻结发作、自主神经功能紊乱、跌跤、痴呆等都迫使研究者探索更有效治疗PD的各种可能，从而呈现出了多种治疗措施的复杂局面。

针对每一位PD患者，如何选择一个最佳的治疗模式是始终缠绕于临床医生脑海的一个问题。为了能为患者提供一个科学的治疗保障，也为临床医生提供一个科学的治疗方案的建议，美国、欧盟、中国等都制定了PD治疗指南。然而指南并不是一成不变的，随着研究的进展，几乎三四年就需更新一次。如此快速的步伐，我们如何预知其更新的脉搏，更好地指导我们的临床工作，这就需要我们科学地解析指南，做到不仅"知其然"，而且"知其所以然"。

（一）指南的循证性

循证是指南的命脉和灵魂所在。比较美国、欧盟和我国的PD治疗指南就会发现，越是研究证据充足，其建议就越趋于一致。

在众多的抗PD药物中，L-dopa被铁定地认为是"当今最有效的对症药物"，这不仅有临床实践的真实反映，更有大量令人信服的临床试验的科学证据。无论是老一代的DA受体激动剂如溴隐亭（Ⅱ级证据，证据划分的标准表9-2）、培高利特（Ⅲ级证据）、麦角乙脲（Ⅲ级证据），还是新一代的DA受体激动剂如罗匹尼罗（Ⅰ级证据）、普拉克索（Ⅰ级证据）和卡麦角林（Ⅰ级证据），临床研究的结果都提示其对症效果不如L-dopa，对这些单个研究结果进行的系统性回顾（荟萃分析）也进一步证实了L-dopa的优越性。

表9-2　证据分类标准

推荐分级	证据与推荐间的关系	证据分级
A级：在特定人群中，既定状况下，确立有效、无效或有害	A级要求至少具备1项有说服力的Ⅰ级研究或至少2项一致的、有说服力的Ⅱ级研究	Ⅰ级：在具有代表性的人群中进行的前瞻性、随机、对照盲法临床试验；还需具备以下条件：①明确定义初级结果；②明确定义排除和包含标准；③充分考虑了中途退出和交叉人员，保证最小程度的偏差；④相关的基线特征在治疗组之间的一致程度高或有恰当的统计方法可以校正差异
B级：在特定人群中，既定状况下，很可能有效、无效或有害	B级要求至少具备1项有说服力的Ⅱ级研究或至少3项一致的Ⅲ级研究	Ⅱ级：在代表性人群中进行的前瞻性配对队列研究，盲法评估结果，符合1~4要求或是在代表性人群中进行的随机对照研究但缺乏4项中的一个标准
C级：在特定人群中，既定状况下，可能有效、无效或有害	C级要求至少具备2项有说服力的一致的Ⅲ级研究	Ⅲ级：在代表性人群中进行的所有其他的对照试验
U级：证据不充分或有冲突，未能证明有效、无效或有害	—	Ⅳ级：证据来源于非对照研究、病案系列、病例报道或专家观点

　　"与L-dopa相比，DA受体激动剂能减少运动并发症的发生。"这一结论同样得到高级别临床试验研究的证实。在作为早期PD患者初始治疗药物的随机对照试验（Ⅰ级证据）中，与L-dopa相比，普拉克索、罗匹尼罗和卡麦角林都明显减少了运动并发症的发生概率。与溴隐亭（Ⅱ级证据）和培高利特（Ⅱ级证据）比较的临床试验虽然级别稍低，但结论是相同的。目前只有对麦角乙脲的研究结果存在不一致，有待于进一步的研究（这里的Ⅱ级证据是指对运动并发症的预防方面，而上面的是指帕金森病症状改善方面，二者不矛盾）。

　　临床试验的结果也常有"事与愿违"的时候。L-dopa由于半衰期短，最终会导致短效反应，表现为疗效减退或剂末现象。其控释型的问世就是为了延长单剂L-dopa的效果，减少服用次数。与标准片相比，控释片无论是对病程5年的新发PD患者，还是对病程持续约10年但尚未出现症状波动的、更为严重的PD患者都能保证相同的控制效果（Ⅰ级证据）。但对于运动并发症的预防，无论是症状波动还是异动症，控释片都没能达到预期的效果（Ⅰ级证据）。同样，MAO-B抑制剂司来吉兰在最近的研究中也被证实不能预防异动症的发生（Ⅰ和Ⅱ级证据）。

　　除了对症治疗和预防运动并发症，预防疾病进展也是早期PD治疗的重要目标。然而到目前为止，尽管进行了众多的神经保护剂的高级别（Ⅰ和Ⅱ级证据）临床试验研究，但由于对临床终点可信度的质疑至今没能确定其中任何一个作为常规的神经保护剂。

　　晚期PD的治疗策略主要针对运动并发症和神经精神并发症的治疗以及自主神经功能紊乱的治疗。由于该方面的研究存在诸多困难，目前高级别的临床试验研究相对贫乏，因此各国的统一建议相对较少，个别治疗甚至出现意见分歧。例如，对L-dopa控释片是否能治疗症状波动这一问题，欧盟的指南认为它能改善疗效减退，而美国的指南则采取了相反的建议（C级推荐，推荐的划分标准详见表9-2）。

由于对症状波动的临床试验研究相对较多，结论也相对趋于一致。各国一致认为，增加MAO-B抑制剂、COMT抑制剂或DA受体激动剂都能减少关期。其中恩他卡朋（2个Ⅰ级证据）和雷沙吉兰（2个Ⅰ级证据）被作为A级推荐，而DA受体激动剂由于目前的临床研究级别稍低被次要推荐。而实际上，恩他卡朋、雷沙吉兰和DA受体激动剂之间直接比较的临床试验为数不多，并且没有显示出任何一方的优越性（1个Ⅰ级、4个Ⅱ级和1个Ⅲ级证据）。

由于研究异动症的临床试验还不够完善，各国对各治疗药物效果的级别评判也很不一致。例如，对金刚烷胺的治疗效果，欧盟推荐级别为A级，而美国只是认为可能有效，临床推荐级别为C级之；对非典型抗精神病药氯氮平，欧盟推荐级别为A级，而美国指南认为没有足够的证据支持或反对氯氮平的应用，因此临床推荐级别为U级；对DBS刺激STN来治疗症状波动和异动症，欧盟推荐级别为B级，而美国推荐级别为C级；同样在胆碱酯酶抑制剂治疗PD伴发的痴呆这一问题上，欧盟对利斯的明的推荐级别为A级，多奈哌齐和加兰他敏为C级，而美国对多奈哌齐和利斯的明的推荐级别均为B级；对精神病的治疗，欧盟将氯氮平推荐为A级水平，而美国为B级水平。

（二）指南的经验性

由于临床证据的缺乏，目前指南中相当一部分建议是依据该领域权威人士的临床实践经验制定的。例如，对近期争论激烈的"初诊PD患者首选L-dopa治疗还是DA受体激动剂治疗"这一问题，最后的抉择其实是个经验性建议。因为老年患者对神经精神副作用更敏感，且不易并发运动并发症，因此首选推荐L-dopa。而年轻患者正好与之相反，因此推荐DA受体激动剂为首选治疗。我国对老年的划分界线为65岁，而美国为70岁，这是考虑到了我国人均期望寿命没有美国长这一缘故。但无论美国还是我国的最新指南都将明确的年龄界限更改为早发型和晚发型，因为单纯以年龄划界可能存在一定的机械化，然而相同年龄患者之间的差异性很大，所以应该从个体化特点综合考虑而做出合理选择。

对正在应用DA能治疗、尚未出现运动并发症，但运动症状进一步恶化而不得不调整药物的患者，目前药物调整的方案也仍属经验性。例如，对正在进行DA受体激动剂治疗的患者，首先考虑的一般是增加DA受体激动剂的剂量，但它的效果是否比优先添加L-dopa好，并没有得到临床研究的证实。而且已经有学者提出早期小剂量联合应用L-dopa和DA受体激动剂可能会是更好的选择。

正如前文已经提到的，特别是对晚期PD患者的治疗方案，目前指南的建议更多的是经验性的。例如，对剂末现象的治疗，增加L-dopa的用药次数并没有得到令人信服的临床研究证实，更没有循证的证据。而对不可预知的"开关现象"和双相异动症的治疗、"关期"和"清晨肌张力障碍"的治疗、精神症状的处理原则、抑郁的治疗、自主神经功能紊乱的治疗则更是如此。

（三）指南的动态性

也正是指南的循证性决定了它的另一个特性，即动态性和时效性。临床研究证据的进一步积累不仅会进一步巩固原有的结论，还有可能获得新的结论和新的临床推荐。指南的不断更新就是因为出现了许多新的研究进展，进而有了更好的临床实践建议。例如，对早期PD患者首选药物的选择就经历了一个演变更新的过程，从最初的L-dopa主导，转向DA受体激动剂风靡，直到如今这场风波基本平息，二者不分胜负。而L-dopa的神经毒性问题，也是直到最近的ELLDOPA试验完成才被充分地否定。同样，MAO-B抑制剂的新药雷沙吉兰也是最近被临床试验证实作为单药治疗PD有效。而新近的两项Ⅰ级临床试验研究将人胚胎黑质移植对PD运动症状，症状波动和异动症的治疗作用从原先的模棱两可、证据不充足确定为如今的无效。司来吉兰也是由于新的临床试验才被确认为预防运动并发症无效。文拉法辛也因为更多证据的积累被认为对PD抑郁治疗有效，而其他抗抑郁药的效果尚未得到充分证实。这些最新的研究结果必然地影响了指南的治疗建议。PD治疗是个研究活跃的领域，更新研究结果势在必行。目前治疗中存在的诸多证据不充分的临床推荐必将成为未来研究中的热点。尤其是神经保护治疗领域，充满了基础研究者和临床研究者的研究热情，毕竟它寄托着PD治愈的梦想。对真实反映黑质纹状体DA能神经元丢失的替代终点的探索、正确的早期诊断以及对疾病进展的进一步认识都将促进神经保护剂的临床试验研究。

第三节　肌张力障碍

一　诊断要点

　　肌张力障碍是一种以持续性或间断性肌肉收缩导致以重复的异常的运动和（或）姿势为特征的运动障碍疾病。肌张力障碍性运动典型表现为模式化、扭转的特征，可以伴有震颤。它通常由自主运动触发或恶化，可伴有肌肉活动的溢出。虽然在运动障碍疾病中的地位不如帕金森病（PD）显赫，然而其千变万化的临床表现和数以万种的潜在病因却最能挑战运动障碍疾病专家的观察力和临床经验，也正是这种难度使得它经常被误诊。然而对于疾病的预后、遗传咨询和个体化治疗而言，快速而准确的诊断却又极为重要。因此本章将重点探讨肌张力障碍的诊断过程，以及简述近期手术治疗的进展。

（一）识别肌张力障碍

　　诊断的第一步，也是非常有难度的一步，就是识别肌张力障碍。尽管肌张力障碍有着明确的定义，然而一个缺乏经验的神经内科医生却很难准确地识别肌张力障碍。什么叫模式化，什么叫定向性，怎样才能称得上是持续性的肌肉收缩？对初涉临床的医生来讲，一切都如云山雾罩。尽管如此，我们仍需努力地记住这些特征的描述，只有这样我们才有可能在实践中逐步积累经验，真正掌握和识别肌张力障碍。肌张力障碍动作的模式化可以与亨廷顿病（HD）的舞蹈样运动形成鲜明对比，它的产生是由于固定肌肉群的重复收缩形成特定的模式，而舞蹈病则是不可预知的肌肉参与运动，因而没有一种固定的模式。虽然重复的肌张力障碍式的肌肉收缩产生的急速运动有时类似于震颤，但肌张力障碍性震颤具备定向性优势，如一个方向的急速运动为主导而反方向的运动相对缓慢，如此交替运动，因此有别于真正震颤的正弦样震荡方式。肌张力障碍最引人注目的一个特征是它造成了异常姿势，它可以使受累的躯体部分发生扭转，而且通常更持久，如持续的时间比肌阵挛更持长。但即便依据这些标准，仍有某些疾病难以辨别，例如像原发性书写震颤这种罕见疾病同时具备局灶性肌张力障碍和震颤的特征。而肌张力障碍与抽动的不同在于它预先没有实行这一运动的冲动，而且也不会因运动执行获得缓解。

通常自主运动会加重肌张力障碍，尤其是运动诱发性肌张力障碍，肌张力障碍只在随意运动时诱发。如果肌张力障碍只在特定的动作时出现，那么称之为任务特异性肌张力障碍，例如书写痉挛和管乐器吹奏性肌张力障碍。而运动诱发性肌张力障碍如果是激活了远处的躯体部分则称为溢出，如书写时出现下肢肌张力障碍，讲话时诱发躯干肌张力障碍。偶尔，自主运动也会抑制肌张力障碍，这种反常的肌张力障碍多见于影响面部和口下颌肌肉的肌张力障碍。例如，眼睑痉挛的患者，讲话或咀嚼可能会抑制眼睑闭合，张嘴可能会抑制口下颌肌张力障碍。还有许多患者通过一种触觉或本体感觉的诡计减轻肌张力障碍，如触摸下巴可能使一个颈项倾斜的颈部肌张力障碍（痉挛性斜颈）患者保持头的直立方向。另外，像许多其他的运动障碍疾病一样，疲劳和精神压力会加重肌张力障碍，而放松或睡眠通常会减轻症状。

在识别肌张力障碍的过程中要注意鉴别和排除"假性肌张力障碍"，因为许多疾病能产生异常姿势而类似于肌张力障碍。这些假性肌张力障碍的病因包括中枢和外周神经系统的疾病以及非神经系统疾病，例如，强直发作会产生持久的扭转运动，因此当扭转运动是阵发性发作时需要鉴别此病。而头倾斜除了颈肌张力障碍外，还可能是由于前庭疾病、滑车神经麻痹或者后颅凹或咽后间隙占位造成。僵人综合征也会导致躯干和近端肢体肌肉的持续收缩。神经肌肉疾病如神经性肌强直（艾萨克综合征）、强直性肌病、炎性肌病和糖原累积病都会产生持续性肌肉收缩。低钙血症、低镁血症、碱中毒产生手足搐搦所表现的手足痉挛也需要排除，累及骨、韧带或关节的矫形和风湿性疾病同样会导致异常姿势。在Sandifer综合征中，食管裂孔疝的患者会出现与胃食管反流有关的头倾斜。

（二）肌张力障碍的分类诊断

识别肌张力障碍后的分类诊断对于肌张力障碍的鉴别诊断、预后、遗传咨询和治疗至关重要。一个重要的特点是肌张力障碍的分类是多层面的，这其实也是因为对这类疾病仍处于认识过程之中的缘故，还没有获得一个统一的、一致认可的分类方式。早期最常用的分类包括受累肌肉的解剖分布、发病年龄和病因。但随着研究的进展，这种分类方式不能满足临床的需求。2013年提出了新的分类方式，主要包括两个分类轴，一个是临床特征，一个是病因学。

1 以临床特征为依据的分类

有5项描述可以用于确定临床特征，包括发病年龄、受累肌肉的解剖分布、时间模式，其他运动障碍疾病的共存和其他神经系统表现。其中后3项临床表现是既往分类诊断中没有体现的。

发病年龄是重要的预后估计因素。绝大多数儿童期发病的肌张力障碍患者，其异常运动会进展累及一个以上肢体，其中约50%的患者最终进展为全身性肌张力障碍。与之对照的，成年晚期（＞50岁）发病的肌张力障碍则趋于保持局灶性或节段性状态。

按受累肌肉分布状况，肌张力障碍可以分为局灶性、节段性、多灶性、偏侧性和全身性。局灶性肌张力障碍的异常运动只累及单个躯体部分；节段性肌张力障碍累及两个或更多的临近部位；多灶性肌张力障碍则是两个或更多非邻近部位的肌肉受累。偏侧肌张力障碍影响一侧身体，而全身性肌张力障碍是影响躯干和至少两个其他部位。

肌张力障碍的解剖分布也有一定的预后估计价值，颈部肌张力障碍患者有可能获得完全缓解，而全身性肌张力障碍很少获得缓解。时间模式有助于诊断和治疗的选择，可以区分静态的、进展性的和不同类型的变异性。昼夜波动的变异、发作性的变异有助于迅速缩小鉴别诊断的范围。根据是否合并其他运动障碍，如肌阵挛、帕金森病等，又将肌张力障碍分类为单纯型肌张力障碍或复合型肌张力障碍。而有无其他神经系统或系统性受累的特征对于肌张力障碍综合征的诊断也提供重要的价值。

❷ 以病因为依据的分类

虽然在目前的状况下，并不是每个患者都能明确其肌张力障碍的病因，但病因的明确有助于特异性治疗和遗传咨询，因此必须尽可能地明确病因。2013年新的指南提出了两大特征有助于分类，包括可确定的解剖改变和遗传模式两种分类方式。

（1）神经系统病理：根据是否存在退行性变的证据，可以将肌张力障碍区分为退行性变型、静态病灶型和无退行性变或结构病灶证据的类型。既往的"原发性"肌张力障碍是指肌张力障碍是临床唯一表现且不存在病理改变，但近期的神经影像学研究却提示了单纯型肌张力障碍几个脑区存在轻微的异常改变，提示结构缺陷存在的可能。DYT1肌张力障碍患者和动物模型研究也发现了一些异常结构。因此既往的"原发性"这一概念已经不适合作为分类的标准。

（2）遗传性或获得性：2013年的指南根据遗传模式将肌张力障碍分为遗传性、获得性和特发性。遗传性的包括常染色体显性遗传、常染色体隐性遗传、X性连锁隐性遗传，以及线粒体遗传。获得性肌张力障碍有明确的获得性病因，包括围产期脑损伤、感染药物、中毒、血管性、肿瘤、脑外伤以及功能性。特发性肌张力障碍是指目前未找到病因的，包括散发性和家族性。随着研究的进展，一些被发现遗传基因的特发性肌张力障碍又将重新归类入遗传性肌张力障碍。这一分类方式明显优于既往的"原发性"和"继发性"两大类型的分类方式。既往的继发性肌张力障碍包括肌张力障碍叠加综合征、遗传变性疾病相关的肌张力障碍、发作性肌张力障碍和外因获得性肌张力障碍。

准确诊断的最终目标是提供最佳的治疗选择。目前绝大多数肌张力障碍属于对症性治疗，如口服药物、肉毒杆菌毒素（包括A型和B型）的化学去神经法和外科治疗，而不是高度特异的病因性治疗。但这并不是意味着我们可以进行模糊的诊断，因为只有更准确的诊断才能进行更好的遗传咨询、更可靠的预后评估，才能使临床试验更具同质性，使临床试验中的患者群体更接近一致，如此才更有利于我们研究的进展。而随着我们对这一复杂并具有挑战性疾病了解的不断增加，针对特异的肌张力障碍症状的个体化治疗终将出现。

二、 肉毒杆菌毒素在治疗中的"成功纪事"

肌张力障碍是一组由于主动肌和拮抗肌不自主的、持续的或反复的收缩导致扭转运动和异常姿势的综合征，是致残性最强的运动障碍疾病之一。由于对它的病因和发病机制知之甚少，除了多巴反应性肌张力障碍和肝豆状核变性外，其余的肌张力障碍都没有特异的药物治疗。但20世纪80年代以来，由于肉毒杆菌毒素（BTX）的应用，肌张力障碍的症状性治疗尤其是局灶性肌张力障碍得到显著改善。在许多临床试验证据支持下，美国FDA已批准BTX治疗眼睑痉挛、偏侧面肌痉挛和颈部肌张力障碍。

（一）肉毒杆菌毒素的应用简史

对BTX的研究起源于1795年至1813年拿破仑战争期间的食物中毒事件。德国内科医生和诗人Justinus Kerner通过细致的病例观察，在1817年至1822年期间陆续发表文章，第一次正确并完整地描述了由BTX引起的临床症状，当时称之为"腊肠毒素"，并作出大胆推测，认为这种毒素物质有可能成为一种治疗制剂。但这一设想直至一个半世纪后才被Alan B.Scott在猴模型上首次实现（1973），并于1980年成功治疗人类斜视。1989年12月在广泛的实验研究和临床试验基础上，美国FDA批准了A型BTX（Botox）作为斜视、眼睑痉挛和偏侧面肌痉挛的治疗药物。2000年12月，FDA批准不同免疫原性的B型BTX（Myobloc）治疗颈部肌张力障碍，很快也获得了批准。除了能改善眼睑痉挛、偏侧面肌痉挛和颈部肌张力障碍外，肉毒杆菌毒素还能缓解其他局灶性肌张力障碍，包括口下颌肌张力障碍、肌张力障碍性书写痉挛和其他任务特异性肌张力障碍如音乐家肌张力障碍。由于它在肌张力障碍和其他不自主骨骼肌运动疾病（包括痉挛）中的有效应用，加上令人满意的安全度，现在它的应用已迅速扩展到了多个学科领域，包括眼科、消化科、泌尿外科、整形外科、皮肤科、内分泌科、疼痛和美容等。但由于尚缺乏足够的临床试验证据，这些领域的应用仍属于经验性应用，或称标签外（off-label）应用。

（二）肉毒杆菌毒素的成功背后——十年磨一剑

很显然，BTX作为药物获得了很大的成功，两次获得了FDA的批准，被评价为革命性地改变了肌张力障碍的治疗。但同时也应该清楚地看到，FDA的批准是建立在将近10年，甚至超过10年的临床研究基础上的。尤其对颈部肌张力障碍这一主要适应证，进行了大量符合循证医学标准的研究，探讨了BTX在颈部肌张力障碍治疗中的各种问题，包括疗效、副作用、安全性以及中和抗体问题。

为了证明BTX对颈部肌张力障碍的治疗效果，从1984年至2000年进行了10多项前瞻性安慰剂对照临床试验，除了其中一项试验的研究者知道注射内容物外，其余的试验都为双盲试验。研究结果显示，至少85%颈部肌张力障碍患者对BTX治疗有效。而临床实践中出现的新情况，如患者出现对A型BTX治疗无反应，使得较近期的研究主要集中在一些特殊问题上，如同步肌电图（EMG）指导下进行BTX注射、B型BTX的治疗效果、在A型BTX抵抗的患者中应用B型BTX、不同剂量BTX的效果以及不同剂型BTX间的生物等效性等。为了进一步改善BTX的治疗效果，一项双盲安慰剂对照试验应用一种定量EMG作为指导进行BTX治疗。结果显示，EMG是一种有用的工具，它能精准定位到过度活跃的肌肉，并引导注射针管放置到最佳位置以及能毫无偏差地控制治疗效果。另一项非盲法研究也显示，用EMG指导BTX注射能使症状得到更大幅度改善，以及使更多的患者获得显著改善。

另一项随机双盲平行研究进行了 A 型 BTX 和 B 型 BTX 治疗效果的直接比较。139 例颈部肌张力障碍患者分别在治疗的基线、4 周、8 周和此后以 2 周为间隔直到 80% 的效果表失或完成 20 周等不同的时间点进行评估。症状的严重程度由 TWSTRS 评分量表进行评定，副作用由结构性访谈评价。结果显示在注射后 4 周，TWSTRS 评分的改善在两组间没有差别，但在吞咽困难和口干方面，A 型 BTX 组的发生率低于 B 型 BTX 组（吞咽困难发生率分别为 19% 和 48%，p＝0.0005；口干发生率分别为 41% 和 80%，p＜0.0001）。

（三）期待下一个"十年"

尽管 BTX 已经获得了广泛的临床应用，但目前大量的研究还是集中在颈部肌张力障碍，而其他形式的局灶性肌张力障碍研究资料甚少。人群中的患病率较低可能是其中的原因之一，但肌张力障碍严重程度的评估困难显然是最大的研究障碍。例如，口下颌肌张力障碍症状的个体间变异很大，而且评价下颌咽和舌的肌张力障碍非常复杂，极难量化。临床上 BTX 治疗书写痉挛的效果优于药物治疗，对此，目前也只有开放性研究和病例报道。由于临床变异很大，对照研究的实施必须有一个大的患病群体，而这点对于一个低患病率的疾病而言颇有难度。因此为了下一个"十年"，还有许多艰巨的任务需要完成。收集更多更详尽的病例资料、设计更为合理的评分量表都是将来努力的方向。

三、脑深部电刺激在肌张力障碍中的应用

在肌张力障碍的治疗史上，脑深部电刺激（DBS）和肉毒杆菌毒素一样，是对症治疗的革命性进步。它在肌张力障碍中的应用是受到 PD 的 GPi 毁损术的启发，因为研究发现 GPi 毁损术能改善 PD 伴发的肌张力障碍。当 DBS 在 PD 中得到应用后，很快它也被用于尝试治疗原发性全身性肌张力障碍。

（一）DBS 在肌张力障碍应用中的现状

自 1999 年第一例成功报道以来，DBS 在肌张力障碍治疗中的作用已得到充分肯定。GPi DBS 不论是对 DYT1 突变的还是非 DYT1 突变的原发性全身型肌张力障碍都具有很好的疗效，而且 2004 年的一项小型研究显示，GPi DBS 对于这两种类型的肌张力障碍疗效相等。2006 年的随机双盲对照试验进一步肯定了 GPi DBS 在原发性、节段性或全身性肌张力障碍患者中的疗效。然而对于局灶性肌张力障碍，DBS 的疗效尚缺乏足够的证据，但 2007 年的一项关于颈部肌张力障碍的 GPi DBS 治疗的单盲临床试验显示，DBS 可以达到约 40% 的症状改善。继发性肌张力障碍是一组高度异质性疾病群，临床上的复杂性也导致了治疗效果的高度变异性。例如，迟发型肌张力障碍的 DBS 治疗效果良好，而脑炎和产伤造成的肌张力障碍的 DBS 治疗效果不佳。

（二）DBS 在肌张力障碍应用中有待解决的问题

与其在 PD 中的情况不同，DBS 在肌张力障碍应用中的最佳靶点目前公认的是 GPi。然

而考虑到仍存在众多DBS效果不佳的状况，未来对其他潜在靶点的深入研究势在必行，包括丘脑、丘脑底核和运动前区皮层。已有研究在比较GPi和STN对肌张力障碍的改善效果。通过多个电极的靶向以及对效果的自身对比可能有助于确定最有效的靶点。

与其在PD中的情况相似，手术时机的选择也存在同样的问题。DBS能改善生活质量，因此生活质量降低和对药物治疗无效的残疾可能是考虑手术的主要因素。然而一些研究提示，原发性肌张力障碍的年轻患者如果病程较短、肌张力障碍症状不严重，DBS的治疗效果可能更佳。对于继发性肌张力障碍，也存在同样的情况。新近研究发现，年轻脑瘫患者DBS的疗效与DYT1突变型肌张力障碍相当，提示更早地进行手术干预可能获得更好的效果。因此未来对于手术时机的确定仍需要更多的试验来支持。

 病例

成人型脊髓肌萎缩症

一、病史

患者，男，55岁。主诉：进行性四肢无力11个月，加重伴呼吸困难4天。

（一）现病史

患者自11个月前开始发现自己于上楼、跑步时易出现疲劳、下肢无力现象，平素能一步跨三级台阶，当时只能逐步上楼，但行走平地、日常活动不受限，经休息、减少运动等调养，症状并未减轻，8个月前有所加重，刷牙时上肢有"肉跳"感，无麻木及感觉异常，仍能坚持工作。近两个月患者有时摔倒，端碗、用匙受限，逐渐出现饮水呛咳、吞咽困难。4天前出现呼吸困难。无发热、腹泻，无怕热、怕冷。无大小便功能及性功能障碍。

（二）既往史

否认糖尿病史及肝炎结核史。无毒物接触史。

（三）个人史及家族史

无特殊。

二、检查

（一）体格检查

查体：意识清楚，计算力、定向力、理解力、判断力正常，无认知及情感异常。无失语及构音障碍，接触良好。粗测视力、视野正常，瞳孔等大等圆，对光反射灵敏。眼睑无下垂，眼球各方向运动自如，无复视及眼震。头面部痛觉对称，双侧颞、咬肌对称有力，张口下颌无偏斜，下颌反射无亢进。双侧额纹、眼裂、鼻唇沟对称，口角无歪斜，鼓腮无漏气。粗测听力正常，Rinne（+），Weber试验居中。耸肩转颈有力。伸舌居中，舌肌无萎缩，有肌纤维震颤。全身痛、温、触、压觉及振动觉、位置觉正常对称存在。四肢对称性肌肉萎缩，肌肉松弛，四肢肌张力低下，肌力近端2级，远端3级。无不自主运动。指鼻试验、快复轮替试验、跟膝胫试验不能完成。双侧肱二、三头肌腱反射，桡骨膜反射，双膝反射及跟腱反射对称性减弱（+）。腹壁反射上、中、下对称存在。双侧 Hoffmann 征、Babinski 征、Chaddock 征、Oppenheim、Gorden（−）。颈软，无抵抗，Kernig 征、Brudzinski 征（−）。

通过病史结合体格检查即可作出初步判断。该患者以近端无力为主，肌萎缩明显。双侧对称，无感觉障碍。双下肢腱反射减低，病理征阴性，支持下运动神经元损害（包括肌病，周围神经病及脊髓前角病变），患者有肌肉跳动。支持运动神经病变（周围神经病及脊髓前角病变）。近端受累周围神经损害可能性不大。腱反射减低，病理征阴性可排除上运动神经元损害。可排除典型的肌萎缩侧索硬化。

（二）辅助检查

1. 常规血生化检查

正常。

2. 肌电图

神经源性损害，感觉及运动神经传导速度正常。

3. 基因分析

有 SMNl 外显子 7 的纯合缺失，无雄激素受体基因第一个外显子上的三核苷酸重复序列 p（CAG）n 的拷贝数异常扩增。

三、诊断

综合以上分析诊断为：成人型脊髓肌萎缩症（SMA）。

诊断依据：脊髓和延髓运动神经元病变的原因并不少。要考虑炎症、肿瘤、脊髓血管畸形，变性疾病如脊髓空洞症、脊髓性肌萎缩症（SMA）、进行性肌萎缩（PMA）、脊髓延髓肌肉萎缩症（kennedy 病）等。该患者从临床表现区别脊髓性肌萎缩症（SMA）、脊髓延髓肌肉萎缩症（kennedy 病）、进行性肌萎缩（PMA）等有一定难度，所以临床曾笼统诊断为运动神经元病。但后者在某种意义上等同于肌萎缩侧索硬化，包括肌萎缩侧索硬化、原发性侧索硬化、进行性肌萎缩及进行性延髓性麻痹四个类型。

通常不包括脊髓性肌萎缩。而该患者成年发病，以近端无力为主，肌肉跳动，肌萎缩明显。双侧对称，无感觉障碍，双下肢腱反射减低，病理征阴性。该患者肌电图支持神经源性损害，感觉及运动神经传导速度正常，要高度怀疑成人型脊肌萎缩症。

（一）脊髓性肌萎缩症（spinal muscular atrophy，SMA）

是一种神经系统常染色体隐性遗传病，主要为运动神经元生存（survival motor neuron l，SMNl）基因外显子 7 的纯和缺失。病变只累及下运动神经元，以脊髓前角细胞为主，易误诊为进行性脊肌萎缩症。但 SMA 肌无力和肌萎缩从四肢近端开始，根据起病年龄又可分为婴儿型、青少年型和成年型，除婴儿型进展较快外，青少年型和成年型进展缓慢，可存活 20 年以上。对常染色体隐性遗传及散发型 SMA 的研究结果提示，其与儿童型 SMA 具有基因同源性，主张对 SMA–Ⅳ型也进行基因诊断。

（二）脊髓延髓肌肉萎缩症（kennedy 病）

是一种X连锁隐性遗传病。临床表现为缓慢进展的近端肌无力，球部、面部及肢体肌萎缩，可伴有男性乳房发育和生殖功能降低等雄激素不敏感表现。该病是由雄激素受体（androgen receptor gene，AR）基因第一个外显子上的三核苷酸重复序列p（CAG）n的拷贝数异常扩增所致。p（CAG）n重复序列拷贝数在正常人群中具有一定的波动性，从11~31不等，如超出40则出现典型的临床症状和体征，在肯尼迪患者群体中AR基因p（CAG）n重复序列拷贝数比正常人群多1倍左右，一般跨越40~62区间。

（三）进行性肌萎缩（progressive muscular atrophy，PMA）

运动神经元变性仅限于脊髓前角细胞。患病年龄多在30岁左右，男性多见，表现肌无力、肌萎缩和肌束颤动等下运动神经元受损症状体征，隐袭起病，首发症状常为一手或双手小肌肉萎缩、无力，逐渐累及前臂、上臂及肩胛带肌肉；也有从下肢萎缩开始者，但少见；远端萎缩明显，肌张力及腱反射减低，无感觉障碍，括约肌功能不受累。通常在数年后会发展为肌萎缩侧索硬化。

鉴别诊断应该做脊髓磁共振。

需要脊髓磁共振以明确脊髓本身的病变及是否有脊柱病变的影响。该患者颈部磁共振示C5~7椎体内血管瘤，C3~7诸椎间盘变性突出，相应椎体骨质增生。可排除炎症、肿瘤、脊髓血管畸形、脊髓空洞症等。

四、治疗和随访

患者为经基因分析确定的成人型SMA，属于常染色体隐性遗传病。目前无治愈的方法。但可以对症治疗，如无创呼吸机可减轻患者呼吸困难，经皮胃造瘘可解决患者饮水呛咳、吞咽困难等。

五、小结

患者自发病后一直未明确诊断，曾考虑重症肌无力，"肌无力"等，最后按运动神经元病治疗。

患者就诊时为中老年，主要表现肌无力，双侧对称，近端为主，肌肉萎缩不明显，可以考虑重症肌无力或肌病，但应该及时做肌电图和肌酶谱，患者至本次接诊前一直未做肌酶谱。

运动神经元病的诊断不确切，从成年发病，以近端无力为主，肌肉跳动，肌萎缩明显。双侧对称，无感觉障碍，双下肢腱反射减低，病理征阴性。该患者肌电图支持神经源性损害，感觉及运动神经传导速度正常，要高度怀疑成人型脊肌萎缩症。而SMA与运动神经元病发病机制和预后均有所不同。

临床实际上曾按运动神经元病（肌萎缩侧索硬化）治疗，包括利鲁唑等，还进行自体干细胞移植、丙种球蛋白、神经营养剂等至最后气管切开，机械通气至今。目前无证据显示利鲁唑对脊肌萎缩症有效。自体干细胞移植、丙种球蛋白等更是无的放矢。

明确SMA诊断，且经过基因分析证实，对家族遗传咨询和优生优育有积极意义。也避免使用过多盲目治疗措施，浪费医疗资源。

参考文献

[1]王璇，胡兰，陈峰，等.神经内科诊断与治疗学[M].西安：西安交通大学出版社，2018.

[2]张金平.实用神经系统疾病诊疗学[M].长春：吉林科学技术出版社，2016.

[3]盖红.内科常见疾病诊断与治疗[M].北京：科学技术文献出版社，2019.

[4]丁娟.简明神经内科学[M].长春：吉林科学技术出版社，2019.

[5]庞潇虎，包华，李艾.神经内科疾病临床诊治[M].南昌：江西科学技术出版社，2020.

[6]周衡.北京天坛医院神经内科疑难病例[M].北京：北京大学医学出版社，2020.

[7]王维治，王化冰.临床神经病学[M].北京：人民卫生出版社，2021.

[8]王伟，卜碧涛，朱遂强.神经内科疾病诊疗指南[M].北京：科学出版社，2019.

[9]朱丹.癫痫的诊断与治疗·临床实践与思考[M].北京：人民卫生出版社，2017.

[10]肖波，崔丽英.神经内科常见病用药[M].北京：人民卫生出版社，2016.

[11]胡晓丽，秦霞，杨波，等.神经内科疾病诊断与临床[M].北京：科学出版社，2018.

[12]蔺慕会，傅峻，刘珂.神经内科速查手册[M].沈阳：辽宁科学技术出版社，2017.

[13]曾昭龙，陈文明.神经内科常见疾病诊断与治疗[M].郑州：河南科学技术出版社，2018.

[14]蒋小玲.神经内科疾病诊疗与处方手册[M].北京：化学工业出版社，2018.

[15]贾建平.神经疾病诊断学[M].北京：人民卫生出版社，2017.

[16]张智博.神经系统常见疾病最新诊治指南解读[M].长沙：中南大学出版社，2018.

[17]李小龙，张旭.神经系统疾病的检验诊断[M].北京：人民卫生出版社，2016.

[18]闫剑群.中枢神经系统与感觉器官[M].北京：人民卫生出版社，2015.

[19]刘明.临床神经内科疾病诊疗[M].武汉：湖北科学技术出版社，2018.

[20]丁新生.神经系统疾病诊断与治疗[M].北京：人民卫生出版社，2018.

[21]曲鑫，王春亭，周建新.神经重症医学[M].北京：人民卫生出版社，2018.

[22]王拥军.神经病学新进展[M].北京：人民卫生出版社，2018.

[23]王强.神经内科疾病临床诊治与进展[M].北京：中国纺织出版社，2020.